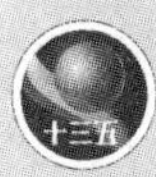

国家卫生和计划生育委员会“十三五”规划教材

全国高等中医药院校研究生教材

供中药学等专业用

分子生药学专论

主　　编　贾景明　刘春生

副 主 编　陈随清　刘塔斯　张重义　袁　媛

主　　审　黄璐琦

编　　委（按姓氏笔画为序）

马　伟（黑龙江中医药大学）

刘春生（北京中医药大学）

刘塔斯（湖南中医药大学）

许　亮（辽宁中医药大学）

严玉平（河北中医学院）

李明杰（福建农林大学作物科学学院）

李旻辉（包头医学院）

杨　全（广东药科大学）

张春荣（广东药科大学）

张重义（福建农林大学作物科学学院）

陈随清（河南中医药大学）

欧阳臻（江苏大学药学院）

胡高升（沈阳药科大学）

俞年军（安徽中医药大学）

袁　媛（中国中医科学院）

晋　玲（甘肃中医药大学）

贾景明（沈阳药科大学）

晁　志（南方医科大学）

高　伟（首都医科大学）

韩琳娜（山东中医药大学）

樊　杰（山西中医学院）

人民卫生出版社

图书在版编目（CIP）数据

分子生药学专论/贾景明，刘春生主编. —北京：人民卫生出版社，2017

ISBN 978-7-117-24882-2

Ⅰ. ①分… Ⅱ. ①贾… ②刘… Ⅲ. ①分子生物学-生药学-中医学院-教材 Ⅳ. ①R93

中国版本图书馆CIP数据核字（2017）第180329号

人卫智网	www.ipmph.com	医学教育、学术、考试、健康，购书智慧智能综合服务平台
人卫官网	www.pmph.com	人卫官方资讯发布平台

分子生药学专论

主　　编：贾景明　刘春生
出版发行：人民卫生出版社（中继线 010-59780011）
地　　址：北京市朝阳区潘家园南里 19 号
邮　　编：100021
E - mail：pmph @ pmph.com
购书热线：010-59787592　010-59787584　010-65264830
印　　刷：天津安泰印刷有限公司
经　　销：新华书店
开　　本：787 × 1092　1/16　　印张：21　　插页：2
字　　数：511 千字
版　　次：2017 年 9 月第 1 版　2017 年 9 月第 1 版第 1 次印刷
标准书号：ISBN 978-7-117-24882-2/R · 24883
定　　价：60.00 元
打击盗版举报电话：010-59787491　E-mail：WQ @ pmph.com
（凡属印装质量问题请与本社市场营销中心联系退换）

出版说明

为了更好地贯彻落实《国家中长期教育改革和发展规划纲要(2010—2020年)》和《医药卫生中长期人才发展规划(2011—2020年)》,进一步适应新时期中医药研究生教育和教学的需要,推动中医药研究生教育事业的发展,经人民卫生出版社研究决定,在总结汲取首版教材成功经验的基础上,开展全国高等中医药院校研究生教材(第二轮)的编写工作。

全套教材围绕教育部的培养目标,国家卫生和计划生育委员会、国家中医药管理局的行业要求与用人需求,整体设计,科学规划,合理优化构建教材编写体系,加快教材内容改革,注重各学科之间的衔接,形成科学的教材课程体系。本套教材将以加强中医药类研究生临床能力(临床思维、临床技能)和科研能力(科研思维、科研方法)的培养、突出传承,坚持创新,着眼学生进一步获取知识、挖掘知识、提出问题、分析问题、解决问题能力的培养,正确引导研究生形成严谨的科研思维方式和严肃认真的求学态度为宗旨,同时强调实用性(临床实践、临床科研中用得上)和思想性(启发学生批判性思维、创新性思维),从内容、结构、形式等各个环节精益求精,力求使整套教材成为中医药研究生教育的精品教材。

本轮教材共规划、确定了基础、经典、临床、中药学、中西医结合5大系列55种。教材主编、副主编和编委的遴选按照公开、公平、公正的原则,在全国40余所高等院校1200余位专家和学者申报的基础上,1000余位申报者经全国高等中医药院校研究生教育国家卫生和计划生育委员会“十三五”规划教材建设指导委员会批准,聘任为主编、主审、副主编和编委。

本套教材主要特色是:

1. 坚持创新,彰显特色　教材编写思路、框架设计、内容取舍等与本科教材有明显区别,具有前瞻性、启发性。强调知识的交叉性与综合性,教材框架设计注意引进创新的理念和教改成果,彰显特色,提高研究生学习的主动性。

2. 重难热疑,四点突出　教材编写紧跟时代发展,反映最新学术、临床进展,围绕本学科的重点、难点、热点、疑点,构建教材核心内容,引导研究生深入开展关于“四点”的理论探讨和实践研究。

3. 培养能力,授人以渔　研究生的培养要体现思维方式的训练,教材编写力求有利于培养研究生获取新知识的能力、分析问题和解决问题的能力,更注重培养研究生的思维方法。注重理论联系实际,加强案例分析、现代研究进展,使研究生学以致用。

4. 注重传承,不离根本　本套研究生教材是培养中医药类研究生的重要工具,使浸含在中医中的传统文化得到大力弘扬,在讲述现代医学知识的同时,中医的辨证论治特色也在教材中得以充分反映。学生通过本套教材的学习,将进一步坚定信念,成为我国伟大的中医药事业的接班人。

5. 认真规划，详略得当　编写团队在开展工作之前，进行了认真的顶层设计，确定教材编写内容，严格界定本科与研究生的知识差异，教材编写既不沿袭本科教材的框架，也不是本科教材内容的扩充。编写团队认真总结、详细讨论了现阶段研究生必备的学科知识，并使其在教材中得以凸显。

6. 纸质数字，相得益彰　本轮教材的编写同时鼓励各学科配备相应的数字教材，此为中医出版界引领风气之先的重要举措，图文并茂、人机互动，提高研究生学以致用的效率和学习的积极性。利用网络等开放课程及时补充或更新知识，保持研究生教材内容的先进性、弥补教材易滞后的局限性。

7. 面向实际，拓宽效用　本套教材在编写过程中应充分考虑硕士层次知识结构及实际需要，并适当兼顾初级博士层次研究生教学需要，在学术过渡、引导等方面予以考量。本套教材还与住院医师规范化培训要求相对接，在规培教学方面起到实际的引领作用。同时，本套教材亦可作为专科医生、在职医疗人员重要的参考用书，促进其学术精进。

本轮教材的修订编写，教育部、国家卫生和计划生育委员会、国家中医药管理局有关领导和相关专家给予了大力支持和指导，得到了全国40余所院校和医院、科研机构领导、专家和教师的积极支持和参与，在此，对有关单位和个人致以衷心的感谢！希望各院校在教学使用中以及在探索课程体系、课程标准和教材建设与改革的进程中，及时提出宝贵意见或建议，以便不断修订和完善，为下一轮教材修订工作奠定坚实的基础。

人民卫生出版社有限公司

2016 年 6 月

全国高等中医药院校研究生教育
国家卫生和计划生育委员会
“十三五”规划教材建设指导委员会名单

国家卫生和计划生育委员会"十三五"规划教材
全国高等中医药院校研究生教材目录

一、基础系列

1	自然辩证法概论(第2版)	主编 崔瑞兰
2	医学统计学	主编 王泓午
3	科研思路与方法(第2版)	主编 季 光 赵宗江
4	医学文献检索	主编 高巧林 章新友
5	循证中医药临床研究方法(第2版)	主编 刘建平
6	中医基础理论专论(第2版)	主编 郭霞珍 王 键
7	方剂学专论	主编 李 冀 谢 鸣
8	中药学专论	主编 钟赣生 杨柏灿
9	中医诊断学专论	主编 黄惠勇 李灿东
10	神经解剖学	主编 孙红梅 申国明
11	中医文献学	主编 严季澜 陈仁寿
12	中医药发展史专论	主编 程 伟 朱建平
13	医学英语	主编 姚 欣 桑 珍

二、经典系列

14	内经理论与实践(第2版)	主编 王 平 贺 娟
15	伤寒论理论与实践(第2版)	主编 李赛美 李宇航
16	金匮要略理论与实践(第2版)	主编 姜德友 贾春华
17	温病学理论与实践(第2版)	主编 谷晓红 杨 宇
18	难经理论与实践	主编 翟双庆

三、临床系列

19	中医内科学临床研究	主编 薛博瑜 吴 伟
20	中医外科学临床研究(第2版)	主编 陈红风
21	中医妇科学临床研究(第2版)	主编 罗颂平 刘雁峰
22	中医儿科学临床研究(第2版)	主编 马 融
23	中医骨伤科学临床研究(第2版)	主编 王拥军 冷向阳

24 中医优势治疗技术学 主编 张俊龙
25 中医脑病学临床研究 主编 高 颖
26 中医风湿病学临床研究 主编 刘 维
27 中医肺病学临床研究 主编 吕晓东
28 中医急诊学临床研究(第2版) 主编 刘清泉
29 针灸学临床研究(第2版) 主编 梁繁荣 许能贵
30 推拿学临床研究 主编 王之虹
31 针灸医学导论 主编 徐 斌 王富春
32 经络诊断理论与实践 主编 余曙光 陈跃来
33 针灸医案学 主编 李 瑞
34 中国推拿流派概论 主编 房 敏
35 针灸流派概论(第2版) 主编 高希言
36 中医养生保健研究(第2版) 主编 蒋力生 马烈光

四、中药学系列

37 中药化学专论(第2版) 主编 匡海学
38 中药药理学专论(第2版) 主编 孙建宁 彭 成
39 中药鉴定学专论(第2版) 主编 康廷国 王峥涛
40 中药药剂学专论(第2版) 主编 杨 明 傅超美
41 中药炮制学专论(第2版) 主编 蔡宝昌 龚千锋
42 中药分析学专论 主编 乔延江 张 彤
43 中药药房管理与药学服务 主编 杜守颖 谢 明
44 制药工程学专论 主编 王 沛
45 分子生药学专论 主编 贾景明 刘春生

五、中西医结合系列

46 中西医结合内科学临床研究 主编 杨关林 冼绍祥
47 中西医结合外科学临床研究 主编 何清湖 刘 胜
48 中西医结合妇产科学临床研究 主编 连 方 谈 勇
49 中西医结合儿科学临床研究 主编 虞坚尔 常 克
50 中西医结合急救医学临床研究 主编 方邦江 张晓云
51 中西医结合临床研究方法学 主编 刘 萍 谢雁鸣
52 中西医结合神经病学临床研究 主编 杨文明
53 中西医结合骨伤科学临床研究 主编 徐 林 刘献祥
54 中西医结合肿瘤临床研究 主编 许 玲 徐 巍
55 中西医结合重症医学临床研究 主编 张敏州

序　言

1953年Watson 和Crick 发现DNA双螺旋结构后，分子生物学迅速成为20世纪发展最快，对人类影响最大的学科之一。作为现代生命科学的“共同语言”，分子生物学作为通过研究生物大分子的结构、功能和生物合成等来阐明各种生命现象本质的科学，其目的是在分子水平上对细胞的活动、生长发育、消亡、物质和能量代谢、遗传、衰老等重要生命活动进行探索。同时，分子生物学不断地与其他学科进行广泛而深入地交叉融合，以此开拓新的前沿领域和新的增长点，使得一大批交叉科学、边缘学科和前沿学科应运而生。

1995年我在《展望分子生物技术在生药学中的应用》一文中首次提出“分子生药学”（molecular pharmacognosy）的概念——将分子生物学的原理和方法引入到传统生药学科中，来解决生药材中鉴定、生产及成分等技术和理论问题。2000年《分子生药学》第一版出版，“分子生药学”作为一门生药学分支学科正式诞生，之后相继出版了《分子生药学》第二版和第三版，随着《分子生药学（英文版）》由Springer出版社出版，标志着这门学科获得了国际的认可。

行到水穷处，坐看云起时。经过20年的学科建设和发展，如今分子生药学已然成为一门研究方向稳定、技术水平领先、理论思想创新、学术影响广泛、学科队伍合理的较为成熟的交叉学科。它极大地丰富了以往对生药学的认识，形成了独特地解决中药领域关键问题的思路、方法和理论，确立了药用植物分子系统学研究与应用、中药的分子鉴定、道地药材及其品质形成机制、药用植物功能基因组与系统生物学、珍稀濒危中药资源的遗传多样性分析与保护研究、次生代谢产物的生物生产、中药合成生物学研究与应用等稳定的研究方向。与此同时，相继建立了国家中医药管理局“生药分子鉴定”三级实验室、国家中医药管理局道地药材生态遗传重点研究室、道地药材国家重点实验室培育基地等研究平台。截至目前，全国已有20余所高等院校开设分子生药学本科生及研究生课程。

本次研究生教材的出版，是由活跃在分子生药学研究和教学一线的骨干教师共同编写，他们着眼于突出科学前沿和实际应用，使全书更加具有系统性，更加方便研究生学习，每一章中都设置了导读、研究案例、思路拓展等内容，增加了可读性、实用性，在此谨表衷心的祝贺！希望本书对于研究生教育能够起到启发和开拓思路的作用，并为分子生药学的发展提供一个开放的交流平台。欣然为序！

黄璐琦

2016年11月20日于北京

前　言

1995年，黄璐琦院士在《中国中药杂志》上发表《展望分子生物技术在生药学中的应用》一文，首次提出了“分子生药学”（molecular pharmacognosy）的概念，经过近20年的发展，分子生药学已形成了覆盖全国的分子生药学教学、科研机构和学术队伍。2000年，以黄璐琦等主编的《分子生药学》第一版出版为契机，国内众多中医药院校先后开展了分子生药学本科和研究生教学，建立了面向本科、硕士和博士研究生以及在职人员的纵向多层次学科教学体系，培育了由实验室、重点学科、学术期刊支撑的多元化的学科平台。分子生药学作为中药学的一个分支学科，其产生和发展过程也是中药学对分子生物学技术方法进行借鉴、吸收和融合发展过程。

《分子生药学专论》紧紧围绕研究生教学和科研需求，以重点培养在中药鉴定、品质形成、资源保护与生产等方面的复合型高级人才为目标，在内容编排上，既突出学科前沿研究成果的介绍，又理论联系实际，通过大量的案例为读者提供切实可行的研究思路和方法。研究内容涉及药用植物分子系统学、中药分子鉴定、珍稀濒危中药资源的遗传多样性与保护、道地药材形成的分子机制、中药分子育种、次生代谢产物、合成生物学以及药用植物组织培养等方面，为研究生以及开展相关研究的科学工作者提供了富有前瞻性和实用性的学习内容。同时，为了便于学习，依章节内容需要在章前安排了导读，在章后安排了思路拓展和案例，这也是本教材的一个特色。

本版教材的编写由主编和副主编共同负责拟定写作提纲，全体编委会商议、分工和交叉审稿，最后由主审审阅，主编统稿、定稿。具体章节分工如下：第一章由刘春生教授编写；第二章由欧阳臻教授、马伟教授编写；第三章第一节由李旻辉教授编写，第二节由樊杰副教授编写；第四章第一节由严玉平教授编写，第二节由晁志教授编写，第三节由刘塔斯教授编写；第五章由袁媛研究员编写；第六章第一节和第三节由张重义教授编写，第二节由李明杰博士编写；第七章第一节由晁志教授编写，第二节由晋玲教授编写，第三节由杨全教授和张春荣博士编写，第四节由刘塔斯教授编写；第八章第一节由陈随清教授编写，第二节由贾景明教授和胡高升博士编写，第三节由许亮教授编写，第四节由胡高升博士编写；第九章第一节和第二节由高伟教授编写，第三节由韩琳娜教授编写，第四节由俞年军教授编写。

本教材编写过程中，得到了各位编者及所在院校的大力支持，在此表示感谢，特别感谢本书主审黄璐琦院士为本书撰写序言，并为本教材编写多次提出宝贵建议。感谢所有编委的辛勤劳动和开创性的工作。

由于编者水平所限，本教材难免存在诸多不足，敬请广大读者提出宝贵意见和建议，以便进一步修订和完善。

编　者

2017年6月

目　录

第一章　概　论

【导读】

本章通过了解传统学科生药学的产生与发展，特别是近些年取得的研究成果，介绍分子生药学的形成与学科体系建立的重要意义，在传统中药学和生药学学科建设框架基础上，阐明分子生药学在药用植物分子系统学、中药分子鉴定学、合成生物学、功能基因组学、道地药材形成机制和药用植物(菌物)的组织细胞培养学等领域所形成的特色鲜明和目标明确的研究方向。

中医药作为中华民族的瑰宝，数千年来为中华民族的繁衍昌盛作出了不可磨灭的贡献。近年来，中医药在回归自然的潮流中，再次焕发出强大的生命力，《国家中长期科学和技术发展规划纲要(2006—2020年)》《中医药健康服务发展规划(2015—2020年)》《中药材保护和发展规划(2015—2020年)》等的发布实施，为中医药的发展提供了新的机遇。

第一节　生药的概念

"生药"一词是相对"熟药"而出现的，早在我国宋代的官府就设立"熟药所"等机构，负责炮制、修合、储藏、出售药物饮片或成药制剂。与此相对，生药就是药材，是指来源于植物、动物和矿物的新鲜品或经过简单的加工，直接用于临床或作为医药用原料的天然药材。生药包括中药材、民族药材和民间药材，是制造天然药物的原料，在保证天然药物质量和临床疗效方面起着重要的作用。

生药可以加工成包括中药、民族药和民间药等在内的天然药物。中药是指在中医药理论指导下、按照中医治疗原则使用，并收载于我国历代诸家本草著作中的药物。民族药是指少数民族聚居的地区习惯使用的天然药物，它们或是以当地民族的医药理论作为应用指导，或是当地医生依照传统经验加以使用。民间药一般是指民间医生用以治病的药物，本草文献无记载，不以中医药理论为指导的天然药物。中药、民族药和民间药皆在生药研究范围之中。

第二节 生药研究历史

一、古代生药研究（1815年之前）

国外天然药物以埃及与印度起源最早。公元前1500年左右埃及的《纸草本》及其后印度的《寿命吠陀经》中均有药物的记载，在《纸草本》中记载的生药有番红花、牛胆汁、蓖麻油等。公元77年前后，希腊医生Dioscorides编著*De Materia Medica*（《药物学》）一书，记载了约600种生药，此书直至15世纪在药物学及植物学上仍占重要地位。古罗马的生药研究也很发达，Pliny（公元23—79年）所著*Historia*，记述了近1000种植物，其中很多可供药用。俄罗斯在11世纪以前，也应用野生草药治病。

我国古代生药的研究主要包含在本草著作中，本草著作是我国生药发展的基石，决定了我国生药研究的优势和特色。我国古代在本草研究方面有着辉煌的成就，各个时期都有为数众多、内容各异的本草著作。根据本草著作里的内容和形式（包含了综合性本草、食疗、炮制、制剂、地方本草、药性本草和单味药研究等），16世纪末期李时珍的《本草纲目》是我国本草研究鼎盛时期的代表作。

此阶段对于药物（生药）的认识主要依靠感官和实践经验，药物书籍记载的内容都以功效为主，以生药的名称、产地、形态和感官鉴别的特征为辅。由于当时人们对药物的认识比较粗浅，同时由于地域和用药经验的不同，人们对药物的认识差异很大。

二、近代生药研究（1815—1930年）

1815年德国人C. A. Seydler发表了《生药学文选》（*Analecta pharmacognostica*），文中首次出现了“pharmakognosie”，意为药物（生药）的知识。其后，德国学者Martius在大学课程中设立了“pharmakognosie”的科目，标志着在自然科学领域中产生了一个新的学科。1880年，日本学者大井玄洞将“pharmakognosie”译为“生药学”。1890年，下山顺一郎编著的第一版《生药学》出版。

1806年德国人Serturner发现细胞是植物体构造的基本单位以后，显微镜被用来研究生药的内部构造。1857年发表的*Grudniss der Pharmakognosie des pflanzenreiches*（《植物性生药学基础》）一书中详细描述了许多生药的显微构造。其后Berg和Vogl先后发表了生药解剖图谱，使得利用显微镜鉴定生药的方法得到了迅速的发展，成为生药鉴定的重要手段之一。

19世纪后半叶至20世纪初相继出现了荧光分析法和色层分析法，丰富了生药研究的内容，是生药研究的另一个突破。1933年丁福保著作的《中药浅说》，从化学角度分析和解释中药。1934年赵燏黄与徐伯鋆合编《现代本草生药学》上编和1937年出版了《生药学》下编，主要介绍供西医应用的生药，对我国常用中药介绍甚少，但是它引进了现代生药鉴定的理论和方法，对后来应用现代知识和技术整理研究中药，起到了先导作用。

三、现代生药研究（1930年以后）

自20世纪30年代起，随着生物学和化学等学科的发展，生药研究的方法和手段发展很快。物理和化学分析方法，如比色法、分光光度法、荧光分析法等逐渐应用到生药鉴定工作中，生药学的研究沿着形态学和化学两个主要方向发展。

我们国家的“七五”和“八五”期间进行的国家重点科技攻关项目“常用中药材品种整理和质量研究”课题对220种（类）多来源中药材进行了较系统的研究，内容包括本草考证和文献综述、药源调查、分类学鉴定、性状鉴定、显微鉴定、商品鉴定、理化分析、化学分析、采收加工和药理研究等方面，分为基原鉴定及品质评价两大部分，其中鉴定研究占较大部分。该课题完成后，研究结果分别汇集成《常用中药材品种整理和质量研究》南方编1~4册和北方编1~6册，使生药研究发展到了新的阶段。

第三节 分子生药学的形成和含义

一、分子生药学产生背景

20世纪末期，虽然生药研究取得了很大进展，但生药研究面临很多难题。诸如如何认识生药的质量变异，其物质基础是什么，生药优质药材（特别是道地药材）是如何形成的，其形成的分子遗传与环境机制是什么，生药药效成分积累的生物学机制是什么，受什么因素影响，如何提高药效成分的含量，生药的种质资源具有怎样的特性，其与作物种质资源的研究有无不同等问题亟待解答。

从1859年达尔文出版《物种起源》开始，人们对生命遗传物质的了解逐渐加深，先后提出了基因学说、“一个基因一种酶”的假说、DNA双螺旋模型、中心法则、“三联密码子”遗传密码等，并利用物理和化学等多种手段进行证明。尤其是1953年Watson和Crick发现DNA双螺旋结构后，分子生物学迅速成为20世纪发展最快，对人类影响最大的学科之一。

作为现代生命科学的“共同语言”，分子生物学不断地与其他学科交叉融合，使得一大批新学科迅速产生，例如分子遗传学、植物分子遗传学、分子系统学、分子生态学、蛋白组学、基因组学、代谢组学、微生物分子生态学、生物信息学、分子药理学、分子肿瘤学、分子病毒学和分子细胞生物学等新学科。分子生物学的飞速发展极大地改变了人类对世界的认知，提高了人类改造自身和其他生物的能力。

分子生物学是通过研究生物大分子（核酸、蛋白质）的结构、功能和生物合成等方面来阐明各种生命现象本质的科学，其目的是在分子水平上，对细胞的活动、生长发育、消亡、物质和能量代谢、遗传、衰老等重要生命活动进行探索。

随着分子生物学的迅速发展，人们逐渐认识到分子生物学技术有可能阐明生药研究中的诸多科学难题。

二、分子生药学的形成与发展

1990年，曾明等采用凝胶电泳技术对西洋参、人参及其伪品进行鉴定；1992年，冯振波等采用免疫化学方法对虎骨和豹骨鉴定，解决了一些疑难药材的鉴定问题。

生药的分子鉴定研究工作，为分子生药学的产生提供了基础，1995年，黄璐琦提出“分子生药学”的概念，即采用生药学和分子生物学的理论和方法，在分子水平上研究生药的鉴定、生产和成分。2000年北京医科大学出版社出版了《分子生药学》，并于2006年发行了该书的第二版，同年，《分子生药学》进入了大学教材系列。迄今为止，我国已有不少医学院校或者中医院校开设了该课程，分子生药学的理论和技术取得快速发展。

三、分子生药学的学科体系构成

学科建设是我国高等教育发展的一个重要任务，高等学校学科建设水平是衡量人才培养水平的一个重要评价指标。传统中药学科的建设和发展，以博大精深的传统中医药理论为基础，涵盖了中药传统鉴定、中药制剂分析、中医药理论基础和中药炮制学等多个基础学科。通过近20年的发展，“分子生药学”作为中药学的一个分支学科，形成了以“基础研究为重点，以创新研究为核心，以应用研究为目标”的学科建设思路，建立了稳定的人才培养目标和科学研究方向。为了体现分子生药学的学科建设思路，突出人才培养的目的性和实用性，在传统中药学学科建设框架基础上，在中药分子鉴定、中药品质形成机制和中药资源科学保护与加工等方面，理论与实践紧密结合，突出了复合型高级人才培养的任务要求，学生学习目标明确，深入浅出，学以致用；科学研究方向凝练为药用植物分子系统学、中药分子鉴定学、合成生物学、功能基因组学和药用植物(菌物)的组织细胞培养学等领域，涉及药用植物遗传多样性、中药分子鉴定方法、珍稀濒危中药资源的保护、道地药材形成的分子机制、中药分子育种、有效成分的代谢调控及其生物合成途径研究，以及濒危和特色中药资源的组织细胞培养等特色鲜明和目标明确的优势研究方向。丰富了中药学科的内涵，构成了目前分子生药学独立和稳定的学科建设体系。

四、分子生药学的含义

综合上面的分析介绍，分子生药学(molecular pharmacognosy)的含义是指在分子水平上研究中药的鉴定、品质形成、资源保护与生产的一门科学，是中药学领域一个新学科。

第四节 分子生药学的研究内容和主要任务

一、中药分子鉴定研究

中药准确鉴定是保证中药质量、提高中医临床疗效的重要前提，常用的中药鉴定方法主要包括基原鉴定、性状鉴定、显微鉴定和理化鉴定等。这些鉴定方法构成了中药鉴定的方法体系。但是，上述的鉴定方法在对一些疑难药材的鉴定方面依然存在困难。例如近缘药材鉴定、贵重药材鉴定和动物药材鉴定等；鉴定的准确性和客观性方面还需要进一步提高。

中药分子鉴定是利用分子生物学技术对中药进行鉴定的方法。目前中药分子鉴定方法有两大类型。一是《中国药典》收载的特异引物PCR方法，二是《中国药典》中的中药材DNA条形码分子鉴定法指导原则。分子鉴定方法在近缘药材鉴定、贵重药材鉴定和动物药材鉴定等方面有较大的优势；在一定程度上提高了中药鉴定的准确性和客观性。

中药分子鉴定是分子生药学发展最为迅速的一个方向。目前在蕲蛇和乌梢蛇、龟板和鳖甲、鸡内金和鸭内金、梅花鹿血、鹿鞭、鹿茸和牛鞭、驴鞭，蛇类药材等动物药鉴定；人参属

(*Panax*)、地胆草属(*Elephantopus*)、栝楼属(*Trischosanthes*)、甘草属(*Glycyrrhiza*)、淫羊藿属(*Epimedium*)、细辛属(*Astragalus*)等近缘药材鉴定；以及冬虫夏草(Cordyceps)等贵重药材的鉴定方面有了广泛的应用。

二、药用植物亲缘关系研究

从植物中寻找新的中药资源一直是中药研究的热点，随着人们寻找新的中药资源热情的不断高涨，根据药用植物亲缘学的基本原理，以亲缘关系为线索，根据"生物科属亲缘相近，一般含有近似成分"的规律，寻找类似疗效的中药，正成为发现新的中药资源的有效途径。在属下层面开展系统分类研究是药用植物系统分类研究的特色之一。

植物分子系统学是分子生物学和植物系统学交叉后形成的一门新兴学科，是利用分子生物学技术获取分子性状，以探讨植物的分类、类群之间的系统发育关系、进化的过程及机制的学科。

随着从植物中寻找新中药资源的迅速发展，植物分子系统学技术被引入分子生药学研究。例如，有人采用RFLP对栝楼属进行分子系统分类研究；利用RAPD技术对南、北苍术不同居群间的亲缘关系进行研究；利用DNA条形码技术对细辛属进行了研究。植物分子系统学研究能够更加客观、灵敏地分析药用植物的属下亲缘关系，为寻找中药新资源注入了新的活力。

三、药用植物功能基因研究及对活性成分的调控研究

目前已知的植物次生代谢产物超过20万种，主要包括萜类、生物碱类、苯丙烷类及其相关酚类等，是目前已知的中药有效成分类型，这些成分的生物合成是在系列酶的催化下，经历一系列中间步骤才能完成的，药用植物有效成分生物合成酶是由相关基因转录和翻译，称为药用植物功能基因。80年代后期，药用植物功能基因的克隆、分离和功能鉴定研究成为新的研究热点。例如，青蒿素(arteannuin)、紫杉醇(paclitaxel)和丹酚酸(salvianolic acid)等的功能基因研究都取得了显著的进展。

在获得功能基因的基础上，通过功能基因的过表达、基因敲除等技术研究功能基因对药用成分的调控作用是药用植物功能基因研究的一个重要方面；另外，通过比较不同单株功能基因的变异，也能较好的解释药用植物单株变异的原因，为中药优良品种的进一步选育奠定了基础。

四、道地药材形成机制研究

道地药材是指在特定自然条件和生态环境的地域内所产的药材，且生产较为集中，栽培技术、采收加工也都有一定的历史传承，较同种药材在其他地区所产者品质佳、疗效好，为世人所公认而久负盛名的中药材。

道地药材的成因不外乎内因和外因。分子生药学的研究重点是内因，即道地药材的植物居群产生的足以引起药材品质变化的遗传变异。研究道地药材居群遗传变异的方法很多，例如，随机扩增多态性(RAPD)、扩增酶切片段多态性(AFLP)及简单重复序列区间(ISSR)等多种分子标记技术；DNA条形码技术；利用测序技术研究道地药材居群的功能基因变异等。

五、珍稀濒危中药资源研究

导致中药资源濒危的原因很多,在遗传上的表现主要是遗传多样性低,发生近交衰退等。分子生药学对珍稀濒危中药资源的研究的两个重点在于评价其遗传多样性,根据评价结果提出相应的保护措施。例如,银杉遗传变异水平低,族群间又强烈分化,势必造成族群内严重近交,产生近交衰退等一系列后果,最终导致银杉的进一步濒危。因此对银杉保护应采取特殊策略,即不仅要保护较多族群,对于特定等位基因的单株和亚族也应予以保护。

六、中药药效成分的生物技术生产研究

目前,中药药效成分多数来自于中药中的天然产物,利用中药化学的技术通过提取、分离获得,由于中药药效成分在药用植物体内积累慢,积累时间长,生产效率低,而且还要利用化学试剂获取,很容易产生环境污染。为了克服此问题,合成生物学的思路、方法和技术被引入了分子生药学领域之中。合成生物学旨在阐明并模拟生物合成的基本规律,设计并构建新的、具有特定生理功能的生物系统,从而建立药物、功能材料、能源替代品等的生物制造途径。该理论最初由Hobom B.于1980年提出,2000年E. Kool重新定义为基于系统生物学的遗传工程。合成生物学技术引入分子生药学领域,最有前景的是在实验室生产中药活性成分。在实验室合成中药活性成分,具有不受自然环境影响,生产周期短、质量稳定等优点,有望成为中药活性成分生产的一个新途径,该技术对珍稀濒危中药资源保护和利用具有重要意义。

第五节 展 望

一、中药分子鉴定蓬勃发展

准确用药是保证中药质量和临床疗效的基础,由于社会的发展,能熟练进行植物分类和中药性状鉴定的专门人才越来越少,中药生产企业对中药制药原料的标准化和准确化鉴定需求越来越大。

随着分子生药学相关仪器及分子试剂成本的不断降低,分子生药学知识和技术将不断应用于生产实际。作为分子生药学研究的核心和基础内容,分子鉴定将持续成为分子生药学的热点研究领域。与此同时,人们对分子鉴别的速度及方便程度提出新的要求和目标。DNA条形码技术在物种鉴定方面拥有巨大的潜力,有望实现中药的快速和标准化鉴别,因而会在一段时间内成为分子生药鉴定的热点。

二、功能基因研究异军突起

基因组学研究主要包括以全基因组测序为目标的结构基因组学和以基因功能鉴定为目标的功能基因组学。随着基因测序成本的降低,更多的药用植物全基因组测序将会开展;另外,转录组测序的成本也越来越低,大量的药用植物转录组测序将会开展,也成为揭示道地药材形成机制和有效成分生物合成机制的重要工具,正在成为分子生药学研究的又一个热

点。次生代谢及其调控的分子机制是分子生药学的特色研究领域,促进和调控次生代谢产物合成是分子生药研究的重要目标之一。近年来,次生代谢途径的基础研究越来越受到重视,次生代谢产物的关键酶基因的研究取得积极进展。随着生物基因工程、组织培养和生物转化技术水平的整体提高,次生代谢产物相关的功能基因组研究异军突起,并将成为分子生药学研究领域中最富挑战和前景的研究方向。

三、组学研究结果的整合和分析成为新热点

基因组学、转录组学、蛋白质组学和代谢组学虽然均是在分子水平开展中药相关研究,但四者各有其优势和独特性。基因组学主要研究功能基因等基因层面的内容,转录组学主要研究基因组表达,蛋白质组学主要研究差异蛋白等蛋白质层面的内容,代谢组学主要研究次生代谢物。各个组学作用不同,在分子生药学研究中起着不同的作用。次生代谢产物是典型的多基因性状,其积累很大程度上受到环境,尤其是环境胁迫的影响,主要在基因表达和蛋白水平发生差异。随着代谢组学、蛋白组学在分子生药研究中的不断拓展,将基因组、转录组、蛋白质组和代谢组不同层次的研究结果进行整合分析,从而获得新发现将成为分子生药学的重要研究发展方向。

四、中药活性成分生产前途光明

随着中药现代化和组分中药等理念在中药领域逐渐被接受,中药活性成分作为一个独立单元进行新药研究将会越来越多。随着合成生物学技术越来越成熟,以及青蒿素、紫杉醇等的成功示范,利用合成生物学技术生产中药活性成分将会是分子生药学独具特色的新的研究发展方向。

(刘春生)

第二章　分子生物学基础

【导读】

本章主要介绍生物遗传物质(染色体、核酸)、基因与基因组、基因型与表现型、基因突变等基本概念及DNA和RNA的组成、结构与功能，DNA复制的一般过程以及基因表达和生物信息传递等分子生物学基础知识，为进一步学习分子生药学打下基础。

第一节　遗传物质

一、染色体

(一)染色体概述

染色体是1848年，植物学家Hofmeister在鸭跖草(*Commelina communis*)的小孢子母细胞中最早发现的着色物质。1879年，Flemming提出了染色质(chromatin)概念，用以描述染色后细胞核中强烈着色的细丝状物质。1888年，Waldeyer正式将其定名为染色体(chromosome)。染色体是细胞在有丝分裂(mitosis)和减数分裂(meiosis)过程中由染色质聚缩而成的棒状结构，因易被碱性染料染色故称染色体，如图2-1所示(见文末彩插)。染色体和染色质在化学本质上没有差异，是由核内的DNA与组蛋白、非组蛋白及少量RNA组成的复合体。两者只是在构型上不同，是同一物质在不同细胞周期的不同表现形式，都是处于动态变化中的物质。当细胞处于分裂期时，染色质处于凝聚状态，称为染色体，而在分裂间期，大多数细胞的染色体变为高度弥散状态，染色体上的DNA发生复制和转录，无法区分每条染色体，此时称为染色质。

由于亲代能够将自己的遗传物质DNA以染色体(chromosome)的形式传给子代，保持了物种的稳定性和连续性，因此，人们普遍认为染色体在遗传上起着主要作用。

(二)真核细胞染色体的组成

1. 结构　染色体的超微结构显示染色体是由直径仅100埃(1Å=0.1nm)的DNA-组蛋白高度螺旋化的纤维所组成。每一条染色单体可看作一条双螺旋的DNA分子。有丝分裂间期时，DNA解螺旋而形成无限伸展的细丝，此时不易为染料所着色，光镜下呈无定形物质，称之为染色质。有丝分裂时DNA高度螺旋化而呈现特定的形态，此时易被碱性染料着色，称之为染色体。

1970年后陆续问世的各种显带技术对染色体的识别作出了很大贡献。中期染色体经过DNA变性、胰酶消化或荧光染色等处理，可出现沿纵轴排列的明暗相间的带纹。按照染色体上特征性的标志可将每一个臂从内到外分为若干区，每个区又可分为若干条带，每条带又再分为若干个亚带，例如"9q34.1"即表示9号染色体长臂第3区第4条带的第1个亚带。由于每条染色体带纹的数目和宽度是相对恒定的，根据带型的不同可识别每条染色体及其片段。

80年代以来根据DNA双链互补的原理，应用已知序列的DNA探针进行荧光原位杂交（fluorescence *in situ* hybridization，FISH）可以识别整条染色体、染色体的1个臂、1条带甚至一个基因，因而大大提高了染色体识别的准确性和敏感性。染色体是遗传物质——基因的载体，控制人类形态、生理和生化等特征的结构基因呈直线排列在染色体上。2000年6月26日人类基因组计划（HGP）已宣布完成人类基因组序列框架图。2001年2月12日HGP和塞雷拉公司公布了人类基因组图谱和初步分析结果。后续研究发现人类基因组共有大约2万个基因，而不是以往认为的10万个。由此可见，染色体和基因两者密切相关，染色体的任何改变必然导致基因的异常。

2. 成分　染色体的主要化学成分是由脱氧核糖核酸（DNA）和蛋白质构成，染色体上的蛋白质有两类：一类是低分子量的碱性蛋白质即组蛋白（histones），另一类是酸性蛋白质，即非组蛋白蛋白质（non-histone proteins）。非组蛋白蛋白质的种类和含量不十分恒定，而组蛋白的种类和含量都很恒定，其含量大致与DNA相等。所以人们早就猜测，组蛋白在DNA蛋白质纤丝的形成上起着重要作用。Kornberg根据生化资料，特别是根据电镜照相结果，最先在1974年提出绳珠模型（beads on-a-string model），用来说明DNA蛋白质纤丝的结构。纤丝的结构单位是核小体，它是染色体结构的最基本单位。

核小体的核心是由4种组蛋白（H_2A、H_2B、H_3和H_4）各两个分子构成的扁球状8聚体。我们知道，DNA分子具有典型的双螺旋结构，一个DNA分子就像是一条长长的双螺旋的纤丝。一条染色体有一个DNA分子。DNA双螺旋依次在每个组蛋白8聚体分子的表面盘绕约1.75圈，其长度相当于146个碱基对，从而构成核小体核心（nucleosome core），在DNA出入组蛋白8聚体的位置又有20个碱基对与H_1组蛋白结合，形成核体（chromatosome）结构。在相邻的两个核体之间，有长约50~60个碱基对的连接DNA，核体与连接DNA构成核小体（nucleosome）结构，密集成串的核体形成了核质中的10nm左右的纤维，这就是染色体的"一级结构"，就像成串的珠子一样，DNA为绳，核体为珠，被称作染色体的"绳珠模型"，如图2-2所示，DNA分子大约被压缩了7倍。

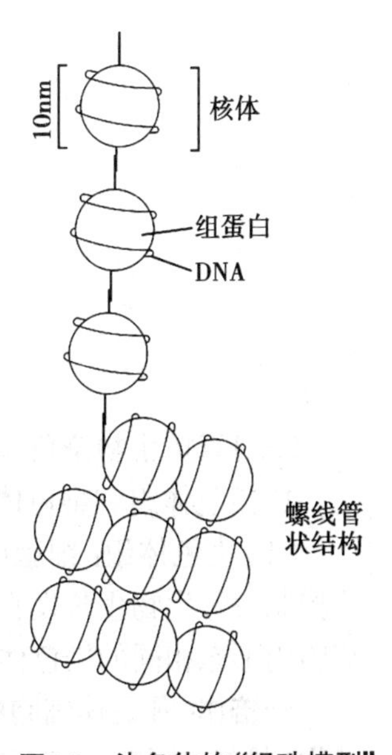

图2-2　染色体的"绳珠模型"

3. 如何折叠　染色体的基本结构单位是核小体。核小体（nucleosome）成分上包括组蛋白和180~200bp DNA，结构上分为核体和连接DNA两部分。约146bp DNA缠绕组蛋白八聚体核（含H_2A、H_2B、H_3、H_4各两分子）不到两圈，再与H_1及其结合的约20bp DNA构成染色质小体（chromatosome），另有15~55bp为连接DNA（linker DNA）。若干个核小体呈串珠状排列，形成直径约为11nm的串珠纤维结构。

核小体结构以核小体为基本单位进一步螺旋化可形成直

径30nm，每一螺旋含有6个核小体，螺距11nm的螺线管结构（又称为30nm纤丝），导致DNA的长度在这个等级上又被压缩了6倍。30nm纤丝再进一步螺旋化，形成直径为0.4μm的筒状体，称为超螺旋管。这就是染色体的“三级结构”。到这里，DNA再次被压缩了40倍。超螺旋体进一步折叠盘绕后，形成染色单体——染色体的“四级结构”。两条染色单体组成一条染色体。到这里，DNA的长度又再被压缩了5倍。从染色体的一级结构到四级结构，DNA分子一共被压缩了7×6×40×5=8400倍。例如，人的染色体中DNA分子伸展开来的长度平均约为几厘米，而染色体被压缩到只有几纳米长。染色体的装配模式如图2-3所示。

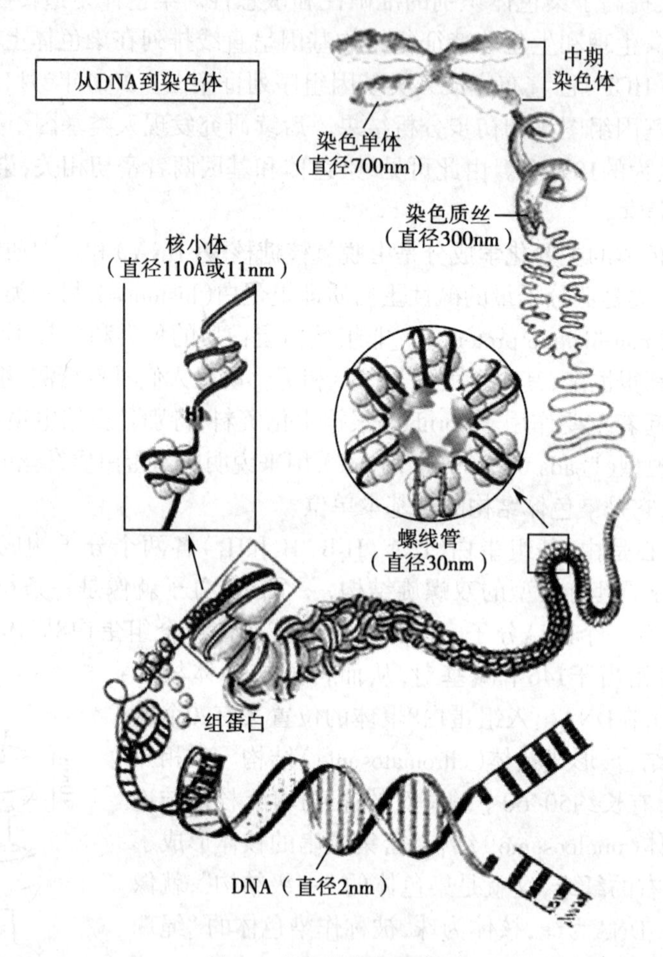

图2-3　染色体的装配模式

（三）真核生物染色体组

1. 染色体组和染色体组的数目

（1）染色体组：细胞中的一组非同源染色体，它们在形态和功能上各不相同，但是携带着控制一种生物生长发育、遗传和变异的全部信息，这样的一组染色体，叫做一个染色体组。细胞内形态相同的染色体有几条就说明有几个染色体组。

一倍体：凡是体细胞中含有一个染色体组的个体，就叫一倍体。一倍体属于整倍。典型动物：雄蜂、雄蚁。在育种工作中，对二倍体进行花药离体培养，在未用秋水仙素加倍染色体时，所得植株是一倍体。

单倍体：单倍体是指体细胞含有本物种配子染色体数目的个体。例如：蜜蜂的蜂王和工蜂的体细胞中有32条染色体，而雄蜂的体细胞中只有16条染色体，像雄蜂这样，体细胞含有本物种配子染色体数目的个体，叫做单倍体。

二倍体：凡是体细胞中含有两个染色体组的个体，就叫二倍体。如：人、果蝇、玉米等。绝大部分的动物和高等植物都是二倍体。

多倍体：凡是体细胞中含有三个以上染色体组的个体，就叫多倍体。如：马铃薯含四个染色体组叫四倍体，普通小麦含六个染色体组叫六倍体（普通小麦体细胞6n，42条染色体，一个染色体组3n，21条染色体）。

（2）染色体组的数目：生物细胞中染色体组的数目的判断：①根据染色体的形态判断：细胞内相同形态和大小的染色体（同源染色体）有几个，则该细胞中就含有几个染色体组。②根据基因型判断：在细胞或生物体的基因型中，控制同一性状的相同基因或等位基因出现几次，就含有几个染色体组。③根据染色体的数目和形态推算：染色体组数=染色体总数/染色体形态数。

2. 染色体组型　染色体组型是描述一个生物体内所有染色体的大小、形状和数量信息的图像。这种组型技术可用来寻找染色体畸变同特定疾病的关系，比如：染色体数目的异常增加、形状发生异常变化等。以染色体的数目和形态来表示染色体组的特性，称为染色体组型（karyotype）。虽然染色体组型一般是以处于体细胞有丝分裂中期的染色体的数目和形态来表示，但是，也可以通过其他时期，特别是以前期或分裂间期的染色体形态来表示。图2-4所示（见文末彩插）的是人类的23对染色体。

对于染色体组的表示，现已提出几种方法。例如，染色体的数目是以n、2n分别表示配子和合子的染色体数目，以x表示基数，以b表示原始基数，以2x、3x、4x、……表示多倍性，以2x+1、2x-1、……等表示非整惰性，以1、2、3、……等编号表示各个染色体。

另外，为了表示各个染色体的形态特征，还可采用V形、J形等名称，或者采用由A. Levan等（1964）所提出的根据着丝粒的位置进行分类的方法等。关于人类的染色体组型的表示法，在国际上是统一的（在丹佛1960、伦敦1963、芝加哥1966、巴黎1971等地召开的人类染色体会议上所制定的），已规定了为了表示染色体形态特征的染色体臂比、着丝点指数等指标。

二、核酸

核酸是储存和传递遗传信息的物质。任何生物，包括病毒、细菌、真菌、动物及植物，都含有核酸。核酸在生物的生命过程中起着极为重要的作用。

（一）核酸的种类与分布

核酸分为脱氧核糖核酸（DNA）和核糖核酸（RNA）两大类。

DNA是生物体主要遗传物质，通过复制将遗传信息由亲代传给子代。原核细胞的DNA集中在核区，真核细胞的DNA主要集中在核内，是染色体（染色质）的重要组成部分，但真核细胞线粒体、叶绿体等细胞器中也含有DNA。

RNA是基因表达的初级产物，其最核心作用是将DNA编码的信息翻译为蛋白质。它主要存在于细胞质中，少量存在于细胞核中。细胞中的RNA主要有三种：信使RNA（mRNA），核糖体RNA（rRNA）和转移RNA（tRNA）。其中mRNA约占细胞总RNA的5%，它是蛋白质合成的模板；rRNA约占细胞总RNA的80%，它与多肽共同构成核糖体；tRNA占细胞总RNA的10%~15%，它将mRNA密码子翻译成特定的氨基酸并起解译作用。线粒体、叶绿体中也有各自的mRNA、rRNA和tRNA。

（二）核酸的组成

1. 核酸的元素组成　核酸由碳、氢、氧、氮和磷5种元素组成，其中磷的含量在核酸中比较稳定，大约占整个核酸重量的9.5%，即1g磷相当于10.5g核酸。因此在核酸的定量分析中可通过含磷量的测定来估算核酸的含量。

2. 核酸的分子组成　核酸可以降解成核苷酸，核苷酸可再分解生成核苷和磷酸基团，而核苷可进一步分解生成戊糖和碱基。由此可见，核酸的基本组成单位是核苷酸，基本组成成分是磷酸基团、戊糖和碱基。

（1）碱基：核酸中的碱基有两类，即嘌呤和嘧啶。它们均为含氮的杂环化合物。

嘌呤包括腺嘌呤（A）和鸟嘌呤（G）。其结构如下：

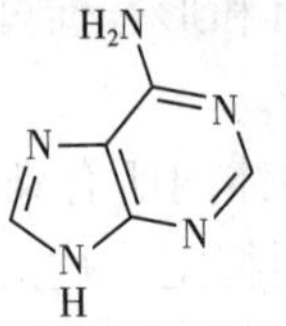

H_2N　N　N　N　N　H　　O　NH　N　NH_2　N　N　H

A 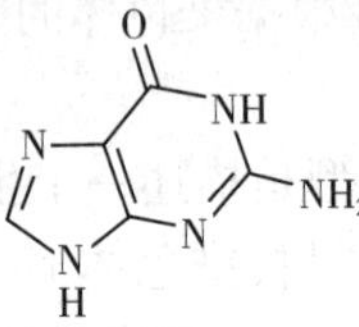　　G

嘧啶包括胞嘧啶（C）、尿嘧啶（U）、胸腺嘧啶（T）。其结构如下：

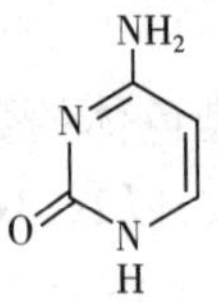

NH_2　N　O　N　H　　O　NH　N　O　H　　H_3C　O　NH　N　O　H

C 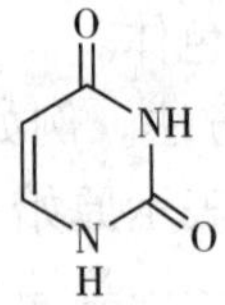　　U 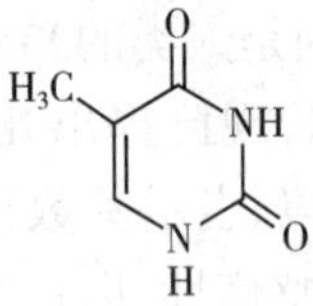　　T

除以上五种基本碱基外，核酸分子中还有一些含量很少的其他碱基，称稀有碱基。这些稀有碱基有很多是甲基化碱基，如5-甲基胞嘧啶、次黄嘌呤、二氢尿嘧啶等。结构式如下：

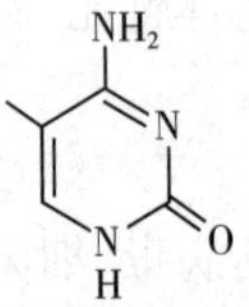

NH_2　N　N　O　H　　O　N　HN　N　N　H　　H　O　N　O　HN

5-甲基胞嘧啶 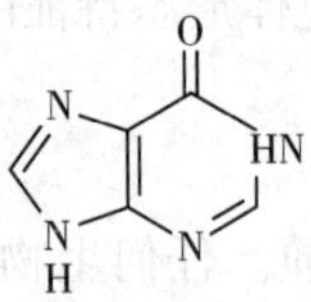　　次黄嘌呤 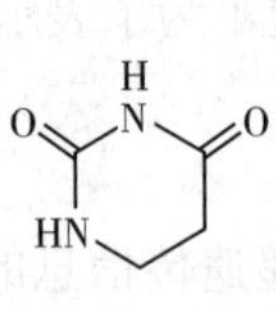　　二氢尿嘧啶

（2）戊糖：包括核糖和脱氧核糖2种。RNA分子中含D-核糖，DNA分子中含D-脱氧核糖，它们在核糖中均以β-呋喃型存在。戊糖分子中的碳原子位置用1′至5′标记。结构式如下：

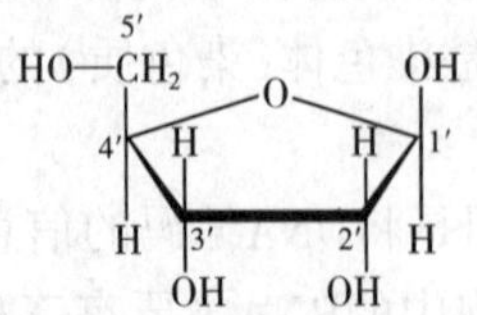

5′　HO—CH_2　O　OH　4′　H　H　1′　H　3′　2′　H　OH　OH　　5′　HO—CH_2　O　OH　4′　H　H　1′　H　3′　2′　H　OH　H

核糖 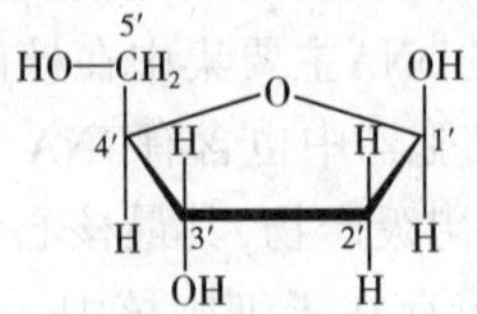　　脱氧核糖

（3）核苷与核苷酸

1）核苷：戊糖和碱基缩合成的核苷称为核苷。其连接方式是戊糖第一位碳原子（C_1'）上的羟基与嘌呤碱第9位氮原子（N_9）或嘧啶碱第一位氮原子（N_1）上的氢脱水形成N-C核苷键。例如腺嘌呤核苷（简称腺苷）及胞嘧啶脱氧核苷（简称脱氧胞苷），结构式如下：

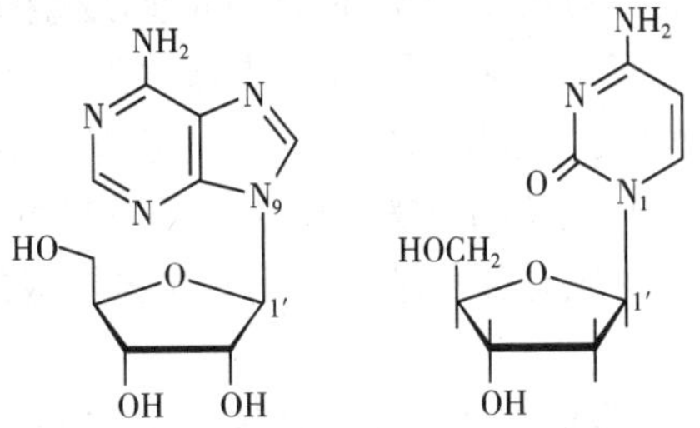

腺嘌呤核苷　　　胞嘧啶脱氧核苷

核苷按其所含戊糖不同，分为核糖核苷和脱氧核糖核苷两类。核糖核苷是RNA的组成成分，脱氧核糖核苷是DNA的组成部分。核酸中常见核苷有腺嘌呤核苷、鸟嘌呤核苷、胞嘧啶核苷和尿嘧啶核苷，它们存在于RNA中，腺嘌呤脱氧核苷、鸟嘌呤脱氧核苷、胞嘧啶脱氧核苷和胸腺嘧啶脱氧核苷存在于DNA中。

2）核苷酸：由核苷中戊糖的羟基和磷酸脱水缩合成的磷酸酯称为核苷酸。由核糖核苷生成的磷酸酯称为核糖核苷酸，由脱氧核糖核苷生成的磷酸酯称为脱氧核糖核苷酸。下面是AMP和dCMP的结构式：

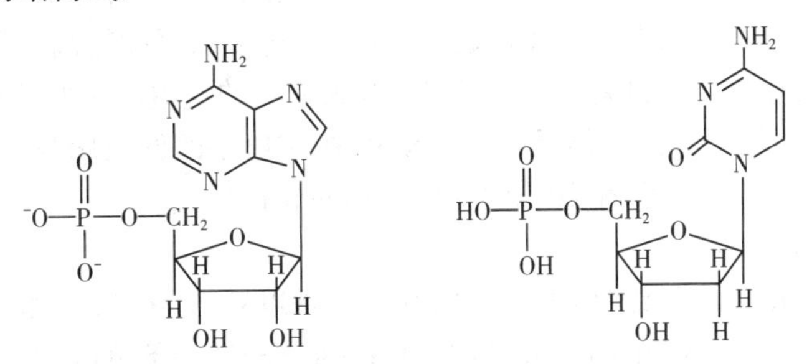

5′-腺苷酸（5′-AMP）　　　5′-胞嘧啶脱氧核苷酸（5′-dCMP）

核苷的戊糖环上的2′、3′和5′位各有一个自由羟基，这些羟基均可与磷酸生成酯，故可形成三种核苷酸。脱氧核糖核苷只在脱氧核糖环上的3′和5′位有自由羟基，故只能形成两种脱氧核苷酸。在生物体内的核苷酸多是核苷-5′-磷酸，它们是组成核酸的基本单位。

3. 核酸的一级结构　核酸（包括DNA和RNA）的一级结构是指其中核苷酸的排列顺序。由于核苷酸之间的差异仅仅是碱基的不同，故又可称为碱基顺序。核苷酸的种类虽不多，但因核苷酸的数目、比例和序列的不同构成了多种结构不同的核酸。

（三）DNA的结构与功能

1. DNA的二级结构　沃森（Watson）和克里克（Crick）于1953年提出了DNA的双螺旋结构模型。DNA的双螺旋结构模型要点如下：

DNA分子由两条平行的多核苷酸链围绕同一中心轴向右盘旋形成双螺旋结构，且两条链的走向相反，一条为5′→3′走向，另一条是3′→5′走向。磷酸-脱氧核糖形成两条主链的骨架，位于螺旋外侧，侧链碱基位于螺旋内侧，并通过氢键连接形成碱基对。各碱基对平面相互平行，并与中心轴垂直。碱基配对具有一定的规律性，即A与T配对，G与C配对，这种配对规律称为碱基互补规律。碱基对中的两个碱基称为互补碱基，通过互补碱基而结合的两条链彼此称为互补链。形成碱基对时，A与T之间形成两个氢键，G与C之间形成三个氢键。

沃森和克里克所描述的DNA右手双螺旋结构模型基本上相当于B型，它是在低离子强度溶液中及在染色体溶液中的主要构象，除B型外，还有A型和Z型DNA构象。

2. DNA的三级结构　DNA双螺旋分子可进一步盘曲为更复杂的结构，称为DNA的三级结构。如质粒DNA、线粒体DNA分子多扭曲成麻花状的超螺旋结构，这些更为复杂的结构即DNA的三级结构。在真核细胞中，线状的双螺旋DNA分子先与组蛋白结合，盘绕形成核小体。许多核小体由DNA链连在一起构成念珠状结构。由核小体构成的念珠状结构进一步盘绕压缩成更高层次的结构。

3. DNA的功能　DNA是遗传信息的载体，基因（gene）就是DNA分子中的某一区段。DNA的基本功能就是作为生物遗传信息复制的模板和基因转录的模板，它是生命遗传繁殖的物质基础，也是个体生命活动的基础。

DNA中的脱氧核糖和磷酸构成的分子骨架是没有差别的，不同区段的DNA分子只是四种脱氧核苷酸排列顺序不同，因此不同基因间的差异可视为是碱基排列顺序的差异。DNA的碱基顺序通过mRNA上密码子的形式，决定蛋白质分子中氨基酸的序列。

一个细胞或生物单倍体染色体所含的全套基因称基因组（genome），基因组的全部DNA含量又称为C值（C-value），最简单的生物如SV40病毒的基因组仅含有5100bp，大肠杆菌基因组全长4.6×10^6bp，含有4000多个基因，人的基因组则大约由3×10^9bp组成，使可编码的信息量大大增加。一般来讲，基因组越大，C值越高，其生物进化的程度越高。但是，随着进化，生物体复杂性和DNA含量之间的关系出现了很多令人费解的现象。例如，通常情况下，亲缘关系接近的物种的C值均很相近。但是在两栖动物中，C值小的低至10^9bp以下，C值大的则高达10^{11}bp，这一不合常理的现象称为C值矛盾（C-value paradox）。

（四）RNA的结构与功能

1. RNA的结构　RNA的一级结构与DNA相同，也是以3′，5′-磷酸二酯键连接成的多核苷酸长链。但二级结构与DNA不同。大多数天然RNA分子是一条单链，但许多区域自身发生回折，使互补碱基结合，构成局部双螺旋区；不能互补的碱基则形成环状突起。

（1）转运RNA（transfer RNA，tRNA）：tRNA的分子较小，多由70~90个核苷酸构成。有些区段经过自身回折形成双螺旋区，从而形成三叶草式的二级结构（图2-5）。

三叶草式结构中，双螺旋区构成叶柄，突环区好像三叶草的三片小叶，双螺旋结构在三叶草结构中所占比例较大，因此tRNA二级结构非常稳定，它是由氨基酸臂、二氢尿嘧啶环、反密码子环和TψCG环五个部分组成。其中位于氨基酸臂对面的环叫反密码子环，由7个核苷酸组成，环中部由3个核苷酸组成反密码子，在蛋白质生物合成时，tRNA通过反密码子识别mRNA上相应的遗传密码。tRNA通过二级结构的折叠，形成倒L的三级结构（图2-6）。

tRNA将mRNA的核苷酸序列与多肽的氨基酸序列联系起来。细胞含有100多种tRNA，每一种tRNA可以结合一种特定的氨基酸，每种tRNA又可识别mRNA中的一种密码子，在由mRNA序列决定的多肽链延长过程中，其携带的氨基酸又可被放到正确的位置。

（2）核糖体RNA（ribosomal RNA，rRNA）：细胞中的rRNA含量最高，与蛋白质一起构成核糖体，核糖体（ribosome）是蛋白质合成的场所。

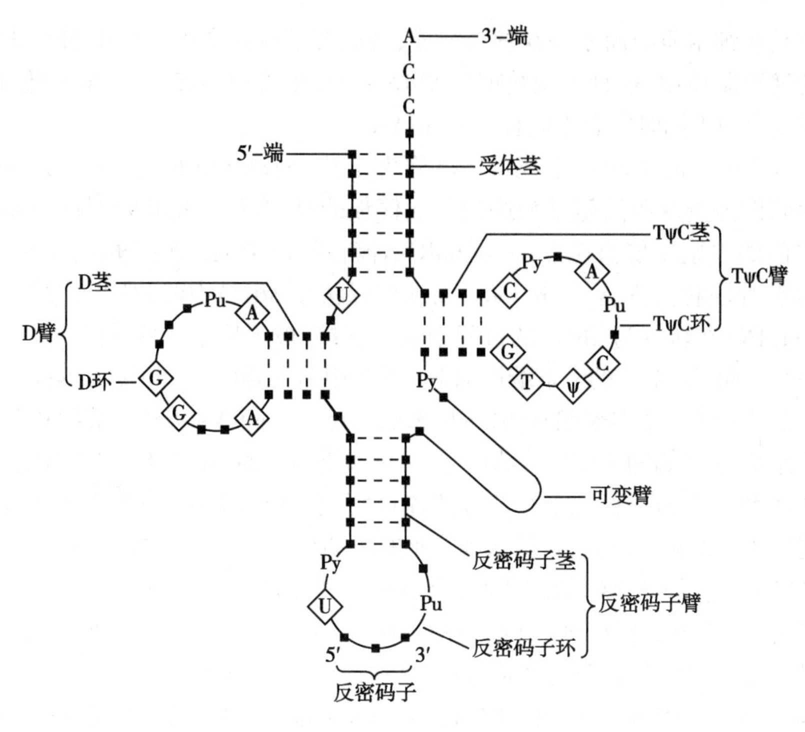

图2-5 tRNA的二级结构

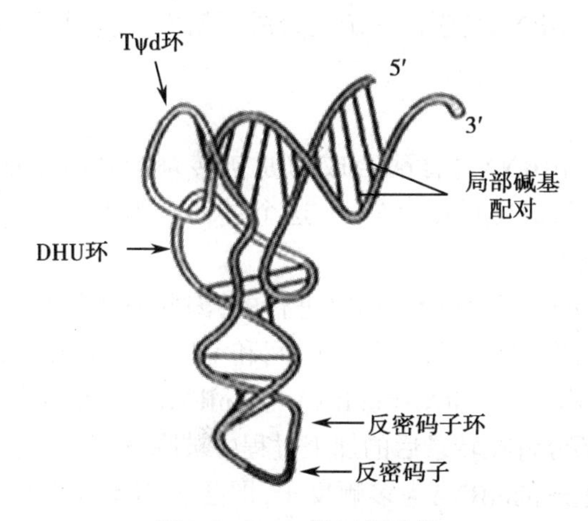

图2-6 tRNA的三级结构

原核生物和真核生物的核糖体中约三分之二是rRNA,三分之一是蛋白质。S值(沉降系数)是大分子物质在超速离心沉降中的一个物理学单位,可反映分子量的大小。原核生物的小亚基中分布16S rRNA,大亚基分布5S、23S rRNA。真核生物的小亚基中分布18S rRNA,大亚基中分布28S、5.8S和5S三种rRNA。各种生物核蛋白体小亚基中的rRNA具有相似的二级结构。

在核糖体里,rRNA分子保持特定的三维结构,分子结构基本上都是由部分双螺旋和部分单链突环相间排列而成。

(3)信使RNA(messenger RNA, mRNA):mRNA是蛋白质合成的模板。在真核细胞中,由于蛋白质是在细胞质中而不是在核内合成，因此要求有一个中间物将细胞核中DNA上的遗传信息传递至胞质中，这种中间物即信使RNA。在细胞内，mRNA含量很低，但种类非常多。细胞在发育的不同时期有不同种类的mRNA。

在真核生物中，最初转录生成的RNA称为不均一核RNA（heterogeneous nuclear RNA，hnRNA），然而作为蛋白质的氨基酸序列合成模板的是mRNA。hnRNA是mRNA的未成熟前体。两者之间的差别主要有两点：一是hnRNA核苷酸链中的一些片段将不出现于相应的mRNA中，这些片段称为内含子（intron），而那些保留于mRNA中的片段称为外显子（exon）。也就是说，hnRNA在转变为mRNA的过程中经过剪接，被去掉了一些片段，余下的片段被重新连接在一起。而且mRNA的5′末端被加上一个7-甲基鸟苷（7-methylguanosine，m^7G）帽子，在mRNA 3′末端多了一个多聚腺苷酸（poly A tail）尾巴。mRNA从5′末端到3′末端的结构依次是5′帽子结构，5′末端非编码区，编码区，3′末端非编码区和多聚腺苷酸尾巴。多聚腺苷酸尾巴一般由数十个至一百几十个腺苷酸连接而成。随着mRNA存在时间的延续，这段多聚腺苷酸尾巴慢慢变短。因此，目前认为这种3′末端结构可能与增加转录活性以及使mRNA趋于相对稳定有关。原核生物的mRNA没有这种首、尾结构。

（4）其他RNA分子：真核细胞内存在许多种类的小分子RNA，大小在100~300核苷酸之间。按其在细胞中的位置分为核内小RNA（small nuclear RNA，snRNA）和细胞质小RNA（small cytosol RNA，scRNA）。核内小RNA均为小分子核糖核酸，其功能是在hnRNA成熟转变为mRNA的过程中，参与RNA的剪接，并且在将mRNA从细胞核运到细胞质的过程中起着十分重要的作用。细胞质小RNA是蛋白质定位合成于粗面内质网上所需的信号识别体的组成成分。

2. RNA的功能

（1）mRNA的加工：由RNA聚合酶合成的原初转录产物（primary transcription）需要一系列的变化，才能转变为成熟的RNA分子，这个过程称为RNA的成熟或转录后加工（post-transcriptional processing）。

绝大多数原核生物转录和翻译是同时进行的，因此原核细胞的mRNA并无特殊的转录后加工过程，相反，真核生物转录和翻译在时间和空间上是分开的，刚转录出来的mRNA的分子很大的前体，即核内不均一RNA（hnRNA）。hnRNA分子中大约只有10%的部分转变成为成熟的mRNA，其余部分将在转录后的加工过程中被降解掉。

原核生物中转录生成的mRNA为多顺反子，即几个结构基因利用共同的启动子和共同终止信号经转录生成一条mRNA，所以此mRNA分子编码几种不同的蛋白质。例如乳糖操纵子上的Z、Y及A基因，转录生成的mRNA可翻译生成三种酶，即半乳糖苷酶，透过酶和乙酰基转移酶。原核生物中没有核膜，所以转录与翻译是连续进行的，往往转录还未完成，翻译已经开始了，因此原核生物中转录生成的mRNA没有特殊的转录后加工修饰过程。

真核生物转录生成的mRNA为单顺反子，即一个mRNA分子只为一种蛋白质分子编码。真核生物mRNA的加工修饰，主要包括对5′端和3′端的修饰以及对中间部分进行剪接。

1）5′端加帽：成熟的真核生物mRNA，其5′端都有一个甲基鸟苷的帽子。鸟苷通过5′-5′焦磷酸键与初级转录产物的5′端相连。当鸟苷上第7位氮原子被甲基化时，此时形成的帽子被称为“帽0”，如果除此之外，在第二个核苷酸核糖的第“2”号碳上也甲基化，称为“帽1”，如果在第三个核苷酸核糖的2′也甲基化，称为“帽2”。不同真核生物的mRNA具有不同的帽子，而同一种真核生物也常有不同的帽子，同一种mRNA是否只有一种帽子尚不清楚。

真核生物mRNA 5′端帽子结构的重要性在于它是mRNA作为翻译起始的必要的结构，为核糖体对mRNA的识别提供了信号，这种帽子结构还可能增加mRNA的稳定性，保护mRNA免遭5′外切核酸酶的攻击。

2）mRNA多聚腺苷酸化：大多数真核生物的mRNA都有3′端的多聚腺苷酸（A）尾巴，多聚腺苷酸尾巴大约为200bp。多聚腺苷酸尾巴不是由DNA编码的，而是转录后在核内加上去的。

大多数真核基因的3′端有一个AATAA—序列，这个序列是mRNA 3′端加多聚腺苷酸尾的信号。在此信号下游10~15碱基处核酸酶切断磷酸二酯键，在polyA聚合酶催化下，在3′-OH上逐一引入100~200个腺嘌呤。多聚腺苷酸尾巴的功能尽管经过长期的探索，但还不完全清楚。推测多聚腺苷酸可能与mRNA从细胞核转送到细胞质有关，但是相当数量没有多聚腺苷酸尾巴的mRNA，如组蛋白mRNA，也照样通过核膜进入细胞质。

3）mRNA前体（hnRNA）的拼接：真核生物结构的基因中具有可表达活性的外显子，也含有无表达活性的内含子，但越来越多的实验证明，有许多基因中的内含子参与基因表达调控，在转录时，外显子及内含子均转录到hnRNA中。对细胞核中hnRNA进行剪接作用，首先在核酸内切酶作用下剪接掉内含子；然后在连接酶作用下，将外显子各部分连接起来，而变为成熟的mRNA，这就是剪接作用，也有少数基因的hnRNA不需进行剪接作用，例如α-干扰素基因。

（2）mRNA翻译与蛋白质：转录过程只是基因表达的一部分，更复杂的一部分是翻译过程，即核酸语言转变为蛋白质语言的过程。在这一过程中氨基酸在各种氨酰基——tRNA合成酶，各种tRNA和核糖体的共同作用下，按照mRNA所提供的信息相互连接成为多肽链。核糖体是制造蛋白质的工厂，它和辅助因子拥有蛋白质合成各个阶段所需要的全部酶活性。翻译可分为起始、延长和终止三个阶段：

起始：在原核生物中，翻译的起始涉及起始复合物和70S核糖体的形成。这个过程需要带有S-D序列的mRNA，三种起始因子，fMet-tRNAf，30S亚基和50S亚基。真核生物的起始复合物并不是在起始密码子处形成，而是在帽子结构处形成，然后移动到AUG处与60S亚基结合形成80S核糖体。真核生物的起始因子多达十几个，且起始机制比较复杂。

延伸：翻译过程的肽链延长，也称为核糖体循环。延伸过程则包括转肽与肽键的形成，转位以及Ts循环等步骤。每循环一次，肽链延长一个氨基酸，如此不断重复，肽链不断延长，直至肽链合成终止。

终止：肽链合成的终止包括终止信号（UAA、UAG、UGA）的辨认，肽链从肽-tRNA上水解释放，mRNA从核糖体中分离，大小亚基拆开。终止过程也需要蛋白质因子，通常称为释放因子。原核生物有三种释放因子，真核生物只有一种释放因子。任何一种终止信号出现，延长即终止。

严格地说，翻译的完成还不是基因表达的完成，因为从核糖体上最终释放的多肽链，即使能自行卷曲而具有一定的构象，但还不是具有生物活性的成熟蛋白质，必须进一步切割或修饰，乃至聚合，才能表现出生理活性。这些蛋白质的修饰过程，称为翻译后加工。翻译后加工可分为高级结构的修饰、一级结构的修饰和靶向输送三方面。其中，靶向输送是指蛋白质合成后，通过细胞内的跨膜运输定向地到达其执行功能的目标地点，在这个过程中，信号肽序列起到重要作用。

蛋白质(protein)是生命的物质基础。蛋白质可根据其化学组成不同分为单纯蛋白质和结合蛋白质两大类。单纯蛋白质仅由氨基酸组成,而结合蛋白质除氨基酸外还含有非蛋白质的辅基。单纯蛋白质可按其溶解度不同而再分为白蛋白、球蛋白、组蛋白、硬蛋白、精蛋白、谷蛋白等,根据溶解度的不同,可从混合蛋白质中进行各蛋白质组分的分离纯化。结合蛋白质按其辅基不同可再分为核蛋白、糖蛋白、脂蛋白和磷蛋白等。

蛋白质作为生物大分子,具有以下一些特性:

1)蛋白质的两性电离及等电点:当蛋白质溶液处于某一pH值时,净电荷为零,此时溶液的pH值称为蛋白质的等电点。蛋白质溶液的pH值大于等电点时,该蛋白质颗粒带负电荷,反之带正电荷。

2)蛋白质的胶体性质:蛋白质溶液可看作胶体溶液。蛋白质颗粒表面大多为亲水基团,可吸引水分子,使颗粒表面形成一层水化膜,从而阻断蛋白质颗粒的相互聚集,防止溶液中蛋白质的沉淀析出。另外,蛋白质颗粒表面带相同电荷,颗粒之间相互排斥,不易聚集沉淀,也可以起稳定作用。

3)蛋白质的变性、沉淀和凝固变性:蛋白质在某些理化因素的作用下,其空间结构受到破坏,从而改变其理化性质,并失去其生物活性,称为变性。一般认为蛋白质变性并不涉及一级结构的改变,故若蛋白质变性较轻,在去除变性因素后,其仍可恢复原有的构象和功能,称复性。但若其空间构象遭到严重破坏,则去除变性因素也不能复性,称不可逆变性。

沉淀:凡是能消除蛋白质表面的水化膜并中和电荷的试剂均可以引起蛋白质的沉淀。常用的有中性盐、有机溶剂、某些生物碱试剂、大分子酸类及重金属盐类等。

凝固:蛋白质经强酸、强碱作用发生变性后,仍能溶解于强碱或强酸溶液中,若将pH调至等电点,则变性蛋白质立即结成絮状的不溶解物,此絮状物仍可溶于强酸和强碱中,如再加热则絮状物可变成较坚固的凝块,此凝块不易再溶于强酸与强碱中,这种现象称为蛋白质的凝固作用。

4)蛋白质的紫外吸收:由于蛋白质分子中含有具有共轭双键的酪氨酸、色氨酸,因此在280nm波长处有特征性吸收峰。在此波长范围内,蛋白质的吸收光度值与其浓度成正比关系。

三、DNA的复制

分子生物学的中心法则(genetic central dogma)就是指生物信息从DNA到RNA再到蛋白质的过程,它构成了整个分子生物学的基础,主要包括以下四个步骤:①DNA的自我复制,这个过程有很多酶的参与;②DNA通过转录将信息传递给mRNA;③在真核生物中,mRNA经过修饰(主要是剪切)后,从细胞核进入细胞质;④信使mRNA与核糖体结合,核糖体读取mRNA的信息合成蛋白质,这步叫转译(translation)。

DNA作为遗传物质的基本特点就是在细胞分裂前期进行准确的自我复制,使DNA的量成倍增加,这是细胞分裂的物质基础。细胞中的遗传信息在细胞分裂之后传递给子细胞。

DNA在复制时首先两条链之间的氢键断裂,两条链分开,然后以每一条链分别做模板,在DNA聚合酶的催化下各自合成一条新的DNA双链,这样新合成的子代DNA分子中一条链来自亲代DNA,另一条链是新合成的,这种复制方式为半保留复制(semiconservative replication)。

DNA复制机制在很多生物中都是极其相似的。差别仅在于参与复制的酶有所差异。在原核生物如大肠杆菌中，负责DNA复制的是DNA聚合酶Ⅰ和Ⅲ。在真核生物中，DNA复制由五种聚合酶（α、β、γ、δ和ε）负责。DNA复制的准确性由DNA聚合酶来保证，DNA聚合酶可以检查新合成链中插入的碱基是否正确，并将错配碱基除去，这一过程称为校正（proofreading），此酶的3′→5′核酸外切活性可将错误插入的碱基从新合成链上切除并代之以正确碱基。

1. DNA复制的一般过程　DNA复制可以分成三个阶段：第一个阶段为DNA复制的起始阶段，这个阶段包括起始点及引发体的形成。第二阶段为DNA链的延长，包括前导链及滞后链的形成和切除RNA引物后填补空缺及连接冈崎片段。第三阶段为DNA复制的终止阶段。在DNA复制的整个过程中需要30多种酶及蛋白质分子参加。

DNA复制时，大多数的原核生物和真核生物都是从固定的起始点开始，以双向等速复制方式进行DNA的复制。DNA复制时往往从特定的位点解链和开始复制，称为复制起点（replication origin）。在此处DNA的双螺旋在解旋酶的作用下打开，形成单链DNA，然后单链结合蛋白结合到DNA上以防双螺旋再形成，之后在聚合酶的作用下沿着两条链分别向两个方向复制产生新链。双螺旋解开并有新DNA合成的区域称为复制叉（replicative fork）。

引发酶（primase）是一种RNA聚合酶，但又不同于催化转录过程的RNA聚合酶，它在模板的复制起始部位催化互补碱基的聚合，形成作为引物的短片段RNA。因此，引发酶的作用是为DNA合成提供3′-OH末端延长DNA子链。DNA聚合酶Ⅲ可以从RNA引物开始合成DNA。

真核生物有所不同，DNA聚合酶α具有引发酶活性，可以合成一小段RNA引物，开始DNA合成。原核生物的前导链和滞后链是在同一个DNA聚合酶上合成的，而真核生物的前导链和滞后链是由不同的DNA聚合酶合成的，α合成滞后链，δ合成前导链。其他聚合酶有辅助作用。

由于DNA一条链的走向是5′→3′方向，另一条链的走向是3′→5′方向，但生物体内DNA聚合酶只能催化DNA从5′→3′的方向合成。在以3′→5′方向的母链为模板时，复制合成出一条5′→3′方向的前导链（leading strand），前导链的前进方向与复制叉打开方向是一致的，因此前导链的合成是连续进行的；而另一条母链DNA是5′→3′方向，在以它作为模板时，复制合成许多条5′→3′方向的短链，叫做滞后链（lagging strand），滞后链的前进方向是与复制叉的打开方向相反。滞后链只能先以片段的形式合成，这些片段就叫做冈崎片段（Okazaki fragments），最后再将多个冈崎片段连接成一条完整的链。由于前导链的合成是连续进行的，而滞后链的合成是不连续进行的，所以从总体上看DNA的复制是半保留不连续复制。

2. 原核生物DNA的复制　大肠杆菌是人们研究DNA复制的主要模型，大肠杆菌DNA的复制从单一的复制起点（oriC）起始，向两个方向进行半保留复制。

和其他原核生物一样，大肠杆菌的染色体DNA是最简单、最常见的环状DNA，复制方式为单起点复制。复制叉向反方向前进，形成过渡的θ形式。复制叉最后交汇合并，复制终止。

DNA复制从起始点开始向一个方向复制时，局部的DNA双链必须打开，主要靠解链酶的作用，打开后的单链还需要单链结合蛋白与其结合，在复制叉向前移动时，造成其前方DNA分子所产生的正超螺旋，必须由拓扑异构酶（topoisomerase）来解决。拓扑异构酶有两种，DNA拓扑异构酶Ⅰ在复制叉前方近端一条DNA链上产生一个暂时的缺口，使得DNA可以绕另一条完好的单链自由旋转，以消除超螺旋，然后该酶将缺口末端连接起来。当复制完成时，两个环状子代分子产生。拓扑异构酶Ⅱ在其中一个DNA分子的双链上形成暂时缺口，另一条DNA分子可以从中穿过，使两个子代DNA分子分离，然后再将断裂的链连接起来。

3. 真核生物DNA复制　真核生物比原核生物复杂得多，但DNA复制的基本过程还是相似的。与原核生物不同，真核生物DNA复制有许多起点，由于真核生物染色体很长，DNA复制必须由多个起点开始，以保证此过程在一定时间内完成。复制叉从每个起点向两个方向前进形成复制泡，最后交汇合并。从一个起点开始复制的DNA称为一个复制子（replicon）。典型的哺乳动物细胞含有50~100 000个复制子，每个复制子复制40~200kb DNA。

由于真核生物染色体是线性DNA，它的两端叫做端区（telomeres），端区是由重复的寡核苷酸序列构成的。例如人类的端区重复序列是5′-TTAGGG-3′。前面讲到所有生物DNA聚合酶都只能催化DNA从5′→3′的方向合成，因此当复制叉到达线性染色体末端时，前导链可以连续合成到头，而由于滞后链是以一种不连续的形式合成冈崎片段，所以不能完成线性染色体末端的复制，如果这个问题不解决，真核生物在细胞分裂时DNA复制将产生5′末端隐缩，使DNA缩短，但是真核生物体内都存在一种特殊的反转录酶叫做端粒酶（telomerase），它是由蛋白质和RNA两部分组成的，它以自身的RNA为模板，在随从链模板DNA的3′末端延长DNA，再以这种延长的DNA为模板，继续合成滞后链。DNA在正常复制中变短以及在端粒酶作用下变长两个过程大致平衡，因此染色体总长度保持基本不变。

第二节　基　　因

一、基因与基因组

从孟德尔定律发现至今的100多年来，人们对基因的认识在不断地深入。1866年，奥地利学者孟德尔在他的豌豆杂交实验论文中，用大写字母A、B等代表显性性状如圆粒、子叶黄色等，用小写字母a、b等代表隐形性状如皱粒、子叶绿色等。他并没有严格地区分控制所观察性状的遗传因子。但是从他用这些符号所表示的杂交结果来看，这些符号正是在形式上代表着基因。

1909年丹麦学者W.L.约翰森提出了基因这一名词，用它来指任何一种生物中控制任何性状而其遗传规律又符合孟德尔定律的遗传因子，并且提出基因型（genotype）和表现型（phenotype）两个术语，前者是一个生物的基因成分，后者是这些基因所表现的性状。

1910年，美国遗传学家兼胚胎学家摩尔根在果蝇中发现白色复眼突变型，由于正常果蝇的眼睛是红色的，因此可以说明基因可以发生突变。同时将控制眼睛颜色隐形性状的基因定位于性染色体X上。1911年摩尔根又在果蝇的白眼和短翅两品系的杂交子二代中，发现了白眼、短翅果蝇和正常的红眼长翅果蝇，首先指出位于同一染色体上的两个基因可以通过染色体交换而分处在两个同源染色体上。交换是一个普遍存在的遗传现象，不过直到20世纪40年代中期为止，还从来没有发现过交换发生在一个基因内部的现象。因此当时认为一个基因是遗传的一个功能单位,也是一个突变单位和一个交换单位。

1944年, Avery等证实肺炎双球菌的转化因子是DNA,首次用实验证明了基因是由DNA构成。1953年, DNA双螺旋模型的提出为人们对基因的理解提供了准确的物质内容。1955年, Benzer发现在一个基因内部的许多位点上可以发生突变,并且可以在这些位点之间发生交换,从而说明一个基因是一个功能单位,但并不是一个突变单位和一个交换单位,因为一个基因可以包括许多突变单位(突变子)和许多重组单位(重组子)。

随着分子生物学的迅猛发展,人们对基因概念的认识正在逐步深化。广泛的试验证明,基因(gene)是携带有遗传信息的DNA或DNA序列,是控制性状的基本遗传单位。基因通过指导蛋白质的合成来表达自己所携带的遗传信息,从而控制生物个体的性状表现。一个基因可以同时影响多个性状,而多个基因可以相互合作控制同一性状。从分子水平来讲,基因有三个基本特征: ①基因可自体复制,以保持生物的基本特性; ②基因决定性状,即基因通过转录和翻译决定多肽链的氨基酸顺序,从而决定某种酶的性质,而最终表达为某一性状; ③基因的突变,即基因虽很稳定,但也会发生突变。突变多数会导致疾病,少数为非致病性突变。非致病突变给自然选择带来了原始材料,使生物可以在自然选择中被选择出最适合自然的个体。一般来说,新突变的等位基因一旦形成,就可通过自体复制,在随后的细胞分裂中保留下来。

基因是表达遗传信息的功能单位,控制着生物的遗传性状。基因的本质是碱基序列,表达一定的功能产物,包括RNA和蛋白质。基因(gene)是遗传物质核酸的一些特定碱基序列构成的表达遗传信息的功能单位,它们通过其表达产物RNA和蛋白质来执行各种生命活动,从而控制着生物个体的性状。几乎所有生物的遗传物质都是DNA,只有RNA病毒的遗传物质是RNA。

(一)基因的结构

基因是由成百上千个核苷酸对组成的,可以分为不同的区段。在基因表达过程中,不同区段所起的作用并不相同。

在原核生物中,被翻译的区域,又称为开放阅读框架(open reading frame)或编码区(coding region),指能转录为相应的信使RNA(mRNA),进而指导蛋白质的合成的序列。编码区之外不能转录为信使RNA的序列称为非编码区(internal noncoding region),侧翼存在5′端非翻译区(5′ untranslated region, UTR)和3′ UTR,这些序列往往具有调控功能。

在真核细胞中,基因也是由编码区和非编码区两部分组成的,如图2-7所示。

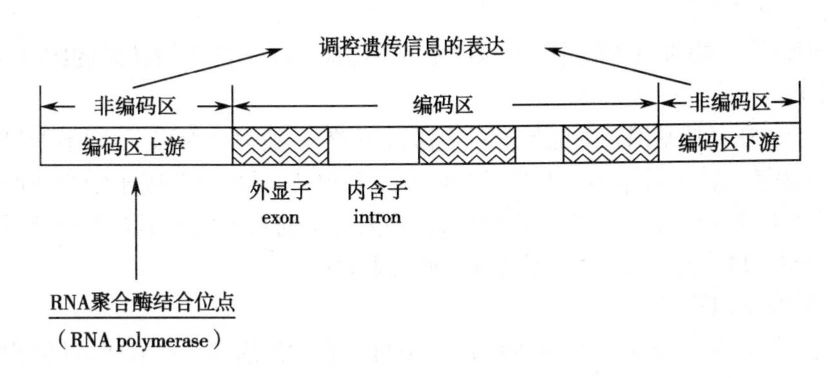

图2-7　真核生物基因结构示意图

真核细胞基因一般分为4个区域：①编码区，包括外显子和内含子；②前导区：位于编码区上游，相当于RNA5′末端非编码区（非翻译区）；③尾部区：位于编码区下游，相当于RNA3′末端非编码区（非翻译区）；④调控区：包括启动子和增强子等。在编码区内能编码蛋白质的序列（外显子）被不能编码蛋白质的序列（内含子）分隔开来，成为一种不连续的形式，这一点是真核细胞基因与原核细胞基因的本质区别。

1. 外显子与内含子　大多数真核生物的基因为不连续基因（discontinuous gene），就是基因的编码序列在DNA分子上是不连续的，为非编码顺序所隔开。编码的序列称为外显子（exon），是基因表达为多肽链的部分；非编码序列称为内含子（intron），又称插入序列（intervening sequence，IVS）。一般来说，一个基因中外显子的数目总比内含子的数目多一个。即：外显子数目=内含子数目+1。而内含子的核苷酸数量可比外显子多许多倍。

另外，外显子和内含子的关系也并非完全固定不变的，有时同一条DNA链上的某一段DNA序列，当它作为编码某种多肽链的基因时是外显子，而作为编码另一多肽的基因时，则是内含子，结果是同一基因可以同时转录为两种或两种以上的mRNA。

每个外显子和内含子的接头区都有一段高度保守的序列（consensus sequence），内含子5′末端多数以GT开始，3′末端多数以AG结束，称为GT-AG法则，是普遍存在于真核基因中RNA剪接的识别信号。

2. 侧翼顺序　在第一个外显子和最末一个外显子的外侧是一段不被翻译的非编码区，称为侧翼顺序（flanking sequence）。侧翼顺序含有基因调控顺序，对该基因的活性有重要影响。

3. 启动子　启动子（promoter）是基因结构中位于编码区上游的核苷酸序列，是RNA聚合酶结合位点，能够准确地被RNA聚合酶识别，是转录的起始点并开始转录，有调节控制遗传信息表达的作用。包括下列几种不同的顺序：

（1）TATA框（TATA box）：其一致序列为TATAATAAT，位于基因转录起始点上游约30~50bp处，基本由A-T碱基对组成，决定基因转录的起始，为RNA聚合酶的结合处之一。RNA聚合酶与TATA框牢固结合之后才能开始转录。

（2）CAAT框（CAAT box）：其一致序列为GGGTCAATCT，是真核生物基因常有的调节区，位于转录起始点上游约80~100bp处，可能也是RNA聚合酶的一个结合处，控制着转录起始的频率。

（3）GC框（GC box）：有两个拷贝，位于CAAT框的两侧，由GGCGGG组成，是一个转录调节区，有激活转录的功能。

此外，RNA聚合酶Ⅲ负责转录tRNA和5S rRNA，其启动子位于被转录的DNA序列中，称为下游启动子。

4. 增强子　在真核基因转录起始点的上游或下游，一般都有增强子，它不能启动一个基因的转录，但能增强转录的作用。此外，增强子序列可与特异性细胞因子结合而促进转录的进行。研究表明，增强子通常有组织特异性，这是因为不同细胞核有不同的特异因子与增强子结合，从而对基因表达产生组织、器官、时间的调节作用。

增强子具有下列特点：

（1）远距离效应：一般位于上游-200bp处，但可增强远处启动子的转录，即使相距十多个千碱基对也能发挥作用。

（2）无方向性：无论位于靶基因的上游、下游或内部都可以发挥增强转录的作用。

（3）顺势调节：只调节位于同一染色体上的靶基因，而对其他染色体上的基因没有作用。

（4）无物种和基因的特异性：可以连接到异源基因上发挥作用。

（5）具有组织特异性：SV40的增强子在3T3细胞中比多瘤病毒的增强子弱，但在HeLa细胞中比多瘤病毒的增强子强。增强子的效应需特定的蛋白质因子参与。

（6）有相位性：其作用与DNA的构象有关。

（7）有的增强子可以对外部信号产生反应：如热休克基因在高温下才表达，金属硫蛋白基因在镉与锌的存在下才表达。某些增强子可以被固醇类激素所激活。

5. 终止子　在一个基因的末端（非编码区）往往有一段特定核苷酸序列，其特殊的碱基排列顺序能够阻碍RNA聚合酶的移动，并使其从DNA模板链上脱离下来，从而使转录结束，这段终止信号的序列称为终止子（terminator）。终止子的共同序列特征是在转录终止点之前有一段回文顺序，约7~20核苷酸对。回文顺序的两个重复部分分别由几个不重复碱基对组成的不重复节段隔开，回文顺序的对称轴一般距转录终止点16~24bp。在回文顺序的下游有6~8个A-T对，因此，这段终止子转录后形成的RNA具有发夹结构，并具有与A互补的一串U，因为A-U之间氢键结合较弱，因而RNA/DNA杂交部分易于拆开，这样对转录物从DNA模板上释放出来是有利的，也可使RNA聚合酶从DNA上解离下来，实现转录的终止。

（二）基因的种类

1. 依据功能划分

（1）结构基因（structural gene）：是指某些能够决定特定的多肽链（蛋白质）分子结构的基因。结构基因的突变可导致特定蛋白质一级结构的改变或影响蛋白质表达量的改变，包括外显子、内含子等。

（2）调控基因（regulatory gene）：是指某些可调节控制结构基因表达的基因。调控基因的突变可以影响一个或多个结构基因的表达，或导致一个或多个蛋白质表达量的改变，包括启动子、终止子等。

2. 根据产物（原初功能）划分

（1）编码蛋白质的基因：包括编码结构蛋白的结构基因以及编码作用于结构基因的阻遏蛋白或激活蛋白的调控基因。

（2）不翻译只转录的基因：如rRNA基因转录rRNA，转录成为RNA以后不再翻译成为蛋白质；tRNA基因也是如此。

（3）不转录的基因：如启动子、操纵基因等。前者是转录时RNA聚合酶与DNA结合的部位；后者是阻遏蛋白或激活蛋白与DNA结合的部位。

3. 其他情况　由于对于基因的认识在不断地深化，使基因的概念不断有新的发展。

（1）重叠基因（overlapping gene）：同一个DNA序列可以参与编码两个或两个以上的RNA或多肽链。重叠基因之间有多种重叠方式：①大基因包含小基因；②两个基因首尾重叠，有的甚至只重叠一个碱基；③多个基因形成多重重叠；④反向重叠；⑤重叠操纵子。重叠序列中不仅有编码序列也有调控序列，说明基因重叠不仅是为了充分利用碱基系列，还可能参与基因表达调控。

重叠基因虽然共用一段碱基序列，但是转录产物mRNA的阅读框不同，因而翻译合成的蛋白质分子不同。重叠基因存在于病毒、原核生物、真核生物及线粒体DNA中。

（2）假基因（pseudogene）：已经丧失功能，但是结构还存在的DNA序列。

（3）多效基因（pleiotropic gene）：一个基因发生突变而使几种看来没有关系的性状同时改变，这个基因就称为多效基因。

（4）等位基因（allele）：基因在染色体上的位置称为座位，每个基因都有自己特定的座位。凡是在同源染色体上占据相同座位的基因都称为等位基因。在自然群体中往往有一种占多数的（因此常被视为正常的）等位基因，称为野生型基因；同一座位上的其他等位基因一般都直接或间接地由野生型基因通过突变产生，相对于野生型基因，称它们为突变型基因。

（5）显性基因与隐性基因（dominant gene and recessive gene）：在二倍体的细胞或个体内有两个同源染色体，所以每一个座位上有两个等位基因。如果这两个等位基因是相同的，那么就这个基因座位来讲，这种细胞或个体称为纯合体；如果这两个等位基因是不同的，就称为杂合体。在杂合体中，两个不同的等位基因往往只表现一个基因的性状，这个基因称为显性基因，另一个基因则称为隐性基因。

（6）转座基因（转座子，transposons）：转座基因能改变自身座位的一段核苷酸序列，可含有一个或几个基因，通过转座，生物的遗传信息会改变。

（7）累加基因（additive gene）：对于同一性状的表型来讲，几个非等位基因中的每一个都只有部分的影响，这样的几个基因称为累加基因。在累加基因中每一个基因只有较小的一部分表型效应，所以又称为微效基因，相对于微效基因来讲，由单个基因决定某一性状的基因称为主效基因。

（8）基因组（genome）：基因组就是一个物种中所有基因的整体组成。真核生物基因组有核DNA和细胞器DNA两种，后者又有叶绿体DNA和线粒体DNA。对于多数只有一个染色体的原核生物（细菌、蓝藻）来说，它们的整个染色体DNA分子就组成了其基因组。不同生物其基因组的大小和复杂性不同，进化程度越高，其基因组越复杂。

二、基因型与表现型

遗传学中将控制一对相对性状，且位于同源染色体上相同位点的两个不同形式的基因组合称为等位基因（allele）。根据基因的显隐性关系，提出了基因型（genotype）与表现型（phenotype）这两个概念。基因型即个体控制性状的基因组合类型。基因型是生物性状表现的内在遗传基础，是肉眼看不到的，只能通过杂交试验根据表现型来推断。表现型简称表型，是具有特定基因型的个体，在一定环境条件下所表现出来的性状特征的总和。表现型是基因型和外界环境作用下的具体表现，是可以直接观测的。

基因型不同的个体可能具有相同的表现型，也可能具有不同的表现型。例如，纯种高茎豌豆的基因型是*DD*，杂种高茎豌豆的基因型是*Dd*，基因型不同，但是表现型都为高茎豌豆；而基因型为*dd*的是纯种矮茎豌豆，与前两种基因型具有不同的表现型。

基因型相同的个体，在不同的环境条件下，也可能显示不同的表现型。例如，以金鱼草的红花品种与浅黄花品种杂交，其子一代如果培育在低温、强光照的条件下，花表现为红色。如果在高温、遮光的条件下，花表现为浅黄色。

显性遗传时，杂合体（heterozygote）*Aa*的表型一般是同纯合体（homozygote）*AA*的表型相同。可是也存在不完全显性（incomplete dominance）的现象。例如，家蚕（Bombyxmori）皮肤斑纹的种类很多，黑缟蚕身上每个环节都有一条黑色带，只是节间膜部分是白色；白蚕的多个环节都是白色。当把黑缟蚕和白蚕杂交后，F1全是淡黑缟，它们的色斑介于两亲之间，稍稍偏向黑缟斑。F1的雌雄个体交配，得到的F2中，1/4个体是黑缟斑，2/4个体是淡黑缟，1/4个体是白蚕。如果黑缟蚕的基因型是P^SP^S，白蚕的基因型为PP，则F1的基因型是P^SP，由于P^S对P是不完全显性，所以F1个体的表型是淡黑缟，F2中，1/4个体是P^SP^S，表型为黑缟斑；2/4个体是P^SP，表型为淡黑缟；1/4个体是PP，表型为白蚕。在这里，又一次验证了分离法则和完整性法则。F1的表型是淡黑缟，介于两亲之间，但这并非是P^S和P基因互相混合或沾染，只是显性不完全而已，否则在F2中又怎么会产生黑缟蚕（P^SP^S）和白蚕（PP）呢？这正是P^S基因和P基因分离和组合的结果。

在显隐性的关系中还有一种镶嵌显性（mosaicdominance）现象。这是指控制一对相对性状的基因，也就是一对等位基因可以各自在身体的不同部分分别表现出显性。例如，异色瓢虫（*Harmonia axyridia*）的鞘翅上有很多色斑变异。鞘翅的底色为黄色，黑缘型（*SAuSAu*）鞘翅的前缘呈黑色，均色型（*SeSe*）鞘翅的后缘呈黑色。当*SAuSAu*型瓢虫与*SeSe*型瓢虫杂交后，F1（*SAuSe*）既不是黑缘型，也不是均色型，而是出现一种新的色斑图案，两个亲本的鞘翅上的黑色斑纹叠加在一起，黄色底色被黑色斑纹所掩盖，黑色对黄色呈显性，两个亲本的黑色斑纹发生镶嵌叠合。这种镶嵌显性遗传现象是中国遗传学家谈家桢于1946年发现的。

显隐性关系的另一种例外是共显性。这是指一对等位基因的两个成员在杂合个体中都呈显性，都显现出来。前面提到的正常血红蛋白基因（Hb^A）和镰形细胞贫血症的血红蛋白基因（Hb^S），在Hb^AHb^S的杂合个体中表现为共显性，分别产生了正常血红蛋白分子和镰形细胞贫血症血红蛋白分子。只不过其宏观性状是正常个体，好似存在显隐性关系。共显性最好的例子就是红细胞血型。红细胞膜上的抗原统称为不同的血型（blood group）。最常见的ABO血型是当红细胞上的抗原基因型为I^AI^A和I^Ai时为A型血，为I^BI^B和I^Bi时为B型血，为ii时为O型血。可见I^A对i和I^B对i都呈显性。可是当基因型为I^AI^B时，则表型为AB型血型。这说明基因I^A和I^B都表现为显性，即为共显性。

从人的ABO血型这个例子还可引出复等位基因（multiple alleles）这个概念。控制ABO血型的基因有3个，即基因I^A、基因I^B和基因i。可是，就二倍体个体而言，只有一对等位基因，不可能同时有两个以上等位基因。因此，复等位基因是指群体中的不同个体在同一基因座（locus）上有两种以上等位基因。

基因型对一个生物的发展有极大的影响，但是它不是唯一的因素。一般来说即使基因型相同的生物也会表现出不同的外显型即表现型。这个现象的机制是表观遗传学。同样的基因在不同的生物体中可能存在不同的表达。一个日常的例子的同卵双胞胎。同卵双胞胎拥有相同的基因型，尽管他们的外显型非常相似，但是总是稍微不同的。虽然外人会觉得他们无法区分，但是父母和好朋友总是能够区分出同卵双胞胎。此外，同卵双胞胎的指纹也存在不同。

三、基因的突变

突变（mutation）是指遗传物质发生可遗传的变异。广义的突变可以分为两类：一种是染色体畸变（chromosome aberration），即染色体数目和结构的改变；另一种是基因突变（gene mutation），即基因的核苷酸顺序或数目发生改变。狭义的突变，一般指基因突变。涉及DNA分子中单个碱基改变的称点突变(point mutation);涉及多个碱基的改变的有缺失(deletion)、插入(insertion)和重复(duplication)等。基因突变的发生和DNA的复制、DNA的损伤修复有关,也是生物进化的重要因素之一,不理想的突变会经自然选择被淘汰,而对物种有利的突变则会被累积下去。所以研究基因突变除了本身的理论意义以外还有广泛的生物学意义。

基因突变(gene mutation)指基因内部发生了化学性质的变化,与原来的基因形成对性关系。如植物高秆基因D突变为矮秆基因d,D与d为一对等位基因。携带突变基因并表现突变性状的细胞或生物个体称为突变型或突变体(mutant);而自然群体中最常见的典型类型称为野生型(wild type)。野生型和突变型也常被用作限定词以描述不同类型的生物个体、细胞、基因、品系或性状。如突变细胞/品系(mutant cell/strain)携带突变基因(mutant gene/allele),表现为突变表现型(mutant phenotype)。

1910年,摩尔根等在培养的纯种红眼果蝇群体中发现一只白眼雄果蝇,进一步研究证实X染色体上发生了红眼基因(W)→白眼基因(w)的突变。大量研究表明,基因突变并不是偶然现象,而是生物界中广泛存在的普遍现象。摩尔根和他的学生就先后观察到果蝇眼、翅、触角等器官的数百种突变。水稻矮生型、棉花短果枝、玉米糯性胚乳等性状都是基因突变的结果。

(一)基因突变的类型

按照DNA碱基序列改变方式的不同,可将基因突变分为碱基置换突变、框移突变、整码突变和染色体错误配对和不等交换四种。

1. 碱基置换突变　碱基置换是指DNA分子上一个或多个碱基对被其他碱基对所替代。如双链DNA分子中G≡C碱基对被替换成A=T碱基对。单一碱基的替换称点突变(point mutation),可分为转换和颠换两种形式。凡是一个嘌呤被另一个嘌呤所取代,或者一个嘧啶被另一个嘧啶所取代的置换称为转换(transition),即AG互换(A↔G)与TC互换(T↔C);一个嘌呤被另一个嘧啶所取代或一个嘧啶被另一个嘌呤所替代的置换称为颠换(transversion),包括A↔T、A↔C、G↔T、和G↔C互换。自然界的突变中,转换多于颠换。

碱基置换可能会导致组成蛋白质的氨基酸顺序的改变而影响蛋白质的功能,也可能不影响蛋白质的功能。常见的有以下几种类型:

(1)同义突变(same-sense or synonymous mutation):由于密码子具有兼并性,碱基置换后转录形成的mRNA序列虽然改变,但翻译后形成的蛋白质的氨基酸顺序不变。例如:GCG的第三位G被A取代而成GCA,则mRNA中相应的密码子CGC就被转录为CGU,但CGC和CGU都是精氨酸的密码子,翻译成的多肽链没有变化。据估计,自然界中这样的突变频度占相当高的比例。

(2)错义突变(missense mutation):碱基置换后改变了mRNA序列,导致蛋白质中一个氨基酸被另一氨基酸所取代,这种情况称为错义突变。例如,AAA(赖氨酸)的第二个密码子A颠换为C时,则AAA(赖氨酸)→ACA(苏氨酸)。错义突变结果产生异常蛋白质。有些错义突变不影响蛋白质的生物活性,因而不表现出明显的表型效应,这种突变可称为中性突变(neutral mutation)。

(3)无义突变(non-sense mutation):当碱基置换导致出现终止密码子(UAG、UAA或UGA)时,多肽链将提前终止合成,所产生的蛋白质大都失去活性或丧失正常功能,此种突变称为无义突变。无义突变如果发生在靠近3′末端处，它所产生的多肽链常有一定的活性，表现为渗漏型，这类多肽多半具有野生型多肽链的抗原特异性。

（4）终止密码突变（termination codon mutation）：当DNA分子中一个终止密码发生突变，成为编码氨基酸的密码子时，多肽链的合成将继续进行下去，直到遇到下一个终止密码子时才停止，因而形成了延长的异常肽链，这种突变称为终止密码突变。

2. 框移突变（frame-shift mutation） 框移突变是指DNA链上插入或丢失1个、2个甚至多个碱基（但不是三联体密码子及其倍数），在读码时，由于原来的密码子移位，导致在插入或丢失碱基部位以后的编码都发生了相应改变。框移突变造成的肽链延长或缩短，取决于移码终止密码子推后或提前出现。框移突变极有可能引起蛋白质性质的改变从而引起性状的变异，严重时会造成个体死亡。

3. 整码突变（codon mutation） 如果在DNA链的密码子之间插入或丢失一个或几个密码子，则合成的肽链将增加或减少一个或几个氨基酸，但插入或丢失部位的前后氨基酸顺序不变，称为整码突变（codon mutation）或密码子插入或丢失（codon insertion or deletion）。

4. 染色体错误配对和不等交换（mispaired synapsis and unequal crossing-over） 减数分裂期间，同源染色体间的同源部分发生联会和交换，如果联会时配对不精确，会发生不等交换，造成一部分基因缺失和部分基因重复。这种突变常用于解释大段核苷酸的丢失和重复。

（二）基因突变的表现型

从突变的表现型可将突变分为形态突变、生化突变、致死突变和条件致死突变四类。

1. 形态突变型 形态突变是指突变后发生形态可见的变化。如果蝇白眼突变、水稻矮秆突变、羊短腿突变等。

2. 生化突变型 生化突变是指突变后原有特定的生化功能发生改变或丧失，但在形态上不一定有可见的变化。如微生物的耐药性变化等。生化突变对于发酵生产具有重大意义。例如许多氨基酸生产菌就是一些营养缺陷型的突变菌株。

3. 致死突变型 致死突变是指突变后造成死亡或生活能力下降。致死突变若是隐性基因决定的，双倍体生物能够以杂合子的形式存活下来，一旦形成纯合子，则发生死亡。如植物中最常见的致死突变是禾本科植物的隐性白化突变体幼苗表现白化，不能形成叶绿素，随着种子胚乳中储存的养料消耗殆尽，幼苗将因饥饿而死亡。

4. 条件致死突变型 条件致死突变型是指突变后在某些条件下可以生存，但在另一些条件下则发生死亡。温度敏感突变型是最典型的条件致死突变型。如有一些大肠杆菌突变菌株能在37℃下生长，但不能在42℃下生长。

以上四种突变类型的划分不是绝对的，致死关注的角度不同，它们并不彼此排斥，往往会同时出现。

（三）基因突变的后果

根据基因突变对机体影响的程度，可分为下列几种情况：

1. 变异后果轻微，对机体不产生可察觉的效应。从进化观点看，这种突变称为中性突变。例如，水稻芒的有无、小麦颖壳和籽粒的颜色等。

2. 造成生物体的化学组成发生变化，这样的差异一般对生物体无影响。例如血清蛋白类型、ABO血型、HLA类型以及各种同工酶型。

3. 可能给个体的繁殖能力和生存带来一定的好处。例如，HbS突变基因杂合子比正常的HbA纯合子更能抗恶性疟疾，有利于个体生存。

4. 产生遗传易感性（genetic susceptibility）：指容易产生某种疾病的遗传倾向，又称遗传倾向。

5. 引起遗传性疾病，导致个体生育能力降低和寿命缩短，这包括基因突变致蛋白质异常的分子病及遗传病。如果蝇残翅、鸡卷羽、植物雄性不育、禾谷类作物脆秆等。

6. 致死突变，如造成死胎、自然流产或夭折等的变异。

（四）基因突变的特点

1. 自发性及不对应性　突变可以在没有任何人为诱变因素的作用下自发产生，这就是基因突变的自发性。基因突变的性状与引起突变的因素之间无直接的对应关系，例如，在紫外线诱变下可以出现抗紫外线菌株，通过自发或其他诱发因素也可以获得同样的抗紫外线菌株，紫外线诱发的突变菌株也有不抗紫外线的，也可以是抗青霉素的，或是出现其他任何变异性状的突变。

2. 稀有性　虽然自发突变随时都可能发生，但自发突变发生的频率是很低的。人们把每个细胞在一世代中发生某一性状突变的概率称为突变率（mutation ratio），自发突变率一般在10^{-9}~10^{-6}之间。

3. 独立性　突变对每个细胞是随机的，对每个基因也是随机的，每个基因的突变是独立的，既不受其他基因突变的影响，也不会影响其他基因的突变。

4. 可诱变性　通过人为的诱变剂作用，可以提高突变率，一般可以通过诱变将突变频率提高10~10^5倍。因为诱变剂仅仅是提高突变率，所以自发突变与诱发突变所获得的突变株并没有本质区别。

5. 稳定性　因为基因突变的原因是遗传物质的结构发生了变化，所以突变产生的变异性状是稳定的，也是可遗传的。

6. 可逆性　有原始的野生型基因变异成为突变型基因的过程称为正向突变（forward mutation），相反的过程称为回复突变（back mutation或reverse mutation）。任何遗传性状都可发生正向突变，也可发生回复突变。

第三节　基因表达和遗传信息的传递

一、基因表达

DNA是基因的载体，基因必须以自身为模板，以依赖DNA的RNA聚合酶（RNA polymerase）催化，以NTP（ATP、CTP、GTP和UTP）为原料经转录生成mRNA分子；再以mRNA为模板，在tRNA、核糖体及其他蛋白因子协同作用下，经翻译生成各种功能蛋白质，实现对生命现象的控制。转录和翻译过程被统称为基因表达（gene expression）。

二、转录

转录过程是整个基因表达的中心环节。RNA聚合酶首先结合到启动子区域，随后沿着DNA的一条链，从转录起点（start point）开始按碱基互补原则合成RNA，直至终止子（terminator）

位点。从启动子到终止子的一段DNA序列称为一个转录单位（transcription unit），其中与mRNA序列相同的一条链为编码链（coding strand）或有义链（sense strand）；另一条与mRNA序列互补的链为模板链（template strand）或反义链（antisense strand）。最先被转录成RNA的第一个碱基对被称为转录起点。转录起点标为+1，起点下游的核苷酸按转录方向（5′→3′）依次以阿拉伯数字正整数值表示，起点上游的核苷酸依次用从–1起的负整数值表示。

转录过程可划分为起始、延伸和终止三个阶段。转录起始过程是指从RNA链的第一个核苷酸合成开始到RNA聚合酶离开启动子为止的阶段，其中又可分为模板的识别（template recognition）和转录的起始（initiation）两个阶段。转录延伸过程是转录起始复合物3′-OH端逐个加入NTP形成RNA链的过程。转录终止过程是RNA聚合酶进行到终止子序列后，停止向正在延伸的RNA链添加核苷酸，从DNA模板上释放新生RNA产物，RNA聚合酶与DNA解离的过程。

转录具有以下特征：①转录只对特定的基因组或基因进行转录，均需要DNA依赖的RNA聚合酶，被转录的基因分子中只有一条链作为模板；②无论原核生物或真核生物，RNA链的合成都是按5′→3′方向进行；③转录过程不需要引物参与；④转录过程以ATP、CTP、GTP和UTP四种核糖核苷三磷酸为原料；⑤转录过程中将遗传信息从DNA传递给RNA时，保真性远低于复制过程。

（一）原核生物的转录

在原核生物中，所有类型的RNA（mRNA、rRNA、tRNA）都由一种RNA聚合酶转录。以大肠杆菌RNA聚合酶为例，这是大肠杆菌细胞中最大的酶之一，至少由α、β、β′、ω和σ这五种亚基组成。核心酶由$\alpha_2\beta\beta'\omega$五个亚基构成，全酶比核心酶还多一个σ亚基。α亚基是核心酶的组建因子，促进DNA双链的解开和重新聚合，促进RNA聚合酶与DNA模板链上游转录因子结合。α亚基还参与启动子的识别。β亚基和β′亚基为RNA聚合酶的催化中心。σ因子在启动子的识别中起关键作用。如果没有σ因子，核心酶只能随机地结合到模板上，不能在特定的启动子位点起始转录反应。一个大肠杆菌细胞约有7000个RNA聚合酶分子，这些酶分子大都处于工作状态，其活性能被利福平和利迪链菌素抑制。

在原核生物的转录起始中，首先由含有σ亚基的RNA聚合酶全酶沿着DNA链滑动到启动子区域，与仍然处于碱基配对状态的启动子DNA形成封闭复合物（closed complex）。其中σ亚基的存在可以降低核心酶与非启动子位点的亲和力，增强全酶与启动子位点的亲和力，因此显著增强全酶与正确启动子位点相结合的特异性。细胞中有多种σ亚基，决定了原核生物基因表达的选择性。随后，DNA双螺旋被RNA聚合酶解旋，此时两者形成开放复合物（open complex）。然后，RNA聚合酶停留在原位，以最初打开的10~20个碱基对为模板合成互补的RNA短链，形成RNA-DNA-RNA聚合酶的三元复合物（ternary complex），也就是转录起始复合物。转录起始复合物生成后，σ因子即被脱落。脱落的σ因子可再次与其他核心酶结合，开始下一次转录，所以σ因子可反复使用。

在原核生物的转录延伸中，RNA聚合酶与DNA的解旋区（称为转录泡）一起沿着DNA链移动。解旋DNA区域稳定地保持在约17bp大小，RNA的5′端与反义DNA链形成约12bp的杂合双螺旋。大肠杆菌RNA聚合酶以每秒40个核苷酸的平均速度移动，但对于不同的局部DNA序列速度会有所差异。转录泡前端的DNA不断逐步被解旋，转录泡通过后DNA被依次复旋。

在原核生物的转录终止中，转录单位末端的终止序列是必不可少的因素。最常见的终止信号是转录所得RNA序列中含有的发夹结构。根据发夹结构的稳定性及侧翼序列的不同，原核生物有依赖ρ因子及不依赖ρ因子两种转录终止机制，分别如图2-8和图2-9所示。不依赖ρ因子的终止子也称为内源性终止子，这类终止子的结构特点是RNA产物3′末端具有一个发夹结构和一段富含U的片段。这类终止子发夹结构茎区的前半段序列与后半段序列合成后首先配对，形成RNA的二级结构，提前将茎区序列从RNA-DNA杂合配对中释放出来。这样，RNA链的生长端剩下一段寡聚U序列还能继续与DNA模板上的寡聚A配对。由于U-A双链十分不稳定，末端区域就很容易解开。依赖ρ因子的终止子中GC碱基对含量较少，没有很强的发夹结构，后续序列缺少AT区段，因此必须用ρ因子来帮助转录终止。ρ因子是由六个相同亚基组成的相对分子质量2.75×10^5的蛋白复合体，是依赖ATP的解旋酶家族成员。它具有终止因子及依赖RNA的核苷三磷酸酶（NT-Pase）活性。NTPase活性水解ATP释放能量，使ρ因子结合在RNA产物新生的5′端，并沿5′→3′移动。在转录终止时，NTPase水解RNA分子从三元复合体中释放出来。

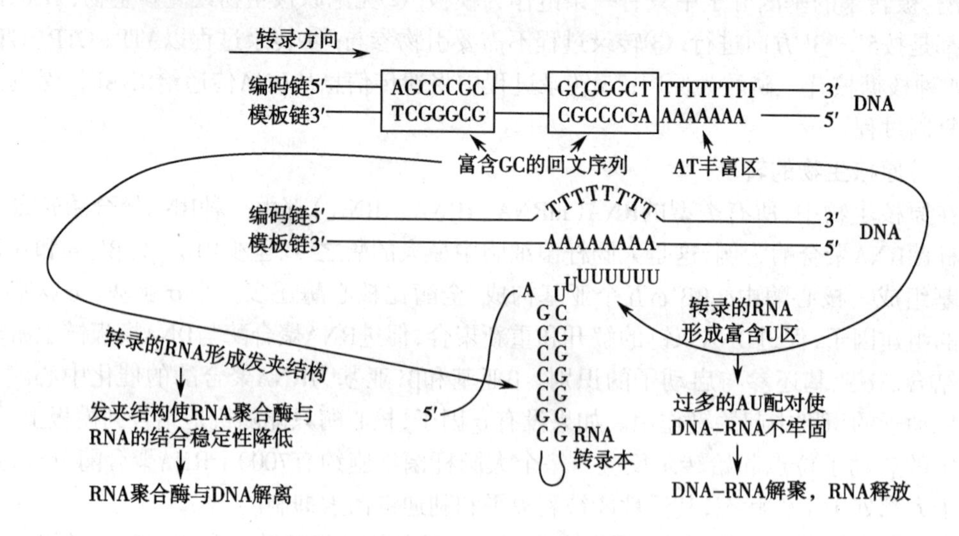

图2-8 原核生物不依赖ρ因子的终止子

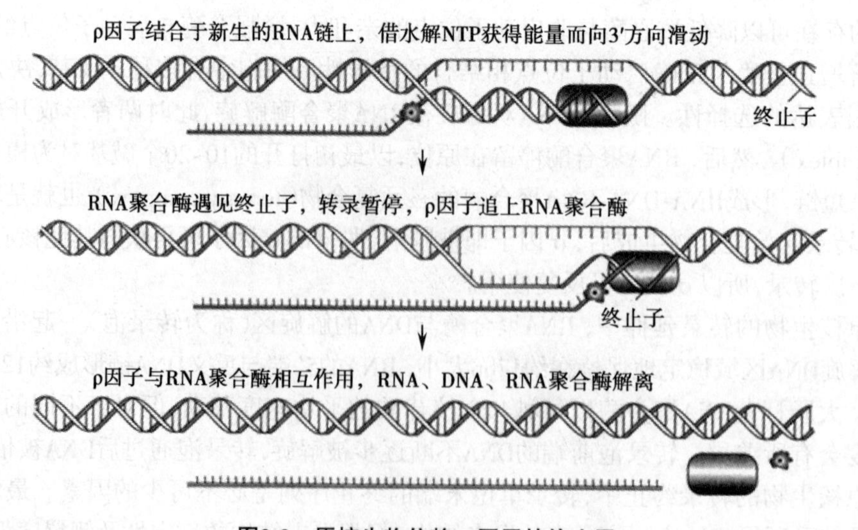

图2-9 原核生物依赖ρ因子的终止子

抗终止作用(anti-termination)是转录过程中能控制RNA聚合酶越过终止子并继续通读后续基因的一种外部作用,是细菌操纵子和噬菌体调整调控回路中的一个调控机制。抗终止作用是在噬菌体感染细菌中发现的,它作用于噬菌体基因表达的两个阶段:早期基因表达(early gene expression)和晚期基因表达(late gene expression)。噬菌体侵入细菌后,即开始控制宿主的RNA聚合酶表达其早期基因。噬菌体的早期基因表达产物很多是调控因子,它们产生能够以级联反应的方式作用于下一组噬菌体基因的表达。其中一种调控因子就是抗终止蛋白,使得RNA聚合酶获得继续延伸RNA转录物的通读能力。噬菌体在每一个阶段所产生的抗终止蛋白都特异地作用于那个阶段表达的特定转录单位,如表2-1所示:

表2-1 抗终止蛋白作用于特定的终止子上(王曼莹,2006)

转录单位	启动子	终止子	抗终止蛋白
早早期	P_L	T_{l1}	pN
早早期	P_R	t_{R1}	pN
晚期	$P_{R'}$	$t_{R'}$	pQ

终止作用和抗终止作用是密切相关的,这其中包含了与RNA聚合酶相互作用的细菌蛋白质和噬菌体蛋白质。通过这些蛋白质与RNA聚合酶的相互作用,将转录的基本原则总结如下:RNA聚合酶存在不同的形式,有能力承担不同阶段的转录任务,只有适当改变它的形式,才能改变其在这些阶段的活性。因此,σ因子的替代可以改变RNA聚合酶的起始能力,而抗终止蛋白等因子的添加可以改变聚合酶的终止特性。RNA聚合酶的σ亚基在这些调控因子与聚合酶的相互识别和结合中发挥着重要作用。

(二)真核生物的转录(含mRNA的加工)

真核生物的转录机制与原核生物相似,但是真核生物需要三种RNA聚合酶(Ⅰ、Ⅱ、Ⅲ)转录不同类型的基因。其中,RNA聚合酶Ⅰ转录5.8S、18S和28S rRNA前体,RNA聚合酶Ⅱ转录mRNA前体及一些小核RNA,RNA聚合酶Ⅲ转录5S rRNA前体,tRNA前体和其他snRNA。这三种聚合酶都是含有12个或更多亚基的大分子,其中的最大亚基与大肠杆菌RNA聚合酶中的β′亚基相似,第二大亚基与β亚基相似,RNA聚合酶Ⅱ中含有与大肠杆菌RNA聚合酶α亚基相似的同源亚基。在RNA聚合酶Ⅱ的羧基端还有一段七肽序列(Tyr-Ser-Pro-Thr-Ser-Pro-Ser),该序列多次重复(小鼠的聚合酶中重复52次,酵母中重复26次),被称为羧基末端结构域(CTD)。CTD结构域的磷酸化对转录延伸具有重要意义。

此外,真核生物的转录起始还涉及许多蛋白质因子,被称为转录因子(transcription factor, TF)。对于RNA聚合酶Ⅰ和RNA聚合酶Ⅲ而言,与它们配合的转录因子相对较为简单;但对于RNA聚合酶Ⅱ而言,与它配合的转录因子是一个相当大的家族。其中一类被称为通用转录因子(general transcription factors),在识别和结合到启动子特定序列上具有重要意义,包括TFⅡA、TFⅡB、TFⅡD、TFⅡE、TFⅡF、TFⅡH等因子。还有一类对转录的起始和起始位点的选择具有辅助作用,被称为附加转录因子。附加转录因子通常具有DNA结合域(DNA binding motif)、转录激活域(activation motif)、核定位信号域(nuclear localization signal, NLS)

和寡聚化结构域(nucleotide-binding oligomerization domain, NOD)四个组成部分以与其功能相适应。转录因子的组件结构特征如图2-10所示。

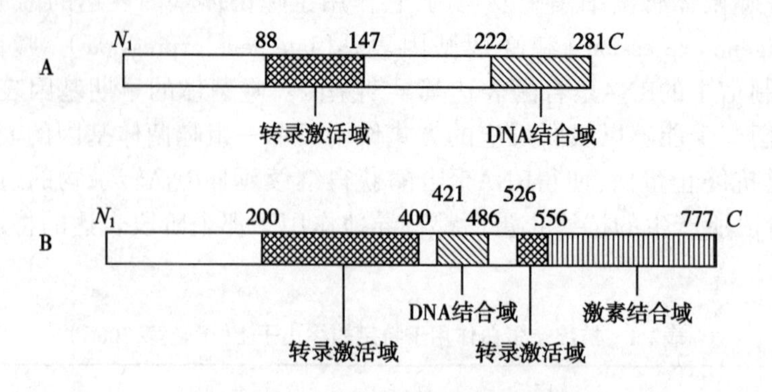

图2-10 转录因子的组件结构特征

A. 酵母转录因子GCN4的结构域 B. 哺乳动物糖皮质激素受体蛋白质的结构域数字表示氨基酸的位置

RNA聚合酶Ⅰ负责5.8S、18S和28S rRNA基因的转录,这种rRNA的基因(rDNA)成簇存在,共同转录在一个转录产物上(47S rRNA),很快转变成45S rRNA,随后通过转录后加工反应分别得到3种rRNA。在启动子的识别中需要上游结合因子(UBF)和选择因子1(SL1)。

RNA聚合酶Ⅲ负责转录结构比较稳定的小分子RNA,如5S rRNA、tRNA、核内小RNA(small nuclear RNA, snRNA)等。5S rRNA基因成簇排列,启动子区域含有2个保守框,即C框和A框。C框和A框分别位于起始位点下游的81-99位和50-65位,需要TFⅢA、TFⅢB、TFⅢ C三种转录因子。tRNA的启动子区域含有B框和A框2个保守框,需要TFⅢB、TFⅢC两种转录因子。

RNA聚合酶Ⅱ负责所有蛋白质编码基因的mRNA和部分核内小RNA(small nuclear RNA, snRNA)。RNA聚合酶Ⅱ识别的启动子中含有一个称为TATA框的序列,由7bp的保守序列5′-TATA(A/T)A(A/T)-3′组成,位于转录起始位点上游的25~35bp的位置。转录中需要较多的转录因子参与,其中TFⅡD含有TBP(TATA binding protein, TATA结合蛋白)亚基,与TATA序列的结合能力比与随机DNA的结合能力高10^5倍,是参与起始复合物装配的必要组分。TFⅡA与TFⅡD结合,稳定TFⅡD与TATA框的相互作用。TFⅡB结合于TATA框的下游,发挥桥梁功能,促使RNA聚合酶Ⅱ与TFⅡF组装到复合物上。随后,TFⅡE、TFⅡH、TFⅡJ迅速结合到复合物上。目前认为TFⅡH可以使CTD结构域发生磷酸化,RNA聚合酶Ⅱ随后可以离开启动子区域进行转录。

三、翻译

对于终产物是蛋白质的基因,其基因的表达在转录后还必须将mRNA的遗传信息转为蛋白质中的氨基酸信息。所谓翻译(translation)就是将存储在mRNA核苷酸顺序中的遗传信息按照遗传密码的专一性转变成蛋白质氨基酸顺序的过程。这一过程需要一系列的生物大分子的参与,包括:①约有40~60种不同的tRNA分子;②3~5种核糖体中的rRNA分子;③组成核糖体中蛋白质的50多种多肽；④至少20种氨基酸活化酶类；⑤参与多肽翻译过程中起始、延伸和终止的大量可溶性蛋白质因子等。多肽链合成结束后还需要经过修饰、加工、定向运输到特定部位才能具有生物活性。

（一）原核生物的翻译

蛋白质合成（即翻译）在核糖体中进行。大肠杆菌的70S核糖体由一个50S大亚基和一个30S小亚基组成。大亚基包含一个5S和一个23S rRNA分子及31种不同的蛋白质；小亚基包含一个16S rRNA分子及21种不同的蛋白质。大肠杆菌核糖体占细胞干重的25%（总蛋白质的10%和总RNA的80%），充分体现了核糖体对于细胞的重要性。

蛋白质合成中还需要氨酰-tRNA分子提供肽链合成的底物。氨酰-tRNA分子由氨酰-tRNA合成酶特异性催化tRNA与氨基酸完成连接，这是一个由ATP驱动的两步反应。首先氨酰-tRNA合成酶将腺苷酸（AMP）附着到氨基酸的羟基上，形成氨酰腺苷酸中间体，随后与适合的空载tRNA作用形成氨酰-tRNA（负载tRNA）。原核生物蛋白质的合成过程可以分为起始、延伸、终止三个阶段。起始阶段需要核糖体大小亚基、mRNA、起始tRNA、三种起始因子（IF）及GTP参与。首先IF-1和IF-3与30S亚基结合，以阻止大亚基的结合；接着IF-2和GTP与小亚基结合，以利于随后的起始tRNA的结合；形成小亚基复合体经由结合点附着到mRNA上。而后起始tRNA与起始密码子AUG配对并释放IF-3，最终形成30S起始复合体。接着大亚基与该复合体结合，替换IF-1和IF-2-GDP，形成70S起始复合物。延伸阶段涉及三个延伸因子（EF-Tu、EF-Ts和EF-G）、GTP、负载tRNA及70S起始复合物。负载tRNA与EF-Tu-GTP形成的复合体被运送至核糖体，GTP水解，EF-Tu-GDP被释放出来；肽酰转移酶将相邻的两个氨基酸相连形成肽键；移位酶（EF-G）利用GTP水解释放的能量，使核糖体沿mRNA移动一个密码子，释放出空载tRNA。终止阶段需要三种释放因子（RF），RF-1和RF-2识别终止密码子，并在RF-3的作用下，促使肽酰转移酶在肽链上加一个水分子并释放肽链。

（二）真核生物的翻译（包括翻译后加工）

真核生物为80S核糖体，由一个60S大亚基和一个40S小亚基组成。大亚基包含一个5S、一个5.8S和一个28S rRNA分子及大约45种蛋白质；小亚基包含一个18S rRNA分子及大约30种不同的蛋白质。

真核生物与原核生物蛋白质合成机制的主要差别在于起始阶段，如表2-2所示。目前已发现真核生物的起始因子有9种，其符号用eIF表示。这些因子的细节大多还不清楚。起始复合物的形成过程为第一步形成43S前起始复合物；第二步是形成48S前起始复合物；第三步是形成80S起始复合物。该阶段可以通过eIF2的磷酸化和eIF4E结合蛋白，影响起始tRNA运送及43S前起始复合物的形成，以进行调控。真核生物蛋白质合成的延伸过程与原核生物基本相似，所涉及的因子及机制也大体相同，主要包括延伸氨酰-tRNA进入核糖体的A位、肽键的生成和移位反应。真核生物的终止过程中只使用一种释放因子（eRF），该因子能够识别任何一种终止密码子。eRF需要GTP与之结合才能结合于核糖体，GTP可能在终止反应后被水解，这一作用可能与eRF与核糖体的解离有关。

表2-2 原核生物与真核生物肽链合成的异同

	真核生物	原核生物
遗传密码	相同	相同
翻译体系	相似	相似
核糖体	40S亚基与60S亚基组合形成80S完整核糖体	30S亚基与50S亚基组合形成70S完整核糖体
mRNA	单顺反子，需剪接，加5′端"帽子"和3′端"尾巴"；无SD序列	多顺反子，无须加工；有SD序列
起始tRNA	$Met\text{-}tRNA^{Met}$	$fMet\text{-}tRNAi^{fMet}$
起始因子	多，起始复杂	少
起始阶段	需ATP、9~10种eIF；小亚基先与$Met\text{-}tRNA^{Met}$结合	需ATP、GTP、3种IF；小亚基先与mRNA结合
延伸阶段	eEF-1，转位因子为eEF-2；无E位，空载tRNA直接从P位脱离	EF-Tu和EF-Ts；转位因子为EF-G；空载tRNA从E位释放
终止阶段	1种eRF识别3种终止密码子	3种RF
转录与翻译	不偶联；mRNA前体需加工，从细胞核运至细胞质	偶联

翻译后加工

大多数的新生肽链是没有功能的，常常要进行一系列翻译后的加工处理，才能成为具有活性的成熟蛋白质。与翻译过程相比，蛋白质产物的翻译后处理显得更加复杂。一般来说，蛋白质的成熟过程涉及信号肽的切除、多肽链内二硫键的正确折叠、某些氨基酸残基的修饰和寡聚体的形成等一系列翻译后的加工过程。这通常是在特定的细胞器或亚细胞结构中完成的。

翻译后处理具有重要的生物学意义。翻译后加工有两方面的目的：①功能需要；②定向转运的需要，这在真核生物中尤为复杂。合成的蛋白质要定向运输到细胞质、质膜、各种细胞器（如叶绿体、线粒体、溶酶体、过氧化酶体等）。在结合于内质网上的核糖体中合成的蛋白质，几乎都要进行糖基化修饰，获得共价连接的寡聚糖，因此被称为糖蛋白。蛋白质连接寡聚糖的功能是多方面的：①蕴含定位的信息，酶分泌到胞外需要寡聚糖作为定位信号；②防止蛋白酶的降解；③也是蛋白质正确的折叠并行使生物学活性所必需的，糖蛋白若失去寡聚糖就不能适当的折叠，因此也不具有酶活性；④未能正确折叠的糖蛋白不能沿着分泌途径运输；⑤可以使蛋白质分子通过糖链的结合而与其他的蛋白质分子接触，还能够改变蛋白质的免疫和物理化学性质。可见，寡聚糖对糖蛋白来说并不是可有可无的。

蛋白质在合成的过程及合成以后的运输过程中都受到精确的调控。然而，生物体内的蛋白质并不全是在恰当地折叠并且正确地定位之后就有活性的，有些还需要受到其他类型的修饰作用，如甲基化、乙酰化、磷酸化和蛋白酶水解等。其中，最主要的应当是磷酸化或脱磷酸化调节，许多酶、转录因子、组蛋白和非组蛋白、微管蛋白、膜蛋白等都受到磷酸化或脱磷酸化调节。这些蛋白质通常处于非活性状态，当机体有需要时才被磷酸化或脱磷酸化而成为活性状态参与体内一系列生理生化反应。

1. N端fMet或Met的切除　细菌蛋白质的N端一般不保留fMet，由氨肽酶（aminopeptidase）水解切除，也有少数肽链N端的fMet由脱甲酰酶（deformylase）去除甲酰基。而不管是原核生物还是真核生物N端的甲硫氨酸往往在多肽链合成完毕之前就被切除。在真核生物中，常常在多肽链合成到一定长度（15~30个氨基酸）时，其N端的甲硫氨酸被除去。这一步反应也是由氨肽酶来完成的。水解过程有时发生在肽链合成过程中，有时在肽链从核糖体上释放以后。因此，成熟的蛋白质分子N端一般没有甲酰基，或没有甲硫氨酸。至于脱甲酰还是除去fMet常与邻接的氨基酸有关。

2. 二硫键的形成　在mRNA分子上没有胱氨酸的密码子，而不少蛋白质分子中含有胱氨酸二硫键，有的还有多个。肽链内或两条肽链间的二硫键是肽链形成后通过两个半胱氨酸的巯基氧化而形成的。二硫键的形成对于许多酶和蛋白质的活性是必需的。

3. 肽链的折叠　从核糖体上释放出来的多肽链，按照一级结构中氨基酸侧链的性质自发地卷曲，形成一定的空间结构，使它具有最大限度的氢键、范德华力、离子键和疏水作用力。肽链的折叠在肽链合成没有结束时就已经开始。核糖体可保护30~40个氨基酸残基长的肽链。当肽链从核糖体中露出后，便开始折叠。三级结构的形成几乎和肽链合成的终止同时完成。

4. 化学修饰　化学修饰是蛋白质加工的重要部分，修饰的类型也很多，主要有羟基化、糖基化、磷酸化、酰基化、羧基化和甲基化作用。

5. 剪切　蛋白质剪切分为三类：一是将多蛋白质切开成几个成熟的蛋白质；二是切除成熟蛋白质中不含有的肽段；三是蛋白质内含子被切除，外显子重新连接在一起。

6. 亚基之间、亚基与辅基之间的聚合　具有四级结构的蛋白质由几个亚基组成，因此必须经过亚基之间的聚合过程才能形成具有特定构象和生物功能的蛋白质。结合蛋白含有辅基成分，所以也要与辅基部分结合后才能具有生物功能。

四、基因表达的调控

长期进化过程中，无论原核生物还是真核生物都具备了高度的适应环境和应变环境能力。例如，细菌通常生长在迅速变化的环境中，对某种酶的需要亦随之变化，细菌不是采取合成所有酶的方式以适应这种骤变，而是在接收到外界信号时再调节有关基因的表达以合成适当水平的蛋白质或酶来适应变化的环境（图2-11）。原核生物主要在转录阶段进行基因表达的调控以避免能量浪费和合成不必要的转录产物；真核生物具有更加复杂的细胞结构，更大的基因组和复杂的染色体结构，因而具有更多的表达调控环节；更强的时间特异性和空间特异性。

根据调控机制的不同可分为负转录调控（negative transcription regulation）和正转录调控（positive transcription regulation）。在负转录调控系统中，调节基因的产物是阻遏蛋白（repressor），起着阻止结构基因转录的作用。根据其作用特征又可分为负控诱导和负控阻遏两大类。在负控诱导系统中，阻遏蛋白不与效应物（诱导物）结合时，结构基因不转录。阻遏蛋白的作用部位是操纵区。在正转录调控系统中，调节基因的产物是激活蛋白（activator）。也可根据激活蛋白的作用性质分为正控诱导系统和正控遏制系统。在正控系统中，效应物

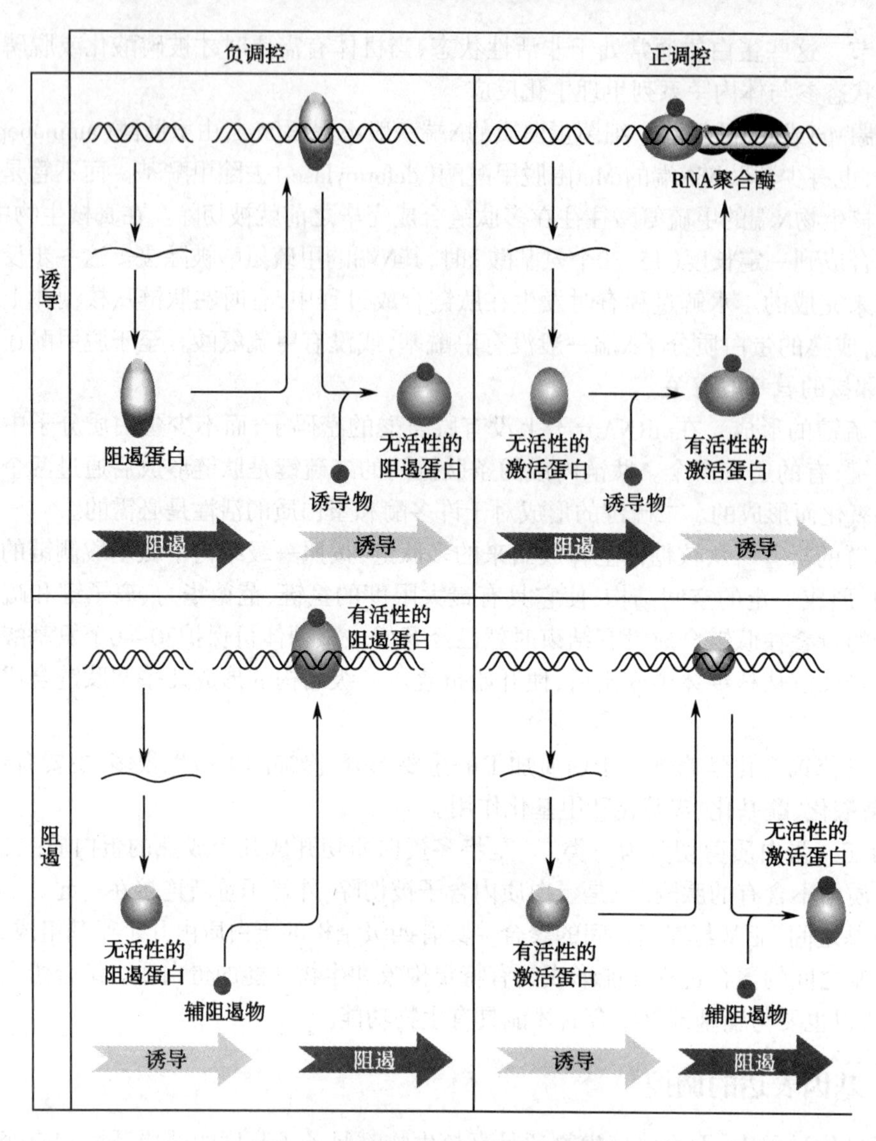

图2-11 细菌中的基因表达调控网络

分子(诱导物)的存在使激活蛋白处于激活状态;在正控遏制系统中,效应物的存在使激活蛋白处于非激活状态。

(一)原核生物基因表达的调控

1. 转录水平的调控 原核生物基因表达调控主要发生在转录水平上,原核生物基因表达调控的方式是丰富多彩的,不论是正控制还是负控制,都可以通过小分子物质(诱导物或辅阻遏物)与调节蛋白(激活蛋白或阻遏蛋白)的相互作用使操纵子处于诱导或阻遏状态。在原核生物中,关于*E. coli*乳糖代谢调控研究得最为清楚。通常是几个作用相关的基因在染色体上串联排列在一起,由同一个调控系统来控制。这样的一个整体称为一个操纵元,往往这几个基因同时被转录为一个多顺反子mRNA。

乳糖操纵子

大多数细菌和蓝细菌可利用许多种物质作为能源合成生命所需的各种有机物。如原核生物中的乳糖操纵子，当环境中有葡萄糖这种营养性单糖时，即使环境中存在乳糖，乳糖操纵子仍是处于关闭状态；当环境中缺乏葡萄糖但有乳糖时，乳糖操纵子处于开放状态，以使细胞能分解乳糖满足自身生长需求。这一过程受乳糖操纵子调控。

乳糖操纵子中含有调节基因（regulator gene）、操纵序列（operator）及结构基因三个部分。调节基因编码产生阻遏蛋白（repressor protein），在没有乳糖存在的情况下，阻遏蛋白同操纵序列结合，阻止下游的结构基因被转录；在乳糖存在的情况下，阻遏蛋白与乳糖结合后构象发生变化，失去与操纵序列结合的活性，此时RNA聚合酶可顺利地与启动子*P*结合并通过操纵序列，启动对结构基因的转录，进而翻译成相应的酶分子，如图2-12所示。

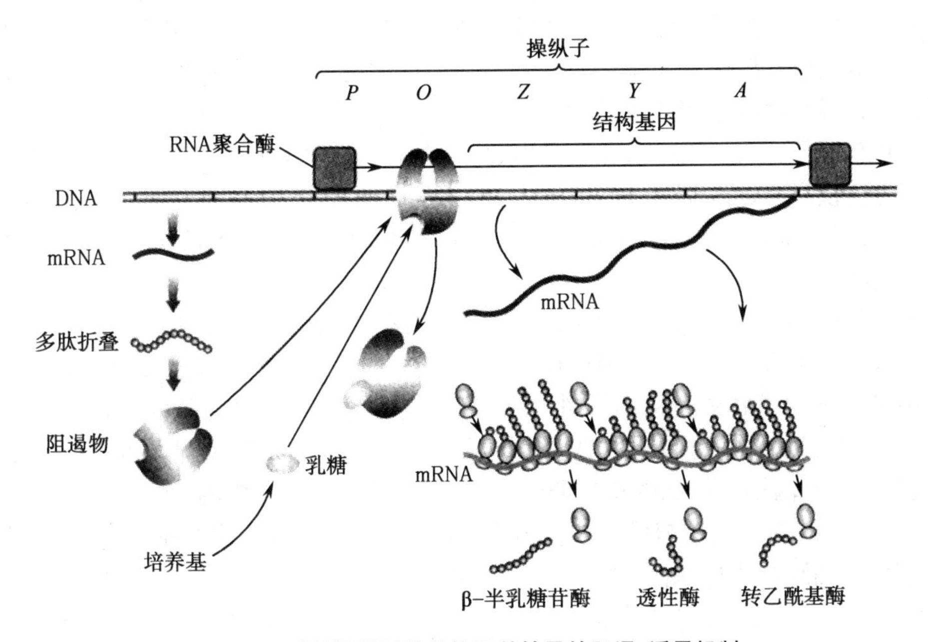

图2-12　乳糖操纵子的结构及其转录的阻遏、诱导机制

乳糖操纵子属于可诱导操纵子（inducible operon），这类操纵子通常是关闭的，当受效应物作用后诱导开放转录。这类操纵子使细菌能够适应环境的变化，最有效地利用环境提供的能源底物。

2. 翻译水平的调控　原核生物基因可以在DNA复制转录和翻译3个不同层次进行表达调控。其中，转录水平的调控是最重要的，也是最经济有效的方式。但转录生成mRNA以后，再在翻译或翻译后水平进行微调，是对转录调控的有效补充。由于存在翻译水平的调控，使得原核生物基因表达调控更加符合生物本身的需求和外界条件的变化。

翻译过程可分为3个不同阶段—起始、延伸和终止。现在了解相对较多的翻译水平调控包括：在翻译起始的调控如反义RNA的调控、mRNA 5′端对翻译起始的调控、二级结构对翻译的调控、mRNA寿命对翻译的调控、蛋白质合成的自体调控；在翻译延伸的调控如RF-2合成的自体调控、稀有密码子对翻译的影响、重叠基因对翻译的影响；在翻译终止的调控如翻译终止序列框架和严谨反应。

（二）真核生物的基因调控

1. DNA水平的调控　在个体发育过程中，用来合成RNA的DNA模板也会发生规律性的变化，从而控制基因表达和生物的发育。真核生物可以通过基因丢失、基因扩增和基因重排等方式消除或变换某些基因从而改变它们的活性。显然，这些调控方式与转录和翻译水平上的调控不同，因为它是从根本上使基因组发生了改变。

（1）基因丢失：一些低等真核生物（如原生动物、昆虫和甲壳类动物）在个体发育过程中，一些体细胞通过丢失某些基因去除这些基因的活性，达到基因调控的目的。在个体发育过程中的基因丢失只在少数低等的生物中发现，在高等生物正常细胞中目前还没有发现基因丢失的现象。但在癌细胞中常有基因丢失的现象。

例如，马蛔虫受精卵细胞内只有一对染色体（2n=2），但染色体上有多个着丝粒。在发育早期仅一个着丝粒发挥作用，保证了正常有丝分裂的进行。发育后一阶段，在纵裂的细胞中染色体分成很多小片段，其中部分含着丝点，不含着丝点的片段在分裂中丢失。而在横裂的细胞中染色体并不丢失。第一次卵裂是横裂，产生上下两个子细胞。第二次卵裂时下面的子细胞仍进行横裂，保持着原有的基因组，而上面的子细胞却进行纵裂，丢失了部分染色体。这样，最下面的子细胞总是保持了全套的基因组，将发育成生殖细胞，其余丢失了部分染色体片段的细胞分化为体细胞。

（2）基因扩增：基因扩增是基因组中特定序列在某些情况下会复制产生许多拷贝现象。基因扩增和基因丢失都是基因调控的一种机制，即通过改变基因数量调节基因表达产物。基因扩增增加了转录模板的数量，使细胞在短期内产生大量的基因产物以满足生长发育的需要，由于发育需要而产生的基因扩增现象在原生动物、某些昆虫及两栖类动物中都有发现。例如，两栖动物如蟾蜍的卵母细胞很大，是正常体细胞的100万倍，需要合成大量蛋白质，所以需要大量核糖体。核糖体含有rRNA分子，基因组中的rRNA基因数目远远不能满足卵母细胞合成核糖体的需要。所以在卵母细胞发育中，rRNA基因数目临时增加了4000倍。卵母细胞的前体同其他体细胞一样，含有约600个编码18S rRNA和28S rRNA的DNA。在基因扩增后，rRNA基因拷贝数高达2×10^6。这个数目可使卵母细胞形成10^{12}个核糖体，以满足胚胎发育早期蛋白质合成的需要。除了发育中存在基因扩增外，许多癌症的发生与原癌基因扩增密切相关。原癌基因是促进细胞增殖的基因，在原癌基因发生扩增时，基因产物增多，使细胞过度增殖，从而形成肿瘤。在癌细胞中经常可检查出原癌基因的扩增。

（3）基因重排：基因重排（又称DNA重排）是通过基因的转座、DNA的断裂错接而使正常基因顺序发生改变的现象。基因重排广泛存在于动物、植物和微生物的体细胞基因中。基因重排可能导致基因结构的变化，产生新的基因，也可以改变基因的表达模式。基因重排可能产生新基因，用于特定环境中的表达。基因重排也是基因表达活性调节的一种方式，也可导致细胞基因组不稳定的发生。

2. 转录水平的调控　由于真核生物细胞具有高度的分化性及基因组结构的复杂性，因而在转录水平的调控上除了与原核生物存在相似点外，也具有自身的特点。真核生物基因表达调控具有多层次性，但是转录水平的调控仍是关键阶段。研究表明，真核细胞基因表达调节一方面受控于基因调节的顺式作用原件（cis-acting element），另一方面同时又受到一系列反式作用因子（trans-acting factor）的调控，真核生物基因转录起始与延伸是通过两者相互作用进行调节的。

（1）基因调控的顺式作用元件：顺式作用元件是对基因表达有调节活性的DNA序列，其活性只影响与其处于同一个DNA分子上的基因。其中起正调控作用的顺式元件有启动子（promoter）和增强子（enhancer）。启动子是位于转录起点附近，为转录起始所必需的DNA序列，是基因准确和有效地进行转录所必需的结构；增强子能显著增加相关基因转录频率的，为病毒与真核细胞中常见的DNA结构。同时，近年来又发现起负调控作用的沉默子（silencer）和另外一种特殊的调控元件——绝缘子（insulator）。沉默子又称为静止子，是真核生物中的一种负调控顺式作用元件，其序列长短不一，短者仅数十碱基对，长者超过1kb，它们之间没有明显的同源性，沉默子与相应的反式作用因子结合后可以使正调控系统失效，沉默子的作用机制可能与增强子类似，不受距离和方向的限制，只是效应与增强子相反；应答元件是位于基因调控区能被转录因子识别和结合，从而调控基因特异性表达的DNA序列。绝缘子是一段DNA序列，它能阻断经过它的正或者负调节信号，是一种中性的转录调节的顺式作用元件。绝缘子位于基因旁侧的非编码区，因此又称为边界元件（boundary element）。

（2）基因调控的反式作用因子：当启动子和增强子发挥其功能时，都不外乎是通过与它们特异性结合的蛋白质因子，以蛋白质与蛋白质间相互作用、蛋白质与DNA间相互作用的方式，调节真核基因转录。能直接或间接地识别并结合在各类顺式作用元件核心序列上参与调控靶基因转录效率的蛋白质，称为反式作用因子（trans-acting factor）或转录因子。一些以反式作用方式调控靶基因的RNA，如siRNA和miRNA，也可以称之为反式作用因子。

3. 转录后调控　真核生物基因表达调控主要发生在转录水平的调控，但转录后水平的调控对产生特异性的蛋白质也会产生很大的影响，这是因为真核生物基因转录发生在核内，而翻译却是在细胞质中进行的，而且真核基因含有内含子等。因而真核基因转录产生的mRNA前体，通过5′和3′端修饰、剪接、编辑等一系列加工过程才成为成熟mRNA，然后被运送到细胞质的特定区域翻译，这些过程对基因表达水平都会产生影响。

（1）mRNA前体的可变剪接：剪接在真核生物中是一种广泛存在的RNA加工机制。剪接有两种基本方式：一种方式是组成型剪接（constitutive splicing），通过RNA剪接将内含子从mRNA前体中除去然后规范地将外显子连接成成熟的mRNA，这种情况下拼接改变是有限的，每个转录单位一般只产生一种蛋白质；另一种方式是可变剪接（alternative splicing），一个mRNA前体通过利用不同的5″、3′剪接位点产生不同的成熟mRNA。

RNA剪接也是受调控的，并且有正和负调控之分。在核内存在着一种剪接激活蛋白，剪接本来不能在某一位点进行，但激活蛋白可以结合在该位点附近而使剪接在该位点上进行，这是一种正的调控；同时还存在着负的调控，相对于激活蛋白还存在着一种抑制蛋白，一旦该蛋白质结合在RNA剪接位点上就会使本来可以发生的剪接不能进行。不同类型的细胞根据自己对某一基因产物的需要发生剪接加工激活蛋白或抑制蛋白。

（2）mRNA前体的反式剪接：mRNA前体剪接一般发生在同一个RNA分子内部，切除内含子，相邻的外显子彼此连接，这种剪接方式叫做顺式剪接（cis-splicing），反式剪接是RNA分子之间的剪接。

（3）RNA的编辑对基因表达的影响：RNA编辑（RNA editing）是一种不同寻常的RNA

加工形式，是通过改变、插入或删除转录后的mRNA特定部位的碱基而改变其中的核苷酸序列。核苷酸的插入或删除的编辑方式可造成读码框的改变，出现终止密码等改变原基因而产生不同蛋白质。RNA编辑有两种机制：位点特异性脱氨基作用和向导RNA指导。

（4）mRNA从核内运输到细胞质的调控：细胞可以在不同情况下选择性的将mRNA运至细胞质，不同类型的细胞就可以根据各自的需要决定哪些mRNA能够运输出核进行翻译，从而表达不同的蛋白质，产生细胞差异。在合成的mRNA初始转录本中，大概只有一半的mRNA被从细胞核运送出到细胞质中，其余在细胞核内被降解。mRNA的出核过程直接影响真核细胞的生长、增殖、分化、发育等多种生命活动。许多重要疾病的发生与发展，例如肿瘤和病毒感染，都与mRNA出核异常密切相关。

4. 翻译水平的调控　真核生物基因表达调控主要阶段是转录调控，通过改变基因的转录水平和RNA加工控制特定的蛋白质的合成量。但也有些调控发生在蛋白质翻译水平上和翻译后蛋白质的修饰水平上。与转录调控相比，翻译调控和翻译后调控的优点是能够对外界刺激迅速反应。

（1）mRNA的稳定性对翻译的调控：mRNA作为翻译的模板，其在细胞中的浓度直接影响蛋白质的合成量。某个mRNA浓度一方面与转录速率有关，另一方面与mRNA的稳定性有关。显然，如果两个基因以相同的速率转录，那么稳定存在的mRNA翻译的蛋白质肯定比不稳定的mRNA翻译的蛋白质多。不像原核细胞的mRNA，边转录边翻译，甚至在它们3′还未完全合成之前而5′端已经开始降解，大部分真核细胞的mRNA有相对较长的寿命。原核生物的mRNA的半衰期很短，平均大约3分钟。高等真核生物迅速生长的细胞中mRNA的半衰期平均3小时。高度分化的终端细胞中许多mRNA极其稳定，有的寿命长达数天，特别在植物种子中一般含有长寿命RNA。

（2）翻译起始因子对翻译起始的调控：蛋白质的生物合成过程可分为肽链的起始、延伸和终止3个阶段。其中尤以起始阶段最为重要，是翻译水平调控的主要阶段。真核生物翻译过程的各个阶段都有一些蛋白因子的参与，其中最重要且研究得较多的就是蛋白质合成的翻译起始因子（translation initiation factor，eIF），包括（eIF1、eIF2、eIF2A、eIF2B、eIF3、eIF4A、eIF4B、eIF4C、eIF4D、eIF4E、eIF4F、eIF5和eIF6），它们可以通过磷酸化作用来调控翻译的起始。目前对起始因子磷酸化与翻译的关系了解较多的是eIF2和eIF4F。

（3）mRNA非翻译区对翻译的调控：有的mRNA的5′端翻译区序列可形成稳定的茎环结构，又通过RNA结合蛋白的覆盖，抑制核糖体与起始复合物沿着mRNA向起始密码子移动，从而抑制翻译；所有真核生物的mRNA的5′端带有帽子结构，帽子结构是翻译起始所必需的；microRNA（简称miRNA）对翻译的抑制多数是通过与mRNA的3′非翻译区序列结合来实现的，microRNA是一种长度约为22个核苷酸的单链小分子RNA，通过碱基互补结合到mRNA上，引起mRNA降解或抑制翻译，从而对目的基因起负调控作用。

5. 翻译后调控　由mRNA和核糖体翻译生成的多肽只有经过加工与折叠之后，形成特异的空间结构才能具有相应的生物学活性。在基因工程的研究中经常遇到基因异源表达的情况（如人的胰岛素蛋白基因在大肠杆菌中进行表达），这样得到的表达产物往往没有生物学活性，就是因为宿主系统中缺乏相应的蛋白加工、修饰和折叠系统。翻译过程并不是基因表达的最后环节，翻译后的加工、修饰，甚至蛋白质半衰期的长短，都是细胞对特定基因表达调控的一个方面。

（1）蛋白质的磷酸化：细胞内蛋白质的磷酸化和去磷酸化是一种可逆的动态过程，对细胞的各种生理活动具有十分重要的调控作用，这种调控作用体现在酶活性的调节、细胞信号的传导与级联放大、蛋白质之间相互作用等范畴。转录因子活性改变的一种通用模式是蛋白质磷酸化与去磷酸化修饰。蛋白质磷酸化与去磷酸化至少可以通过如下4种方式调控转录因子功能：①调控转录因子在细胞核内停留时间的长短；②调控转录因子及辅因子的降解程序；③调控转录因子、辅因子及基本转录复合体之间的相互作用；④调控转录因子的DNA结合活性。

（2）其他类型的翻译后水平调控：真核生物细胞中翻译后修饰除了蛋白质的磷酸化，还有很多其他方面的，主要包括以下内容：①去除由起始密码子引入的甲硫氨酸；②信号肽序列切除；③在肽链内或肽链间形成二硫键，以维持折叠构象；④内含肽的剪接；⑤肽链末端或内部氨基酸的修饰，如乙酰化，甲基化；⑥肽链在分子伴侣的帮助下，进行正确的折叠。

五、表观遗传学修饰对基因表达的影响

表观遗传是与遗传相对应的概念，是细胞分裂过程中DNA序列不变的前提下，全基因组的基因表达调控所决定的表型遗传，涉及染色质重编程、整体的基因表达调控（如隔离子、增强子、弱化子、DNA甲基化、组蛋白修饰等功能），及基因型对表型的决定作用。表观遗传学即为研究不涉及DNA序列改变的基因表达调控信息的可遗传改变的学科，是研究从基因演绎为表型的过程和机制的一门新兴的遗传学分支，又常被称为拟遗传学、表遗传学、外遗传学、后遗传学。目前已发现DNA甲基化、组蛋白修饰、基因组印记、基因沉默、母体效应、副突变、染色体重塑、X染色体失活、位置效应以及RNA编辑等均可引起表观遗传现象。

1. DNA甲基化　DNA指生物体在DNA甲基转移酶的催化下，以S-腺苷甲硫氨酸（SAM）为甲基供体，将甲基转移到特定碱基上的过程，是最早发现的修饰途径之一。DNA甲基转移酶一般分为两种：一种是维持甲基化酶，如DNMT1，另一种是重新化酶，如DNMT3a和DNMT3b，它们可使去甲基化的CpG位点重新甲基化。

DNA甲基化能引起染色体结构、DNA构象、DNA稳定性以及DNA与蛋白质相互作用方式的改变，从而控制基因表达。CpG位点甲基化可影响转录因子与识别位点的结合，从而影响转录。在DNA甲基化不足时，可促使转座子激活。甲基化的CpG位点可招募组蛋白去乙酰化酶，去除组蛋白上的乙酰基团，抑制基因的表达。

DNA甲基化反应可分为两种类型：一种是两条链均未甲基化的DNA被甲基化，称为从头甲基化；另一种是双链DNA的其中一条已存在甲基化，另一条未甲基化的链被甲基化，这种类型称为保留甲基化。在双链DNA相对位置上会出现两个甲基化的胞嘧啶5′mCpG3′/3′CpGm5′，这样的位点称为完全甲基化位点；这些位点在复制时，每个子代双链有一个链甲基化而另一条未甲基化，此类位点称为半甲基化位点。

DNA去甲基化有两种方式：一种是被动途径，核因子黏附DNA，使DNA不能被完全甲基化，阻断DNMT1的作用；另一种是主动途径，去甲基酶将甲基基团移去的过程。在DNA甲基化阻遏基因表达的过程中，甲基化CpG黏附蛋白起着重要作用。带有甲基化DNA结合域（MBD）的甲基化CpG黏附蛋白有MeCP2、MBD1、MBD2、MBD3和MBD4，其中MeCP2和MBD1

含有转录抑制域（TRD）；MBD2包含有一个ATP结合依赖蛋白酶和一组蛋白脱乙酰酶，利于抑制甲基化进程；MBD4是一种DNA的乙二醇酯酶，可参与DNA的错配修复；而KAISO是新发现的一种与甲基化DNA的抑制的黏附蛋白，它不含MBD的黏附蛋白，但其含有一个POZ结构和锌指（zinc finger）结构蛋白而发挥作用。甲基化DNA可直接作用于甲基化敏感转录因子，导致其失去与DNA结合的功能，从而阻止转录；甲基化CpG黏附分子也可作用于甲基化非敏感转录因子而阻断转录。

2. 组蛋白修饰　组蛋白（histone）是指所有真核生物的细胞核中与DNA结合存在的碱性蛋白的总称，一般真核生物染色体上共有5种组蛋白，分别为H1、H2A、H2B、H3、H4，它们在同一个体不同组织中都一样，在不同的真核生物中也很相似，这些组蛋白都含有大量的赖氨酸和精氨酸。

在真核生物细胞核中，组蛋白H2A、H2B、H3、H4各两份组成八聚体核心，约146个碱基的双螺旋DNA分子缠绕于八聚体1.65圈，形成一个核小体（nucleosome）单位。由许多核小体构成了连续的染色质DNA细丝。在电镜下观察染色质，可以看到10nm及30nm两类不同的纤维构造。10nm纤维是由核小体串联成染色质细丝，主要在低离子强度及无H1情况下产生；当离子强度较高且有H1存在时，以30nm纤维为主，它是由10nm的染色质细丝盘绕成螺旋管状的粗丝，通称螺线管（solenoid）。30nm纤维结构再与其他一些蛋白质（非组蛋白）结合，并进一步盘绕、折叠形成高级结构，染色质的这种紧密结构会抑制基因的表达。球状分子从N端突出，赖氨酸、精氨酸侧链以及该组蛋白N端的丝氨酸残基受到较大的翻译修饰。引起染色质结构可逆性变化的因素主要有：组蛋白翻译后的乙酰化、甲基化、磷酸化、糖基化泛素化修饰以及ADP核糖基化等，这些修饰都发生在特定的位点和残基上。

（1）组蛋白乙酰化：组蛋白乙酰化是指在组蛋白乙酰转移酶（HATs）帮助下，将乙酰基团（CH_3CO-）增加到组蛋白上的过程。随着HATs被鉴定为转录激活物和共激活因子，很多研究中组蛋白乙酰化与基因激活的关系得到了解释。

（2）组蛋白甲基化：组蛋白甲基化（histone methylation）是改变染色质结构的另一因素。组蛋白甲基化有两种形式，分别针对精氨酸（R）或赖氨酸（K）残基。组蛋白精氨酸甲基化参与基因的激活，甲基化作为共激活因子招募启动子，进而激活基因表达。组蛋白精氨酸甲基化主要由精氨酸甲基转移酶（protein arginine methyltransferase，PRMT）家族的部分成员催化完成，Ⅰ型精氨酸甲基转移酶CARM1（cofactor associated arginine methyltransferase）以及PRMT1可催化产生单甲基化和非对称的二甲基化，与基因的激活相关；Ⅱ型精氨酸甲基转移酶PRMT5可催化产生单甲基化以及对称的二甲基化，与基因的抑制有关。

催化赖氨酸（Lys）甲基化的酶主要为HMT家族成员。哺乳动物细胞的异染色质Su（var）3-9酶是被证明可以使组蛋白H3中的第九位赖氨酸（H3-K9）甲基化的组蛋白甲基化酶，可在体外激活，同时也证明了H3-K9的甲基化与基因转录抑制有关。通常H3-K4、H3-K36、H3-K79的甲基化与染色质的激活区域有关，而H3-K9、H3-K27及H4-K20的甲基化与染色质沉默区域有关。组蛋白中Lys、Arg甲基化的生物学作用可能是调节组蛋白的静电荷，从而改变组蛋白之间、组蛋白与DNA之间的经典相互作用，最终使得染色质的结构改变。

（3）组蛋白磷酸化：组蛋白磷酸化是对组蛋白N端残基的磷酸化修饰，该修饰能破坏组蛋白与DNA间的相互作用，使染色质结构不稳定，在染色质有丝分裂阶段凝集成为同源染色体，从而引发结构重组。

磷酸化影响染色体功能的机制分为两类：第一类属于电荷中和作用，带正电荷的组蛋白在发生磷酸化后，磷酸基团所带的负电荷与之发生中和，使组蛋白与DNA之间的亲和力下降；第二类属于结构修饰作用，通过磷酸化对蛋白质识别模块的结合因子表面进行修饰，进而使之能与特异的蛋白质复合物发生相互作用。组蛋白磷酸化在有丝分裂、细胞死亡、DNA损伤修复、DNA复制和DNA重组过程中都发挥着直接作用。

（4）组蛋白泛素化修饰：泛素（ubiquitin，Ub）是一种含76个氨基酸的高度保守蛋白，相对分子量为8.5×10^3，广泛存在于真核生物体内。泛素分子氨基端1-72位点的氨基酸残基盘绕形成一个紧密折叠的球状结构，而羧基端的4个氨基酸残基则是随机盘绕的，丝带状部分的泛素分子共价连接在组蛋白H2A的119赖氨酸位点和组蛋白H2B的120赖氨酸位点上。组蛋白泛素化形式大多表现为单泛素化，即在组蛋白亚基多肽链C端处的赖氨酸残基上只连接一个泛素分子。组蛋白泛素化影响转录有三种可能的机制：一是改变染色质结构，影响DNA暴露而调节转录；二是作为一种募集调节因子而调节转录；三是通过对其他组蛋白产生修饰作用而调节转录。

泛素化调节途径主要有三类酶参与催化：泛素激活酶（ubiquitin-activating enzyme，E1），泛素结合酶（ubiquitin-conjugating enzyme，E2）和泛素-蛋白质连接酶（ubiquitin-proteinligase，E3）。一般单泛素化仅需要E1和E2两种酶的催化，而多聚泛素化则需要三种酶的共同作用来完成。

（5）二磷酸腺苷核糖基化：二磷酸腺苷（ADP）核糖基化是蛋白外在修饰作用的方式之一，是改变靶细胞代谢的蛋白质转译后修饰过程。ADP核糖基化催化酶为ADP-ribose转移酶（ADPRT），NAD^+作为底物参与反应，通过改变染色质结构，如DNA修复、染色质交换、细胞分化以及基因表达等来控制和影响细胞的功能。

3. siRNA和miRNA介导的调控　短链非编码核糖核酸主要包括小干扰RNA（siRNA）、微小RNA（miRNA）、Piwi蛋白偶联RNA（piRNA）。

（1）siRNA：siRNA生物学功能表现在：抵抗病毒的防御机制、沉默过分表达的mRNA和保护基因组免受转座子的破坏。siRNA来源于长双链RNA分子，经过核糖核酸酶ⅢDicer酶剪切后成为双链RNA片段，在解旋酶的作用下siRNA与RISC复合物结合，进而引导其与mRNA互补。

siRNA能介导DNA甲基化和组蛋白修饰，导致转录基因沉默。例如，哺乳动物细胞内siRNA能介导发生基因沉默。该介导存在两种模型：一种为RNA-RNA模型；另一种为RNA-DNA模型。有报道表明DNA甲基化主要对维持基因的沉默起到影响作用，但并非所有的siRNA介导的TGS中都能检测到DNA的甲基化。TGS的建立与维持需要多种不同的蛋白，在siRNA有诱导的TGS中，组蛋白去乙酰化酶（HDAC-1）、DNMT3a等参与了该过程。

（2）miRNA：miRNA是内源性的，由不完整的发卡状双链RNA，经Dicer酶加工成长21~25nt的单链RNA。miRNA可通过调控DNA甲基化酶的表达而影响DNA甲基化，或通过调控组蛋白修饰引起染色质重塑。miRNAs与该核蛋白体复合物miRNP结合，识别并互补靶标mRNA，进而阻遏靶mRNA的翻译。

miRNA介导基因沉默的途径有以下几种：促使核糖体与mRNA的分离，抑制mRNA的翻译延伸；在多肽链翻译后将共翻译蛋白降解；Argonaute家族蛋白体亚基与起始翻译因子eIF4E竞争结合cap结构；Argonaute募集核糖体抗关联因子eIF6，阻止大的核糖体亚基与小亚基的结合; Argonaute通过脱腺苷化(deadenylation)阻止loop-mRNA的形成; miRNA触发脱腺苷化并使底物mRNA脱去帽子结构。

【本章思路拓展】

基因表达和遗传信息的传递和表观遗传学修饰对基因表达的影响等问题,是目前分子生物学研究的热点之一,如何实现基因表达得到有效的调控,如何阐明基因的表达水平与次生代谢产物生合成建立有效联系十分重要,此部分内容在随后的章节里有详细的介绍。

(欧阳臻　马　伟)

第三章　药用植物分子系统学研究与应用

【导读】

本章介绍药用植物分子系统学研究与应用相关内容。植物分子系统学是分子生物学和植物系统学交叉形成的一门学科，它利用分子生物学的各种实验手段，获取各类分子性状，以探讨植物的分类，类群之间的系统发育关系，以及进化的过程和机制。药用植物分子系统学研究对象是药用植物类群，分子系统学的方法和理论，为药用植物正确的鉴定与分类、新药用植物的寻找及药用植物的保护奠定了坚实的理论基础。

第一节　药用植物分子系统学概述

近半个世纪以来，分子生物学发展异常迅速，新技术和新方法不断涌现，使药用植物系统学的研究不再拘泥于表型特征，同时在原有方法的基础上结合DNA序列的多态性的特点对药用植物进行分类研究。DNA作为遗传物质，它具有稳定、可靠和受环境影响较弱的特点，使其更多地应用在药用植物系统演化关系研究上。

一、定义

药用植物分子系统学是研究不同药用植物分类及其相互关系的科学，它通过不同学科信息的综合，对生物多样性进行发掘、描述和解释，最终得到一个具有预测性的自然分类系统。它的产生和发展离不开分子生物学各种实验手段和技术的推出。传统药用植物系统学基于来自形态、显微解剖和理化等表型特征，然而这些特征多易受环境和一些主观因素的影响，具有一定的不确定性，尤其是某些数量性状，会随着环境的改变而发生改变。随着分子生物学的发展出现的药用植物分子系统学，是以药用植物类群为研究对象，以分子性状来研究药用植物的分类、类群之间的系统发育关系以及进化的科学。它的主要任务是探索药用植物类群之间的亲缘关系，鉴定药用植物，为探索化学成分、疗效、药性等药用植物特征提供可靠的遗传参照，为保护和开发利用新药源提供坚实的理论基础。

二、发展简史

分子系统学的发展使药用植物系统发育和进化的研究进入到分子水平，其发展历史根据研究方法的发展大致可分为四个阶段：

20世纪50~60年代，分子系统学的研究主要集中在蛋白质的水平上开展。50年代以免疫学方法为主，在脊椎动物亲缘关系的研究上取得了一定成果。1955年Smithies发明了淀粉凝胶电泳技术；60年代中期应用同工酶电泳证明了动物自然群体中存在着大量的遗传变异，等位酶和同工酶电泳技术开始成为分子系统学的热点技术。70年代，分子系统学研究进入了核酸水平时期；70年代末期，mtDNA（Mitochondrial DNA，线粒体DNA）限制性片段长度多态性技术开始在脊椎动物和无脊椎动物的种群结构研究中应用。80年代末期，mtDNA限制性片段长度多态性技术日益成为动物分子系统学研究的有力工具。随后，以聚合酶链式反应（PCR）和Souhtern杂交为基础发展了一系列衍生技术，如随机扩增多态性DNA技术、DNA指纹图谱技术和扩增片段长度多态性技术、微卫星DNA指纹图谱技术及核酸序列测定技术等，使分子系统学在DNA水平的研究飞速发展，并取得了大量的显著性成果。

近10年来，DNA barcoding技术的快速发展，为药用植物的鉴定领域带来了一场革新，使高效而准确地鉴定出某些药材的混品成为可能。随着高通量测序技术的发展和其成本的降低，全基因组测序已成必然发展趋势，并在植物系统分类和鉴定中起到不可忽视的作用。研究表明，叶绿体基因大小在120kb到217kb之间，相当于噬菌体基因组的大小，它适用范围较广，且叶绿体基因组相对保守，变异性较小，可更好的鉴定识别物种，因此利用叶绿体基因组作为“超级条形码”对未来药用植物的鉴定和开发具有很好的前景。

三、研究方法与流程

（一）取样

科学和广泛的取样是非常重要的影响系统发育研究精准度的因素之一。但是由于取样的局限性（客观因素和主观因素），实际研究中往往只能获取代表样品。结合所研究目的（科、属或种不同水平的分子系统发育关系），使样品量尽可能覆盖鉴定物种整个自然分布区的不同居群，分布区10~20个不同居群的样品个体能够代表物种多样性，按照最新APG系统大框架（即被子植物种系发生学组）继1998年APG Ⅰ及2003年APG Ⅱ之后，历时6年半修订的被子植物分类法）确定研究类群以及近缘类群的关系，根据科、属、种内及相近的科、属、种间亲缘关系对系统发育树需要讨论的内类群和外类群进行合理取样。

（二）DNA提取

目前国际上已有许多DNA的提取方法，有较为通用的方法，有专门针对含较高的多糖、多酚等次生代谢物植物的方法，还有针对具体物种的方法等。本节选择广泛应用的十六烷基三甲基溴化铵（CTAB，cetyltriethy lammonium bromide，）法进行介绍。

CTAB是一种阳离子去污剂，具有从低离子强度溶液中沉淀核酸与酸性多聚糖的特性。这种方法的原理是：在高离子强度的溶液中（>0.7mol/L NaCl），一定浓度的CTAB与核酸结合并通过离心形成CTAB-核酸复合物沉淀，而多糖、酚类等留在上清液中。通过有机溶剂抽提，去除蛋白质、多糖、酚类等杂质，再用乙醇沉淀核酸，CTAB溶于乙醇中。所得核酸DNA大小为20~50kb。很少有RNA干扰，必要时也可用RNase去除残留RNA。本方法均适用于无论是新鲜材料或经硅胶脱水处理的材料。

采用改良CTAB法提取黄芪[*Astragalus membranaceus*(Fisch.)Bunge]与其混伪品总DNA。具体步骤如下：

【试剂】2×CTAB提取液(pH 8.0)，包括100mmol/L Tris、25mmol/L EDTA、1.4mol/L NaCl、2% CTAB；三氯甲烷-异戊醇(24∶1)；异丙醇；乙醇(70%和100%)；β-巯基乙醇；PVP-40

【仪器设备】低温冷冻离心机；混合型球磨仪；恒温水浴锅；凝胶成像系统；电泳仪；微量移液器。

【实验过程】(1)取适量的样品，使用球磨仪粉碎至细粉，取10~30mg粉末至2.0ml离心管中。

(2)加入100μl 65℃预热的2×CTAB提取液，用振荡器将样品摇匀，加入10μl β-巯基乙醇和少量PVP-40。

(3)混匀，放在65℃水浴锅中温浴1.5小时。

(4)取出材料置于室温下冷却，加入700μl三氯甲烷-异戊醇(24∶1)溶液，温和摇匀5分钟，室温，12000r·min^{-1}离心10分钟。

(5)取上清液，加入等体积的三氯甲烷-异戊醇(24∶1)溶液，温和混匀5分钟，4℃下，12000r·min^{-1}离心10分钟。

(6)取上清液，加入约330μl异丙醇(约为上清液的2/3)，混匀后-20℃静置30分钟，4℃下，12000r·min^{-1}离心10分钟。

(7)弃上清液，加入500μl70%乙醇，悬浮DNA。4℃，12000r/min离心5分钟。

(8)弃上清液，加入500μl无水乙醇，悬浮DNA。4℃，12000r/min离心5分钟。

(9)弃上清液，置37℃烘箱中，使乙醇挥干，加入75μl灭菌蒸馏水，使之溶解。

(10)置4℃保存备用。

(三)PCR(聚合酶链式反应)扩增

1. 引物设计　与一般PCR引物不同，DNA条形码引物要具有通用性，能适合同一类群大多数物种DNA条形码序列的扩增。目前，可通过一些分子生物学软件Primer Premier 5或美国whitehead生物医学研究所基因研究中心提供的一款免费在线PCR引物设计程序Primer 3来设计引物，再用软件Oligo 6进行引物评估，就可以初步获得符合要求的引物。

2. 反应体系　常用的反应体系为：PCR Buffer(10x)2.5μl，Mg^{2+} 2μl(25mmol/L)，dNTPs混合物2μl(2.5mmol/L)，引物各1.0μl(2.5μmol/L)，模板DNA1μl(~30ng)，Taq DNA聚合酶1.0U，加灭菌双蒸水至25μl，也可根据具体情况加以调整。

3. PCR扩增程序　变性温度一般在92~95℃，时间30~60秒，富含G和C的序列，可适当提高，但过高或时间过长都会导致酶活性损失。退火温度与时间通常为50~65℃和25秒~2分钟。延伸温度一般为72℃；时间要注意把握，过长会导致产物非特异性增加。但对低浓度的目的序列，则可适当增加时间。循环次数30~40，次数过多，非特异性产物会大量增加。此外，研究人员必须先熟悉所用PCR仪的各种技术参数，根据这些参数设计出合理的扩增程序，根据扩增结果不断修改程序以得到最优化的反应条件。

黄芪与其混伪品PCR扩增：

【试剂】DNA Taq聚合酶；10×buffer缓冲液；dNTP；灭菌蒸馏水

【仪器设备】PCR仪

【实验过程】(1)引物设计：选择目前国际推荐的通用引物ITS(ITS4/ITS5)。

ITS4：5′-TCCTCCGCTTATTGATATGC-3′；

ITS5：5′-GGAAGTAAAAGTCGTAACAAGG-3。

(2)DNA扩增：反应体系总体积为20μl，包括10×buffer缓冲液2μl，dNTP 1.6μl，引物各0.5μl，ExTaq酶0.2μl，DNA 0.5μl，灭菌蒸馏水14.7μl。反应条件：95℃预变性5分钟循环反应35次(95℃ 30秒，55℃，30秒，72℃ 1分钟)，72℃延伸时间7分钟，最后4℃保存。

(四)DNA测序

获得可靠的DNA序列是分子生物学研究的重要前提，目前应用的主要测序技术是Sanger等的双脱氧末端终止法(酶法)，即生成一系列起点相同末端具有特定核苷酸长度各不相同的寡核苷酸混合物，之后使用聚丙烯酰胺凝胶电泳，经放射自显影后直接读出待测DNA上的核苷酸顺序。由于酶反应可以在水溶液和较温和的条件下进行，双脱氧末端终止法已成为自动化测序的首选。伴随着燃料化学、酶修饰技术以及毛细管电泳技术的应用，自动化DNA测序技术取得了长足的发展，测序效率及测序的准确性得到极大提高，并有专门的测序公司提供测序服务。

(五)序列拼接

为确保DNA条形码序列的可靠性，需要进行正反向测序或重复测序，然后通过拼接获得DNA条形码序列。拼接前对测序结果进行规范化命名，这不仅便于数据管理、减少不必要的错误，而且可以提高拼接效率，有利于大规模数据拼接。拼接时，首先去除测序结果两端的低质量部分，并对剩余部分进行质量评估，遇到有误差的地方，根据峰形判断是多读还是漏读并进行修改，如果满足质量要求，方可用于序列拼接，常用序列拼接软件包括Unix平台的Phrap、Cap3等软件和Windows平台的Sequencher、Codon-Code Aligner、Genious、DNA star等。

四、构建系统发育进化树

(一)进化树的构建方法

系统发育分析的基本任务是将序列差异转化为进化关系树。用于构建进化树的数据可以分为距离数据(distance data)和特征数据(character data)两种类型。距离数据将比对数据矩阵转化为两两比对的距离差异，计算序列之间的遗传距离，选出相似程度比较大或非常相关的序列对，依据一定的原则及算法构建系统发育树。特征数据直接考虑每个性状(形态或者基因等)的状态，将其用于系统发育分析。特征数据分析可以确定每个数据的状态(进化还是原始)以及对于建树的贡献。特征数据可以转化为距离数据，但会使数据失去一些进化信息。根据距离数据构建系统发育树的方法为距离法(distance-based method)，包括非加权分组平均法(UPGMA，unweighted pair-group method with arithmetic means)、最小进化法(ME，minimum evolution method)和邻接法(NJ，neighbor-joining method)；根据性状数据构建系统发育树的方法为特征数据分析法(character-based method)，包括最大简约法(MP，maximum parsimony)、最大似然法(ML，maximum likelihood)和贝叶斯法(BI，Bayesian inference)。

（二）进化树的评价

在实际应用中，我们需要评价一棵系统发生树的可靠性，这涉及整棵树和它的分支的置信度是多少？这样得到正确树的可能性比随机选出一棵是正确的树的可能性大多少？有很多方法解决这两个问题，其中自举法（bootstrap）已成为解决该问题的主要方法。自举检验（bootstrap test）是一种重抽样技术，能粗略地量化这些置信度水平。造成统计误差的一个原因是数据采样误差，测量采样误差的一个好方法是，对于分析的对象多次采样，比较不同样本得到的估计值，估计值的分布可以说明一些问题。自举检验的基本方法是从原数据集中抽取（同时替换）部分数据组成新的数据集，然后用这个新的数据集构建系统发生树。重复该过程，产生成百上千的重采样数据集，并同时生成对应的自举树，最终将系统发生树与各个自举树进行比较，其中，在各个自举树中都有出现或大量出现的那些部分将具有较高的置信度。产生相同分组的自举树的数目常常标注在系统发生树相应节点的旁边，表示树中每个部分的相对置信度，一般Bootstrap的值大于70，则认为构建的进化树较为可靠。尽管有些系统发生树的构建方法会使自举过程非常耗时，但自举法已经成为系统发生分析中一个重要的算法。

（三）系统进化树的构成及分类

1. 系统进化树的构成要素　地球上所有的生命形式都被共同的祖先联系在一起。重建物种关系，即“生命之树”是进化生物学研究的重要内容之一。系统发育“phylogeny”或系统发育树“phylogenetic tree”是指分类群间谱系关系的一种表现形式。进化树是由分支和节点组成的图形。在进化树中任何连接两节点的线称为分枝，分枝长度称为枝长（branch length）。分枝长度是进化速率与进化时间的乘积，代表了该分枝遗传信息的改变量。在最大简约树中，枝长代表性状状态变换的步骤，在最大似然树和贝叶斯树中，枝长代表变异位点碱基替换数。进化树上任何连续的分枝组成的、随时间发生的一系列祖裔关系称为支系（lineage）。对于物种水平及其更高阶元的进化树，根据分支发生的先后顺序，将早期发生的分支称为基部分枝（basal branch）或深层系统发生（deep phylogeny）；将近期发生的分支称为端部分支（terminal branch）或浅层系统发生（shallow phylogeny）。进化树的分枝终端节点称为操作分类单元（operational taxonomic unit，OTU）、端节（terminal node）或外部节点（external node），在一些著作中也常常称为末梢（tip）或叶（leave）。外部节点根据研究对象的不同可以是现存的物种，可以是基因、个体、群体或种上高级阶元。进化树的内部节点（internal node）是类群的假想祖先，根据研究类群的不同所代表的意义也不同，在物种关系树中一个内部节点代表一次物种（基因）形成事件，在地理种群谱系关系树中一个节点代表一个地理分离事件，在基因谱系关系树中节点代表了新基因形成的事件。在操作分类单元中研究者实际分析考察的对象类群，即要探讨其成员间系谱关系、推断其系统发育历史的类群称为内群（ingroup）。研究者为正确推断内群的系统发育关系，在其研究对象之外的选取的与内群有密切联系的分类单元称为外群（outgroup）。外群是推断系统发育的一个参照系。外群用于比较，通常用来判断一对或一系列同源性状的相对极向。普遍认为，最重要、最有比较价值的外群是内群的姐妹群。当两个分类单元共同拥有一个不为第三者所有的最近祖先时，此两者称为一对姐妹群（sister group）。

2. 进化树的表述形式　根据进化树所表达的目的和对象不同可以表述成不同的形式：

①分支图或支序图(cladogram),它仅显示共同祖先的相对近度;②系统发育图(phylogram),除显示物种间的关系外还显示出不同的枝长;③超度量树(ultranetric tree)也可称为时间树,因为它的枝长代表了进化的时间。

一棵进化树如果指明了最初的共同祖先,则各类群或节点间具有了分支的先后次序和时间的方向性,这样的树称为有根树(rooted tree)或者进化树(evolutionary tree)。如果一棵进化树仅指明了终端分类单元之间的相对分支关系,并未指明进化方向,则称为无根树(unrooted tree)。对于一定数目的OTU,可以构建若干个具有不同拓扑结构的有根数和无根树,当OTU数目为3时,有1种可能的无根树和3种可能的有根数;当OTU数目为4时,有3种可能的无根树和15种可能的有根数;当OTU数目为10时,有2 027 025种可能的无根树和34 459 425种可能的有根数。当OTU数目很大时,可能的无根树和有根数的数目将极其巨大,从中找到真实的进化树是一项非常困难的任务(图3-1)。

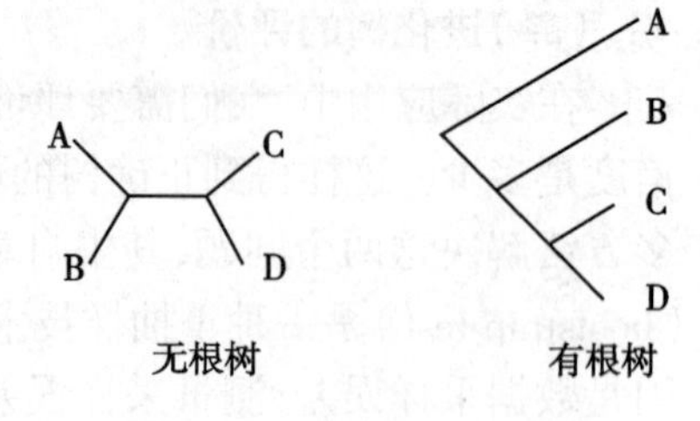

图3-1 无根树与有根树举例

3. 一致树 简约法分析通常会产生多颗枝长相同但拓扑结构不同的树。有时候对于相同的分类单元,由于选择的分类性状和分析方法不同也会得到不同的进化树。在这些情况下系统学家们通常不是简单地从中选取一棵,而是想知道这些进化树中所隐含的共同信息是什么。包括共同系统发育信息的树就是一致树,根据包含共同信息的程度不同,一致树又可分为严格一致树(strict consensus trees)和多数规则一致树(majority-rule consensus tree)。

严格一致树仅含有所有进化树具有的共同信息。多数规则一致树(majority-rule consensus tree)显示的是在50%以上的种中出现的类群关系。

五、存在问题

(一)分子进化过程的模型

现阶段分子系统学研究中所应用的蛋白质和DNA分子进化模型,如免疫学对脊椎动物亲缘关系的研究,淀粉凝胶电泳技术,同工酶电泳技术在动物自然群体遗传变异中的应用,等位酶和同工酶电泳技术的兴起,mtRNA的限制性片段长度多态性技术在动物种群结构方面的研究,随机扩增多态性DNA技术,DNA指纹图谱技术等,但是这些技术并不能真实地反映分子进化的过程,它们只是一种理论上的假设,随之而来的取样方法的设计、数据的校正和加权、系统发育分析方法便都有一定的局限性(计算分析方法的选择等),使得研究和结果缺乏坚实的基础。

(二)同源性的确定

序列对准和分析中的位点同源关系确定,对于编码蛋白质的序列,可借助密码子与氨基酸对应关系来确定其位点同源性;而对结构DNA基因和无功能DNA序列,由于系统进化过程中高频发生的碱基插入、缺失、不等交换、转位和复制错位等现象,它们的位点同源性确定困难较大。

(三)进化速率

生物大分子进化过程中一定数量氨基酸或核苷酸的替换所需的时间为分子进化速率。

分子进化速率取决于蛋白质或核酸等大分子中的氨基酸或核苷酸在一定时间内的替换率。研究发现,特定蛋白质的氨基酸替换速度基本恒定,每一种大分子在不同生物中的进化速度都是一样的。但是,不同物种的同源DNA顺序,无论是编码顺序还是无功能顺序,其进化速率是不同的。那些快速进化的位点在长时间的进化中,同一位置上会出现多次置换,如果存在回复变异,则所观察到的差异数会少于实际曾发生的置换数。

进化速率的度量涉及进化变量和时间尺度。进化时间通常都以年为单位的绝对时间或以百万年为单位的同位素定年的地质时间。进化变量有多种选择,不同领域的进化生物学家应用不同的进化变量测算进化速率。通常应用的是三种进化变量,即形态学、分类学和分子,对应于下面三种不同的进化速率: ①单位时间内形态学特征(或其他表型特征)进化改变的量; ②一个单源群在单位时间内其物种(或其他分类学单元)数目的改变量; ③单位时间(年)内大分子的每个位点发生的替换数目,位点上的替换主要取决于突变率。形态学速率只能应用于有确定的祖-裔关系的进化线系(lineage)之内,因而常应用于种群小进化速率和线系进化速率(phynetirate)的计算。分类学速率反映一个单源群的谱系进化(phylogentic evolution)中的种形成(线系分支)和绝灭的速率,因而常应用于大进化研究。而分子进化速率只涉及生物大分子的一级结构的进化改变(实际上只涉及与大分子功能无关的中性的替换)。前两种速率都以表型的进化改变为基础,而后一种速率则以与表型无关的分子改变为依据。三种进化速率涉及生物组织的不同层次,各有不同的含义,因此有关进化是匀速的还是变速的,以及从某一层次上所观察或计算出来的速率是否能解释不同层次的进化现象尚有学术争论。我们说在分子层次的进化是匀速的,恒定的; 在种群层次上的进化是渐进的,通常是缓慢的; 在种和种上的层次上的进化是非匀速的,停滞与跳跃(爆发)相间的。三个层次上的进化不仅速率不同,而且进化形式也不同。现有的用恒定的进化速率估计出的分歧时间与实际情况往往有较大误差。

(四)取样的局限性

检测样本大小是所有方法中都存在的问题,分子系统学研究取样数较少,一般在1~30之间,样本数过小的结果是无法检测出所有的变异,尤其是稀有变异。在应用不同地区的同种个体对某一物种进行系统进化的研究时,所取样本的遗传潜质,或者说它的遗传代表性有多大,能否代表所在地区所有或者大多数个体经历系统发育进程。对于序列分析来说,存在选取序列长度的问题,如果分析序列的长度太短,结果易受随机因素的影响。

第二节　药用植物分子系统学的应用与展望

药用植物分子系统学的应用主要在药用植物的鉴定和分类、新药源的挖掘和寻找、基于亲缘关系的中药药性研究等方面,下面分别介绍。

一、药用植物分子系统学的应用

药用植物分子系统学利用分子性状探讨药用植物的分类、系统发育关系以及进化的过程和机制。其应用主要是围绕根据分子性状建立的系统关系开展的相关研究,主要包括: 药用植物的分子鉴定，药用植物亲缘学及新药源的发掘与寻找和基于亲缘关系的中药药性研究等。

（一）药用植物的分子鉴定

药用植物作为中药的原植物，鉴定的正确与否其重要性不言而喻。用于传统鉴定的外部形态特征、内部显微构造、孢粉学以及细胞学等特征往往由于外界环境的类似存在趋同现象，特别是亲缘关系较近的药用植物，特征间断不明显，造成鉴定的困难。近年来分子生物技术与药用植物学的结合，基于分子系统学的药用植物分子鉴定方法得到普遍认可，DNA条形码成为药用植物鉴定的主要依据，常用的基因片段有*mat*K，*rbc*L，*trn*H-*psb*A和ITS四种。最新的研究认为全面的取样是保证分子鉴定准确的一个必要条件，因为只有构建一个充分体现整个研究类群的种内变异和种间分化的系统关系框架，需要鉴别的植物的系统位置才是真实可靠的。如对当归属药用植物的鉴定就是通过对该属23个种的93个取样完成的（该属26个种）。

（二）药用植物亲缘学及新药源的发掘与寻找

药用植物亲缘学（Pharmaphylogeny）是研究药用植物的亲缘关系、化学成分和疗效间相关性的一门多学科交叉和渗透的边缘学科。亲缘关系相近的药用植物类群往往具有相似的活性化学成分和疗效；相反，相似的化学成分和疗效的药用植物类群亲缘关系也较近；一定的疗效应该有相似的化学成分，而相似的化学成分有类似的疗效等，据此就能较快地找到新药源或功效类似品。例如，我国植物学家在云南、广西、海南找到的取代印度产蛇根木的降血压资源植物萝芙木就是最典型的例子。此外，植物学家通过研究金银花同属植物的绿原酸含量，结果表明其中十多种的含量较高，灰毡毛忍冬*Lonicera macranthoides* Hand. -Mazz.和红腺忍冬*Lonicera hypoglauca* Miq.的花蕾，前者含绿原酸可达12%，后者可达10%左右。肖培根等在总结乌头属二萜生物碱的化学分类及其分布、特征性二萜生物碱及其分类价值以及二萜生物碱的生源关系及其分类学意义的基础上，结合其毒性和疗效讨论了国产乌头属植物亲缘关系、化学成分和疗效及毒性之间的相关性，结果发现牛扁亚属（Subgen. *Paraconitum*）是以牛扁碱和C18-二萜生物碱为主的类群，由于其毒性中等，因而是寻找镇痛、抗炎等新药的一个对象。

（三）基于亲缘关系的中药药性研究

植物的亲缘关系是植物类群在系统发生上所显示的某种演化关系。它反映植物亲缘关系的分类方法属于自然分类系统，一定程度上是药用植物生物学本质的具体体现，传统的中药药性，包括四气、五味和功效等，是建立在大量的临床基础上归纳总结出来的，可以认为是一种基于传统理论的分类方法。将药用植物的亲缘关系与传统中药药性相结合，在科属的分类单元内，以具有相同药性的药物为研究对象，寻求共性药理活性，在此基础上，分析与药性关联的化学成分，从而开展中药化学成分、药理效应、药性三者之间的相关性研究，探讨中药药性研究的新思路和新模式，克服了人为选择具有相同功效的中药造成的物质基础可比性差的问题，使中药药性与化学成分有机关联。如以分析中药药性形成的思维方法为切入点，对伞形科中药辛味共性药理效应和功效分析，探讨了伞形科中药“辛味-血管活性-化学成分”的关联性，以此思路和实践进一步对该科中药北沙参具有辛味及其相应的新功效进行了探索。

二、展望

分子生物学的发展将带动药用植物领域各方面的发展，它给现代药用植物的研究注入了新的活力，将推动和加速医药学的发展。分子生药学的许多研究手段、方法已广泛应用于医药的研究工作中，而药用植物学作为一门古老的学科，正面临着巨大的挑战，应该在传统的生物学和药学基础上，应用新技术和新方法开展植物物种、遗传和生态三个层次的物种多样性和天然产物多样性相结合的研究，使对药用植物的认识进入一个崭新的阶段。

（一）叶绿体基因组超级条形码

由于需要鉴定的药用植物类群之间遗传间断大小是不一致的，尤其是对于那些经历过辐射进化的药用植物类群；另外由于品种之间的杂交，造成几乎没有遗传间断，常用的DNA条形码片段无法解决这些问题。近年随着高通量测序技术的迅猛发展，药用植物的鉴定研究中开始采用基因组数据，药用植物叶绿体基因组超级条形码应运而生，如菊花和野菊的鉴别等。

（二）药用基因组亲缘学

系统发育基因组学是进化和基因组学的交叉学科，是将基因组数据用于进化关系重建的综合分析；药用亲缘学研究药用生物（特别是药用植物）的生物亲缘关系、化学成分和疗效（传统疗效和药理活性）间的相关性；系统发育基因组学方法可用于药物发现和开发的相关问题研究，在组学水平拓展了药用亲缘学的领域，由此衍生出药用基因组亲缘学。

（三）运用综合方法构建分子系统关系

随着当今分子生物学中一些重大问题的解决，如内元（内含子）功能，DNA时空调控机制等的彻底破译，构建分子系统谱系将会有更加有力的手段。但要真正构建生物系统发生的图谱，应使用综合的方法即分子系统学和形态学、生理学、行为学、生态学和生物地理学等方法。

（四）分子水平与形态水平的研究有机结合

现阶段的分子系统学研究很少把基因组进化与表型进化联系起来，在今后的研究中，为了追踪从DNA进化到表型进化的途径，需要研究结构基因和它们的调控基因间的关系及变化，需要分子水平的比较解剖学和比较胚胎学，分析蛋白质（主要是酶）在结构和功能上如何进化，分析它们在生化调控途径中的组织化如何出现，以及分析它们在不同组织或不同发育阶段中的表达是如何被调控的，从而将分子水平与形态水平的研究有机地结合起来。

（五）活性化学成分特定序列探针

通过药用植物亲缘学研究，获取化学成分的特定序列，设计探针，以识别未知植物是否具有潜在的药用价值，将成为寻找和扩大药用植物资源的主要途径和方法。

【案例】

中国鼠尾草属分子系统学研究

一、研究背景

鼠尾草属（*Salvia*）隶属唇形科（Lamiaceae）薄荷族（Mentha）。该属植物在全世界有700~

1050种，存在三个分布中心：中南美洲地区（500spp）、中亚—地中海地区（250spp.）、东亚地区（100spp.）。该属植物最显著的特征是其具有可育雄蕊2枚，且药隔组织延长横架与较短的花丝顶端，以关节相连接，形成丁字形构造；延长的药隔被连接关节区分为上、下两臂。根据《中国植物志》等文献的记载，我国分布有84种该属植物，分布于全国各地，尤以西南地区的云南、四川等横断山地区集中分布。《中国植物志》根据下臂药室的发育以及联合分离等情况，将中国鼠尾草划分为四个亚属：孤隔亚属（Subg. *Salvia*）、荔枝草亚属（Subg. *Sclarea*）、美洲鼠尾草亚属（Subg. *Jungia*）、鼠尾草亚属（Subg. *Allagospadonopsis*）。我国所分布的鼠尾草4个亚属间的主要植物学特征如表3-1。

表3-1 我国鼠尾草所属亚属的主要植物学特征

鼠尾草亚属名称	主要的植物学特征	代表植物
孤隔亚属（Subg. *Salvia*）	雄蕊的药隔多少弯成半圆形或弧形，上臂比下臂长或相等；两端的药室均发育	甘西鼠尾草（*S. przewalakii* Maxim.）
荔枝草亚属（Subg. *Sclarea*）	雄蕊的药隔多少伸直，不弯成半圆形，下部药室不育且下臂联合	丹参（*S. miltiorrhiza* Bunge）
美洲鼠尾草亚属（Subg. *Jungia*）	栽培植物，花冠筒外伸，药隔下臂外弯，纵的靠合或联合	一串红（*S. splendens* Ker-Gawl.）
鼠尾草亚属（Subg. *Allagospadonopsis*）	雄蕊的药隔多少伸直，不弯成半圆形，下部药室不育，下臂分离	华鼠尾草（*S. chinense* Benth.）

有关中国鼠尾草的研究主要集中在药用植物化学、药理作用以及不同鼠尾草属药用植物的鉴别上。到目前为止尚没有对中国鼠尾草属的植物进行系统的分类学研究，更没有用分子手段系统的研究本属植物的分类学问题。因此，本研究拟在利用构建鼠尾草属分子系统发育树的手段讨论：①中国鼠尾草属植物与其余分布中心鼠尾草属植物（中南美洲地区、中亚-地中海地区）的系统关系；②中国鼠尾草属植物不同亚属及不同组之间的系统关系。通过本研究能够更好地了解我国鼠尾草属植物在世界鼠尾草属中的系统位置，为进一步研究我国鼠尾草乃至世界鼠尾草属植物的起源及进化奠定基础，也同时为鼠尾草属植物的综合开发利用奠定基础。

二、实验材料与方法

1．植物材料　本研究经PCR扩增并测序得到共得到43种（其中40种为中国鼠尾草、1种为欧洲引进种，2种为美洲引进种）鼠尾草植物的63个个体的nrITS、*rbc*L、*psb*A-*trn*H、*mat*K的序列（凭证标本保存于中国中医科学院中药研究所，表中缩写为ICMM）。另外，我们从GenBank中下载了4种中国鼠尾草的ITS序列、6种日本鼠尾草的ITS序列、和来自walker所指出的Clade Ⅰ/Ⅱ/Ⅲ的12种鼠尾草属植物ITS序列。与此同时，下载一串红（*S. splendens*）的rbc*L*、psb*A*-trn*H*、*mat* K序列。根据Walker2004年的研究，我们选择*Glechoma hederacea*为被研究的外类群，其所有序列都来自GenBank。所有材料的采集信息及所有基因号如表3-2。

表3-2　鼠尾草植物采集信息及GenBank Number表

亚属/组/种	采集地	采集者&凭证标本	基因号(GenBank No.)			
			*rbc*L	*mat*K	*psb*A-*trn*H	ITS
孤隔亚属(Subg. *Salvia*)						
宽球苏组(Sect. *Eurysphace*)						
橙色鼠尾草 *S. aerea* Lévl.	云南,香格里拉	李旻辉; HLQ201001(ICMM)	JQ933974	JQ934038	JQ934166	JQ934102
短冠鼠尾草 *S. brachyloma* Stib.	四川,木里	李旻辉; HLQ201002(ICMM)	JQ933980	JQ934044	JQ934172	JQ934108
栗色鼠尾草 *S. castanea* Diels	四川,木里	李虔全; HLQ201008(ICMM)	JQ933981	JQ934045	JQ934173	JQ934109
犬形鼠尾草1 *S. cynica* Dunn 1	四川,峨眉山	李虔全; HLQ201009(ICMM)	JQ933988	JQ934052	JQ934180	JQ934116
犬形鼠尾草2 *S. cynica* 2	四川,马尔康	李虔全; HLQ201010(ICMM)	JQ933989	JQ934053	JQ934181	JQ934117
雪山鼠尾草 *S. evansiana* Hand.-Mazz.	云南,香格里拉	李旻辉; HLQ201019(ICMM)	JQ933992	JQ934056	JQ934184	JQ934120
黄花鼠尾草1 *S. flava* Forrest. 1	四川,木里	李虔全; HLQ201020(ICMM)	JQ933994	JQ934058	JQ934186	JQ934122
黄花鼠尾草2 *S. flava* 2	云南,丽江	李旻辉; HLQ201021(ICMM)	JQ933995	JQ934059	JQ934187	JQ934123
木里鼠尾草 *S. handelii* Stib,	四川,木里	李虔全; HLQ201023(ICMM)	JQ933996	JQ934060	JQ934188	JQ934124
荞麦地鼠尾草 *S. kiaometiensis* Lévl.	云南,昭通	李旻辉; HLQ201025(ICMM)	JQ933999	JQ934063	JQ934191	JQ934127
鄂西鼠尾草 *S. maximowicziana* Hemsl.	湖北,神农架	李旻辉; HLQ201028(ICMM)	JQ934001	JQ934065	JQ934193	JQ934129
峨眉鼠尾草 *S. omeiana* Stib.	四川,峨眉山	崔占虎; HLQ201038(ICMM)	JQ934011	JQ934075	JQ934203	JQ934139
少花鼠尾草 *S. pauciflora* Stib.	云南,德钦	李旻辉; HLQ201039(ICMM)	JQ934016	JQ934080	JQ934208	JQ934144
康定鼠尾草 *S. prattii* Hemsl.	四川,康定	李虔全; HLQ201040(ICMM)	JQ934023	JQ934087	JQ934215	JQ934151
甘西鼠尾草原变种 *S. przewalskii* Maxim. var. *przewalskii*	甘肃,岷县	李旻辉; HLQ201041(ICMM)	JQ934025	JQ934089	JQ934217	JQ934153
甘西鼠尾草少毛变种 *S. przewalskii* var. *glabrescens*	云南,香格里拉	李旻辉; HLQ201042(ICMM)	JQ934026	JQ934090	JQ934218	JQ934154

续表

亚属/组/种	采集地	采集者&凭证标本	基因号（GenBank No.）			
			*rbc*L	*mat*K	*psb*A-*trn*H	ITS
粘毛鼠尾草 *S. roborowskii* Maxim.	四川，康定	李赓全；HLQ201055（ICMM）	JQ934028	JQ934092	JQ934220	JQ934156
近掌脉鼠尾草 *S. subpalmatinervis* Stib.	云南，丽江	李旻辉；HLQ201056（ICMM）	JQ934032	JQ934096	JQ934224	JQ934160
黄鼠狼花 *S. tricuspis* Franch.	陕西，杨陵	李赓全；HLQ201061（ICMM）	JQ934034	JQ934098	JQ934226	JQ934162
真球苏组（Sect. *Eusphace*）						
药鼠尾草 *S. officinalis* Linn.	北京	崔占虎；HLQ201037（ICMM）	JQ934010	JQ934074	JQ934202	JQ934138
荔枝草亚属（Subg. *Sclarea*）						
荔枝草组（Sect. *Notiosphace*）						
荔枝草1 *S. plebeia* R. Br. 1	浙江，金华	吴斌；HLQ201043（ICMM）	JQ934017	JQ934081	JQ934209	JQ934145
荔枝草2 *S. plebeia* 2	北京	崔占虎；HLQ201044（ICMM）	JQ934018	JQ934082	JQ934210	JQ934146
荔枝草3 *S. plebeia* 3	福建，福州	李赓全；HLQ201045（ICMM）	JQ934019	JQ934083	JQ934211	JQ934147
荔枝草4 *S. plebeia* 4	福建，福州	李赓全；HLQ201046（ICMM）	JQ934020	JQ934084	JQ934212	JQ934148
荔枝草5 *S. plebeia* 5	江西，瑞金	李旻辉；HLQ201047（ICMM）	JQ934021	JQ934085	JQ934213	JQ934149
丹参组（Sect. *Drymosphace*）						
南丹参1 *S. bowleyana* Dunn 1	安徽，六安	李赓全；HLQ201048（ICMM）	JQ934012	JQ934076	JQ934204	JQ934140
南丹参2 *S. bowleyana* 2	安徽，黄山	李赓全；HLQ201004（ICMM）	JQ933977	JQ934041	JQ934169	JQ934105
南丹参3 *S. bowleyana* 3	浙江，金华	吴斌；HLQ201005（ICMM）	JQ933978	JQ934042	JQ934170	JQ934106
南丹参4 *S. bowleyana* 4	安徽，六安	李旻辉；HLQ201050（ICMM）	JQ934014	JQ934078	JQ934206	JQ934142
贵州鼠尾草原变种 *S. cavaleriei* Lévl. var. *cavaleriei*	重庆	李旻辉；HLQ201011（ICMM）	JQ933982	JQ934046	JQ934174	JQ934110

续表

亚属/组/种	采集地	采集者&凭证标本	基因号（GenBank No.）			
			*rbc*L	*mat*K	*psb*A-*trn*H	ITS
血盆草1 *S. cavaleriei* Lévl. var. *simplicifolia* Stib.1	四川，峨眉山	李虔全；HLQ201012（ICMM）	JQ933983	JQ934047	JQ934175	JQ934111
血盆草2 *S. cavaleriei* var. *simplicifolia* 2	四川，峨眉山	李虔全；HLQ201013（ICMM）	JQ933984	JQ934048	JQ934176	JQ934112
大别山鼠尾草 *S. dabieshanensis* J. Q. He	安徽，舒城	李虔全；HLQ201017（ICMM）	JQ933990	JQ934054	JQ934182	JQ934118
河南鼠尾草 *S. honania* L. H. Bailey	河南，信阳	李旻辉；HLQ201024（ICMM）	JQ933997	JQ934061	JQ934189	JQ934125
美丽鼠尾草1 *S. meiliensis* S. W. Su 1	湖北，武汉	李旻辉；HLQ201029（ICMM）	JQ934002	JQ934066	JQ934194	JQ934130
美丽鼠尾草2 *S. meiliensis* 2	安徽，六安	李旻辉；HLQ201030（ICMM）	JQ934003	JQ934067	JQ934195	JQ934131
丹参1 *S. miltiorrhiza* Bunge 1	河南，商州	李旻辉；HLQ201031（ICMM）	JQ934004	JQ934068	JQ934196	JQ934132
丹参2 *S. miltiorrhiza* 2	江西，通州	李虔全；HLQ201032（ICMM）	JQ934005	JQ934069	JQ934197	JQ934133
丹参 3 *S. miltiorrhiza* 3	山西，绛县	李虔全；HLQ201033（ICMM）	JQ934006	JQ934070	JQ934198	JQ934134
丹参4 *S. miltiorrhiza* 4	河南，孟州	李虔全；HLQ201034（ICMM）	JQ934007	JQ934071	JQ934199	JQ934135
丹参5 *S. miltiorrhiza* 5	河南，辉县	李虔全；HLQ201035（ICMM）	JQ934008	JQ934072	JQ934200	JQ934136
丹参6 *S. miltiorrhiza* 6	安徽，岳西	李虔全；HLQ201036（ICMM）	JQ934009	JQ934073	JQ934201	JQ934137
丹参7 *S. miltiorrhiza* 7	浙江，临安	吴斌；HLQ201003（ICMM）	JQ933976	JQ934040	JQ934168	JQ934104
鄂皖丹参1 *S. paramiltiorrhiza* H.W.Li et X.L.Huang 1	安徽，青田	李旻辉；HLQ201049（ICMM）	JQ934013	JQ934077	JQ934205	JQ934141
鄂皖丹参2 *S. paramiltiorrhiza* 2	湖北，宜昌	李旻辉；HLQ201051（ICMM）	JQ934015	JQ934079	JQ934207	JQ934143
长冠鼠尾草 *S. plectranthoides* Griff.	甘肃，武都	李虔全；HLQ201052（ICMM）	JQ934022	JQ934086	JQ934214	JQ934150
红根草 *S. prionitis* Hance	浙江，金华	李旻辉；HLQ201053（ICMM）	JQ934024	JQ934088	JQ934216	JQ934152
浙皖丹参1 *S. sinica* Migo 1	浙江，金华	吴斌；HLQ201057（ICMM）	JQ934031	JQ934095	JQ934223	JQ934159

续表

亚属/组/种	采集地	采集者&凭证标本	基因号(GenBank No.)			
			*rbc*L	*mat*K	*psb*A-*trn*H	ITS
浙皖丹参2 *S. sinica* 2	安徽,金寨	李虔全; HLQ201006(ICMM)	JQ933979	JQ934043	JQ934171	JQ934107
三叶鼠尾草 *S. trijuga* Diels	云南,丽江	李旻辉; HLQ201062(ICMM)	JQ934035	JQ934099	JQ934227	JQ934163
云南鼠尾草1 *S. yunnansis* C. H. Wright 1	云南,昆明	李旻辉; HLQ201063(ICMM)	JQ934036	JQ934100	JQ934228	JQ934164
云南鼠尾草2 *S. yunnansis* 2	云南,洱源	李旻辉; HLQ201064(ICMM)	JQ934037	JQ934101	JQ934229	JQ934165
多球苏组(Sect. *Pleiosphace*)						
新疆鼠尾草 *S. deserta* Schang	新疆,布尔津	李旻辉; HLQ201018(ICMM)	JQ933991	JQ934055	JQ934183	JQ934119
鼠尾草亚属(Subg. *Allagospadonopsis*)						
白马鼠尾草 *S. baimaensis* S.W.Su et Z.A.Shen	安徽,金寨	李虔全; HLQ201007(ICMM)	JQ933975	JQ934039	JQ934167	JQ934103
黄山鼠尾草 *S. chienii* Stib.	安徽,黄山	李虔全; HLQ201014(ICMM)	JQ933985	JQ934049	JQ934177	JQ934113
华鼠尾草 *S. chinensis* Benth.	安徽,滁州	李虔全; HLQ201015(ICMM)	JQ933986	JQ934050	JQ934178	JQ934114
康定鼠尾草 *S. kiangsiensis* C. Y. Wu	江西,南丰	李虔全; HLQ201026(ICMM)	JQ933998	JQ934062	JQ934190	JQ934126
舌瓣鼠尾草 *S. liguliloba* Sun	浙江,临安	李虔全; HLQ201027(ICMM)	JQ934000	JQ934064	JQ934192	JQ934128
祁门鼠尾草 *S. qimenensis* S. W. Su et. J. Q. He	安徽,祁门	李虔全; HLQ201054(ICMM)	JQ934027	JQ934091	JQ934219	JQ934155
佛光草 *S. substolonifera* Stib.	浙江,临安	李虔全; HLQ201058(ICMM)	JQ934033	JQ934097	JQ934225	JQ934161
美洲引进种(Introduced from America)						
美洲鼠尾草亚属(Subg. *Jungia*)						
朱唇 *S. coccinea* Linn.	北京	崔占虎; HLQ201016(ICMM)	JQ933987	JQ934051	JQ934179	JQ934115

续表

亚属/组/种	采集地	采集者&凭证标本	基因号(GenBank No.)			
			*rbc*L	*mat*K	*psb*A-*trn*H	ITS
一串蓝 *S. farinacea* Benth.	北京	崔占虎; HLQ201022(ICMM)	JQ933993	JQ934057	JQ934185	JQ934121
欧洲引进种(Introduced from Europe)						
荔枝草亚属(Subg. *Sclarea*)						
南欧丹参1 *S. sclarea* Linn. 1	北京	崔占虎; HLQ201059(ICMM)	JQ934029	JQ934093	JQ934221	JQ934157
南欧丹参2 *S. sclarea* 2	北京	崔占虎; HLQ201060(ICMM)	JQ934030	JQ934094	JQ934222	JQ934158
GenBank下载序列						
Sequences from GenBank						
孤隔亚属(Subg. *Salvia*)						
S. aegyptiaca Linn.[clade III]			–	–	–	DQ667285
S. aethiopis Linn[clade I]			–	–	–	DQ667272
S. aristata[clade III]			–	–	–	DQ667280
S. dolomitica Aucher[clade I]			–	–	–	DQ667322
S. trichocalycina Codd[clade III]			–	–	–	DQ667283
荔枝草亚属(Subg. *Sclarea*)						
S. austriaca Jacq.[clade I]			–	–	–	DQ667323
S. candidissima Vahl.[clade I]			–	–	–	DQ667261
胶质鼠尾草 *S. glutinosa* Linn.[CA]			–	–	–	DQ667250
美洲鼠尾草亚属(Subg. *Jungia*)						
S. haenkei Benth.[clade II]			–	–	–	DQ667271

续表

亚属/组/种	采集地	采集者&凭证标本	基因号(GenBank No.)			
			*rbc*L	*mat*K	*psb*A-*trn*H	ITS
S. oxyphora Briq.[clade II]			–	–	–	DQ667262
S. platystoma Epl.[clade II]			–	–	–	DQ667277
S. rusbyi Britton ex Rusby[clade II]			–	–	–	DQ667278
一串红 *S. splendens* Ker-Gawl.[clade II]			HM590079	AF477765	FJ513111	AF477788
鼠尾草亚属(Subg. *Allagospadonopsis*)						
阿里山鼠尾草 *S. arisanensis* Makino[CA]			–	–	–	AB295100
S. glabrescens var. *glabrescens*[JP]			–	–	–	AB541120
阿里山鼠尾草			–	–	–	AB295099
S. hayatana Makino ex Hayata[CA]						
鼠尾草 *S. japonica* Thunb.[CA]			–	–	–	AB295096
S. japonica Thumb. var. *japonica*[JP]			–	–	–	AB266237
S. lutescens Koidz. var. *crenata* Makino[JP]			–	–	–	AB266243
S. nipponica Maq. var. *nipponica*[JP]			–	–	–	AB541118
S. nipponica Maq. var. *trisecta* Matsum. ex Kudo[JP]			–	–	–	AB541116
Kudo[JP]						
S. ranzaniana Makino[JP]			–	–	–	AB287375
Glechoma hederacea			HM850031	HM850789	FJ395524	GQ456144

2. CTAB法提取鼠尾草植物总基因组

预先将Eppondorf管（2ml、1.5ml）和移液器的枪头等在高压灭菌锅中高压灭菌后，进行如下步骤：

（1）Eppondorf管（2ml）中放入少量经变色硅胶干燥后的鼠尾草属植物新鲜叶片，放入磁珠或钢珠（磁珠在使用前应该用适量的无水乙醇置于研钵中烧灼，以免引入杂质），置于球磨仪磨成粉末；

（2）向EP管中加入700ml 2×CTAB提取液，0.1ml巯基乙醇和少量的PVP粉末，合上盖摇匀；

（3）将摇匀后的EP管置于37℃恒温水浴中水浴加热4小时，每隔半小时上下颠倒EP管使DNA充分提取；

（4）取出EP管加入等体积的三氯甲烷-乙醇溶液充分摇动使其均匀，低温离心10分钟，转速12000转每分钟；

（5）将离心好的EP管轻轻地取（注意不要晃动以免是下层杂质过多地溶于上清液中），用移液器将上清液转移到2ml的EP管中（注意不要将下层杂质吸入）；

（6）再向上清液中加入等体积的三氯甲烷-乙醇溶液，低温离心10分钟，转速12 000转每分钟，轻轻取出取上清液于1.5ml的EP管中；

（7）向二次离心的上清液中加入等体积的异丙醇，置于4℃冰箱静置30分钟（时间不宜太长以免析出较多杂质）；

（8）将静置后的溶液高速离心（12000转每分钟）10分钟；弃去上清液；

（9）将离心得到的DNA沉降物用70%乙醇和无水乙醇分别清洗两次，滤纸吸干；

（10）置于37℃恒温烘箱中烘干，用100ul灭菌水溶解备用。

3. 目标片段的PCR扩增及测序　通过查阅已知鼠尾草属植物*rbc*L、*mat*K、*psb*A-*trn*H、ITS序列的相关文献，本试验中*rbc*L片段PCR扩增的引物：1F: ATG TCA CCA CAA ACA GAG ACT AAA GC（正向），724R: CTT CTG CTA CAA ATA AGA ATC GAT CTC（反向）；*mat*K引物：AF: CTA TAT CCA CTT ATC TTT CAG GAG T（正向），8R: AAA GTT CTA GCA CAA GAA AGT CGA（反向）；*psb*A-*trn*H引物：PsbA: GTT ATG CAT GAA CGT AAT GCT C（正向），TrnH: CGC GCA TGG TGG ATT CAC AAA TC（反向）；ITS引物：ITS5: GGA AGT AAA AGT CGT AAC AAG G（正向），ITS4: TCC TCC GCT TAT TGA TAT GC。

四个目标片段PCR扩增体系见表3-2：

表3-2　PCR扩增体系

体系组成成分	体积
ddH_2O	14.7μl
10×buffer缓冲液	2μl
dNTPs（0.5mmol/L）	1.6μl
正向引物（2.5mmol/L）	0.5μl
方向引物（2.5mmol/L）	0.5μl
基因组DNA（2mg/ml）	0.5μl
ExTaq DNA聚合酶	0.2μl

四个目标片段PCR扩增程序见表3-3:

表3-3 PCR扩增程序

目标片段	预变性(℃)	变性(℃)	退火(℃)	延伸(℃)	循环数	最后延伸(℃)	保存(℃)
ITS	95	95	42	72	30	72	4
*rbc*L	95	95	46	72	30	72	4
*psb*A-*trn*H	95	95	42	72	30	72	4
*mat*K	95	95	45	72	30	72	4

用移液器取2μlPCR产物与2×buffer混匀后,加入琼脂糖凝胶的上样孔中,电泳检测并拍照。

切下含有DNA片段的胶块,送测序公司测序。

4.序列的比对及系统树的构建　所有序列经过Clustal X v. 1.83中默认参数自动比对后再用BioEdit v. 5.0.9进行人工手动校正,以减少排列后的缺隙(gap)。

MP系统发育树的构建:构建MP系统发育树在Paup4.0b1.0软件中进行,当最优化标准设置为简约法时,采用启发式搜索(heuristic search),所有性状权重相等,空位(gap)作为缺失数据处理,进行1000次随机序列加入重复,逐步加入(stepwise addition)中每步保留10棵树,分支交换算法为树二等分再连接法(TBR),搜索最大简约树及其所在岛屿(island),进行1000次自展重复随机序列加入重复1000次,逐步加入中每步保留10棵树,分支交换算法为TBR,检验各分支的支持率。

ML系统发育树的构建:在Paup4.0b1.0软件中构建MP系统发育树之前,首先用Modeltest 3.7软件计算最优模型。经计算叶绿体基因(cpDNA)的最优模型为GTR+G,ITS基因的最优模型为GTR+I+G,叶绿体基因和ITS基因联合后的最优模型为TIN+I+G。根据各模型参数设置Paup4.0b1.0软件中的各参数,采用启发式搜索自引导抽样率检验设置为100次重复,用treeview软件查看所构建的系统发育树。

贝叶斯(BI)系统发育树的构建:经MrModelTest v. 2.3对构建贝叶斯系统发育树的最优模型选择后,适合叶绿体基因(cpDNA)、ITS基因、叶绿体和ITS联合基因的最优模型分别为GTR+G、GTR+I+G和GTR+I+G;在Mrbayes 3.1.2软件中设置各参数,同时建立4个马尔科夫链,把随机树最为起始树,共运行100万代,每100代抽样一次构建贝叶斯系统发育树,重复一次,舍弃老化样本2500代,根据剩余样本构建一致树。

三、试验结果与分析

1.目标片段PCR扩增结果　四个片段PCR结果较理想,切胶后送给测序公司可以进行直接测序;部分鼠尾草属植物*rbc*L的PCR扩增结果见图3-2。

2.分子系统树构建结果　本研究所涉及的63个个体总共86条nrDNA(ITS)基因序列,排列后的矩阵中共含有总长度为523bp,变异位点为231bp,175个碱基位点为具有系统发育信息的简约信息位点(即及存在两种碱基类型而且每种碱基类型均出现在两种以上类群中的变异位点),占序列总长度的33.46%。在基因MP法构建系统发育树过程中共得到

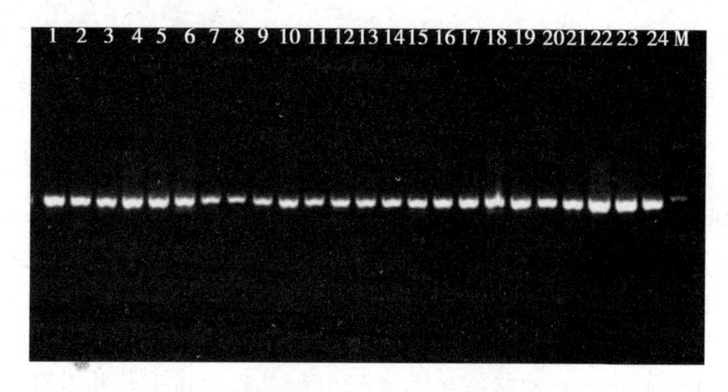

图3-2 鼠尾草属植物*rbc*L基因PCR结果

1. 丹参(*S. miltiorrhiza*); 2. 云南鼠尾草(*S. yunnanensis*); 3. 荔枝草(*S. plebeia*); 4. 新疆鼠尾草(*S. deserta*); 5. 南丹参(*S. bowleyana*); 6. 河南鼠尾草(*S. honania*); 7. 长冠鼠尾草(*S. plectranthoides*); 8. 贵州鼠尾草原变种(*S. cavaleriei* var.cavaleriei); 9. 三叶鼠尾草(*S. trijuga*); 10. 甘西鼠尾草原变种(*S. przewalskii* var.przewalskii); 11. 粘毛鼠尾草(*S. roborowskii*); 12. 黄鼠狼花(*S. tricuspis*); 13. 犬形鼠尾草(*S. cynica*); 14. 短冠鼠尾草(*S. brachyloma*); 15. 雪山鼠尾草(*S. evansiana*); 16. 鄂西鼠尾草(*S. maximowicziana*); 17. 华鼠尾草(*S. chinensis*); 18. 黄山鼠尾草(*S. chienii*); 19. 祁门鼠尾草(*S. qimenensis*); 20. 佛光草(*S. substolonifera*); 21. 白马鼠尾草(*S. baimaensis*); 22. 朱唇(*S. coccinea*); 23. 串蓝(*S. farinacea*); 24. 撒尔维亚(*S. officinalis*)

2242棵最大简约树,一致性指数(CI)为0.779,保留指数(RI)为0.874。而在利用最大似然法(ML)(−lnL=3923.6619)和贝叶斯法构建系统发育树中所得到的树形结构与最大简约法所构建的系统发育树具有高度一致的结构,如图3-4。从所构建的系统树可以看出:本实验中选自Walker所定义的Clade Ⅰ,Ⅱ,Ⅲ的鼠尾草属植物以及隶属于荔枝草亚属(Subg. *Sclarea*)多球苏组的(Sect. *Pleiosphace*)中国鼠尾草属植物新疆鼠尾草(*S. deserta*)和从美洲引进的隶属于美洲鼠尾草亚属(Subg. *Jungia*)的植物一串红(*S. coccinea*)形成一支独立的进化支(Clade);Clade Ⅲ是Clade Ⅰ,Ⅱ的姐妹群。所有的中国鼠尾草(除去新疆鼠尾草(*S. deserta*))和所有的日本鼠尾草形成支持率较强包含三小支(Subclades)的独立支。其中第一个小支由所有的孤隔亚属(Subg. *Salvia*)植物和荔枝草亚属(Subg. *Sclarea*)丹参组(Sect. *Drymosphace*)植物三叶鼠尾草(*S. trijuga*)组成。在这个分支中由三叶鼠尾草(*S. trijuga*)和少花鼠尾草(*S. pauciflora*)形成的分支;黄鼠狼花(*S. tricuspis*)和粘毛鼠尾草(*S. roborowskii*)形成的分支;甘西鼠尾草原变种(*S. przewalskii* Maxim. var. *przewalskii*)和甘西鼠尾草褐毛变种(*S. przewalskii* var. *glabrescens*)形成的分支以及栗色鼠尾草(*S. castanca*)和橙色鼠尾草(*S. aerea*)所形成的微小分支均得到较强的支持率。第二支由所有的鼠尾草亚属(Subg. *Allagospadonopsis*)植物(日本境内分布的鼠尾草属植物全为该属植物)和所有的荔枝草亚属丹参组植物除三叶鼠尾草(*S. trijuga*)组成;其中(Subg. *Sclarea*)丹参组(Sect. *Drymosphace*)植物和鼠尾草亚属(Subg. *Allagospadonopsis*)

植物在该支中各自形成自持率较强的独立分支。第三支仅由荔枝草亚属荔枝草组(Sect. *Notiosphace*)荔枝草(*S. plebeia*)组成,三种方法所构建的系统树中该支的支持率均超过95%。

将来自43个物种共63个个体的叶绿体(*rbc*L、*psb*A-*trn*H、*mat*K)片段联合后所形成的矩阵总长度为1690bp;其中1504bp为保守位点,变异位点为186bp,118个碱基位点为具有系统发育信息的简约信息位点(即存在两种碱基类型而且每种碱基类型均出现在两种以上类群中的变异位点)占序列总长度的6.98%。在基因MP法构建系统发育树过程中共得到2242棵最大简约树,一致性指数(CI)为0.884,保留指数(RI)为0.940。而在利用最大似然法(ML)(–lnL=3749.0916)和贝叶斯法构建系统发育树中所得到的树形结构与最大简约法所构建的系统发育树具有高度一致的结构,如图3-3。从图上可以看出所有鼠尾草属植物形成3个独立的分支,其中来自中国新疆的新疆鼠尾草(*S. deserta*)和从欧洲引进的鼠尾草属植物(*S. officinalis*、*S. sclarea*)形成的分支位于系统发育树的基部;而从美洲引进隶属于美洲鼠尾草亚属(subg. *Jungia*)的植物构成的分支是中国鼠尾草属植物[新疆鼠尾草(*S. deserta*)除外]所形成的分支的姐妹群。中国鼠尾草所形成的分支里不同亚属或者不同组植物又形成3平行的小支:荔枝草亚属(Subg. *Sclarea*)荔枝草组(Sect. Notiosphace)植物和荔枝草亚属(Subg. *Sclarea*)丹参组(Sect. *Drymosphace*)植物三叶鼠尾草(*S. trijuga*)和少花鼠尾草(*S. pauciflora*)组成的小支;部分荔枝草亚属(Subg. *Sclarea*)丹参组(Sect. *Drymosphace*)植物形成独立的一支;孤隔亚属(Subg. *Salvia*)宽球苏组(Sect. *Eurysphace*)植物形成另外一支。

在联合分析前首先将来自43个物种共63个个体的叶绿体(*rbcL*、*psbA-trnH*、*mat*K)和核基因(ITS)片段联合进行partition homogeneity test检验,结果P=0.1,表明叶绿体基因和核基因的联合不存在明显的冲突,可以进行片段间的联合分析。与此同时,仅由叶绿体构建的系统树和仅由核基因构建的系统树在结构上存在较大相似而不存在明显的冲突,因此我们联合叶绿体基因和核基因进行系统分析并构建相应的分子系统发育树。

将来自43个物种共64个个体的叶绿体(*rbc*L、*psb*A-*trn*H、*mat*K)片段联合后所形成的矩阵总长度为2213bp;其中417个碱基为保守位点,293个碱基为变异位点,293个碱基位点为具有系统发育信息的简约信息位点(即存在两种碱基类型而且每种碱基类型均出现在两种以上类群中的变异位点),占序列总长度的13.24%。在基因MP法构建系统发育树过程中共得到653棵最大简约树,一致性指数(CI)为0.730,保留指数(RI)为0.897。而在利用最大似然法(ML)(–lnL=7124.6929)和贝叶斯法构建系统发育树中所得到的树形结构与最大简约法所构建的系统发育树具有高度一致的结构,如图3-4。从图上可以看出所有鼠尾草属植物也形成三个分支:位于分子系统发育树底部的分支由从欧洲引进的鼠尾草属植物和产自我国新疆隶属荔枝草亚属(Subg. *Sclarea*)多球苏组(Sect. *Pleiosphace*)的新疆鼠尾草(*S. deserta*)构成;而从美洲引进隶属美洲鼠尾草亚属的鼠尾草属(Subg. *Jungia*)植物一串红(*S. splendens*)、一串蓝(*S. farinacea*)和朱唇(*S. coccinea*)所构成的分支是中国鼠尾草所构成的分支的姐妹群;中国鼠尾草属植物除新疆鼠尾草(*S. deserta*)形成支持率极高的独立分支。在中国鼠尾草所形成的分支中不同亚属和组的鼠尾草植物有形成3小支:①荔枝草亚属(Subg. *Sclarea*)丹参组(Sect. *Drymosphace*)(除三叶鼠尾草(*S. trijuga*))和鼠尾草亚属(Subg. *Allagospadonopsis*)植物所形成的小支;②荔枝草亚属(Subg. *Sclarea*)

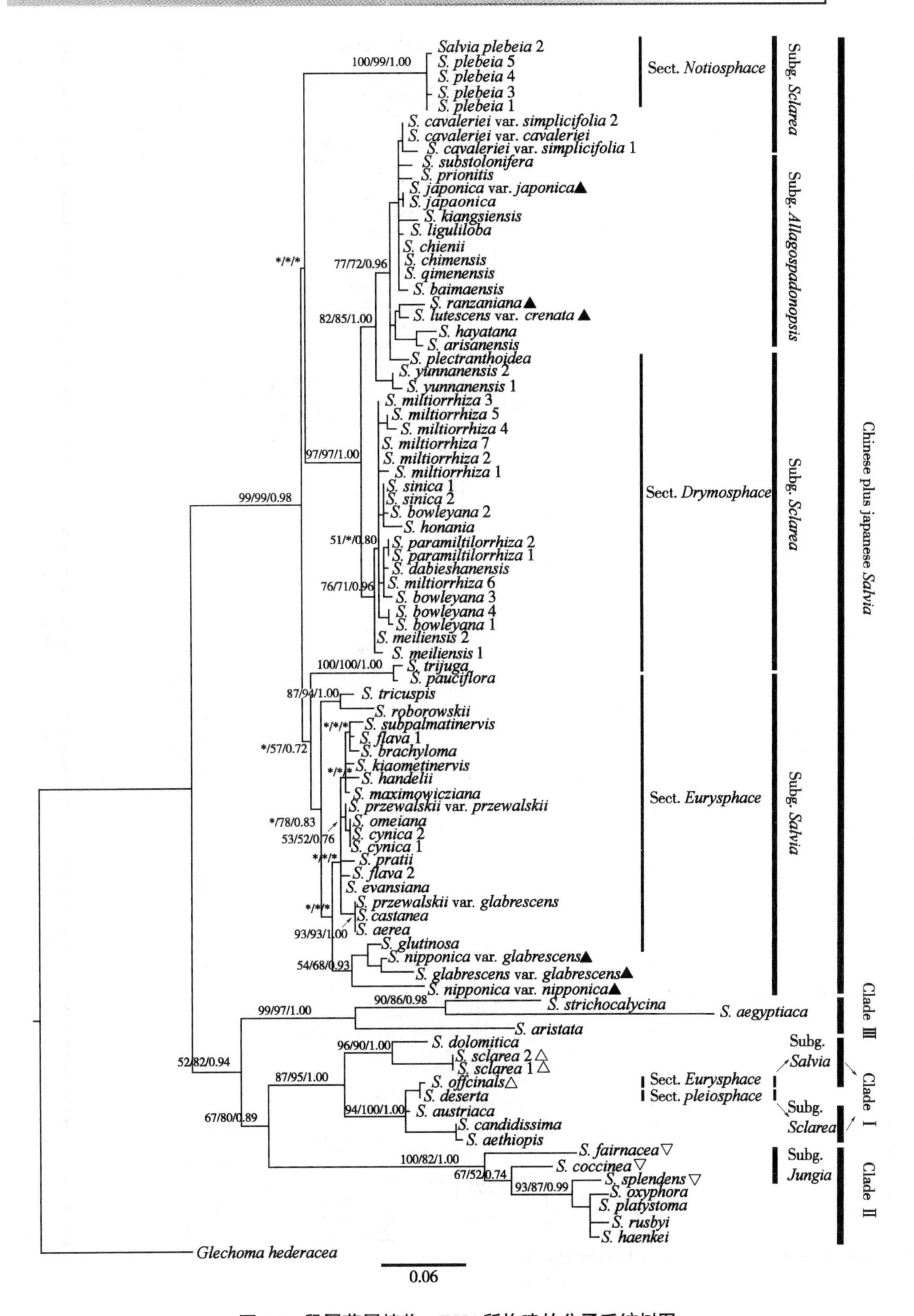

图3-3　鼠尾草属植物nrDNA所构建的分子系统树图

注：树枝上分别为MP/ML/BI支持率；*表示支持率小于50%；▲表示本实验中选用的日本鼠尾草；△表示从欧洲引进的鼠尾草；▽表示从美洲引进的鼠尾草

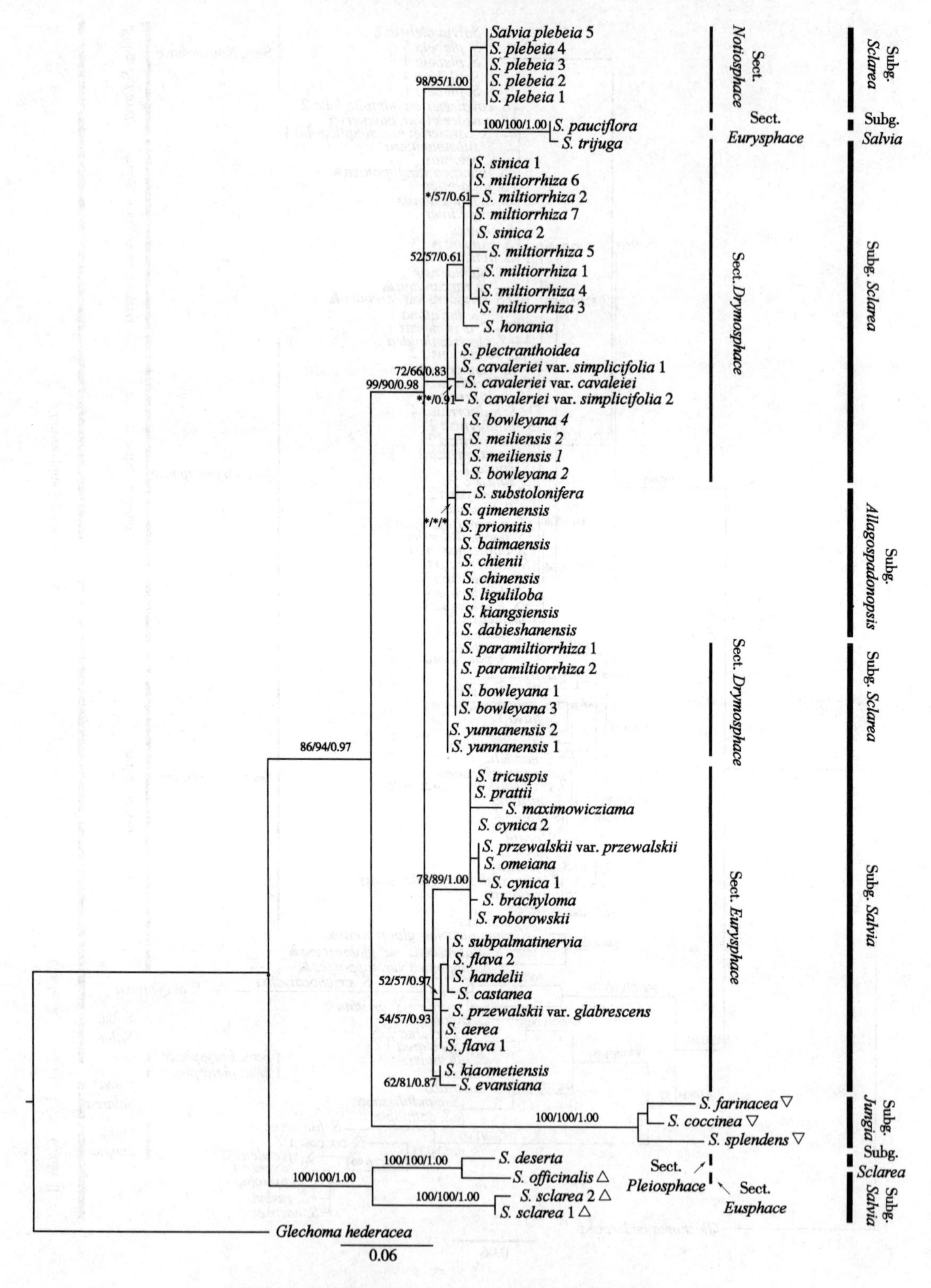

图3-4 鼠尾草属植物cpDNA所构建的分子系统树图

注：树枝上分别为MP/ML/BI支持率；*表示支持率小于50%；△表示从欧洲引进的鼠尾草；▽表示从美洲引进的鼠尾草

荔枝草组（Sect. Notiosphace）植物荔枝草（*S. plebeia*）、荔枝草亚属（Subg. *Sclarea*）丹参组（Sect. *Drymosphace*）植物三叶鼠尾草（*S. trijuga*）和孤隔亚属（Subg. *Salvia*）宽球苏组（Sect. *Eurysphace*）植物少花鼠尾草（*S. pauciflora*）所形成的小支；③除少花鼠尾草（*S. pauciflora*）外的其余孤隔亚属（Subg. *Salvia*）宽球苏组（Sect. *Eurysphace*）植物形成的小支。而第①小支又进一步分为两个小支：仅由荔枝草亚属（Subg. *Sclarea*）丹参组（Sect. *Drymosphace*）植物构成的小支；由所有鼠尾草亚属（Subg. *Allagospadonopsis*）植物和一些荔枝草亚属（Subg. *Sclarea*）丹参组（Sect. *Drymosphace*）植物构成的小支，在这小支中云南鼠尾草（*S. yunnanensis*）是其姐妹群（图3-5）。

3．结果分析　本研究中所有个体均PCR扩增得到*rbc*L基因，测序结果表明*rbc*L序列长度在523bp到537bp之间，其中橙色鼠尾草（*S. aerea*）扩增后测序最长为537bp，木里鼠尾草（*S. handelii*）扩增片段测序结果最短为527bp。所有序列经比对后不存在插入缺失碱基或者是碱基片段，除一个南丹参个体（*S. bowleyana*-02）有一个碱基存在杂交现象，其余个体都不存在杂交现象；为不影响实验结果杂交碱基所在位点不参与系统树构建。鼠尾草植物*rbc*L的序列矩阵中有变异位点17个，其中信息位点为7个。我们实验的结果与先前的研究结果一致：即*rbc*L具有极高的PCR扩增成功率（本实验成功率为100%），但在种间变异较小。

本研究中所有个体均PCR扩增得到*psb*A-*trn*H基因，测序结果表明*psb*A-*trn*H序列长度在343bp到413bp之间。其中，少花鼠尾草（*S. pauciflora*）扩增后测序最长，而雪山鼠尾草（*S. evansiana*）扩增片段测序结果最短。所有序列经比对后发现存在大量的插入片段和一个倒位结构。而插入片段位于序列的前段0~103bp之间，插入片段长度不一且杂乱，因此在构建系统发育树时为了不影响结果，将0~103bp删除不参与建树。其余的插入缺失和倒位结构经编码后作为参与建树碱基位点。最终参与建树比对好的序列为396bp，经分析发现其中变异位点为68个，信息位点为43个。从基因序列上看，鼠尾草属植物*psb*A-*trn*H存在较大的基因变异或者某些较大的进化事件，然而这些变异是否具有意义需进一步的分析和研究。

本研究中所有个体均PCR扩增得到*mat*K基因，测序结果表明*mat*K序列长度在798bp到813bp之间。其中关公须（*S. kiangsiens*）扩增后测序最长，为813bp；朱唇（*S. coccinea*）扩增片段测序结果最短，为798bp。所有序列经比对未发现插入缺失碱基及碱基片段，也不存在杂交序列。经分析发现共有108个变异位点而信息位点为68个，表明*mat*K基因在一定程度上是构建分子系统树较好的基因片段。

本研究中所有个体均PCR扩增得到ITS基因，测序结果表明ITS序列长度在536bp到552bp之间。其中，三叶鼠尾草（*S. trijuga*）扩增后测序最长，舌瓣鼠尾草（*S. liguliloba*）扩增片段测序结果最短。所有序列经比对未发现插入缺失碱基及碱基片段，而部分个体（*S. maximowicziana*、*S. plebeis*-02、*S. cynica*-01、*S. flava*-02）存在杂交序列。经分析发现共有108个变异位点而信息位点为68个，表明ITS基因在一定程度上是构建分子系统树较好的基因片段。

四、讨论

1．基于分子系统发育树对中国鼠尾草的系统关系的分析　Walker等人在2004年根据鼠尾草属植物的分子数据将鼠尾草属植物分为3个主要的进化支的时，并指出进化支

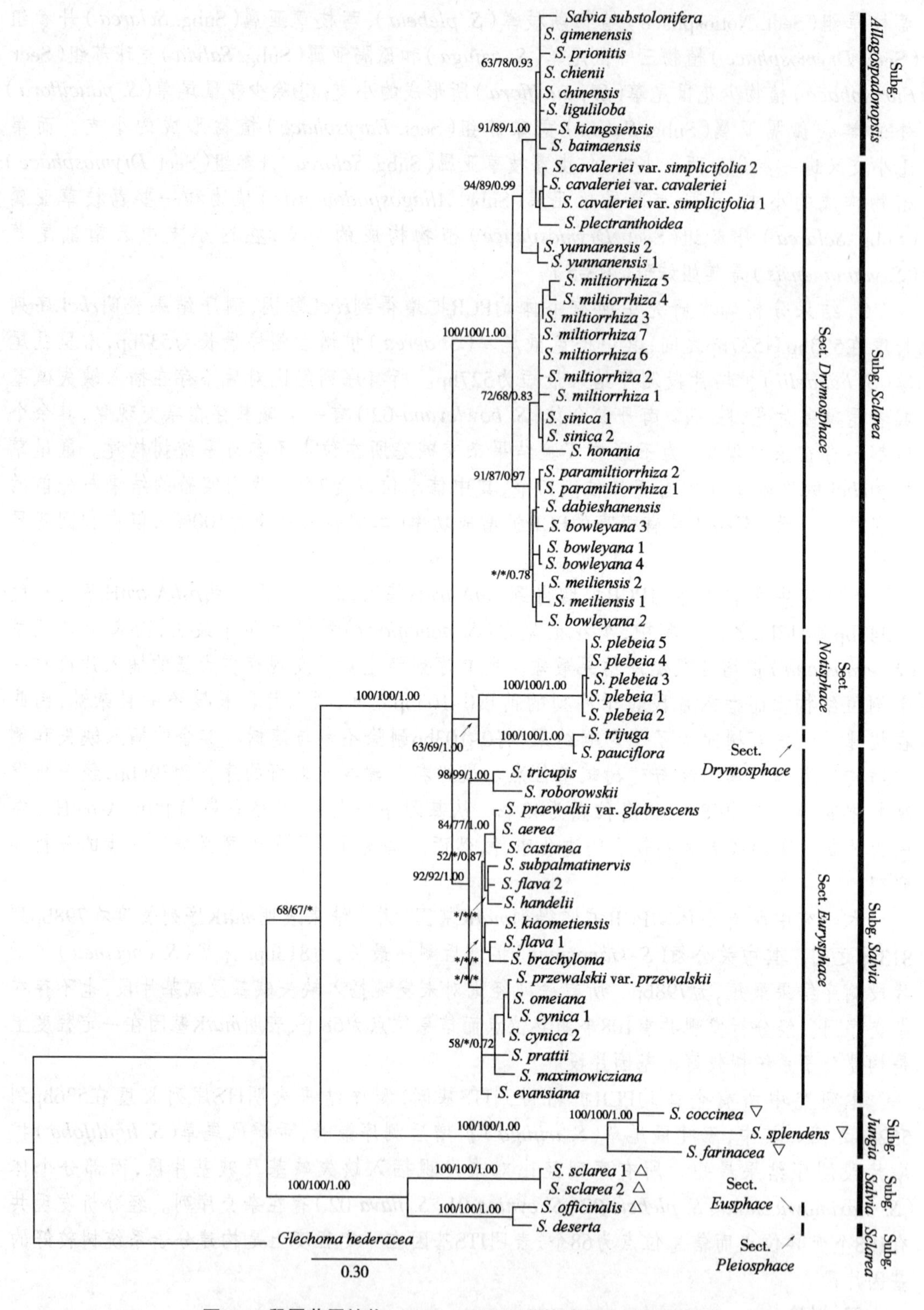

图3-5 鼠尾草属植物cpDNA+nrDNA所构建的分子系统树图

注：树枝上分别为MP/ML/BI支持率；*表示支持率小于50%；△表示从欧洲引进的鼠尾草；▽表示从美洲引进的鼠尾草

Ⅲ(cladeⅢ)可能含有两个小支(subclades)。我们的分子数据(nrITS)所构建的系统发育树印证了Walker等人对鼠尾草属植物的系统分类3个主要进化支的结果;与此同时,在我们所构建的分子系统树上,中国鼠尾草[除新疆鼠尾草(*S. deserta*)]植物和日本鼠尾草植物从Walker所划分的进化支Ⅲ(cladeⅢ)中分离出来形成单独的进化支:中国和日本鼠尾草属植物进化支。

根据系统树可以看出,中国鼠尾草[除新疆鼠尾草(*S. deserta*)]和日本鼠尾草植物形成一支支持率较高的进化支;而产自中国新疆隶属荔枝草亚属(Subg. *sclarea*)多球苏组(Sect. *Pleiosphace*)的新疆鼠尾草(*S. deserta*)与自欧洲引进的药鼠尾草(S. *officinalis*)具有较亲的亲缘关系,并与其余本研究中所涉及的隶属进化支Ⅰ(cladeⅠ)的植物一起被划分到Walker所定义的进化支Ⅰ(cladeⅠ)中。王永等在新疆十字花科的研究中也发现类似情况,即新疆分布的植物与欧洲的植物在分子系统上有极大的相关性。由此我们推断:新疆分布的植物在某种程度上属于古地中海植物区系。这个猜想也一定程度上解释了新疆鼠尾草与其余中国鼠尾草在分子系统发育树不聚为一支的原因。从基于nrITS所建立的系统发育树可以看出,所有的引进鼠尾草属植物与中国本土的鼠尾草属植物(除新疆鼠尾草(*S. deserta*))在系统关系上的距离较远,并且与区域成相关性,即所有从欧洲引进的鼠尾草植物都聚集在进化支Ⅰ上,而所有从美洲引进的鼠尾草植物都聚集在进化支Ⅱ上。

另外,从分子系统发育树上可以看出中国鼠尾草[除新疆鼠尾草(*S. deserta*)]与日本境内分布的鼠尾草聚为一支,并且日本鼠尾草完全插入到中国鼠尾草所在的分子的内部。两者如此近的亲缘关系可能表明中国鼠尾草和日本鼠尾草具有共同的起源。具有关资料表明,在日本共分布有10种、8个变种和一个隐种的鼠尾草属植物,而所有的这些鼠尾草属植物除荔枝草(*S. plebeia*)隶属于荔枝草亚属(Subg. *Sclarea*)荔枝草组(Sect. *Notiosphace*)外,其余的均属于中国鼠尾草所在的各组中。也就是说,日本鼠尾草所在的亚属或组与中国鼠尾草属植物所在的亚属或者组存在完全重合,这在一定程度上表明中国鼠尾草和日本鼠尾草具有共同的原始祖先。另外,根据近年来的研究表明:日本群岛与中国东海岸在地理上有很大的联系。在冰河期,海平面下降时日本群岛通过暴露出的延伸大陆架与中国东海岸陆地形成大陆桥进行连接,海平面上涨时将两者分离。因此,尽管日本群岛和中国在地理上具有较远的距离,但是中国东部地区和日本具有极近的植物区系关系。以上所有的证据均表明中国鼠尾草与日本鼠尾草极可能具有共同的起源(共同的原始祖先),但是由于我们的数据有限,不能够进一步证明东亚鼠尾草分布中心是一个单系起源。从我国鼠尾草分布的趋势来看,西南横断山脉分布的物种最为丰富,而有关该地区可能是鼠尾草或东亚植物区系植物避难场所,并由此而分化的假说也需要更多的数据支持。

2.中国鼠尾草不同亚属和不同组之间的系统关系分析　在《中国植物志》中,根据鼠尾草属植物雄蕊不同的形态特征把中国鼠尾草划分为4个亚属:孤隔亚属(Subg. *Salvia*)雄蕊后臂可育却不联合;鼠尾草亚属(Subg. *Allagospadonopsis*)雄蕊后臂既不发育成可育雄蕊也不联合;美洲鼠尾草亚属(Subg. *Jungia*)和荔枝草亚属(Subg. *Sclarea*)的雄蕊后臂虽然都联合但却都不育,两者之间的区别主要在于美洲鼠尾草属(Subg. *Jungia*)植物为引进物种,而荔枝草亚属(Subg. *Sclarea*)植物为中国分布物种。王迎等根据ITS构建的部分鼠尾草分子系统发育树曾对《中国植物志》中对中国鼠尾草属亚属的划分持有异议。在他们的研究中三叶尾草(*S. trijuga*)和孤隔亚属(Subg. *Salvia*)植物聚为一组。韩建平等对鼠尾草属植物的研究也表明新疆鼠尾草(*S. deserta*)和血盆草(*S. cavaleriei* var. *simplicifolia*)在《中国植物志》中的系统位置值得怀疑。在他们的研究中新疆鼠尾草(*S. deserta*)与欧洲引进种药鼠尾草关系较中国其他鼠尾草更近,而血盆草(*S. cavaleriei* var. *simplicifolia*)却与鼠尾草亚属(Subg. *Allagospadonopsis*)部分植物关系更近。

我们的分子研究结果与《中国植物志》中对中国鼠尾草属植物的亚属和组之间的安排也存在一些差异,并对中国鼠尾草属植物的亚属和组的划分提出以下建议:

(1)真球苏组和多球苏组应该被划分为一个新亚属:在中国植物志中,真球苏组(Sect. *Eusphace*)隶属于孤隔亚属(Subg. *Salvia*),而多球苏组(Sect. *Pleiosphace*)隶属于荔枝草亚属(Subg. *Sclarea*)。真球苏组(Sect. *Eusphace*)仅包含从欧洲引进的药鼠尾草(*S. officinalis*)一个种而多球苏组(Sect. *Pleiosphace*)也只含有新疆鼠尾草(*S. deserta*)一个物种。在我们的分子系统研究中,新疆鼠尾草和引进种药鼠尾草聚为一支,两者都包含在Walker划分的进化支Ⅰ中,这是支持这两个组划分为新亚属的分子证据。此外,新疆鼠尾草(*S. deserta*)和药鼠尾草(*S. officinalis*)在形态上也具有一定的相同点,即两种鼠尾草的雄蕊后臂都表现为联合,并且这两种鼠尾草的叶均具皱。新疆鼠尾草(*S. deserta*)仅分布在新疆北部的布尔津而与中国其他鼠尾草在生态分布区上不存在重叠,然而却接近鼠尾草的中亚-地中海分布中心如哈萨克斯坦等国,这在地理分布上也支持中国鼠尾草的分类系统中将新疆鼠尾草与药鼠尾草划分为一个新的亚属。综上所述,无论是从形态、地理分布、还是从鼠尾草属植物的分子系统发育角度,都支持中国鼠尾草分类系统中将真球苏组(Sect. *Eusphace*)和多球苏组(Sect. *Pleiosphace*)划分为一个新的亚属。

(2)荔枝草组(Sect. *Notiosphace*)应该从荔枝草亚属(Subg. *Sclarea*)中独立出来:荔枝草组(Sect. *Notiosphace*)在中国植物志中隶属于荔枝草亚属(Subg. *Sclarea*),仅包含荔枝草(*S. plebeia*)一种。在我们的研究中发现,无论是在核基因的系统树还是在核基因与叶绿体基因联合的系统树上,荔枝草(*S. plebeia*)、荔枝草亚属(Subg. *Sclarea*)丹参组(Sect. *Drymosphace*)三叶鼠尾草(*S. trijuga*)和孤隔亚属(Subg. *Salvia*)少花鼠尾草(*S. pauciflora*)组成一支支持率极高的进化支。这三种鼠尾草的叶绿体具有序列极其相似(99.3%~99.5%),并且他们的*psb*A-*trn*H序列在138~143bp和152~158bp具有相同的插入片段。然而,荔枝草(*S. plebeia*)的花冠技校仅有4~6mm,广布于亚洲地区如中国、日本、韩国等,其形态特征以及地理分布与三叶鼠尾草(*S. trijuga*)和少花鼠尾草(*S. pauciflora*)在内的其他中国鼠尾草具有较大的差异。分子上证据和形态地理上的差异支持将荔枝草组(Sect. *Notiosphace*)从荔枝草亚属(Subg. *Sclarea*)分离出来。然而荔枝草(*S. plebeia*)分离所形成的新的亚属或组是否应该包含三叶鼠尾草(*S. trijuga*)和少花鼠尾草(*S. pauciflora*)需要更多的数据支持。

(3)鼠尾草亚属(Subg. *Allagospadonopsis*)与荔枝草亚属(Subg. *Sclarea*)丹参组(Sect. *Drymosphace*)的界限不明显:在我们的联合分析树上,所有的丹参组(Sect. *Drymosphace*)植物和鼠尾草亚属(Subg. *Allagospadonopsis*)植物聚为一支。其中所有鼠尾草亚属(Subg. *Allagospadonopsis*)植物和部分丹参组(Sect. *Drymosphace*)植物(如贵州鼠尾草原变种(*S. cavaleriei* var. *cavaleriei*)、血盆草(*S. cavaleriei* var. *simplicifolia*)、长冠鼠尾草

(*S. plecranthoidea*)、云南鼠尾草(*S. yunnanensis*)所形成的小支得到较高的支持率,他们中的大多数植物属于鼠尾草亚属(Subg. *Allagospadonopsis*),都缺乏主根、花冠都不长于1.5cm。韩建平等有关鼠尾草药用植物DNA条形码所构建的系统树中贵州鼠尾草(*S. cavaleriei*)也与鼠尾草亚属植物(Subg. *Allagospadonopsis*)表现出较其他丹参组(Sect. *Drymosphace*)植物较近的亲缘关系。我们的分子研究结果和韩建平的结果都表明鼠尾草亚属(Subg. *Allagospadonopsis*)与荔枝草亚属(Subg. *Sclarea*)丹参组(Sect. *Drymosphace*)具有较近的亲缘关系,而它们之间的分子分类学界限不明显。由于研究材料的数量、种类的限制以及所选用的基因片段的局限性,鼠尾草亚属(Subg. *Allagospadonopsis*)和丹参组(Sect. *Drymosphace*)之间的界限研究有待进一步的探索。

(4)甘西鼠尾草(*S. przewalskii*)及其变种在系统位置:甘西鼠尾草的两个变种(*S. przewalskii* var. *przewalskii*, *S. przewalskii* var. *glabrescens*)在cpDNA和基因联合树上都未在相同的进化支上。甘西鼠尾草是中国西部及西南部的广布种,根据Hamrick & Godt的研究表明广布种具有较高水平的基因差异。根据形态学差异《中国植物志》将甘西鼠尾草被划分为4个变种:甘西鼠尾草原变种(*S. przewalskii* var *przewalskii*)、甘西鼠尾草褐毛变种(*S. przewalskii* var *mandarinorum*)、甘西鼠尾草少毛变种(*S. przewalskii* var. *glabrescens*)、甘西鼠尾草红褐变种(*S. przewalskii* var. *rubrobrunnea*)。此外,近年来还有白花甘西鼠尾草(*S. przewalskii* var. *alba*)等变种被报道。由于甘西鼠尾草(*S. przewalskii*)在形态学上的巨大变化可能使它在形态学分类上产生错误,同时也表明甘西鼠尾草(*S. przewalskii*)可能尚处于进化的早期阶段。

总之,我们对鼠尾草属植物分子系统的研究表明中国鼠尾草不是一个单系起源,而与日本鼠尾草拥有共同的祖先;与此同时,我们的研究为进一步弄清中国鼠尾草各亚属、各组间的系统关系奠定了基础。由于本实验中所选用的鼠尾草属植物数量有限,许多亚属和组内各物种间的亲缘关系及系统位置仍然存在问题,而不能解释种、变种和变型等相关的问题。本实验中丹参组内部分物种如大别山鼠尾草(*S. dabieshanensis*),南丹参(*S. bowleyana*)和浙皖丹参(*S. paramiltiorrhiza*)间的系统关系也因为数据有限而不能深入讨论。因此,进一步的有关鼠尾草属植物的各亚属内部及组内各物种间的分子系统研究将对该属植物的系统关系提供更充足的证据。

五、结论

中国鼠尾草不是单系起源:新疆鼠尾草与欧洲引进药鼠尾草具有更近亲缘关系,而其余中国鼠尾草可能与日本分布鼠尾草具有共同起源。中国鼠尾草各亚属间关系比较复杂:真球苏组和宽球苏组根据分子系统关系应该被划分为一个新的亚属;荔枝草亚属荔枝草组应该从荔枝草亚属中独立出来成为一个新的亚属;鼠尾草亚属和荔枝草亚属丹参组之间在分子系统发育树上的界限不明显。

注:本案例主要数据依自:

LI QQ, LI MH, YUAN QJ, et al. Phylogenetic relationships of Salvia (Lamiaceae) in China: Evidence from DNA sequence datasets [J]. 植物分类学报, 2013, 51(2): 184-195.

【本章思路拓展】

药用植物分子系统学在药用植物保护方面也表现出较强的优势。药用植物生物多样性保护是一项复杂的工程，这需要物种群体状况和进化过程的数据。种群内的分化和演替在本质上与物种的系统进化属于同一个过程，如果能揭示群体间的系统进化历史，我们将能评价各个群体所处的进化地位，从而确定需要保护的各个单元。此外通过追溯群体的动态演变规律和遗传分化，阐明导致物种濒危的原因，从而使我们能够科学的保护这些药用资源。

（李旻辉　樊　杰）

第四章　中药的分子鉴定

【导读】

中药的传统鉴定主要有四大鉴定法，包括基原鉴定、性状鉴定、显微鉴定、理化鉴定等。四大鉴定法各有其特点及主要适应对象，各种方法的采取，因鉴定对象和目的而异。在不同的鉴定环境下对待不同的检品可以采用不同的方法。

基原鉴定是应用植物、动物或矿物形态和分类学等方面的知识，对中药的基原或原料药进行鉴定，确定其正确的学名，以保证品种的准确性。基原鉴定是中药鉴定的基础，也是中药研究、生产、开发利用的主要依据。性状鉴定是通过看、摸、闻、尝、试等十分简便的方法，来鉴别药材的外观性状。它具有简单、易行、迅速的特点。熟练地掌握性状鉴定法是非常重要的，它是中药鉴定工作者必备的基本功之一。显微鉴定是利用显微镜来观察药材的组织构造、细胞形状以及内含物的特征，用以鉴定药材的品种，以确定其真伪和纯度。显微鉴定适用于药材的外形不易鉴定的多来源中药、药材破碎或呈粉末状以及中成药。显微鉴定简便，成本低，效率高，是常用的鉴别方法。理化鉴定法是利用某些物理的、化学的或仪器分析方法，鉴定中药的真实性、纯度和品质优劣程度的鉴定方法。通过理化鉴定分析中药中所含的主要化学成分或有效成分的有无和含量的多少，以及有害物质的有无等。上述四种传统鉴定方法的应用均是为了保证药材的临床用药安全和有效。

目前应用的比较多的方法还有中药分子鉴定法，该方法是指通过直接分析遗传物质DNA的多态性来推断物种内在的遗传变异而实现药材鉴别的方法，也称“DNA遗传标记鉴定法”。大量的研究证明，遗传物质存在于细胞核中，细胞核中的染色体是遗传基因的载体。染色体的数目和形态是动物和植物体内比较稳定的重要特征。在由DNA、RNA和蛋白质组成的染色体中，DNA是绝大多数生物（除少数病毒外）的遗传物质。同种生物的细胞中有相同的DNA，不同种生物的细胞中有不同的DNA。采用细胞与分子遗传学技术鉴定中药就是以上述理论为依据，借助相应的技术达到鉴定的目的。

DNA遗传标记鉴定中药的主要方法有：DNA序列测定法、随机扩增多态性DNA指纹分析（RAPD）、任意引物PCR反应技术（AP-PCR）、限制性内切酶酶切片段长度多态性分析（RFLP）、PCR扩增特定片断的限制性位点分析等方法。2015版《中华人民共和国药典》中蕲蛇和乌梢蛇已增加了聚合酶链式反应法，作为分子鉴别评价指标。近年来，DNA条形码技术的发展使得中药的分子鉴定具有更好的普及性。

第一节 中药的传统鉴定研究

中药的传统鉴定是应用本草学、植物学、动物学、化学等知识，运用感官的、物理的或化学的方法进行中药的真伪和品质优劣鉴定。中药传统鉴定最基本的方法是先对药材的性状特征进行观察，即考察药材的外部形态、色泽、断面、质地、气味等方面特征，再通过显微镜观察药材内部或粉末的组织细胞特点等以鉴别中药材的来源和真伪，进而运用常规的物理和化学技术，并结合以成分分析为主的各种现代光谱分析法考证药材质量的优劣。由此发展成为基原鉴定、性状鉴定、显微鉴定和理化鉴定等4种主要的中药传统鉴定方法。中药鉴定工作主要依据即时版本的《中华人民共和国药典》《中华人民共和国卫生部药品标准》及各省、直辖市及自治区药品标准(地方标准)。鉴定过程中必须按照药品标准规定的取样原则和方法进行取样，并对样品逐项鉴定，鉴定要点和实验数据应该做详细记录。

一、中药的传统鉴定研究方法

(一)基原鉴定

基原鉴定是应用植物、动物或矿物的形态和分类学知识，对中药的基原或原料进行鉴定，确定其正确的学名或矿物的组成，以保证物种和品种准确的方法。来源鉴定是中药鉴定工作的基础，也是中药生产、开发和利用的依据，主要应用于完整动、植物及矿物的中药鉴别。以植物鉴定为例，其鉴定步骤包括：①观察并描述植物形态：观察植物的根、茎、叶、花、果实等器官的形态，可借助放大镜或体视显微镜观察微小的特征。若检品不具完整植株，除对现有的部位进行特征观察记录外，还须寻求更多标本作补充，甚至到产地采集实物，进行原植物调查，对照鉴定。②核对文献：根据观察到的形态特征和样品的产地、别名、效用等线索，查考植物分类方面的著作，如《植物志》《高等植物图鉴》《动物志》《中国药用植物志》《中药大辞典》《全国中草药汇编》《中药材品种论述》《新华本草纲要》《中药辞海》《中华本草》及《新编中药志》等书籍，进行对照分析。各文献对同一种植物形态记述不一致时，还须进一步查阅模式标本及原始文献进行正确鉴定。

(二)性状鉴定

性状鉴定也叫"直观鉴定"，是通过眼看、手触、鼻闻、口尝、水试、火试等途径观察药材的外观性状特征来鉴别是否符合规定药材标准的方法。性状鉴定的内容包括：①形状：每种药材的形状一般比较固定，均具有特异性的鉴别特征；②大小：指药材的长短、粗细、厚薄；③颜色：每种药材有其特有的颜色，色泽变化与药材质量直接相关；④表面特征：指药材表面的纹理，光滑还是粗糙，有无皮孔或毛茸等附属物；⑤质地：指药材的软硬、坚韧、疏松、致密、黏性或粉性等特征；⑥断面特征：指药材自然折断或用刀具切削形成断面的形态特征及折断时产生的现象，如折断难易程度、折断时有无粉尘散落、断面平整度、有无独特纹理等；⑦气：有些药材有特殊的香气或臭气，可作为该药材的鉴别点之一，对香/臭气不明显的药材，可切碎后或用热水浸泡后再闻；⑧味：是药材实际的口尝滋味，是药材中所含化学成分的直接反映；⑨水试：是利用药材在水中或遇水发生沉浮、溶解及颜色、透明度、膨胀性、旋转性、黏性、酸碱性变化等特殊现象鉴别药材的方法，此类特征与药材组织构造或所含化学成分有关；⑩火试：是指用火烧、煅药材，能否产生特殊的气味、颜色、烟雾、闪光和响声等现象。

（三）显微鉴定

显微鉴定法是指通过药材的外形不易鉴定、药材已破碎或呈粉末状时，利用显微镜对药材的横切片或纵切片、解离组织制片、表面制片、粉末制片、花粉粒或孢子制片、中成药组分等，进行药材的组织构造、细胞形态以及内含物特征观察，从而实现药材品种鉴定的方法。对动物、植物药材则以其细胞内含物的特征表现和细胞壁性质作为鉴定依据之一。观察细胞和内含物时，常需要用目镜测微尺测量其直径、长短（以μm计算）。矿物药也可以进行显微鉴定，一般是将透明矿物磨成薄片，在偏光显微镜下，根据光透射到矿物晶体内部所发生的折射、反射、干涉等现象进行鉴定。对不透明矿物可磨成光片，在矿相显微镜下，根据光在磨光面上反射时所产生的现象，观察测定反射力、反射色、偏光图等进行鉴定。

（四）理化鉴定

理化鉴定是指利用物理的、化学的或仪器分析的方法，鉴定中药的真实性、纯度和评价品质优劣的过程。常用的理化鉴定方法有：①相对密度、旋光度、折光率、硬度、黏稠度、沸点、凝固点、熔点等物理常数的测定；②水分测定、灰分测定、膨胀度检查、酸败度测定、有害物质检查（有机农药，黄曲霉毒素，重金属及砷盐的检查）等常规测定及检查；③显微化学反应法：将中药粉末、切片或浸出液置于载玻片上，滴加某种试剂使产生沉淀、结晶或特殊颜色，通过显微镜观察反应结果对药材进行品种鉴定的方法；④微量升华：利用中药中所含的某些化学成分在一定温度下能升华的性质，获得升华物，在显微镜下观察其结晶形状、颜色及特有化学反应，作为中药鉴别特征；⑤荧光分析：利用中药中所含的某些化学成分，在紫外光或自然光下能产生一定颜色荧光的性质进行中药的品种鉴别；⑥色谱法：又称层析法，是一种物理或物理化学分离分析方法，也是中药化学成分分离和鉴别的重要方法之一。利用色谱法可进行药材及制剂的定性鉴别及有效成分的含量测定，以及中药指纹图谱的建立。色谱技术分离能力强、分析速度快，是复杂混合物分析的首选技术，但在对未知物定性方面往往难以给出可靠信息；⑦光谱法（分光光度法）：是通过测定被测样品在特定波长的吸收度，对该物质进行定性和定量分析，包括紫外分光光度法，可见分光光度法，红外分光光度法，原子吸收分光光度法等。光谱技术具有很强的鉴定未知物结构的能力，却不具有分离能力，因而对复杂混合物无能为力；⑧色谱-光谱联用仪分析法：是先运用色谱技术极强的分离能力将中药的多成分复杂体系分离为纯化物质，再利用光谱技术独特灵敏的鉴定能力分析这些纯化物质的结构和含量。目前，该方法已成为适当而通用的定性及定量分析技术广泛应用于工业检测、食品安全、环境保护等领域。在中药鉴定中，常用的联用技术有气相色谱-质谱（GC-MS）、气相色谱-红外光谱（GC-IR）、高效液相色谱-紫外/可见光谱（HPLC-UV/Vis，HPLC-DAD）、高效液相色谱-质谱（HPLC-MS）、超高效液相色谱（UPLC-MS）及高效液相色谱-核磁共振波谱（HPLC-NMR）分析法等。

目前中药中微量元素的测定方法还有原子发射光谱、中子活化分析、离子发射光谱、等离子体吸收光谱、X射线荧光光谱、X射线能量色散分析、荧光光谱、X射线衍射等方法。

二、中药的传统鉴定研究现状

中药应用讲求“真伪优劣”，需要在生产、流通、临床应用等环节进行质量监控。从中药材栽培、加工生产、中药制剂、基层中药库、销售、临床应用到中药学研究取材，传统经验鉴定法都广泛应用，且简便易行，为各级中药质量控制提供基本保证。1985年7月1日《中华人民共和国药品管理法》正式执行时规定“药品必须符合国家药品标准或者省、自治区、直辖市药品标准”，明确“国务院卫生行政部门颁布的《中华人民共和国药典》和药品标准为国家标准”。历版《中国药典》一部中收录的中药品种项下的内容，绝大多数是传统鉴定依据标准，如主要列举了原植物、性状、显微鉴别、理化鉴别等。随着现代化科学技术的渗透和对中药研究的深入，中药鉴定新技术得到了飞速发展，不仅增强了中药真伪鉴别和品质评价的准确性和有效性，而且推动了其逐步走向标准化、高速化、信息化的发展方向。

（一）中药来源鉴定与物种生物学相互融合，互为促进

我国学者在中药来源鉴定方面进行了大量研究，取得了很大成就。但研究者们越来越多地发现，自然界生物的多样性，各式各样的差异不仅存在于物种之间，种内也有很多差异，长期以来所使用的基于模式种概念的经典形态分类学方法具有一定的局限性，无法解决物种鉴定方面的很多问题，为此，学者们积极地将各种分类手段运用在物种鉴定中，建立了基于本草学、生药学、物种生物学等的生药品种系统整理方法，取得了可喜的成果。如利用多种方法研究菘蓝（*Isatis indigotica* Fort.）、红花（*Carthamus tinctorius* L.）的形态、组织学以及成分上所表现出来的多样性，使来源鉴定的内容不断拓展。从居群角度对泡沙参（*Adenophora potanini* i Korsh.）、玉竹[*Polygonatum odoratum*（Mill.）Druce]及其近缘类群进行的物种生物学研究，对一些有争议的类群进行合理的划分，建立了一系列的种复合体、广义种或多型种等概念。对五加皮（Aconthopanacis Cortex）、木通（Akebiae Caulis）、防己（Stephaniae Tetrandrae Radix）、桑寄生（Taxilli Herba）、天仙子（Hyoscyami Semen）、苦参（Sophorae Flavescentis Radix）、甘草（Glycyrrhizae Radix et Rhizoma）等中药常用品种的基原考证，可明确法定正品药材的来源植物及特定药用部位。利用文献考证中药品种从古至今的发展，结合植物标本、药材标本研究的方法，对火麻仁（Cannabis Semen）、苘麻子（Abutili Semen）、亚麻子（Lini Semen）、蓖麻子（Ricini Semen）等常见果实种子类中药，以及土茯苓（Smilacis Glabrae Rhizoma）、菝葜（Smilacis Chinae Rhizoma）等常见根及根茎类中药，辨别其性状、明确其来源。采用基原鉴别、药材性状鉴别、薄层色谱鉴别与DNA分子鉴定等手段相结合的方式，获取南柴胡（*Bupleurum scorzonerifolium* Willd.）及混伪品的原植物形态学比较、性状特征表现、色谱分析结果等信息并作为鉴别要点，同时采用基于ITS2的DNA分子鉴定方法获取的结果及数据分析，准确区分多种柴胡。说明中药传统鉴定与分子鉴定相结合，用于植物或干燥药材及其饮片的鉴定是生药鉴定极富潜力的新手段，可弥补性状鉴别等传统来源鉴定方法的不足，为易混淆的不同基原植物鉴定提供更确凿的证据。

（二）性状鉴定与计算机科学、显微鉴定深入结合，开创出性状鉴定新途径，也模糊了性状鉴定与显微鉴定的界限

性状鉴定是我国劳动人民通过长期实践积累的药材鉴定经验的总结，是以感官方式鉴别生药，具有简便、快捷、行之有效等优点，被认为是鉴定工作者必须掌握的基本功之一。但对于极易混淆的近缘种以及破碎、磨粉甚至腐烂等生药往往难以鉴定，而且这种感官考察形式的结论主观性强，结果的准确性也主要取决于鉴定者的经验。为了克服传统性状鉴定的这些不足，近年来研究者们试图将传统鉴别经验与数学和计算机等学科现代技术相结合，促进生药性状鉴定的数字化、规范化和标准化。如将生药性状、颜色、气味、断面和质地等性状特征指标化，建立判别的数学模型和判断指数计算方法及生药的电脑代码，已实现125种生药及其数百种伪品的性状电脑鉴别系统。根据传统生药鉴定方法和老药工鉴定经验，运用计算机三维重建立体及可视技术建立了麦冬类、郁金类、附子类等生药计算机三维仿真模型鉴别系统，使传统生药鉴定技术向定量化、立体化和智能化发展迈进了可喜的步伐。

微性状鉴定法是近年来提出并进行了大量实践的一种鉴定方法，也有称其为半显微鉴定法，主要是借助体视显微镜、放大镜、扫描仪等仪器，辅以数码相机或数码成像系统，观察和记录人肉眼观察不到的中药表面的细微性状特征，并以此作为鉴定依据。该方法简单、快速、经济、实用，可观察到许多传统性状鉴定法看不清的、显微鉴定法又看不到的特征信息，对于大多数动植物药材都有鉴别意义。如从性状、微性状、显微三个水平对41科、105种药用植物果实、种子进行观察描述与照相记录，对传统性状鉴别法做出了重要补充，即果实、种子类中药在性状鉴定中主要注重形状、大小、颜色、表面纹理；在微性状观察中侧重表面纹理的形状；在显微鉴定中以果皮或种皮的结构为主，主要观察细胞的类型、细胞壁增厚情况、是否有内含物、内含物主要晶体的描述等。在药源调查和来源鉴定的基础上，应用微性状鉴定法，参考昆虫学和真菌学的相关文献，并结合药材自身特征，着重从虫体部位入手，补充完善冬虫夏草（Cordyceps）的性状和显微鉴别方法，可为甄别越来越多的伪品冬虫夏草提供切实可行的鉴别方法（后附案例）。对来源或药用部位相似性极高的药材的鉴别，使用微性状鉴定法也具有积极意义，利用感觉器官观察比较郁金（Curcumae Radix）的性状，运用显微成像系统观察比较郁金的横切面及粉末特征，可以简单易行地鉴别4种不同基原的郁金药材；通过显微成像系统观察莪术（Curcumae Rhizoma）切片和粉末的显微特征，辅以水蒸气蒸馏法提取莪术的挥发油进行薄层色谱分离分析，同样可以简单易行地鉴定不同基原的莪术药材，为促进郁金、莪术资源的科学开发与合理利用提供保证。由于显微器具的普及，上述鉴别方法可广泛适用于基层及药材市场。

（三）随着电子显微镜及联用技术提高，中药的显微鉴定成果丰富

运用解剖学知识并借助光学显微镜对生药的组织构造、细胞形态以及内含物、表面附属物等特征进行观察和描述，对于单凭外观难以识别的、多来源性状相似的、破碎的、粉末的生药鉴定应用价值较高，但由于生药的组织构造和细胞形态缺乏种属特异性，所以在鉴别中仍存在局限性。随着现代电子仪器的广泛应用，电子显微镜、放射自显影等技术的迅速发展，对动物类、叶类、种子类、矿物类或其他不易鉴别的药材，采用显微鉴定方法可得到重要的鉴别依据，促进了显微鉴定的研究。目前，显微鉴定已从半显微、显微水平发展到亚显微水平，不仅能观察到内质网、微管、微粒体等细胞器结构，还能准确定位化学成分在细胞中的分布特点、确定其合成时间和运转过程等。如用透射电子显微镜可从罂粟（*Papaver somniferum* L.）果的乳汁细胞里观察到密集的充满生物碱的囊泡；用扫描电子显微镜能清楚地辨别海龙（Syngnathus）类生药表面精微纹饰的种间差异；生石膏（Gypsum Fibrosum）、煅石膏（Gypsum Ustum）的扫描电镜图谱可清楚观察到不同炮制温度下石膏晶形结构的区别；采用环境扫描电镜-电子能谱仪对不同产地的大青盐（Halitum）和光明盐样本进行形态结构和元素分析，可发现光明盐的天然纯度较大青盐高；用光学和电子显微镜观察黄精属（*Polygonatum*）部分物种的上下表皮、花粉粒等结构，能发现黄精植物的叶表皮特征、花粉粒形态特征比较稳定，表皮细胞形状、气孔器类型与分布等特征在黄精属的各种植物之间、同种植物的不同种群、同一种群的不同生境以及同一株植物的不同部位的叶上具有较高一致性，表皮细胞大小和垂周壁的式样、气孔大小、气孔密度、气孔指数、花粉粒形态等特征在不同种间存在一定的差异,可以作为本属种间分类的参考依据,进而作为中药品种鉴定的依据。

与性状鉴定和计算机科学结合的思路一样,近年来,为了增加生药显微鉴定的可靠性,研究者们也应用了很多诸如计算机图形学、图像分析技术、三维仿真及可视化和人工智能等技术,使显微观察更加全面、客观、准确,如探索性的将生药组织切片用计算机进行图像处理,获取图像的三维定量数据,建立生药的三维仿真模型鉴别系统,实现了生药组织形态的立体化和可视化。这些研究成果不仅省去了人工形态学测量的烦琐,而且一定程度上促进了生药学向定量化、立体化和智能化方向发展。如通过淀粉颗粒的直径、脐点形状、气孔等特征成功对五大贝母类群进行了区分,明确区别了浙贝母(Fritillariae thunbergii Bulbus)、川贝母(Fritillariae cirrhosae Bulbus)、平贝母(*Fritillariae ussuriensis* Bulbus)和伊贝母(Fritillariae pallidiflorae Bulbus)四种常见药用贝母。运用同轴X-射线相衬显微CT法(IXPCT)对花类、果实及种子类和根茎中药材的内部显微结构进行无损、原位、三维显微成像研究,可获得金银花(Lonicerae japonicae Flos)、西红花(Croci Stigma)花粉粒IXPCT显微图像、白豆蔻(Amomi kravanh Fructus)和草豆蔻(Alpiniae Katsumadai Semen)种子等内部外胚乳结构图像、小茴香(Foeniculi Fructus)和蛇床子(Cnidii Fructus)等果实中油管的定量数据,以及人参(Ginseng Radix et Rhizoma)内部草酸钙晶体的分布、体积、数量等信息,显示该方法是一种具有创新性的显微定量研究法。

(四)中药理化鉴定方法推陈出新,使中药的鉴定标准出现日新月异的发展

化学成分是药物疗效的物质基础,对中药中的主要化学成分或有效成分进行定性和定量分析是鉴定中药真伪和品质优略的有效手段,同时也是发现和寻求新药源的有效方法。如应用盐酸-镁粉、三氯化铝、α-萘酚-浓硫酸及茚三酮等显色反应的理化鉴别方法,可确定不同产地三叶青(*Tetrastigma hemsleyanum* Diels et Gilg.)皆含有黄酮类、多糖类及氨基酸类成分。采用还原显色反应、与金属盐类试剂的络合反应、与碱的反应、与五氯化锑的反应和Gibbs反应来鉴定淫羊藿(Epimedii Folium)有效成分黄酮的存在。通过改进微量升华装置,加强对升华温度和时间的观测,对雄黄(Realgar),天然朱砂(Cinnabaris),紫石英(Fluoritum)等矿物药进行微量升华鉴别,鉴定结果准确、科学。采用Follin-酚法,紫云英(*Astragalus sinicus* L.)蜜样品经福林试剂显色反应后,紫外-可见分光光度计测定其总酚含量,方法准确,简便,重现性好,专属性强,可有效地控制紫云英蜜的质量。采用薄层扫描法、分光光度法等对全国50个主要产地的金樱子(Rosae Laevigatae Fructus)样品进行性状研究和质量研究,测定金樱子果实药材中的多糖、黄酮、乌苏酸等化合物的含量,为其质量标准的制定提供科学依据。利用薄层扫描法可确定不同植物叶中靛蓝(Indigo)和靛玉红(Indirubin)含量高低顺序为:菘蓝>大青(*Clerodendrum cyrtophyllum* Turcz.)>马蓝(*Strobilanthes cusia* (Nees)Kuntze)>蓼蓝(*Polygonum tinctorium* Ait.)。用液质联用技术分析方法,采集三七(Notoginseng Radix et Rhizoma)、人参和西洋参(Panacis Quinquefolii Radix)的LC/MS总离子流色谱,可建立三七及其在复方丹参制剂中的特征图谱,为相关组分鉴定和制剂质量控制提供依据。

利用各种新型的仪器设备检测生药成分的化学性质和物理性质,是近年来应用最广泛、发展最迅速的一个方面。尤其是随着分析手段的不断进步,分析仪器功能的逐步强大,使其在中药鉴定中的应用越来越突出。已经成熟应用于中药鉴定的技术和方法有各种色谱技术

（气相色谱、高效液相色谱、分子筛层析、离子交换层析及薄层扫描等）、各种色谱和波谱技术（紫外光谱、红外光谱、荧光光谱、质谱、核磁共振以及X射线衍射技术）等。如采用荧光光谱法鉴别16种相近的矿物药，主观误差小，用量少，图谱简洁，易于辨识。用红外光谱鉴定特征鉴别龟甲（Testudinis Carapax et Plastrum）、蛤蚧（Gecgo）等50余种动物类中药，稳定性和重现性均较好。利用傅里叶变换红外光谱技术（FT-IR）发现黄连（Coptidis Rhizoma）药材、水提物和醇提物有着各自稳定的光谱特征，水提取后小檗碱等主要活性成分含量明显富集增高，醇提物中更高。利用红外指纹图谱结合计算机辅助比对软件技术可快速、简便地研究各产地山药的相关系数，探讨其道地性与非道地性，结果可靠。采用快速、简便、低耗的近红外漫反射光谱法结合聚类分析方法定性鉴别不同产地红曲（Red Kojic）药材，结果与经典形态分类学的结果基本一致，可用于红曲等中药的质量控制。通过对常见的近100种道地药材的系统研究，已建立图谱几何拓扑规律、峰形的特征值和模糊图像等分析方法，这些能反映药材整体固有结构特征，又能表现来自局部成分变化的图谱化与数值化的数据信息及方法，开拓了生药鉴定的新领域。

（五）中药的鉴定已进入从传统到现代的全面研究、综合鉴定阶段

越来越多的新技术、新手段应用于中药的鉴定，使得中药鉴定不再屈就于传统鉴定的常规手段，但又不可能摒弃沿用已久、方便快捷的传统方法，所以当前对某一种中药的鉴定研究越来越多地显现出从简到繁、从外到内、从主观到客观、从传统到现代的全面研究的思路和方式。如利用文献研究、种质资源调查、性状比较、显微分析和分子鉴定等方法对铁皮石斛（*Dendrobium officinale* Kimura et Migo）变异类型进行鉴定，并从生物学特性、有效成分、营养成分以及共生内生真菌等方面，对不同变异类型铁皮石斛进行分析与评价，可以区分出我国铁皮石斛种内的9个主要变异类型，从这些变异类型中获取的高同源性ITS序列可以作为我国铁皮石斛种质资源的鉴别特征和指标。又如对天麻（*Gastrodia elata* Bl.）的鉴定研究从传统的性状鉴别和显微鉴别发展到运用多种技术建立指纹图谱进行鉴别：应用天麻药材HPLC指纹图谱鉴定天麻药材灵活有效；用红外光谱仪测定天麻的红外光谱图谱，能很好地区分天麻及其伪品；在190~500nm范围内利用紫外光谱法能很好地区分天麻及其伪品；利用红外光谱、X-衍射法、紫外光谱、磁共振氢谱法、裂解高分辨气相色谱法等进行理化性质鉴定，进而利用双向聚丙烯酰胺凝胶电泳和质谱技术对天麻的DNA进行提取，并对天麻进行生物学鉴定；用X-衍射法测定天麻建立X-射线指纹图谱，并用图谱及其相似度分析法鉴别野生和栽培天麻；采用FI-NMR波谱仪可测定不同来源天麻特征总提取物（CEG）的指纹图谱，并从天麻特征总提取物中分得对羟基苯甲醇和天麻苷，经光谱解析及与文献数据比较，鉴定其结构，实现天麻的H-NMR指纹图解析；用裂解高分辨气相色谱法分析和比较天麻及其伪品，发现每种中药材在特定条件下均有不同的裂解色谱图，可用于鉴别。

【案例】

冬虫夏草与其混淆品的生药学鉴别研究

一、研究背景

冬虫夏草是我国名贵中药材，《中国药典》（2015版）规定冬虫夏草为“麦角菌科真菌冬虫夏草菌*Cordyceps sinensis*(Berk.)Sacc.寄生在蝙蝠蛾科昆虫幼虫上的子座及幼虫尸体的复合体"。近年来,随着冬虫夏草资源锐减,市场上混淆品不断增多。

《中国药典》及相关文献中对冬虫夏草的鉴定以性状特征为主要依据。但随着伪品的不断增多,已有的性状描述就显得过于简单。冬虫夏草的显微鉴别研究则多依据冬虫夏草菌成熟子座中子囊和子囊孢子的形态等真菌特征,但道地冬虫夏草以子座短小者为佳,商品药材中很难找到具成熟子座的样品。此外,目前市场上存在较多未知非正品和伪制品,基原有待鉴定。作者在药源调查和基原鉴定的基础上,应用性状和显微鉴定法,参考昆虫学和真菌学的相关文献,结合药材自身特征,着重从虫体部位入手,补充完善了冬虫夏草的性状和显微鉴别方法。

二、材料与方法

1.药材样品 课题组于2010年5月至7月先后前往河南、四川、青海、新疆等地对冬虫夏草及其非正品进行了调查研究,共收集到实验样品29批;从本室中药标本馆多年来收集的虫草类标本中整理出来源及基原确切的实验样品20批,共计49批(冬虫夏草27批,戴氏虫草5批,亚香棒虫草6批,新疆虫草6批,凉山虫草5批);近年来收集的71批冬虫夏草商品(冬虫夏草17批,非正品46批,伪制品8批),用于鉴定研究的验证工作。

2.研究方法

(1)药源调查和基原研究:深入产地收集样品,参考《中国真菌志》中的虫草属的分种检索表及有性特征的相关描述,对样品中冬虫夏草及其非正品的来源真菌进行鉴定研究。

(2)性状鉴定研究:参考《中国动物志》中蝙蝠蛾科相关研究,着重从虫体部位入手进行研究。

1)观察记录样品外观性状特征,使用数码照相机拍照:测量记录每批样品中不同个体子座和虫体的长、粗,虫体头宽、胸节长和腹节长,统计其数据范围。将样品表面用水浸润,拿解剖针除去残留菌膜及杂质,采用OLYMPUS SZX-12体现显微镜及数码成像系统观察和记录其微观性状特征。

2)通过预试验筛选虫体体壁和腹足趾部作为微性状研究部位:每株均选取第3腹节第1小节背侧的体壁作为腹节体壁观察研究部位;腹足趾部观察以第3腹节腹侧的腹足为主,该部位缺失的个体,则选其他腹足进行实验。每批样品选取3株作为实验材料(部分少于3株的样品除外)。将材料用水浸润,除去表面残留菌膜及杂质,手持刀片刮取相应观察部位,置于载玻片上,用滤纸吸干水分。先滴加水合氯醛试液适度透化,至颜色变浅或半透明后冲洗,吸干水分,滴加少量稀甘油,加盖玻片,冷却后置透射光显微镜下观察。

三、研究结果

1.冬虫夏草外观性状描述的补充与完善(图4-1)(见文末彩插)

(1)虫体色泽:中国药典中的描述,冬虫夏草"表面深黄色至黄棕色"。蝙蝠蛾科昆虫幼虫虫体分为头部、胸节和腹节三部分,其中以腹节所占比例最大。通过本观察与研究发现,冬虫夏草不同部位颜色存在差异,具有规律性,即头部黄棕色至红棕色;胸节为淡黄色至黄色,腹节则为深黄色至棕黄色,胸节和腹节间分界较为明显。而在四川康定冬虫夏草培植基地观察到的康定蝠蛾幼虫不同部位的颜色与上述特征不同,由此推断,这一特征有可能是冬虫夏草寄主昆虫幼虫的鉴别特征。

(2)虫体头部:中国药典中描述,冬虫夏草子座自"虫头部"长出,且基部菌膜常将虫体头部包裹。本研究观察发现除去头部菌膜，冬虫夏草的头部较小，表面皱缩，子座是从头顶（冠缝及傍额缝上端）近中央的缝中“挤”出的。

（3）虫体环纹及分节：昆虫学文献记载，蝙蝠蛾科昆虫幼虫虫体胸节分为前、中、后3节，腹节共分10节；虫体背侧环纹呈弧形排布，将各胸节和腹节又分为若干小节。通过本观察研究不同产地不同时期的冬虫夏草标本，归纳总结出更细致的冬虫夏草虫体部位环纹和分节的性状鉴别特征为：1~7腹节背侧环纹明显，将各节分为4小节，第1小节宽阔，第2小节狭短，第3、4小节狭长，经与幼虫图片比对，其环纹与分节特征在幼虫虫体上也能观察到，可作为冬虫夏草的一个稳定的鉴别特征。

（4）虫体足部：总结出冬虫夏草虫体足部稳定的鉴别特征，进一步完善中国药典中冬虫夏草“足8对，中部4对较明显”的描述：蝙蝠蛾科昆虫幼虫为多足型（即蠋型）。胸部3节，腹侧各有胸足1对，呈节钩状；腹部10节，一般在第3~6节腹侧上各有腹足1对，筒形构造，呈乳峰状隆起，顶面类圆形，边缘黄白色，内部深黄色；第10节上有臀足1对，筒形构造，扁平，形态与腹足相似，略呈钩状回弯。

（5）虫体毛片：毛片属于蝙蝠蛾科昆虫幼虫的一种体壁附属物，是刚毛基部骨化和深色的区域。由于产地加工的原因，冬虫夏草药材很少有刚毛残留，仅能观察到毛片特征。本研究结果发现，在冬虫夏草各腹节前两小节可观察到刚毛脱落后的残留毛片多数，尤以背侧的两对较为明显，毛片略突起，呈类圆形点状，淡黄色，有光泽，可作为冬虫夏草的一个稳定的鉴别特征。

（6）虫体气门：蝙蝠蛾科昆虫的幼虫具有9对气门，除前胸1对生长在前胸后下方外，腹部1~8节的体侧各有1对。本研究观察发现冬虫夏草虫体两体侧下缘各具黑褐色椭圆环状气门9个，近头部1个，较大；1~8腹节各具1个，分别位于各腹节第1小节上，也可作为冬虫夏草又一重要的鉴别特征。

（7）子座膨大部位：中国药典中描述为子座“有的上部稍膨大”，这一描述未能准确概括冬虫夏草菌的特征。本文增加了横切面和纵切面特征描述，明确指出其子座膨大部位子囊壳属垂直半埋生，且有不孕顶端这一规律性的鉴别特征。

2. 冬虫夏草虫体显微鉴别特征（图4-2）（见文末彩插）

（1）虫体体壁显微特征：冬虫夏草虫体内部基本被菌丝充斥，然而其最外层体壁依然存在。本研究首次对冬虫夏草虫体体壁显微特征进行了探索，发现冬虫夏草虫体腹节体壁具浓密的小刺毛，并散布黄棕色至红棕色团块样物质，体壁毛片类圆形，淡黄色，表面平滑，最大直径320~420μm，毛窝圆形，直径75~105μm。具有一定的规律性，可作为冬虫夏草的一个稳定性的鉴别特征。

（2）虫体腹足趾部显微特征：趾是鳞翅目幼虫腹足筒状结构的顶端具有褥状可伸缩的结构，其上有趾钩。趾钩的存在是鳞翅目幼虫区别于其他昆虫幼虫的重要特征，趾钩的排列常被作为鳞翅目分类的依据。本实验研究结果发现，冬虫夏草虫体腹足趾钩属单序多行，呈类圆形多环均匀排布，最内环趾钩少于40个，且趾钩由内向外渐短，可作为冬虫夏草的一个稳定性鉴别特征。

（3）冬虫夏草与其非正品虫体显微特征的鉴别比较：通过比较研究，冬虫夏草与其非正品虫体显微特征具有显著性的差异。包括虫体体壁表面、毛片，腹足趾钩排布、内环趾钩长度方面的特征。

注：本案例资料依自：

[1] KANG Shuai，ZHANG Ji，LIN Rui chao. Macroscopic and microscopic characteristics of Chinese Caterpillar Fungus. Acta Pharmaceutica Sinica，2013，48（3）：428-434.

第二节 生药分子鉴定研究内容与发展趋势

生药分子鉴定主要是指运用DNA分子标记技术对生药进行真伪优劣的鉴定，确定其基原，评价其质量。生药分子鉴定是分子生药学的核心内容，是中药鉴定学与分子生物学相结合的产物，它标志着传统的生药鉴定已从细胞和亚细胞水平向遗传物质DNA分子水平发展。

DNA分子标记是指以DNA多态性为基础的遗传标记。DNA分子作为遗传信息的直接载体，信息量大，不受环境因素和生物体发育阶段及器官组织差异的影响，每一个体的任一体细胞均含有相同的遗传信息；多态性几乎遍及整个基因组；部分分子标记可分析微量DNA和古化石样品。DNA分子遗传标记技术用于生药及其基原物种的鉴定，具有特异性强、稳定性好、微量、便捷、准确等特点，特别适合近缘品种、易混淆品种、珍稀品种、动物药材、破碎药材、陈旧药材、炮制药材及样品量极为有限的植物模式标本、中药出土标本、古化石标本等珍贵样品的鉴定。常见DNA分子标记方法请参见第七章相关内容。

生药的分子鉴定是随着分子生物技术的迅速发展，在20世纪末和21世纪初逐渐发展起来的。2004年出版的《中药分子鉴定》一书较早系统介绍了生药分子鉴定的原理和方法。在分子生药学体系中，生药的分子鉴定是核心内容。随着技术的发展和成熟，生药分子鉴定已进入实用阶段。2010年版《中华人民共和国药典》及其增补本首次收载了蕲蛇和乌梢蛇的特异性PCR鉴别法，以及川贝母的PCR-RFLP鉴别法。在2015年版中，又收载了中药材DNA条形码分子鉴定指导原则。

一、生药分子鉴定研究的内容

生药分子鉴定研究内容包括生药的真伪鉴定、正品和替代品鉴定、多基原生药的基原鉴定、生药的产地鉴定、生长或栽培年限鉴定、中成药组分鉴定等。其以可以获取DNA的生药及其制剂为对象，特别是在名贵药材、道地药材、动物类药材、珍稀濒危动植物的真伪鉴定方面有独特优势。目前取得进展较多的是前三个领域。

（一）真伪品鉴定

真伪品鉴定是指对形态上相似但亲缘关系较远（不同科属或更远）的真品和混伪品的鉴定，如蕲蛇的正品基原为尖吻蝮（*Deinagkistrodon acutus*），其混伪品主要为百花晨蛇（*Orthriophis moellendorffi*）、舟山眼镜蛇（*Naja atra*）、金环蛇（*Bungarus fasciatus*）、银环蛇（*B. multicinctus*）和滑鼠蛇（*Ptyas mucosus*）；檀香（*Santalm album*）的混伪品主要为侧柏（*Platycladus orientalis*）、刺槐（*Robinia pseudoacacia*）、降香（*Dalbergia odorifera*）、苏木（*Caesalpinia sappan*）和白木香（*Aquilaria sinensis*）。这一类鉴定，由于鉴定对象的亲缘关系较远，DNA序列的差异较大，遗传间断非常明显。只需对需要鉴别的真伪品取少数个体，一般为1~3个，选取合适的DNA片段（动物样品可用Cyt b和COI，植物样品可用*trnH-psb*A和ITS或ITS2），获取样品的序列后，可直接进行序列比对或构建系统树进行鉴定。亦可根据真伪品序列差异较大的区段设计真品的特异性引物，检验设计的引物能否对真品实现特异性扩增后可开发成试剂盒。在中药鉴定的实际工作中，可用特异引物对需鉴定的样品，直接PCR检测特异条带的有无判断真伪，不需要测序和序列分析即可进行鉴定。该方法即为2010年版《中华人民共和国药典》中蕲蛇和乌梢蛇的分子鉴定方法，可进一步推广到其他生药真伪品的分子鉴定。

（二）正品和替代品鉴定

正品是指基原与规定相符的生药；替代品是指原植（动）物与规定的正品原植（动）物不同，但亲缘关系较近、药效相似的生药，一般为地方习用品，民间用以代替正品入药使用。如黄芩正品为唇形科植物黄芩（*Scutellaria baicalensis*）的干燥根，替代品有同属植物滇黄芩（*S. amoena*）、甘肃黄芩（*S. rehderiana*），黏毛黄芩（*S. viscidula*）和丽江黄芩（*S. likiangensis*）的根；柴胡正品为伞形科植物柴胡（*Bupleurum chinense*）或狭叶柴胡（*B. scorzonerifolium*）的根，替代品则有银州柴胡（*B. yinchowense*）、线叶柴胡（*B. angustissimum*）、锥叶柴胡（*B. bicaule*）等的根。正品和替代品药材虽然具有相似的药效，但品质存在较大差异，准确的来源物种鉴定是药材质量控制的保障。正品和替代品原植（动）物的遗传间断相对于不同科属的真伪品会更小，如果没有正品和替代品所在属完全物种取样构建的参考序列数据库，而仅仅是对药用物种进行序列比对或构建系统树来判断种间遗传间断的大小和单系性，难以保证较高的准确性。因此，对于这一类分子鉴定，正品和替代品原植（动）物所在属完全的物种取样是必需的，包括药用和非药用的种。在此基础上进行DNA条形码（或其他适宜片段）序列分析，构建系统树，判断正品和替代品基原物种种间遗传间断的大小。只有当正品与替代品及非药用物种在进化树上分别为单系时，才有可能成功实现分子鉴定。对待鉴定生药，获取其目标DNA片段序列，并与已构建的系统树进行比对，判断待鉴定生药的基原物种是否与正品或替代品原植（动）物、或非药用物种聚为相同或相近的进化支，从而判断其为正品或替代品，抑或为非药用物种。

（三）多基原生药的鉴定

多基原生药是指正品来源于多种植（动）物的生药。其中，绝大部分是来源于甚为近缘的同属物种。如黄连有3种正品原植物：黄连（*Coptis chinensis*）、三角叶黄连（*C. deltoidea*）和云南黄连（*C. teeta*）；秦艽有4种正品原植物：秦艽（*Gentiana macrophylla*）、麻花秦艽（*G. straminea*）、粗茎秦艽（*G. crassicaulis*）和小秦艽（*G. dahurica*）。多基原生药具有相同的药理药效，有效成分的组成和含量非常接近，但药材质量和价格存在一定差异，在更为严格的药材质量控制中需要对多基原生药进行准确的物种鉴定。通常，同属植（动）物来源的多基原生药的多个基原物种间，比正品和替代品物种间具有更近的亲缘关系，很可能存在天然或人为引起的杂交，种间的遗传间断进一步缩小或完全消失。因此，在进行这类生药鉴定的研究时，要尽量保证原植（动）物所在属完全物种取样；对较小的属（10个种以下）应对所有种，对较大的属应对多个基原物种及其同组系近缘种（或邻近组系物种），进行充分的种群和个体取样；在实验过程中，对不能直接测序的个体要进行克隆测序；在此基础上进行群体遗传学分析，才能有效评估种间分化的大小和种内变异的幅度，由此对其能否进行分子鉴定作出准确判断。

群体遗传学（population genetics）又称族群遗传学或种群遗传学，是根据遗传学原理，采用数学、统计或其他方法研究生物种群的遗传结构及其演化规律的一门学科，即研究种内进化（微进化microevolution）的科学。种内进化受到4种演化动力的影响，包括自然选择、遗传漂变、突变和基因流，这些演化动力促成了等位基因在种群水平的空间分布和不断改变，从而引起种群间的遗传分化。多基原生药的原植（动）物往往在分类学上极为近缘，可能存在不完全的谱系分选、杂交和多倍化等进化现象，处于物种形成的多系或并系阶段，交互单系尚未形成；生殖上可能还没有完全隔离，也就是说它们可能是生物学上的同一个种。其分子鉴定可行与否取决于同一生物学种种群间遗传分化的大小，也即DNA分子差异的“烙印”。对这种“烙印”的准确判断必须基于群体遗传学对种群遗传结构的深入分析。

二、生药分子鉴定的发展趋势

生药分子鉴定在常用生药及伪品、某些多来源生药的鉴定中取得了令人鼓舞的进展，已从实验室研究进入应用阶段，但生药的产地鉴定、生长或栽培年限鉴定、中成药组分的分子鉴定，以及现场快速鉴定仍是具有挑战性的工作。

（一）产地鉴定

产地鉴别是指明确生药的原产地。不同产地的同一种生药在品质上存在差异，这是形成生药质量评价的重要指标——道地药材的因素之一。道地药材的生物学本质是同种异地，即同一物种因其具有一定的空间结构，能在不同的地点上形成大大小小的群体单元；如果其中某一群体单元产生质优效佳的药材，即为道地药材。同一物种在不同地点上形成的群体单元，实际上就是生物学上的种群。道地药材的鉴别是目前中药鉴别的一大难题，还没有一个标准的鉴定评价体系。传统的鉴定方法无法勾画出道地药材的轮廓；DNA条形码主要适用于物种水平的鉴定和分子系统学研究，也难以阐明种下种群水平的遗传分化。

谱系地理学（phylogeography）是对种群扩散、迁移等微观进化历史进行有效推测的新概念。分子谱系地理学基于溯祖理论的原理，应用嵌套分支分析的统计分析技术，能够把单倍型网状进化树提供的遗传分化的时间尺度用于分析目前单倍型遗传变异的空间分布，并能将影响种群遗传分化的现代因素（如基因流）和历史性事件（如片断化、快速扩展和拓殖现象等）区分开来，使之成为研究种群进化历史和遗传分化的最新理论和方法。植物的叶绿体DNA（cpDNA）在大多数被子植物中为母系遗传，反映了种群间基因流的大小，比核基因更能显示种群间的地理分化和历史变迁的地理印迹。因此，叶绿体DNA越来越多地被用来重建植物种群的谱系地理模式。将分子谱系地理学用于道地药材的遗传基础和分子鉴定研究，将会有效推进生药的产地鉴别。

（二）生长年限鉴定

大多数生药原植物为多年生，其有效成分积累随时间变化呈现一定的规律性。生药的质量因生长年限不同，有效成分会有差异，其功效也有区别。例如，生长4年以上的黄芩宿根称“枯芩”，善清上焦肺火，主治肺热咳嗽痰黄；生长2~3年的黄芩称“子芩”，善泻大肠湿热。主治湿热泻痢腹痛。故临床用药上常对生药的生长年限做出规定，传统认为人参、黄连等部分根及根茎类生药须生长5年以上才能采收，桔梗等须生长3年以上才能采收，厚朴等须生长15年以上才能采收使用。目前对生药生长年限鉴定的主要方法仍是传统性状鉴定，如人参通过芦头形状和芦碗数目来判断年限，依赖于经验，难以实现鉴定的定量化、标准化。

分子鉴定有望成为生药年限鉴定的有力工具，目前对植物生长年限进行分子检测分析的手段有端粒长度测量和甲基化检测两种。端粒是真核生物染色体末端的特殊结构，由一段串联重复的非编码序列及其相关特异结合蛋白组成。随着生长年龄的增高和体细胞有丝分裂次数的增加，端粒重复序列逐步丢失，从而导致端粒长度逐渐缩短。体细胞的分裂次数与端粒长度缩短存在密切的相关性，因此端粒长度可以在一定程度上反映生物个体的年龄水平，故端粒有DNA的"年轮"和"分子钟"之称。使用端粒酶切长度分析（telomere restriction fragment，TRF）对抚松大马牙人参、集安大马牙人参和宽甸石柱人参端粒长度进行了分析，通过不同部位端粒酶活性比较，确定芦下1cm与人参体细胞分裂关系最紧密，用于作为人参年限鉴别的取样部位；通过TRF分析，发现端粒长度随生长年限变化的规律，建立人参不同生长年限与端粒长度的数学模型；取集安5年生人参样品测定TRF值，代入到所建立的大马牙人参与TRF值的拟合数学模型公式，得出年龄为5.15年，与实际结果相符。

植物端粒长度影响因素复杂，调控形式多样，用TRF分析鉴定生药生长年限，必须随不同物种而异，建立具各物种特点的模型。

（三）中成药组分鉴定

中成药通常由两种或更多中药材组方而成，组分多者可达近40味（至宝三鞭丸）乃至近百味（罗浮山百草油，79味；跌打万花油，86味）。近年中成药造假多发。被曝光的劣质中成药中，不少是因替代投料、虚假投料而被检出不合格。

中成药组分的分子鉴定可分为两个类型。一是对中成药中某种特定组分进行鉴定，多采用目标片段测序法或特异性PCR法。前者如用16S rRNA片段序列对活血止痛胶囊中的土鳖虫的鉴定；后者如用特异性PCR法对乌鸡白凤丸中以党参冒充人参的鉴定，以及对藿香正气水中以水半夏、虎掌半夏冒充半夏的鉴定。目前分子鉴定技术的发展，已经使得中成药中某种特定组分的鉴定不成为问题。无论是丸剂、片剂，还是口服液、注射剂，均可获得DNA进行PCR鉴定。二是对中成药中所有组分全面鉴定，采用克隆测序或高通量测序法，如用克隆测序法对连翘败毒丸的鉴定、用将高通量测序与DNA条形码理论结合的宏条形码（metabarcoding）技术对六味地黄丸的鉴定；但目前两种方法均存在鉴定效率低（仅能检出50%左右的组分），并有大量未经验证的无关物种信息。

在进行高通量测序时，均采用混合DNA提取及目标片段的PCR扩增，在此过程中，可能产生两个主要问题：一是在大量混合样品中，用于扩增的引物通用性得不到保障，而且不同的物种扩增效率也不同，某些物种的目标片段可能得不到扩增、或较少扩增而发生物种丢失或"湮没"；二是PCR过程中有较大可能产生扩增误差（PCR biases），这种误差很容易被高度敏感的高通量测序技术检测到，从而增加了"假阳性"（PCR artifacts）的比率；根据这种假阳性序列自然得到错误的物种信息，造成物种的数量凭空增加，即"生物多样性膨胀（biodiversity inflation）"现象。

（四）生药的现场快速鉴定

在实际生产与贸易交流中，生药的准确、快速鉴别一直是比较困难的工作。分子鉴别被认为是传统鉴别技术的有益补充，但目前多数生药的分子鉴别方法仅止于实验室阶段，难以实现在产地、药市、药房等进行现场鉴别，极大地限制了其使用的范围和推广程度。其中，生药DNA快速提取技术和DNA标记的快速检测技术是实现分子鉴别现场运用的两大瓶颈和关键问题。

CTAB法、SDS法等是生药DNA提取的常用方法。在这些方法中常使用65℃水浴使细胞裂解、蛋白质变性，从而使DNA被释放出来，水浴时间一般为30分钟至2小时，这很难满足生药现场分子鉴别的需求。近期，研究人员开发了一种基于碱裂解法的生药DNA快速提取方法，可在数分钟内完成DNA提取；对大多数生药而言，获取的DNA可成功用于PCR扩增。

单核苷酸多态性（single nucleotide polymorphisms，SNP）作为新一代的分子标记，具有数量多、覆盖密度大、遗传稳定性强、多态性丰富的优势，且由于SNPs一般只有2个等位基因，在检测时只需要通过一个简单的“+/–”方式即可进行基因分型，使得其检测易于实现自动化。基于SNP标记，在病原微生物检测、疾病诊断等研究中陆续开发了一些可用于现场快速鉴别的技术，简化了对仪器和实验室条件的要求、缩短了检测时间，具有很好的发展前景。如等温扩增技术，包括Q复制酶反应（QBRA）、链置换扩增技术（SDA）、切口酶恒温扩增技术（NEMA）、转录依赖的扩增技术（TAST-MA，3SR，NASBA）、解旋酶扩增技术（HAD）、滚环扩增技术（RCA）、环介导等温扩增技术（LAMP）、单引物等温扩增技术（SPIA）等，以及高分辨率熔解分析技术（HRM），为生药现场DNA标记快速检测提供了技术保障。

最近，金银花分子鉴别现场运用取得了成功。通过对GenBank收录的忍冬属植物叶绿体trnL-trnF序列进行对比分析，获得金银花真伪鉴别SNP位点；利用获得的金银花真伪鉴别SNP，开发了一种改良LAMP技术，通过设计特异性引物，于65℃在DNA聚合酶的作用下进行扩增反应；反应产物加入适量的SYBR Green染料，在紫外灯下进行检测，正品样本即可产生荧光，混淆品样品则不产生荧光。

研究人员还开发了一套中药材分子鉴别现场运用模块系统，包括药材DNA快速提取模块、DNA标记检测模块和保障模块，并配备了相应的试剂盒、仪器装备。运用这套系统对金银花进行现场鉴别，可在40~60分钟完成，且仪器装置简单、易于操作，可作为传统现场鉴别手段的有益补充。

【案例】

贝母的分子鉴定

（一）研究背景

贝母为常用止咳化痰中药，中医传统上将贝母分为“川贝”、“浙贝”两大类别。当前，随着对我国贝母属植物资源的深入研究以及长期用药实践，《中华人民共和国药典》共收载有5大类贝母：即川贝母、平贝母、伊贝母、浙贝母和湖北贝母。2005年版《中华人民共和国药典》收载的川贝母包括4种基原植物，即卷叶贝母（*Fritillaria cirrhosa*）、暗紫贝母（*F. unibracteata*）、甘肃贝母（*F. przewalskii*）、梭砂贝母（*F. delavayi*），考虑到目前市场上川贝母供应短缺问题，2010年版《中华人民共和国药典》新增了与它们亲缘关系较近并具有长期药用历史的太白贝母（*F. taipaiensis*）与瓦布贝母（*F. unibracteata* var. *wabuensis*）作为川贝母的基原植物。由于川贝母资源短缺、价格高，药材市场常出现以次充好、以假乱真的现象，如用小平贝、小浙贝混充川贝母，因此建立川贝母的基原鉴定方法十分必要。传统的鉴定方法（性状、显微结构及化学鉴定方法）容易受到药材生长环境、生长年限以及产地加工等诸多因素的干扰，很难将川贝类与非川贝类区别开来。近年建立了川贝母的PCR-RFLP、RAPD-SCAR等分子鉴定方法，其中PCR-RFLP已收录于《中国药典》2010年版第一增补本。

聚合酶链式反应-限制性内切酶长度多态性（PCR-RFLP）鉴别

1.材料与方法

（1）材料：收集贝母属10种1变种植物的新鲜及干燥叶与鳞茎，即卷叶贝母（*F. cirrhosa*）

(F1),甘肃贝母(*F. przewalskii*)(F2),暗紫贝母(*F. unibracteata*)(F3),梭砂贝母(*F. delavayi*)(F4),新疆贝母(*F. walujewii*)(F5),伊贝母(*F. pallidiflora*)(F6),平贝母(*F. ussuriensis*)(F7),湖北贝母(*F. hupehensis*)(F8),蒲圻贝母(*F. puqiensis*)(F9),东贝母(*F. thunbergii* var *chekiangensis*)(F10),浙贝母(*F. thunbergii*)(F11),并从市场上购买13个川贝药材样品(S1-S13)。

(2)模板DNA提取:取药材样品(干燥鳞茎)0.1g,依次用75%乙醇1ml、灭菌超纯水1ml清洗,吸干表面水分,置乳钵中研磨成极细粉。取20mg,置1.5ml离心管中,用新型广谱植物基因组DNA快速提取试剂盒提取DNA:加入缓冲液AP1 400μl和RNA酶溶液(10mg/ml)4μl,涡旋振荡,65℃水浴加热10分钟;加入缓冲液AP2 130μl,充分混匀,冰浴冷却5分钟,14000rpm离心10分钟;吸取上清液转移入另一离心管中,加入1.5倍体积的缓冲液AP3/E,混匀,加到吸附柱上,13000rpm离心1分钟,弃去过滤液;加入漂洗液700μl,12000rpm离心30秒,弃去过滤液;再加入漂洗液500μl,12000rpm离心30秒,弃去过滤液;13000rpm离心2分钟。取出吸附柱,放入另一离心管中,加入50μl洗脱缓冲液,室温放置3~5分钟,12000rpm离心1分钟;将洗脱液再加入吸附柱中,室温放置2分钟,12000rpm离心1分钟。取洗脱液,置4℃冰箱中备用。

(3)PCR扩增ITS1区:在200μl离心管中依次加入10×PCR缓冲液3μl,$MgCl_2$(25mmol/L)2.4μl,dNTP(10mmol/L)0.6μl,30μmol/L引物(ITS-P1:5′CGTAACAAGGTTTCCGTAGGTGAA3′和ITS-P3:5′GCTACGTTCTTCATCGAT 3′)各0.5μl,高保真TaqDNA聚合酶(5U/μl)0.2μl,模板1μl,无菌超纯水21.8μl。将离心管置PCR仪,PCR反应参数:95℃预变性4分钟,循环反应30次95℃ 30秒,55~58℃:30秒,72℃ 30秒,72℃延伸5分钟。

(4)RFLP:在500μl离心管中,依次加入PCR反应液6μl,10×酶切缓冲液2μl,Sma Ⅰ(10U/μl)0.5μl,无菌超纯水11.5μl;总体积为20μl。置30℃水浴中2小时,进行酶切反应。

(5)电泳检测:照琼脂糖凝胶电泳法,胶浓度为1.5%,胶中加入核酸凝胶染色剂GelRed;酶切反应溶液的上样量为8μl,DNA分子量标记上样量为1μl(0.5μg/μl)。电泳结束后,取凝胶片在凝胶成像仪上或紫外透射仪上检视。

2.结果

(1)限制性内切酶及酶切位点的选择:对贝母属植物ITS1区序列进行测定和分析,用Primer-Premier 5.0软件构建ITS1区的限制酶图谱。从限制酶谱中发现,川贝类ITS1区存在限制性内切酶*Sma* Ⅰ(该酶的识别序列为CCCGGG)的酶切位点,而非川贝类此位点处的序列为CTCGGG,没有该酶切位点(图4-3)。因而选择*Sma* Ⅰ作为RFLP用酶。

```
F. pallidiflora    CCGCCC-TGC TCGGGACCT CGCACCGTGT TCGCGATTGC CTCAGGGCGC
F. ussuriensis     ......-... ......... ....T..... C.......C.. ...CAA..T.
F. thunbergii      ......-... ......... ...GT....- ---------- --------T.
F. thu-var-che     ......-... ......... ...GT....- ---------- --------T.
F. puqiensis       ......-... ......... ...GT....- ---------- --------T.
F. hupehensis      ......-... ......... ...GT....- ---------- --------T.
F. cirrhosa        ......-... C........ ....T...C ---------- -------.T.
F. unibracteata    ......-... C........ ....T...C ---------- -------.T.
F. przewalskii     ......-... C........ ....T...C ---------- -------.T.
F. delavayi        ......-... C........ ....T...C ---------- -------.T.
```

图4-3　九种变种贝母ITS区域核酸序列多态性

注:图中"·"表示与伊贝母序列相同的碱基,"--"表示有碱基缺失,▨内为四种川贝序列中的*Sma* Ⅰ酶切位点(CCCGGG),□内为同位点其他种类贝母序列(CTCGGG,非*Sma* Ⅰ酶切位点)。

贝母属9种1变种的nrDNA ITS1区域局部的核苷酸序列差异。圆点代表核苷酸与伊贝母*F. pallidiflora*相同，短画线代表碱基缺失。深色方框显示4种川贝基原物种序列中的限制性内切酶Sma Ⅰ酶切位点（CCC∧GGG），浅色方框中显示其他物种在此位置的序列。

（2）酶切结果：在川贝类植物的nrDNA ITS1序列中，仅有一处*Sma* Ⅰ酶切位点，可将PCR产物（408bp，包括完整的ITS1区及两端的16S、5.8S区域的部分序列）消化、切割成长度分别为118bp和190bp的两个片段。而非川贝类没有此酶的酶切位点，不发生酶切，只在408bp处显示一条DNA条带（图4-4）。

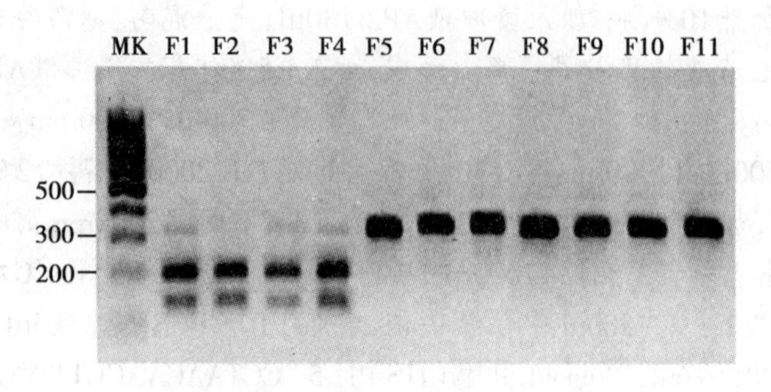

图4-4 贝母属10种（变种）植物的PCR产物（ITS1片段）经*Sma* Ⅰ消化酶切后的PCR-RFLP谱型。样品代码（F1~F11）参见“材料与方法”正文。MK为DNA分子量标准对照

（3）药材样品鉴定结果：药材样品S1-S5（购自江苏南京的药店）的PCR产物可被酶切为118bp和190bp的两个片段，且此结果具有很好的重现性，显示S1~S5为川贝正品。药材样品S6~S9购于浙江和安徽亳州，这些样品的ITS1片段不能被Sma Ⅰ酶切，提示其非川贝类；对这4个样品的基原进一步研究显示，S6为平贝母，S7为浙贝母，S8为东贝母，S9为湖北贝母；证实了RFLP对其为非川贝类的判断。对另外4个分别为伊贝母、浙贝母、湖北贝母和平贝母的药材样品（S10~S13），RFLP结果也给出了非贝母类的正确判定（图4-5）。

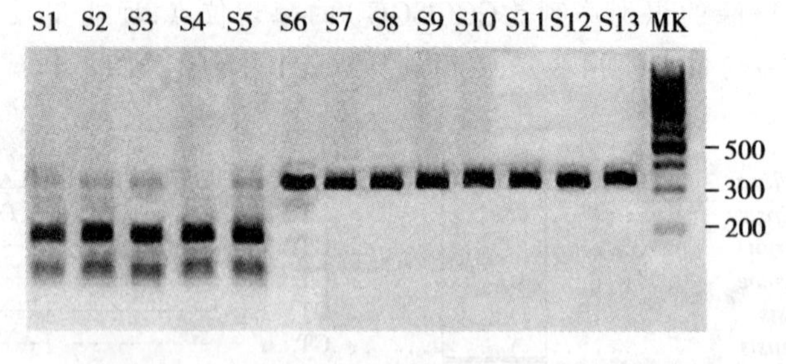

图4-5 13份川贝生药样品（S1~S13）的PCR产物经*Sma* Ⅰ酶切的PCR-RFLP图。MK为DNA分子量标准对照

进一步的研究显示，2010年版《中国药典》新增的两个川贝母基原，也能产生与原来的4个基原相同的酶切条带，从而可与其他贝母区别。

（二）RAPD-SCAR鉴别

1.材料与方法

（1）材料：贝母属11种1变种：卷叶贝母（*Fritillaria cirrhosa*），暗紫贝母（*F. unibracteata*），甘肃贝母（*F. przewalskii*），梭砂贝母（*F. delavayi*），太白贝母（*F. taipaiensis*），瓦布贝母（*F. unibracteata* var. *wabuensis*），湖北贝母（*F. hupehensis*），平贝母（*F. ussuriensis*），浙贝母（*F. thunbergii*），伊贝母（*F. pallidiflora*），新疆贝母（*F. walujewii*），以及蒲圻贝母（*F. puqiensis*）的植物与鳞茎。另从香港市场购买川贝商品药材9份。

（2）DNA提取：干燥鳞茎碾成细粉，用DNeasy® Plant Mini Kit（Qiagen，Germany），按制造商说明书提取DNA。用NanoDrop® ND-1000分光光度计［香港DiaMed（中国）有限公司］进行DNA定量。

（3）RAPD分析：为提高RAPD条带的稳定性和重现性，首先对PCR扩增条件进行了优化。使用经优化的PCR反应条件和流程，在多次实验中，获得了高度稳定和重现性良好的结果。扩增体系为50μl，包括5μl模板DNA（约50ng）、10×PCR缓冲液（含1.5mM Mg^{2+}）、0.5mM dNTP、400nM引物，1.5U Taq聚合酶（KAPA Biosystems，USA）。PCR仪为GeneAmp® PCR System 9700（Applied Biosystems，USA）。扩增条件为：94℃预变性5分钟，然后按94℃变性1分钟-36℃退火1分钟-72℃延伸1分钟进行40次循环，最后72℃延伸10分钟。取5μl PCR产物，在1.2%琼脂糖凝胶上进行电泳分离，溴化乙锭染色后于紫外光下检视。

（4）RAPD特异条带筛选原则及其鉴定：对24条任意引物进行了筛选，以观察其是否能产生川贝母特异标记。对每一条引物，都用来对12种贝母属植物（包括6种川贝基原植物）模板DNA进行PCR扩增。最终筛选出的引物，对川贝母的6种基原植物的扩增产物中，具有一条一致的特异性条带，此条带在同属其他植物的扩增产物中是缺失的。

（5）RAPD特异性条带的克隆：引物S158扩增产物中具有一条川贝母特异性条带，这是一个可能的标记物。将此条带从凝胶（1.2%）中割离，用QIAquick Genei胶回收试剂盒（Qiagen）回收纯化。以回收的DNA为模板，用S158引物再次扩增，然后用Invitrogen TA克隆系统（Invitrogen，USA）进行TA克隆。反应体系包括10×连接缓冲液（1μl），PCR载体（2μl，50ng），PCR product产物（6μl），以及T4 DNA连接酶（1μl）。反应液混匀后，4℃过夜。对高效感受态大肠杆菌菌株DH-5α进行转化，用含氨苄青霉素的LB平板培养。挑取10个白色克隆，用QIAprep® Mini prep 试剂盒（Qiagen）制备重组质粒DNA。用通用引物M13和T7进行PCR，验证阳性克隆。

（6）测序及SCAR引物设计：对经验证的阳性克隆，用ABI3700自动测序仪（Applied Biosystems）进行重组质粒的双向测序。在GenBank非冗余数据库中用BLASTn进行同源性搜索。根据所测得的RAPD产物特异条带序列，设计、合成了一对SCAR寡核苷酸引物（正向引物CBM-S和反向引物CBM-AS）。用该对引物，可从川贝母的基原植物中扩增出一条长约231bp的片段。

（7）贝母属植物及川贝商品药材的基因组DNA扩增：用SCAR引物，以12种贝母属植物（包括川贝的6种基原植物）基因组DNA为模板，进行PCR扩增。经优化的扩增条件为：94℃ 5分钟；94℃ 1分钟-59℃ 1分钟-72℃ 1分钟，共40个循环；72℃ 10分钟。生药样品的鉴定同样操作。

（8）鉴定结果的验证：用PCR-RFLP法对生药样品的鉴定结果进行验证。首先使用引物ITS-P1（5′-CGTAACAAGGTTTCCGTAGGTGAA-3′）和ITS-P3（5′-GCTACGTTCTTCATCGAT-3′），

对生药样品DNA进行扩增(扩增程序:95℃ 4分钟;95℃ 30秒-58℃ 30秒-72℃ 30秒,30次循环;72℃ 5分钟)。然后,用内切酶Sma Ⅰ对PCR产物进行消化。Sma Ⅰ酶切体系为20μl,含6μl PCR产物、5U of Sma Ⅰ酶(10U/μl, Roche),2μl 10×消化缓冲液,以及11.5μl ddH_2O。37℃温育1.5小时,进行酶切反应。

2.结果

(1)川贝类生药RAPD标记的鉴定:从每50mg贝母属植物干鳞茎中可提取出50~300ng DNA。其A260/A280在1.6~1.8,说明基本无蛋白质和(或)多糖等杂质。从24条RAPD引物中,通过初步考察其扩增稳定性和可行性,挑选出7条进行进一步研究。用这些引物,按优化的操作程序和反应条件,所有标本的扩增产物图谱均可高度重现。然而,只有引物S158可从6种川贝母基原物种中,稳定一致地扩增出1条长约0.65kb的明显条带,而其他6种贝母属植物中,在此位置均没有扩增产物(图4-6)。可以认为,此条带是川贝类药材的特异标记物。

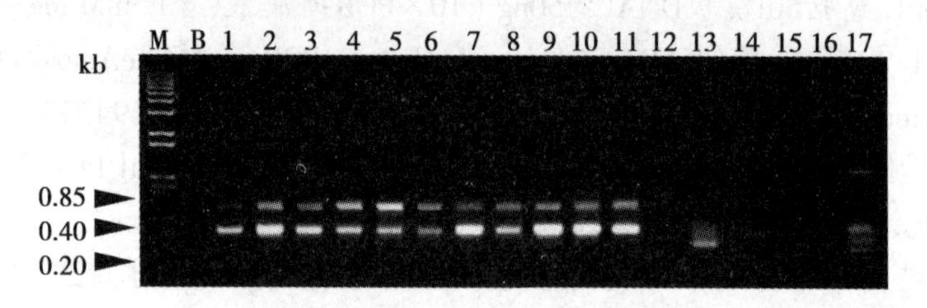

图4-6 使用引物S158获得的贝母属植物的RAPD图谱

使用该引物,得到了川贝母基原植物特异性的图谱类型。M: 1kb DNA标准比对条带;B: 空白(无核酸酶蒸馏水);泳道1~11: 川贝类生药基原物种: 卷叶贝母(*Fritillaria cirrhosa*)(1~2),暗紫贝母(*F. unibracteata*)(3~4),甘肃贝母(*F. przewalskii*)(5~6),梭砂贝母(*F. delavayi*)(7~8),太白贝母(*F. taipaiensis*)(9~10),以及瓦布贝母(*F. unibracteata* var. *wabuensis*)(11)泳道12~17:其他贝母属物种:湖北贝母(*F. hupehensis*)(12),平贝母(*F. ussuriensis*)(13),浙贝母(*F. thunbergii*)(14),伊贝母(*F. pallidiflora*)(15),新疆贝母(*F. walujewii*)(16),以及蒲圻贝母(*F. puqiensis*)(17)。

(2)RAPD标记的克隆和测序:回收长约0.65kb的CBM08条带,测序。序列的前10个核苷酸与引物序列相符。这说明所克隆的片段确为RAPD扩增产物。所得CBM08标记序列长度为657bp,G+C含量47%(A: 161; C: 129; G: 182; T: 186)(图4-7)。BLAST结果显示,此序列与某些植物核苷酸序列具有部分相似度和不同的相似水平。最佳匹配为冠花贝母 *F. imperialis*(分值:45.4bits,E-值:5E-18)。

(3)用SCAR引物进行扩增:使用设计的SCAR引物对CBM-S和CBM-AS(图4-7和图4-8A),对来自12个贝母属物种的基因组DNA进行扩增。从川贝母生药的6种基原植物的DNA中,得到长度为231bp的清晰、单一条带,而其他6种贝母属植物中,无一具有此特异扩增反应(图4-8B)。然后,进一步使用SCAR引物对9种贝母鳞茎商品药材进行了扩增。有5个分别购自香港不同药店的生药样品扩增出1条清晰、可重现的条带(231bp),提示这些样品是真正的川贝。另外4个样品无条带出现,说明其为贝母属其他植物的鳞茎,而不是正品川贝(图4-9A)。

1 *GGACTGCAGA* GCGGACACGG ACTACATGTT GTTCTCTTGT CCCGATGGAT GATCCGTACT
S158

61 GGCCGTGGAT GAGGGTTAGA GGCTACAGTC GTGCTTGCT*G ACCTGGTCTG TGGATCGTTC*
CBM-S

121 CCTTAACCCT GCGGATGGTT CATATGGGCT GCGAACAAGG TCGAGTGTCG GGTCAAGTAT

181 TTTTGTATAG GGGAATTGGC TTGCGTCGTT ACCTTAAATT TTGTTAGCCG TGGTTCAAGC

241 GATGAAGGTG CATCGTGATT CATAGGTGGG GTACGAAAGG TTTTGCGTGG TTCACGCTAG

301 CCTGGTCGAA *GTTTGTACTT GCGCGAGACA* ATATGTGAGC CAATGGATAT GAAATGGGCT
CBM-AS

361 TTACTACCAG TTTATGCGTG ACTTGAGACC AATAACGCGA TAGGTTGGAA AATAGTGGTC

421 ACGGACCATA AAAACATTGA TTCTCATCAT GCATCCTAAC GTAATCATCT AGTATGACTT

481 GTTCGATATC AGAAATTACT AGAGAGTTTA TCGATAGACG TACCTAAGTT GTGAAGTGGA

541 GGAAATCCCT GGGAATCGAG GACATAACCG CTCAACCGCC CACTACATGT TCTTGATTC

601 CCGAGGGATC CGCAACCGAT GACTTGTTGT GGAAATCGTA TGGTGAT*TCT GCAGTCC*
S158

图4-7　RAPD扩增产物CBM08的核苷酸序列，显示RAPD引物（一对S158）和SCAR引物（CBM-S and CBM-AS）

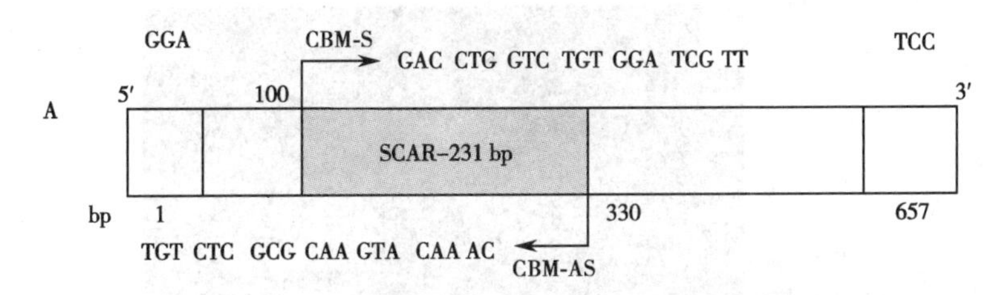

图4-8A　RAPD和SCAR扩增区域示意图

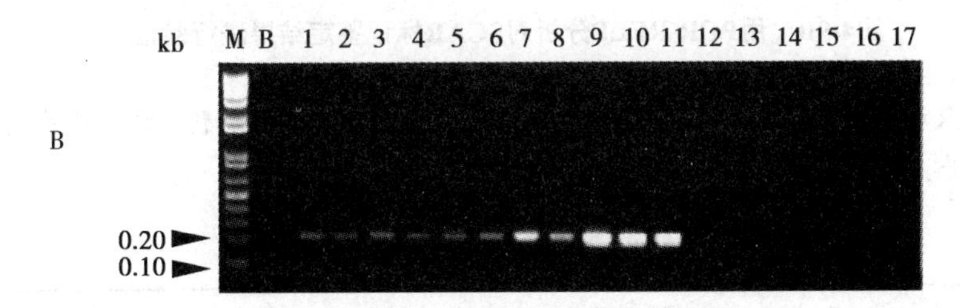

图4-8B　使用SCAR引物（CBM-S及CBM-AS）对贝母属植物进行的PCR扩增结果图

M．1kb DNA标准比对条带；B．空白（无核酸酶蒸馏水）

1~11．川贝类生药基原物种。1~2．卷叶贝母（*Fritillaria cirrhosa*）；3~4．暗紫贝母（*F. unibracteata*）；5~6．甘肃贝母（*F. przewalskii*）；7~8．梭砂贝母（*F. delavayi*）；9~10．太白贝母（*F. taipaiensis*）；11．瓦布贝母（*F. unibracteata* var. *wabuensis*）

12~17．其他贝母属物种。12．湖北贝母（*F. hupehensis*）；13．平贝母（*F. ussuriensis*）；14．浙贝母（*F. thunbergii*）；15．伊贝母（*F. pallidiflora*）；16．新疆贝母（*F. walujewii*）；17．蒲圻贝母（*F. puqiensis*）。只有川贝基原植物中扩增出特异条带（231bp）。

（4）结果的验证：为了验证RAPD-SCAR结果的可靠性，对生药样品的鉴定结果使用PCR-RFLP法进行了复核。被RAPD-SCAR鉴定为正品的5个川贝样品，PCR产物经SmaⅠ酶切消化后，产生2条分别长约190bp和118bp片段，证实这些样品确为真正的川贝。其他4份商品药材PCR产物不能被SmaⅠ酶切，说明其为赝品（图4-9B）。两种方法的鉴定结果完全一致。各方法的特点比较见表4-1。

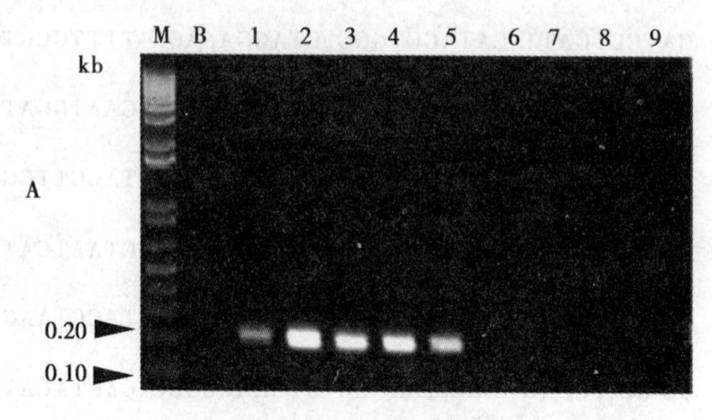

图4-9A 使用SCAR标记引物CBM-S和CBM-AS对市场上购买的川贝商品药材PCR扩增结果；样品1~5检测到川贝特异性条带（231bp）

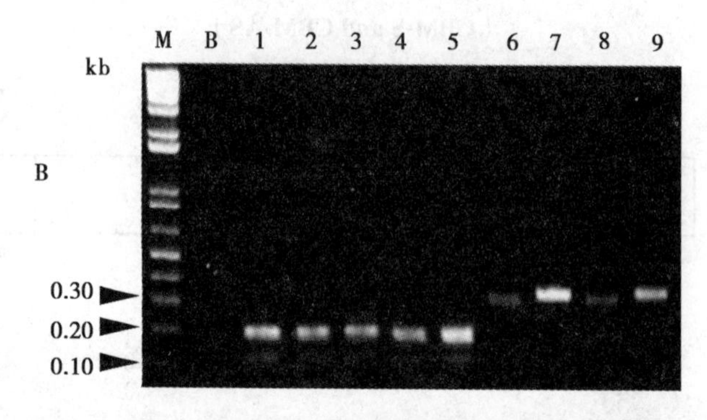

图4-9B 用PCR-RFLP分析对SCAR标记鉴定结果进行验证

5个经SCAR标记鉴定为正品的样品PCR产物经SmaⅠ酶切消化，均产生介于100~200bp之间的两条条带，证实其确为真正的川贝。

表4-1 PCR-RFLP和RAPD-SCAR的特点

	PCR-RFLP	RAPD-SCAR
川贝类生药特异性	√	√
需要高质量DNA	√	×
需要预先知道DNA序列信息	√	×
操作步骤	2	1
实验需时	6~8h	2~4h

注：本案例数据主要依自：

[1] Wang CZ, Li P, Ding JY, et al. Simultaneous identification of Bulbus Fritillariae cirrhosae using PCR-RFLP analysis [J]. Phytomedicine, 2007, 14(9): 628-632.

[2] Xin GZ, Lam YC, Maiwulanjiang M, et al. Authentication of Bulbus Fritillariae Cirrhosae by RAPD-derived DNA markers [J]. Molecules, 2014, 19(3): 3450-3459.

第三节　生药分子鉴定研究的方法与技术

分子标记技术是研究反映生物个体或种群间基因组的DNA的差异特征的一种方法，也称DNA分子遗传标记技术。主要应用于生物基因组研究、生药的分子鉴定、生物的遗传育种、起源进化、分类等诸多研究领域。

一、分子标记技术

（一）DNA分子遗传标记技术的特点

1. 遗传稳定性　DNA分子作为遗传信息的直接载体，不受外界因素和生物体发育阶段及器官组织差异的影响，每一个体的任一体细胞均含有相同的遗传信息。

2. 遗传多样性　由G、A、C、T四种碱基构成。特定的遗传信息包含在特定的碱基排列顺序中，差异表现在这4种碱基排列顺序的变化，即遗传多样性（genetic diversity）。比较DNA分子的遗传多样性的差异鉴别物种，即DNA分子遗传标记鉴别（identification by DNA molecular genetic marker）。选择适当的DNA分子遗传标记技术即可在属、种、亚种、居群或个体水平上对研究对象进行准确的鉴别。

3. 化学稳定性　DNA分子具有较高的化学稳定性，即便是陈旧的标本保存的DNA分子仍能作为DNA分子遗传标记的研究。

（二）常见的DNA分子遗传标记技术

DNA分子遗传标记技术主要有：基于PCR反应的分子标记如RAPD，AFLP，ISSR，SRAP；基于DNA序列分析和芯片的SNP等方法，基于传统的Southern杂交技术的分子标记如RFLP；常见的分子标记技术如下：

1. 随机扩增的DNA多态性（random amplified polymorphic DNA，RAPD）

（1）RAPD技术的基本概念：RAPD技术是以10碱基的任意序列的寡核苷酸片段作为单引物，对未知序列的基因组DNA进行PCR扩增，以谱带差异反映DNA多态性的分析技术。RAPD技术是基因组存在众多反向重复序列，因此每一随机引物可在反向重复序列区分别找到互补结合位点，进行PCR扩增。引物结合位点DNA序列的改变以及缺失、插入或置换均可导致扩增片段数目和长度发生改变，表现出多态性。

（2）RAPD技术实验程序：RAPD是一种特殊的PCR，其实验流程和PCR相似，包括DNA的提取及检测、PCR扩增、产物检测、数据分析等4个步骤，其中数据分析采用软件进行，如RAPDistance Package分析软件、Popgene聚类分析软件等。

（3）影响RAPD技术的因素

1）DNA模板的纯度：在每个RAPD-PCR反应中DNA模板的终浓度，一般认为5~500ng范围的DNA能提供好的结果。

2）DNA聚合酶：不同产家、不同商标的DNA聚合酶常产生不同RAPD产物，因此，在RAPD-PCR中不允许中途更换DNA聚合酶，每个反应中DNA聚合酶的用量一般为0.5~1单位（25μl反应体系的体积）。

3）扩增程序与PCR型号：对于后者，最好的处理办法是在其他所有条件确定后，不要更换PCR仪；对于前者，通常的扩增程序为94℃变性，36℃退火，72℃延伸，退火温度控制在35℃~37℃，不可超过40℃。

（4）RAPD技术的优缺点

1）优点：无须专门设计RAPD扩增反应的引物，当前国际上通用RAPD引物，它们分别由美国Operon Technologies Inc. 和加拿大的UBC（University of British Columbia）生产；无须预知被研究对象的基因组序列；每个RAPD反应中，仅加单引物，通过引物和模板DNA链随机结合实现扩增；退火温度低为36℃，能保证引物与模板的稳定配对，同时也允许适当的错误配对，以扩大引物在模板DNA中配对的随机性。

2）缺点：影响RAPD结果的因素较多，方法比较灵敏，重复性差等，因此，RAPD实验条件标准化是非常重要的。同时，同源性或许是RAPD标记技术中最主要的问题，所谓同源性（homology）是指进化过程中源于同一祖先的分支之间的关系，同源性是来描述物种之间的进化关系的，同源性这个概念不能量化，一般来说，序列之间的相似性（similarity）和一致性（identity）越高，序列之间同源的可能性越大。在数据分析中应特别注意。

2. 扩增酶切片段多态性（amplified fragment length polymorphism，AFLP）

（1）AFLP技术的基本概念：AFLP技术是利用PCR技术扩增DNA限制性酶切片段的一种DNA分子标记技术。AFLP结合了RFLP和PCR技术特点，具有RFLP技术的可靠性和PCR技术的高效性。

（2）AFLP的基本原理：是对基因组DNA限制性酶切片段进行选择性扩增。先用限制性酶产生基因组DNA酶切片段，然后使用特定的双链接头与基因组DNA的酶切片段链接形成扩增反应的模版，产生大小不同的限制性片段。利用特定的双链接头与酶切片段连接作为PCR模板，用含有选择性碱基的引物（在引物的3′端增加1~3个核苷酸）对模板DNA进行扩增，选择性碱基的种类、数目和顺序决定了扩增的结果，只有那些限制性位点侧翼的核苷酸与引物的选择性碱基相匹配的片段才能被扩增。扩增产物经聚丙烯酰胺凝胶电泳分离后银染。然后根据凝胶上DNA指纹的有无检测多态性（图4-10）。

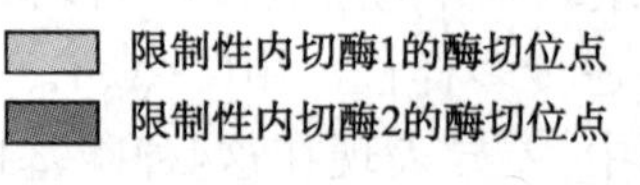

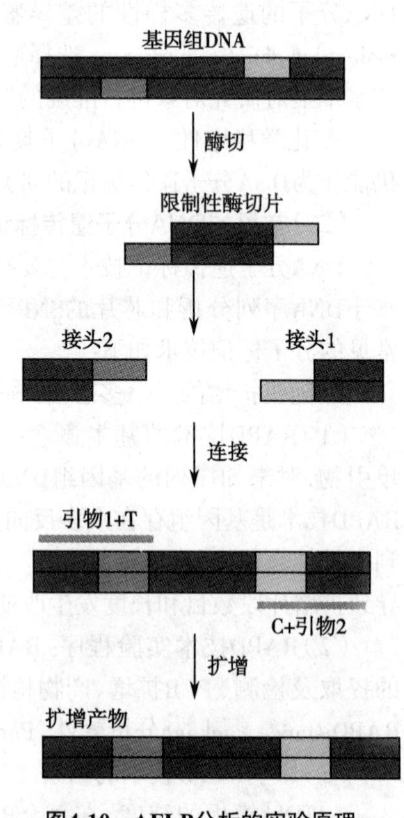

图4-10　AFLP分析的实验原理

一般采用两个限制性内切酶进行双酶切。一个为多酶切位点的限制酶，常用具4个碱基识别位点的Mse Ⅰ，它产生较小的片段，Mse Ⅰ确保产生合适大小的DNA片段，这些片段能在序列胶上进行分离；另一个为酶切位点较少的限制性酶，常用具6个碱基识别位点的EcoR Ⅰ，它产生较大的片段；EcoR Ⅰ能限制扩增片段数目，确保DNA多态性检测。

进行AFLP分析时，在EcoR Ⅰ和Mse Ⅰ引物的3′端加入1~3个选择性碱基，并发展了两部扩增策略。第一次为预扩增，用带有一个选择性碱基的引物对连接后的限制性酶切片段进行扩增。预扩增产物稀释后作为第二次AFLP-PCR反应的模板，用带有三个选择性碱基的引物进行扩增。两步法减少了弥散的背景，减少了非特异性扩增。

在AFLP标记技术中，一般每进行一次选择性扩增可检测到50~100个DNA片段，其中多态性片段可达50%左右(不同分类群有差异)，其效率是所有分子标记技术中相对高的一种。这些多态性源于DNA序列的改变，包括突变的消失或产生新的酶切位点，插入、缺失或两个酶切位点之间的倒位等。

(3)AFLP引物的设计：引物设计是AFLP的关键。由三部分构成，核心区、酶切位点区和选择性碱基区。核心区序列基本保持不变，酶切位点区与所选限制性内切酶的酶切位点配对，选择性碱基区通常为1~3个碱基，可在AGCT中随机选择。表4-2是EcoR Ⅰ、Mse Ⅰ、Pst Ⅰ和Taq Ⅰ引物的组成。一般带3个选择性碱基的引物组合较合适，减少碱基数会使条带过多，无法统计，增加碱基数则使条带过少。

表4-2　AFLP引物的组成

引物	核心序列区	酶切位点配对区	选择碱基区
EcoR Ⅰ-prime	5-GAC TGC GTA CC	AATTC	NNN-3
Mse Ⅰ-prime	5-GAT GAG TCC TGAG	TAA	NNN-3
Pst Ⅰ-prime	5-GAC TGC GTA CA	TGCAG	NNN-3
Taq Ⅰ-prime	5-GAT GAG TCC TGAG	CGA	NNN-3

(4)AFLP的实验程序：AFLP标记技术的实验流程包括以下7个步骤：基因组DNA的提取、纯化及检测；基因组DNA的酶切；人工接头的连接；预扩增；选择性扩增；聚丙烯酰胺凝胶电泳；数据分析，其中酶切和PCR扩增是关键步骤。高质量DNA的分离至关重要，这决定了DNA是否能被限制性内切酶完全消化。

PCR扩增分两步进行。第一步称为预扩增，预扩增的产物一般稀释20倍后作为选择性扩增的模板。AFLP-PCR对模板DNA的浓度不敏感，但对模板的纯度要求较高。

(5)AFLP的优缺点

1)优点：AFLP-PCR是一种半随机扩增，不需要预先知道被分析基因组DNA序列的信息；选择不同的限制性内切酶就可以设计相应的AFLP引物，只需要少量的DNA；AFLP具有较高的重复性。

2)缺点：AFLP最主要的缺点是同源性，通常假设迁移速率相同的带是同源的，马铃薯的AFLP谱带研究发现95%的条带是同源的，由此看来，少数迁移率相同的谱带是非同源的；AFLP是显性标记，对等位基因而言，即指所扩增的PCR产物(DNA片断)，无法确切确定，因而无法区分杂合体(heterozygosity)，只能按有带无带进行分析。一块AFLP胶可能是显性位点和共显性位点(即一对等位基因的两个成员在杂合体中都表达的遗传现象称为共显性，共显性时，双亲的性状同时在子一代个体上表现出来，即利用分子标记可鉴别二倍体中杂合和纯和基因型。)共存的，无法将这两种位点区别开；共显性标记，在揭示遗传多样性方面要比显性标记具有更大的优势。AFLP技术需要高质量的DNA。

3. 简单重复序列区间(inter-simple sequence repeat, ISSR)

(1)ISSR的基本概念：ISSR技术以微卫星为引物的PCR(microsatellite-primed PCR，MP-PCR)，是在SSR基础上发展起来的，是用SSR为引物扩增重复序列之间区域的DNA分析技术、ISSR引物通常为16~18个碱基序列，由1~4个碱基组成的串联重复和几个非重复的锚定碱基组成，从而保证了引物与SSR的5′或3′端结合，使位于反向排列，间隔不太大的重复序列间的基因组片段得以扩增。扩增产物经聚丙烯酰胺凝胶或较高浓度的琼脂糖凝胶电泳分离获得扩增指纹图谱。

(2)ISSR的实验程序：ISSR标记技术的实验流程包括5个步骤：DNA的提取及检测、引物设计、PCR扩增、RCR产物的电泳检测、数据分析。

引物设计是ISSR标记中最关键的一步。ISSR引物通常为5′端或者3′端加锚(1~4个碱基)的二核苷酸重复序列、三核苷酸和四核苷酸重复序列，重复次数常为4~8次。ISSR引物多参考加拿大哥伦比亚大学所设计的引物(表4-3)。

表4-3 加拿大哥伦比亚大学设计的ISSR引物

2核苷酸重复				
801(AT)$_8$T	802(AT)$_8$G	803(AT)$_8$C	804(TA)$_8$T	805(TA)$_8$C
806(TA)$_8$G	807(AG)$_8$T	808(AG)$_8$C	809(AG)$_8$G	810(GA)$_8$T
811(GA)$_8$C	812(GA)$_8$A	813(CT)$_8$T	814(CT)$_8$A	815(CT)$_8$G
816(CA)$_8$T	817(CA)$_8$A	818(CA)$_8$G	819(GT)$_8$A	820(GT)$_8$C
821(GT)$_8$T	822(TC)$_8$A	823(TC)$_8$C	824(TC)$_8$G	825(AC)$_8$T
826(AC)$_8$C	827(AC)$_8$G	828(TG)$_8$A	829(TG)$_8$C	830(TG)$_8$G
831(AT)$_8$YA	832(AT)$_8$YC	833(AT)$_8$YG	834(AG)$_8$YT	835(AG)$_8$YC
836(AG)$_8$YA	837(TA)$_8$RT	838(TA)$_8$RC	839(TA)$_8$RG	840(GA)$_8$YT
841(GA)$_8$YC	842(GA)$_8$YG	843(CT)$_8$RA	844(CT)$_8$RC	845(CT)$_8$RG
846(CA)$_8$RT	847(CA)$_8$RC	848(CA)$_8$RG	849(GT)$_8$YA	850(GT)$_8$YC
851(GT)$_8$YG	852(TC)$_8$RA	853(TC)$_8$RT	854(TC)$_8$RG	855(AC)$_8$YT
856(AC)$_8$YA	857(AC)$_8$YG	858(TG)$_8$RG	859(TG)$_8$RC	860(TG)$_8$RA
3核苷酸重复				
861(ACC)$_5$ 862(AGC)$_5$ 863(AGT)$_5$ 864(ATG)$_5$ 865(CCG)$_5$ 866(CTC)$_5$ 867(GGC)$_5$ 868(GAA)$_5$ 869(GTT)$_5$ 870(TGC)$_5$ 871(TAT)$_5$				
4和5核苷酸重复				
872(GATA)$_4$ 873(GACA)$_4$ 874(CCCT)$_4$ 875(CTAG)$_4$ 876(GATA)$_2$(GACA)$_2$ 877(TGCA)$_4$ 878(GGAT)$_4$ 879(CTTCA)$_3$ 880(GGAGA)$_3$ 881(GGGTG)$_3$				

续表

5′ 锚定的重复
882 VBV(AT)$_7$　883 BVB(TA)$_7$　884 HBH(AG)$_7$　885 BHB(GA)$_7$　886 VDV(CT)$_7$　887 DVD(TC)$_7$　888 BDB(CA)$_7$　889 DBD(AC)$_7$　890 VHV(GT)$_7$　891 HVH(TG)$_7$
混合基元
892 TAG ATC TGA TAT CTG AAT TCC C　893 NNN NNN NNN NNN NNN　894 TGG TAG CTC TTG ATC ANN NNN　895 AGA GTT GGT AGC TCT TGA TC　896 AGG TCG CGG CCG CNN NNN NAT G　897 CCG ACT CGA GNN NNN NAT GTG G　898 GAT CAA GCT TNN NNN NAT GTG G　899 CAT GGT GTT GGT CAT TGT TCC A　900 ACT TCC CCA CAG GTT AAC ACA
注:N =(A,G,C,T)　R=(A,G)　Y=(C,T)　B=(C,G,T)(i.e. not A)　D=(A,G,T)(i.e. not C)　H=(A, C, T)(i.e. not G)　V=(A, C, G)(i.e. not T)

进行ISSR分析时,筛选出多态性强、重复性好的引物是整个实验成功的关键。影响ISSR-PCR结果的因素很多,不同材料、不同引物最适Mg^{2+}浓度需要通过实验筛选,引物退火温度影响着ISSR-PCR反应结果,同一物种随引物的不同,退火温度亦不一样。目前ISSR-PCR采用的退火温度在52℃左右。

(3)ISSR的优缺点

1)优点: ISSR的优点是遗传多态性高,重复性好。采用的引物具有更强的专一性,与模板结合的强度提高,重复性好,并可揭示比RFLP、RAPD和SSR更多的多态性; ISSR标记技术结合了RAPD标记技术和SSR标记技术的优点,耗资少,模板DNA用量少; 无须知道任何靶标序列的SSR背景信息。

2)缺点: ISSR不足之处主要是PCR扩增时最适反应条件需要一定时间的摸索; 是显性标记,在解决交配系统、计算杂合度与父系分析等问题时效果不佳。

4. 相关序列扩增多态性(sequence-related amplified polymorphism, SRAP)

(1)SRAP技术的基本概念: SRAP标记是一种新型的基于PCR的标记系统,也称相关序列扩增多态性(sequence-related amplified polymorphism, SRAP)。SRAP标记利用独特的引物设计,使其针对可阅读框(ORF)进行扩增。设计引物是针对外显子里GC含量丰富,而启动子和内含子里面AT含量丰富的特点来进行。由于不同物种,不同个体的内含子、启动子与间隔区长度不等而产生多态性。

SRAP分析的关键是成功进行引物大小和引物的组合。设计引物的原则是引物之间不能形成发夹结构或其他的二级结构, GC含量必须在40%~50%之间。扩增SRAP的PCR反应体系中使用一对引物。正向引物长17bp,反向引物长18bp,对内含子和启动子区域进行特异扩增。正向和反向引物的填充序列在组成上必须是不同的,长度是10或11个碱基。可选择性的碱基是可以变化的,它的变化能产生一系列的引物。实验表明,合适的引物大小在17~18碱基。

(2)SRAP技术检测方法

1)SRAP-PCR扩增: 反应模板多数是基因组DNA,也可以是cDNA。SRAP-PCR反应采用复性变温法: 前5个循环复性温度设为35℃,主要是考虑到低的复性温度能确保两个引物与靶DNA部分配对; 随后循环中复性温度升到50℃,可保证前5个循环的扩增产物可在余下循环中进行指数式扩增；如果复性温度在40个循环中都保持在35℃，扩增片段重复性将很低。

2）扩增产物检测与片段测序：扩增产物多用6%变性聚丙烯酰胺凝胶电泳，经银染，显影。由于多数SRAP产生高强带，很少有重叠，而且引物较长，故比AFLP易测序。获得的SRAP标记差异片段，从胶上割下、回收后，用相应引物直接测序，必要时可采用克隆测序。

（3）SRAP标记技术的优缺点：SRAP是新型分子标记系统，具有简单、高效、高共显性、重复性、易测序等优点。尤其是可检测基因的开放阅读框（open reading frames，ORFs）区域，针对性强。由于在设计引物时正反引物分别是针对序列相对保守的编码区与变异大的内含子、启动子和间隔序列，因此，多数SRAP标记在基因组中分布是均匀的，通过利用RIL（recombinant inbred lines）重组自交系构建的遗传连锁图也说明了这一点。由于是对ORFs进行扩增，因而对基因组相对较少的着丝粒附近以及端粒的扩增会较少，如果结合可扩增这些区域的SSR标记，将会获得覆盖整个基因组的连锁图。

5. 单核苷酸多态性（single nucleotide polymorphism，SNP）

（1）SNP的基本概念：SNP技术是指由于单个核苷酸的变异所引起的DNA序列多态性的检测技术。在不同个体的同一条染色体或同一位点的核苷酸序列中，绝大多数核苷酸序列一致而只有一个碱基不同（约1%）。

按照SNP在基因中的位置，SNP可分为三类：基因编码区SNP（coding SNP，cSNP）、基因调控区SNP（peripheral SNP，pSNP）以及非编码区SNP（intronic SNP，NP）。cSNP较少，其变异率仅是其他区域的1/5；按照对生物遗传性状的影响，cSNP又分为两种：碱基突变不引起其编码的氨基酸变化为同义cSNP（synonymous cSNP）和碱基突变会引起其编码的氨基酸的变化为非同义cSNP（non-synonymous cSNP）。非同义cSNP可能影响基因的功能，常是导致生物性状改变的直接原因；基因调控区SNP可能会影响基因的表达，这两类SNP具有重要意义。SNP是基因组中最简单、最常见的多态性形式，具有很高的遗传稳定性。一个SNP表示在基因组某个位点上一个核苷酸的变化，这种变化可以由单个碱基的转换、颠换所引起，也可由碱基的插入或缺失所致。

（2）SNP的检测方法：由于SNP在功能基因研究中具有重要意义，其检测方法发展很快。

1）直接测序：纯合型SNP位点的测序峰为单一峰型，而杂合型SNP位点的测序峰为套峰，因而很容易区分开来。通过直接测序方法进行SNP检测的检出率接近100%。通常从待测定的基因序列设计引物，扩增出400~700bp的片段，对扩增产物进行双向测序。对所得序列进行排序并仔细鉴别真正的多态性和由于测序误差而产生的差异。一般序列分析的误差率刚好是1bp/100bp，相当于许多植物种内SNPs发生的频率。

2）单链构象多态性分析（single-strand conformation polymorphism，SSCP）是一种简单、高效地检测DNA或RNA序列中点突变的技术。PCR-SSCP只能作为一种突变检测方法。当一个碱基发生改变时，其空间构象发生改变，空间构象有差异的单链DNA分子在聚丙烯酰胺凝胶中受排阻大小不同。因此，通过非变性聚丙烯酰胺凝胶电泳，可以敏锐地将构象上有差异的分子分离开。由于SSCP是依据点突变引起单链DNA分子立体构象的改变来实现电泳分离，这样就可能会出现点突变对单链DNA分子立体构象改变不起作用或作用很小时，聚丙烯酰胺凝胶电泳无法分辨造成漏检，一般来说，小于300bp的DNA片段中的单碱基突变，90%可被SSCP发现。

（3）SNP标记技术的优缺点：SNP是在单个基因和整个基因组中分布不均匀，在非编码区序列中比在编码区序列中多，绝大多数在非编码区；SNP是高度稳定的，尤其是处于编码区的SNP；SNP数量多，广泛分布；部分位于基因内部的SNP可能会直接影响产物蛋白质的结构或基因表达水平；SNP适用于快速、规模化筛查。

6. 限制性片段长度多态性（restriction fragment length polymorphisms，RFLP）

（1）RFLP技术的基本概念：由于基因突变和DNA分子结构重排，形成了分子内核苷酸排列顺序的改变，当这种改变涉及限制性酶切位点时，酶切后产生的DNA片段长度将发生变化，限制性片段的长度呈现多态性。

DNA多态性的产生主要有两种方式：一是碱基突变类型，即限制性内切酶识别位点上发生单个碱基替换，使原有酶切位点消失或产生新的位点；二是碱基结构重排类型，即由于片段缺失或插入导致酶切片段的长度变异，或由于基因附近的串联重复序列拷贝数的变化而引起的长度变异。RFLP分析法是用一组限制性内切酶对完整的cpDNA基因组进行消化，经琼脂糖凝胶电泳分离、溴化乙锭染色后观察基因组的限制性片断。这种方法需要大量的新鲜材料以获取足量的高纯度cpDNA。

（2）RFLP标记技术实验程序：由于高等植物的基因组酶切后的片断非常多，琼脂糖凝胶上只能看到非可分辨的DNA谱带。因此，采用杂交方法使谱带减少，当DNA用限制性内切酶消化后，用凝胶电泳分离，然后转移到尼龙膜或硝酸纤维膜上，再用探针杂交，放射自显影后观察、记录谱带。

也可采用PCR方法使谱带减少而出现可分辨的DNA谱带，首先用PCR扩增出特定的DNA片段（如cpDNA或核DNA中的片段），然后用一组限制性内切酶对此片段进行消化，再经琼脂糖凝胶电泳分离、溴化乙锭染色后观察、记录（图4-11）。

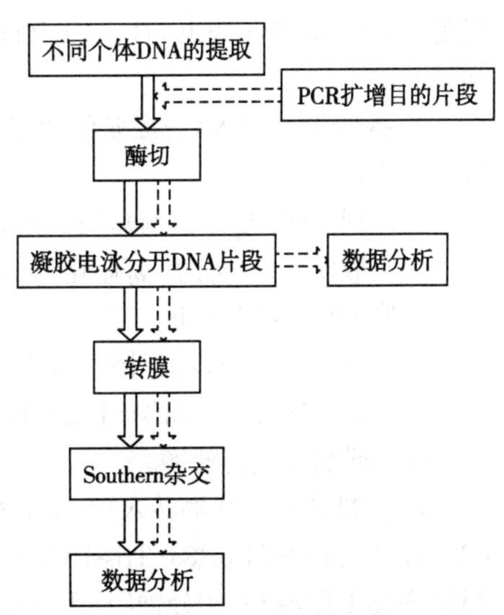

图4-11　RFLP分析的实验流程图

（3）RFLP标记技术的优缺点

1）优点：RFLP技术优点是信息量大；谱带呈共显性，即根据谱带差异可以判断其和亲本的关系；不受环境条件、发展阶段及组织部位影响；结果稳定，重复性好。

2）缺点：操作烦琐，检测中需要用到探针标记，还要杂交，耗时费力，过分依赖限制性内切酶，DNA用量较大。

7. DNA条形码技术（DNA barcoding）

（1）DNA条形码的基本概念：DNA条形码技术（DNA barcoding）是利用一段标准DNA序列作为标记来实现快速、准确和自动化的物种鉴定的技术。利用DNA barcoding可以进行物种的鉴定。在植物中线粒体细胞色素C氧化酶亚基1（Cytochrome C oxidase I，CO I）的进化速率远慢于在动物中的进化速率，不适合作为大多数植物的编码基因，许多学者对植物中适合作为DNA barcoding的基因进行了积极的探索，发掘了许多相关片段如rDNA ITS、18S rDNA、*mat*K、*rbc*L和*trn*H-*psb*A等。

理想的DNA条形码应当符合下列标准：①具有足够的变异性以区分不同的物种，同时具有相对的保守性；②必须是一段标准的DNA区尽可能鉴别不同的分类群；③目标DNA区应当包含足够的系统进化信息，以定位物种在分类系统中的位置；④应该有高度保守的引物设计区，以便于通用引物的设计；⑤目标DNA区应该足够的短，以便于有部分降解的DNA的扩增。

（2）DNA条形码的优缺点：主要优点：①技术简便，易于实现，易于操作，易于构建统一的DNA barcoding序列数据库；②鉴定准确，DNA条形码序列可以实现不同分类水平物种的鉴定，具有不可重复性；③使用方便，任何人可以利用DNA条形码序列数据库，方便地进行数据比对，完成鉴定工作。缺点是存在有些基因片段在特有的生物种群存在分辨率差的问题，因此需要进行一些新的有潜力解决问题的基因作为DNA条形码的DNA序列。

（3）DNA条形码技术：DNA条形码的基本操作包括5个步骤：植物动物药材取样，提取DNA，扩增和测序，序列拼接，物种鉴定。

1）样品的处理

①植物药材样品：对于中药材原植物，采集用作DNA条形码研究的实验材料应为健康、新鲜、没被真菌、细菌和病毒等感染的叶片、花、芽、果实或种子等组织或器官。

②动物药材样品：可以采取一些非低温保存方法。

乙醇保存组织时，将组织切成小块，浸泡在95%乙醇中，或将小型昆虫直接浸泡在纯乙醇中；DMSO盐溶液（20%二甲基亚砜，0.25M EDTA，用氯化钠饱和，pH值为7.5），鸟组织碎片在DMSO盐溶液中室温下能保存24周；用硫氰酸胍缓冲液（4M硫氰酸胍，2%N-十二酰-肌氨酸，50mM Tris-HCl（pH 7.4），50mM EDTA和0.01%β-巯基乙醇）保存各种组织和细胞样品。

2）提取DNA：DNA的提取包括破碎细胞，释放核酸，DNA分离和纯化，DNA浓缩、沉淀与洗涤等步骤。

①试剂盒法：使用试剂盒与其他方法相比较更省时省力，方法相对简洁、易控，对于普通样品大多数实验室可采用商业化的试剂盒提取DNA。②CTAB法（适用于植物和真菌类药材DNA提取）操作方法如下：

A. 原药材用无水乙醇擦洗表面后，用刀片取其内部组织0.02~0.1g，在液氮中迅速研磨使其呈糊状或粉状，在研磨时及时加入少许抗坏血酸钠和PVP干粉（加入量视样品材料而定），或用研磨仪进行研磨。

B. 将糊状或粉状物转入1.5~2ml离心管后，加入600~1000μl 65℃预热的2% CTAB提取液（2% CTAB，100mM pH8.0 Tris-HCl，1.4M NaCl，20mM EDTA），0.1%~2% β-巯基乙醇，放入水浴锅中65℃保温30~60分钟（对于保存时间较久的样品，可适当增加水浴时间），其间温和混匀数次。

C. 12000r/min离心10分钟。将上层的溶液转入另一个1.5ml的离心管，加入等体积的三氯甲烷-异戊醇（24∶1），缓慢翻转离心管使内含物充分混匀后形成乳浊液，在12000r/min离心10分钟，小心取出上清液转入新离心管。

D. 重复上述步骤。

E. 取上清液，加入2/3体积的–20℃预冷的异丙醇，置于–20℃ 30分钟或过夜。

F. 在12000r/min离心10~20分钟收集沉淀，70%~75%乙醇清洗，室温下或超净工作台中自然风干DNA。将此沉淀加入合适体积的无菌双蒸水或TE缓冲液，4℃保存备用或放入-20℃保存。

3)中药材DNA提取注意事项:

①生药酚类物质的去除。一般是在提取液中加入适量的抗氧化剂和螯合剂,防止多酚类成分氧化褐变。在提取DNA过程中加入β-巯基乙醇,可以抑制氧化反应,避免褐化。其用量一般在1%~6%之间。

②对于多糖含量高的类群,CTAB浓度可提高至3%。高浓度盐也可以除去多糖,在三氯甲烷-异戊醇(24∶1)抽提后的水相中加入0.5倍体积的5mol/L NaCl,然后再加2倍体积的乙醇使DNA沉淀,此时大部分多糖仍在上清液中,这种简单、迅速的方法可有效去除植物DNA中的多糖。

③提取根及根茎类药材时水浴时间一般为90分钟,CTAB的用量为3%。如延长水浴时间,56℃水浴过夜。

4)扩增和测序

①PCR扩增:聚合酶链式反应(polymerase chain reaction,PCR)是快速扩增DNA序列最常用的方法。首先待扩增DNA模板加热变性解链,随之将反应混合物冷却至某一温度,这一温度可使引物与它的靶序列发生退火,再将温度升高使退火引物在DNA聚合酶作用下得以延伸。这种热变性→复性→延伸的过程就是一个PCR循环,PCR就是在合适条件下的这种循环的不断重复。

ITS2片段扩增正向引物ITS2F:5′-ATGCGATACTTGGTGTGAAT-3′;反向引物ITS3R:5′-GACGCTTCTCCAGACTACAAT-3′。*psb*A-*trn*H片段扩增正向引物:5′-GTTATGCATGAACGTAATGCTC-3′;反向引物:5′-CGCGCATGGTG-GATTCACAATCC-3′。COI序列扩增正向引物HCO2198:5′-TAAACTTTCAGGGTGACCAAAAAATCA-3′;反向引物LCO1490:5′-GGTCAACAAATCATAAAGATATTGG-3′。PCR反应体系以25μl为参照,反应体系为:PCR Buffer(10×)2.5μl,$MgCl_2$ 2μl(25mmol/L),dNTPs混合物2μl(2.5mmol/L),上游和下游引物各1.0μl(2.5μmol/L),模板DNA,TaqDNA聚合酶1.0U,加无菌双蒸水至25μl,也可根据具体情况加以调整。应设置未加模板DNA的阴性对照。ITS2序列扩增程序:94℃,变性5分钟;94℃变性30秒,56℃退火30秒,72℃延伸45秒,40个循环;72℃延伸10分钟。*psb*A-*trn*H序列扩增程序:94℃变性5分钟;94℃变性1分钟,55℃退火1分钟,72℃延伸1.5分钟,30个循环;72℃延伸7分钟。COI序列扩增程序:94℃ 1分钟;94℃ 1分钟,45℃ 1.5分钟,72℃ 1.5分钟,5个循环;94℃ 1分钟,50℃ 1.5分钟,72℃ 1分钟,35个循环;72℃ 5分钟。其他DNA条形码序列PCR扩增引物应参考相关研究结果。

②序列测定:测序原理同Sanger测序法,PCR扩增引物作为测序引物,使用DNA序列测序仪进行双向测序,目前各地均有专业的测序服务公司进行DNA测序服务。

③序列拼接

A. 序列质量与方向:为确保DNA条形码序列的可靠性,序列拼接时,需对测序质量进行评估,去除测序结果两端的低质量部分。序列方向应与PCR扩增正向引物方向一致。

B. 序列拼接:应用CodonCode Aligner 2.06(CodonCode Co.,USA)软件进行序列拼接及校对。首先,进行测序质量评估及预处理,即去除测序结果两端的低质量部分,并对剩余部分进行质量评估,如果满足质量要求,方可用于序列拼接。获得高质量序列后,对于ITS2序列,根据Hidden Markov Model(HMM)模型,去除序列两端5.8S和28S基因区,获得完整的ITS2

基因间隔区序列；对于*psb*A-*trn*H，根据GenBank数据库中同科属物种*psb*A-*trn*H的注释，去除序列两端的*psb*A和*trn*H基因，获得完整的*psb*A-*trn*H基因间隔区；COI序列可直接进行后续分析。

④物种鉴定：将获得的序列应用BLAST（Basic Local Alignment Search Tool）方法进行结果判定，BLAST法是通过两两序列局部比对来查询数据库中与之最匹配的序列。BLAST结果中相似性最高的序列对应的物种为查询序列对应的物种。可以在中药材DNA条形码鉴定系统或GenBank数据库中进行BLAST鉴定；中药材DNA条形码鉴定系统网址（http://www.tcmbarcode.cn）。

⑤要注意的问题：DNA条形码研究过程中，样品取样的数量和地理范围均会对鉴定结果产生影响。取样个体数量，即多少个数量的个体才能代表一个物种，目前还没有一个标准，地理分布上，较远的同种生物因共生体的不同可能导致线粒体DNA序列的差异变大，从而出现一个物种具有多个不同的COI条形码的情况。

二、新进展

除以上分子标记方法以外，一些新型的分子标记方法也应用的愈来愈多，检测的方法也发展得很快，主要方法有：

（一）多样性芯片技术（diversity arrays technology，DArT）

1. DArT技术基本概念　Jaccoud等2001年开发的多样性微阵列技术（diversity arrays technology，DArT）是依赖芯片杂交技术来辨别不同基因组之间多态性的方法。其基本原理为：首先将不同样本的基因组DNA等量混合后进行限制性内切酶消化而实现基因组复杂性降低，酶切后的片段与接头连接，用与接头对应的选择性引物扩增连接产物得到基因组代表性片段，并通过一系列过程将该基因组代表固定到玻片上制备芯片。

2. DArT技术的检测　待测样品DNA采用和前面构建相同的方法进行处理，不同样本基因组代表扩增产物分别标记不同颜色的荧光作为探针，而后混合对芯片进行杂交。由于不同样本的基因组DNA序列有差异，因而与芯片上同一点序列杂交的效率不一致，芯片上只有与探针DNA互补的点才具有杂交信号，通过扫描仪可识辨不同颜色杂交信号的强弱或有无来确定待检测样本的遗传差别，在DArT多样性分析中表现不同杂交信号强度或有无的点就是一个DArT标记，即为基因组代表中的一个多态性片段，可作为新的DNA标记用于其他的研究。

3. 优缺点

（1）优点：DArT标记在许多方面具有其独特的优越性，如高通量，低成本，一个阵列可同时检测分布在基因组中的几百个多态性位点，单位标记成本低廉；标记的开发无须预知DNA序列信息，可用于没有序列信息的任何物种；DArT分析可自动化进行，检测多态性不需要凝胶电泳；多态性DArT标记的发现和检测是平行进行；信息稳定可靠，重复性好，受发育阶段时空表达和染色体倍性的影响很小。DArT技术可用于基因组研究的许多方面，如遗传连锁图谱的构建、标记辅助育种、遗传多样性分析、遗传分类及进化的分析等。

（2）缺点：DArT标记为显性标记，不能区分纯（杂）合型。

（二）限制性内切酶位点标签（restriction-site associated DNA，RAD）

1. RAD技术基本概念　是一类高通量标记技术，与海量平行测序技术偶联，可实现极高的分析效率。

2. RAD技术的检测　首先将基因组DNA进行限制性内切酶消化，连上含有PCR扩增引物区、海量平行测序引物区和样品条码(barcode)的接头；用氮吹法将基因组DNA进一步打断成很短的片段，接上非磷酸化的接头；进行PCR扩增获得两端分别有不同接头的片段；进行短片段海量平行测序，获得不同样品，紧临限制性内切酶识别位点的序列用作标记。

3. 优缺点　选择不同的内切酶可获得不同数目的RAD标记，因此，标记数目几乎是无限的。RAD标签是简化的全基因组的代表，对酶切位点附近的寡核苷酸测序可同时发现SNP。RAD是一种高效、快速、低成本定位突变及遗传作图的好方法。

(三)代表性寡核苷酸芯片分析(representational oligonu-cleotide microarray analysis, ROMA)

1. ROMA技术基本概念　1993年Lisitsyn等建立了代表性差异分析方法(representative differential analysis, RDA)，用于筛选2个样本基因组DNA之间的差异基因片段。在此基础上Lucito等2003年提出代表性寡核苷酸芯片分析技术，可用于基因差异表达分析及检测基因拷贝数目的变化。

2. ROMA技术的检测　该方法是根据反向杂交的原理，将事先设计并合成的十几至几十个碱基的寡核苷酸片断通过点样仪有序地排列固定于玻片上，或者通过原位合成技术固定在玻片上，待测样品经过荧光标记，与固定在载体上的寡核苷酸阵列中的点按碱基配对原理在一定条件下进行杂交。通过激光共聚焦荧光检测系统等对芯片进行扫描，检测杂交信号而获取样品分子的数据和序列信息。寡核苷酸探针一般根据已有的基因序列数据库信息人工合成。用于合成后点样的寡核苷酸探针一般在60~70nt，所取的片段必须具有高度的特异性，能代表所选的基因，并且与其他的基因的同源性很小，避免杂交反应时的非特异性结合，造成交叉污染。

3. 优缺点　Stickney等利用该技术构建了包含2035个SNP的斑马鱼图谱，并通过定位2个已知的突变检验了该技术的可靠性。该方法可用于基因差异表达分析。

【案例】

玉竹及其混淆品黄精的RAPD分析

(一)研究背景

玉竹为百合科黄精属玉竹*Polygonatum odoratum*的干燥根茎，性平、味甘，具养阴、润燥、除烦、生津止渴等作用。黄精属植物约40种，我国有31种，2015版《中国药典》仅收载玉竹*Polygonatum odoratum*一种，商品来源较复杂，造成玉竹品种混淆与鉴别的困难。对玉竹和其混淆品的鉴定，目前主要为性状鉴别、显微鉴别和理化鉴别，尚未见用分子遗传标记的方法对其进行鉴别研究的报道。本实验对3个产地的玉竹及其2种混淆品进行RAPD分析，为玉竹栽培、种质资源、品质评价和开发利用提供理论依据，为药材鉴别探索新方法。

(二)材料和方法

1. 材料　本实验所用材料均为嫩叶，经硅胶快速干燥保存。

2. 方法

(1) DNA提取方法：操作如下：取嫩叶0.5~1g，于液氮中快速研磨成细粉，并加入适量PVP(聚乙烯吡咯烷酮)和3~4mlDNA提取缓冲液[100mmol/L Tris. HCl(pH 8.0)，100mmol/L

EDTA(pH8.0),250mmol/L NaCl,1% SDS],分别将研磨液0.5ml转入不同的1.5ml灭菌离心管中。加入等体积的苯酚-三氯甲烷-异戊醇(25∶24∶1)溶液充分混匀。离心,吸上清液移入另一支1.5ml灭菌离心管中,加入等体积三氯甲烷-异戊醇(24∶1)混匀后同上条件离心,重复此步骤至界面澄清。吸上清液加2倍体积的冰无水乙醇,温和倒转数次,将沉淀转移,用70%乙醇洗涤,吹干,溶于200μl TE中。加入RNase酶至终浓度为10μg/ml,37℃保温30分钟。重复纯化步骤后将沉淀溶于150μl超纯水中,用核酸蛋白质分析仪(DU-640)测定DNA纯度及浓度,以确定模板用量。模板浓度为20ng/μl。每一品种的模板分为二管,一为工作模板,另一为贮备模板,在4℃保存备用。

(2)PCR反应扩增:反应在PCR热循仪(PTC-100TMe)上进行,引物采用Sangon系列,序列见表4-4。反应体系:总体积为30μl,引物浓度为0.2μmol/L,dNTPs为200μmol/L,聚合酶为2U,模板DNA为40ng,Mg^{2+}为2mmol/L,上覆液状石蜡油22μl。扩增程序:预变性94℃ 3分钟,每个循环92℃变性50秒,35℃退火50秒,72℃延伸100秒;40个循环后,72℃继续延伸5分钟,4℃保存。先进行引物筛选,再将筛选好的引物对所有材料扩增,设不加模板的空白对照,每个引物重复2次。取扩增产物25μl用1.9%琼脂糖凝胶[含0.5μg/mlEB(溴化乙锭)]电泳,电泳缓冲液为1×TAE,进胶电压120V,电泳电压85V,电泳2~3小时后取出凝胶板,在Gel DOC×1000凝胶分析系统上进行分析。

(三)主要研究结果

1.RAPD多态性　本实验从Sangon 46个随机引物中筛选出有效引物17个,对供试的5个材料进行扩增,扩增产物的电泳结果见表4-4。通过对17张指纹图谱的统计分析,得到如下遗传信息:17个随机引物共扩增出136条谱带,其中多态带有131条,占扩增总带数的96.3%,每条引物扩增的带数除S7号引物只有1条外,其他的均在5~12之间,平均为8条,其中扩增带数最多的为S52号引物,具12条扩增带。在扩增出的136条谱带中,有5条为全部供试材料所共有,这在一定程度上表明了各样品的同源性,从谱带统计结果可看出:不同的引物扩增出的带数不同;同一引物,不同供试材料间的扩增带数也不同。根据琼脂糖凝胶上显示的DNA多态性,可以容易地鉴别玉竹和其混淆品。(表4-4,图4-12)

表4-4　17个有效引物的序列及其扩增结果

引物	序列	扩增带数	多态带数	多态带的百分率/%
S1	CTTTCGCTCC	9	8	88.9
S5	TGCGCCCTTC	9	9	100
S6	TGCTCTGCCC	7	6	85.7
S7	GGTGACGCAG	1	1	100
S8	GTCCACACGG	6	6	100
S13	TTCCCCCGCT	11	11	100
S14	TCCGCTCTGG	10	10	100
S18	CCACAGCAGT	11	10	90.9
S22	TGCCGAGCTG	5	5	100

续表

引物	序列	扩增带数	多态带数	多态带的百分率/%
S23	AGTCAGCCAC	7	7	100
S24	AATCGGGCTG	11	11	100
S27	GAAACGGGTG	5	5	100
S43	GTCGCCGTCA	8	8	100
S48	GTGTGCCCCA	5	4	80
S52	CACCGTATCC	12	12	100
S53	GGGGTGACGA	10	10	100
S60	ACCCGGTCAC	9	8	88.9

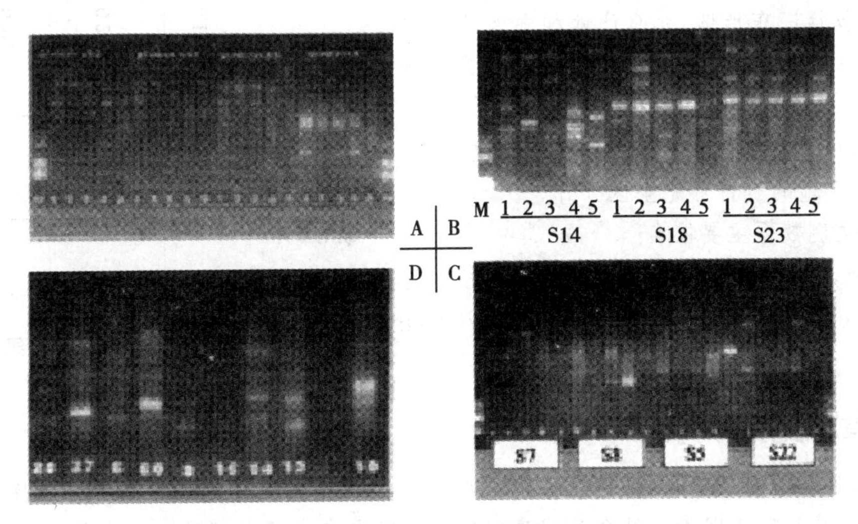

A，B，C-不同引物对5个材料的指纹图谱：D-引物筛选的结果：M-Marker（λDNA/EcoR Ⅰ+Hind Ⅲ）：1-湖南玉竹：2-广东玉竹：3-北京玉竹：4-多花黄精：5-狭叶黄精

图4-12　不同引物对供试材料的部分指纹图谱和引物筛选结果

2．相似性系数　根据计算机分析的要求，将RAPD分析结果转换为数字形式，F值越大，表示其亲缘关系越近；F值越小，表示其亲缘关系越远（表4-5）。玉竹的各个个体之间的相似性系数较大（0.5893~0.7732），说明了玉竹的不同居群内既蕴藏了遗传变异又保持了较高的遗传稳定性。北京产玉竹与广东产玉竹的相似性系数高达0.7732，表明这两者的亲缘关系相当近，在遗传基础上的同源性很高。多花黄精与玉竹的各个居群的相似性系数为0.2393~0.4273，比狭叶黄精与玉竹的各个居群的相似性系数0.1980~0.2574高，表明多花黄精与玉竹的亲缘关系比狭叶黄精近。

表4-5 基于RAPD标记的供试材料的相似性系数

材料	1	2	3	4	5
湖南玉竹	0.0000	0.0000	0.0000	0.0000	0.0000
广东玉竹	0.5893	0.0000	0.0000	0.0000	0.0000
多花黄精	0.2574	0.1980	0.3962	0.0000	0.0000
狭叶黄精	0.6387	0.7732	0.3548	0.2037	0.0000
北京玉竹	0.4273	0.2393	0.0000	0.0000	0.0000

3.遗传距离及聚类分析 各品种间的遗传距离D=1–F，根据已知的相似性系数计算出遗传距离，利用NTSYS软件进行各品种间UPGMA聚类分析，见图4-13。在聚类图中当遗传距离取0.4629<D<0.6307，作结合线l_1，5个供试材料划分为二大类。第一类包括多花黄精和狭叶黄精；第二类包括广东产地、北京产地和湖南产地的玉竹，将形态上难以区分的玉竹和其混淆品黄精明显地区分开来。这与经典的形态分类学结果吻合。在0.1287<D<0.2443，作结合线l_2，广东产地、北京产地和湖南产地的玉竹可完全区分开。

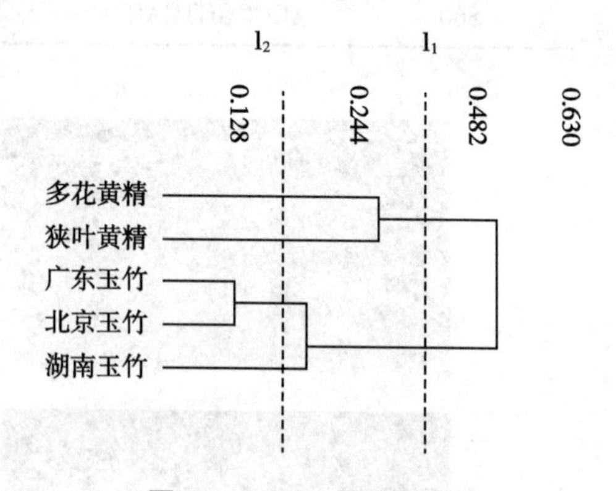

图4-13 RAPD聚类图结果

注：本案例数据主要依自：

刘塔斯，李钟，刘春林．玉竹及其混淆品黄精的RAPD分析[J]．中国药学杂志，2002，37(10)：734-736

【本章思路拓展】

结合玉竹和贝母的案例可以看出，不同种形成了有遗传差异的地理种源并非完全由于当地气候、土壤等环境因素。结合基因序列的分子鉴定丰富了中药鉴定的技术，分子鉴定技术对易混淆品、近缘种和珍贵的物种的准确鉴别提供了可能。采用哪一种或是哪几种方法鉴别中药材(药用植物)需要充分考虑鉴定的目的和需求，同时也要考虑鉴定的成本和适用性等问题。建立种质资源指纹图谱，这为种质资源的科学管理和资源鉴定提供了科学依据和方法，通过进一步的药效成分分析，才能全面评价道地药材的品质。

（严玉平 晁 志 刘塔斯）

第五章　道地药材及其品质形成机制

【导读】

“道地药材”（dao-di herbs）是我国传统药物学的一大特色，是我国历代医药学家在长期医疗实践中经过反复对比总结出来的，特指那些具有中国特色的、传统公认的、久经中医临床验证的，来源于特定产区的名优正品药材。我国是药用植物资源大国，特有物种类型较多。我国土地广阔，有复杂的地理、气候及土壤等环境条件，由于地理环境的不同，形成了不同的生态区域和生态系统的多样性。即使是同一物种的药材，其质量和疗效因产地不同而有很大的差异，已为众多实例所证明。这就产生了“药材的道地性”与“道地药材”的概念。

讲究“道地药材”是历代医药学家保证药材质量的成功经验，对道地药材及其品质形成机制进行研究同样对于保证中药质量具有重要的现实意义。目前道地药材的研究基本上集中在历史沿革、考证，生态环境的变迁、内源化学成分和化学组分的分离分析、有效部位和某种（类）有效成分的研究、产地间质量指标的比较等方面。由于道地与非道地药材化学成分尚未发现绝对的差异性，至今还没有制定出道地药材的科学质量标准，也没有阐明道地药材“质量优、疗效好”产生的机制，以致学术界也有人对传统道地药材的概念提出质疑。

道地药材的核心特征是表型特征，其包括物理外观、内部构造和化学成分。道地药材独特表型特征的形成因素十分复杂，其受到产地生态环境要素、遗传物质基础、产地加工方式等影响。在分子水平上，基因组中含有两类遗传信息，一类是传统意义上的遗传信息，即DNA序列所提供的遗传信息；另一类是表观遗传学信息，它提供了何时、何地、以何种方式去应用遗传信息的指令；这两类遗传信息共同决定着生命体的表型。

对道地药材品质形成机制进行研究，首先需要从其核心特征入手，将传统遗传和表观遗传相结合，构建表型特征相关基因调控网络，通过理论推导和实验验证，筛选可用于评价道地药材品质的基因或分子标记群，实现道地药材的特征辨识。

第一节　道地药材形成的生物学本质

道地药材的形成与其所处自然环境、中医学术、农业耕种、科技制造、经济贸易与政治人文等因素均密切相关。从生物学角度分析，道地药材具有独特的表型特征、特定的产地生态环境要素和加工方式。

一、道地药材的概念

道地药材又称地道药材，这一概念最早源于《神农本草经》，"土地所出、真伪新陈，并各有法"，强调了区分产地、讲究地道的重要性。在《神农本草经》所收载的365种药物中，不少从药名上看就带有地道色彩，如巴戟天（*Morindae officnalis* How）、秦皮（Fraxinus Cortex）、吴茱萸（Euodiae Frutus）、阿胶（Asini Corii Colla）、代赭石（Haernatitum）等，巴、秦、吴、东阿、代周均为西周前后的古国地名。

《说文解字》言："道，所行道也。""地，元气初分，轻清阳为天，重浊阴为地。万物所陈列也。"简言之，道即道路的含义，地即土地的含义。在此基础上，"道地药材"中的"道地"二字，还融合了"道"作为一级行政区划单位的含义，指明特定产地的药材质量较其他地区所出药材更为优良。这种含义与用法，最初产生在南宋时期，而在明代得以普及。"道地"成为当时的本草著作、医学著作乃至社会生活中表达优质含义时较为常用的词汇，同时，"道地药材"的专有称谓也正式出现。

2011年2月，390次香山科学会议"道地药材品质特征及其成因的系统研究"明确指出，道地药材是指经过中医临床长期应用优选出来的，在特定地域，通过特定生产过程所产的，较其他地区所产的同种药材品质佳、疗效好，具有较高的历史传承的药材。

二、道地药材的特征

（一）表型特征

表型（phenotype），又称表现型，对于一个生物而言，表示它某一特定的物理外观或成分。表型主要受生物的基因型和环境影响。表型可分为连续变异或不连续变异的。前者较易受环境因素影响，基因型上则会受多个等位基因影响；后者仅受几个等位基因影响，而且很少会被环境改变。

道地药材的表型特征包括物理外观、内部构造和化学成分。传统上认为，道地药材在性状、质量和临床疗效上与其他地区出产的药材会有所不同，如宁夏枸杞具有粒大饱满、色红、肉厚、油润、籽少、味甜微苦的特点；四川绵阳、三台产的川麦冬与浙江余姚浒山产的杭麦冬相比，不仅块根短小、中央木心细弱不易抽出，皮薄嫩，而且味微甘，嚼之黏性差。因其具有独特的外观特征，出现了河南怀庆地黄"金状元"、四川江油附子"南瓜叶"、吉林抚顺人参"大马芽"等。

另一方面，道地药材在其内部构造上也具有特殊性，如根茎上含有的大量朱砂点是江苏茅山所产茅苍术的重要特征，这些特征往往和药材的质量密切相关。现代研究为道地药材具有独特质量提供了化学成分上的依据，如茅苍术道地药材的挥发油组成特征明显不同于非道地苍术；同样，阳春砂道地药材与非道地药材挥发油组分含量也差异显著。

表型变异是进化论物竞天择理论成立的重要条件，也是道地药材品质形成机制研究的基础。

（二）产地生态环境要素

道地药材强调了药材的产地，其本质是同一药材在不同产地中质量最佳者。中国古人很早就形成了不同地方有不同物产这一认识，其历史可以追溯至先秦时期甚至更早。这种观念形成以后，在我国历史上产生了巨大的影响，早期如促进了贡品制度的建立，后期如促进了道地药材的产生。古人云“离其本土，则效异”，古代对道地药材的认识是一个由浅入深，由大环境到小生境，由单一的产地条件到注重水、土、气等的相互关系探讨的逐步深入的过程。随着现代环境科学的发展使人们对道地药材有了全新的认识和研究视角。国内学者已经做了大量的关于道地药材气候生态和化学成分、生长发育关系的研究，气候土壤、地质背景、其所在群落以及生态系统等生态环境因素在道地药材形成过程中发挥重要的作用，已被广泛认可。

从小生境来看，有报道指出土壤环境因子是当归道地性形成的主导因子，而三七道地产区土壤中硅含量高、铜和镉含量低，三七道地药材中锌和锰含量高，且三七药材与土壤中的铁和钡元素呈极显著正相关。黄芪等深根性多年生药材，适宜在土层深厚的黄土层上栽培，不但产量高，而且质量好；泽泻等水生药材则适合生长在黏质多湿润的土壤中；而薄荷等则在砂质土壤中挥发油含量较高。土壤适度缺水将有利于黄芩、银杏等黄酮和内酯类物质的积累，而对不同产地土壤肥力因子与药材的产量和活性成分积累也均存在显著的相关性。如过高的土壤肥力虽然有利于提高枸杞产量，但对枸杞中β-胡萝卜素含量具有一定限制作用。通过对杜仲活性成分的主导土壤因子进行筛选，最终得出杜仲叶中绿原酸含量的主要影响因子是土壤有机质，芦丁含量的主要影响因子是土壤全磷、有机质，槲皮素含量的主导因子主要有有机质、有效磷等，山萘酚含量的最大影响因子为有机质。

另一方面，气候因子显然是也影响药材生长和活性成分积累的另一重要因素。约有49%的含挥发油的植物生长在冬季温暖潮湿、夏季干燥酷热的地中海气候条件下，而大多数热带地区植物含有大量的挥发油成分。许多学者均通过对比道地产区与非道地产区的生态环境的差异，来筛选影响药材质量的生态因子，试图从宏观尺度上阐释道地药材形成的环境机制。如通过实地调查、文献分析、逐步回归分析等方法对苍术、西洋参、甘草等药材的生长发育和活性成分积累的生态限制因子进行筛选，认为温度和日照是影响西洋参总皂苷含量的主要气候因子；对甘草酸影响最大的是年均风速，其次是七月平均温度，最小的是降水量等。

由此可知，这些生态因素对药材道地性形成的影响，并不是这些因素的简单加权，而是一种复杂的综合效应，孤立地研究单个或几个因子对其影响，很难更好地把握道地药材形成的综合环境。

（三）遗传资源

道地药材与非道地药材作为生物遗传资源，其本身应具有一定的遗传稳定性，但两者又可能分属不同物种、栽培品种或品系。如川黄柏来源于芸香科植物黄皮树（*Phellodendron chinense* Schneid.）的干燥树皮，而关黄柏则来源于同属近缘种黄檗（*Phellodendron amurense* Rupr.）。又如药材菊花来源于菊科菊属的多年生宿根草本植物菊（*Chrysanthemum morifolium* Ramat.），但《本草纲目》中有“菊之品九百种”的记载，其中以杭菊、亳菊、滁菊、怀菊最为有名，这些“四大名菊”又分属不同的品系。

由此可见，道地药材在长期的适应性进化过程中各自的遗传物质已趋于稳定，在生物学上可看作某一物种的特定“居群”；另一方面，不同产地的药材在特定的时间和空间里生长，并逐渐形成自然或人为的同种个体群，即道地药材与非道地药材居群间产生了明显的遗传分化，因此他们在本质上为“同种异质”。

（四）产地加工方式

产地加工作为中药材生产的一个环节，也是药材形成道地性的因素之一。明代李时珍所著《本草纲目》在继承前人的“道地”思想的基础上,明确指出产地加工的作用:“生产有南北,节气有迟早,根苗异采收,制造法异度”,其中的“制造法异度”就是指的产地加工。古代人们就认识到了道地产区的独特产地加工技术对道地药材形成道地性的重要作用。在道地药材产区形成过程中,积累了大量的加工技术和经验,这些技术和经验保证了道地药材与非道地药材的品质差异,形成自己的道地性优势。例如:川附子的加工,通过用胆巴水浸泡,然后煮沸,水漂,染色等步骤制成盐附子、黑顺片、黄附片等品种,制成的加工品毒性低,品质优,在市场上占绝对统治地位。怀牛膝的道地产区在古怀庆府,现在的河南焦作武陟县一带,当地将收获的植物药材剪短芦头,去除须根,扎成把,倒置沾冷水后,硫磺熏,取出后分规格,扎成把,修剪,晒干,将其按头朝外,尾朝里堆成圆垛,堆放,分等级装箱,加工出来的产品加工后药材色泽好、平直、柔润而且易于贮藏。

目前,关于产地加工影响道地药材品质形成机制的研究报道很少,事实上,药材在采收后其体内仍具有生理活性,直接影响到药材品质及其贮藏、运输等环节。药材采收后生理的核心研究内容是药用植物的衰老机制,大部分药材的活性成分作为植保素参与了植物衰老或抗衰老的过程。因此,产地加工的目的是对植物衰老的过程加以干预,以保证药材的质量最优。如开水浸泡及蒸法是黄芩等药材传统的产地加工方式,该法可破坏黄芩中的酶的活性,有利于黄芩苷等成分的保存,同时还可减其苦寒之性。

三、道地药材的分子生药学研究

道地药材是一个生态环境、遗传变异与社会密切相关的开放的复杂系统,其表型是由自身的遗传本质所决定,且受一定的生境条件影响。从生物学上说,道地药材的形成应是遗传与环境之间相互作用的产物。关于道地药材生物学本质、道地药材遗传本质、道地药材环境机制、道地药材形成的模式假说等论述则代表了道地药材研究的新进展。其中道地药材形成的模式假说主要涉及3个方面:道地药材表型特征、基因型特征及环境饰变。

(一)独特的化学特征:道地药材的化学组成有其独特的自适应特征

次生代谢产物是道地药材之所以有道地性的物质基础,道地药材正是因为具有次生代谢形成的独特的化学物质基础而产生了有别于种内其他居群中药材的化学型而发挥其良好疗效。作为一个开放的复杂系统,道地药材化学特征的形成是长期适应环境的结果。因此,针对不同的外部环境,不同生境的道地药材的化学组成呈现出其独特的自适应特征。

(二)特化基因型:道地药材的道地性越明显,其基因特化越明显

栽培道地药材在长期的育种驯化过程中会形成独特的基因型,其优良品质与其独特的遗传背景密不可分。而对野生道地药材而言,当一个药材种具有较广泛的分布区时,它的各个不同地区居群往往具有不同的基因型或称地方性特化基因型,而这些基因型是由于不同的生态或地理的条件长期选择作用塑造而成,是产生道地药材的本质。因此,越是广布种中药材,由于生态环境变异大,在长期适应环境的过程中形成的遗传变异越丰富,越需要择地而生,其道地性越明显,其基因特化越明显。对种内遗传结构和遗传分化的研究,可以为道地药材的基因特化找到依据。

(三)逆境效应:逆境能促进道地药材的形成

中药材的药效成分通常都是次生代谢产生的小分子化合物,不少研究证实了逆境会促

进这类植物次生代谢产物的增加。同时，高等植物在厌氧、热激、盐分胁迫、养分胁迫、紫外辐射等各种逆境条件下，进行着基因表达更替的系列过程，即基因表达变化对植物适应逆境条件具有重要意义。环境的饰变一方面通过长期的作用对道地药材的基因型进行筛选，另一方面，通过影响道地药材基因的表达，也影响着道地药材次生代谢产物的形成和积累。经过长期对环境的适应，药用植物已经选择了较为适宜的自然环境，当自然环境的突然改变或在环境胁迫条件下，植物通过物理手段与其他植物竞争有限资源的能力大为降低，此时化学的方法就会上升为其竞争的重要手段。植物体受到外界环境的刺激会产生某些信号，最终会引起植物形态或生理上的变化。在植物体内存在一个胁迫反应的中心系统。它可以被多种环境胁迫所激活，通过某些机制来调控植物的生长和次生代谢物的变化，以提高自身的竞争能力。因此，逆境（如干旱、严寒、伤害、高温、重金属等）能刺激植物次生代谢产物的积累和释放。在这个意义上讲，环境对道地药材形成的影响更多地表现为一种“逆境效应”。

从整体上看，药材生长发育过程在分子水平上实际上是基因组中所有基因和调控元件，在包括复制、转录、转录后加工、翻译和翻译后加工等多个层次上，并在不同时间和空间进行表达、相互作用的结果。基因的时空特异表达是植物器官乃至整个植物体完成生理功能的必要条件，深入了解药材生长发育的内在机制以及内外环境对基因表达的影响，将有利于阐明道地药材品质形成的分子机制。

第二节　基因序列改变与道地药材特征变异

传统遗传学认为遗传信息储存于DNA的序列中，它主要研究基因序列改变所致的基因表达水平的变化，是基因质的变化。基因组上广泛存在多种遗传变异形式与DNA多态性，根据发生突变的碱基数目，遗传变异可分为单核苷酸多态性、2~1000bp之间的小片段插入和缺失，以及1kb以上的结构变异。大量的研究表明它们的存在与生物表型以及道地药材表型特征变化有关，且随着高通量测序技术和药用植物功能基因组的发展，大量的药材品质相关分子标记被发现和验证，将极大地促进道地药材复杂表型特征形成机制的研究进展。

（一）单碱基突变在道地药材品质形成研究中的作用

1. 单碱基突变的基本概念　作为第三代分子标记，单核苷酸多态性（single nucleotide polymorphism，SNP）是指由于单个核苷酸的变异而引起基因组水平上的DNA序列多态性。在大部分生物基因组中，SNP是存在最普遍和稳定的遗传多样性类型。在人类基因组中任何2个同源染色体间，估计每1000个碱基对中存在1个SNP多态位点。而在同一物种的不同品种中，同样存在大量SNP，如拟南芥两种生态型间，每3300bp中存在1个SNP。

SNP可被分为2种类型：一种是基因编码区内（coding region）的SNP，称为cSNP；另一种是基因组非编码区的SNP。cSNP又分为2类，一类是同义cSNP（synonymous cSNP），其引起的基因编码序列的改变不会影响蛋白质氨基酸序列的改变，突变碱基产生同义突变；另一类是非同义cSNP（nonsynonymous cSNP），其引起的基因编码序列的改变会导致蛋白质氨基酸序列的改变，通常会引起表达蛋白的多态性变异，从而影响蛋白功能。位于非编码区的SNP又分为基因周边SNP（peripheral SNP，pSNP）和基因间SNP（intronic SNP，iSNP）。

研究表明非同义cSNP的数量仅为周围序列的20%，但是这些变异与生物表型特征的变异有密切关联，对SNP的研究有助于解释不同群体或个体对时空及环境因子变化响应的差异，进而了解个体亲缘关系和遗传多样性等信息，对道地药材品质形成研究具有重要指导意义。

2. 道地药材遗传资源鉴定　SNP在药用植物物种、品种和品系分类中具有非常重要的利用价值。目前大部分SNP位点主要来源于DNA条形码序列，如对6个不同产地的广藿香干燥叶片的*mat*K基因进行测序分析，结果表明广藿香产地间*mat*K基因序列存在47个变异位点；*mat*K基因序列也能很好地鉴别阳春砂仁和海南砂仁，两者同样存在多个基因位点的差异。对14个不同地区产太子参居群新鲜样品nrDNA基因ITS区的碱基序列进行测定，发现非道地产区安徽与道地产区江苏、福建、山东的基因型完全不同，而且同一地区野生与栽培居群亦不同，表明土壤、海拔等环境因素对居群分化有明显影响。

但上述这些来源于DNA条形码片段的SNP位点与药材表型特征并无直接联系，难以从药材品质形成的角度诠释道地药材形成的遗传机制。越来越多的研究证据表明功能基因的遗传变异可对药材品质的形成产生重要影响，如金银花中矢车菊素生物合成关键酶基因DXS编码区氨基酸突变，是导致该基因转录水平下降以及矢车菊素成分缺失的重要因素，这为新的药材品质相关SNP标记的发现提供了证据支持。

SNP与生物的许多关键表型特征都存在一定的关联性，甚至决定了某些表型的改变。寻找鉴定不同材料间重要功能基因的SNP及其表型的关系将成为道地药材品质形成机制研究中的一个重要方面。在丹参道地性研究方面，发现在丹参主产区山东、陕西、四川的181个样本，丹参乙烯应答因子结合蛋白基因第二外显子区域存在大量的变异位点，即在264bp范围内共存在21个单核苷酸多态性，其中14个为非同义突变、7个为同义突变。乙烯应答因子结合蛋白基因属于AP2/ERF转录因子超家族中的ERF家族，是植物所特有的一类转录因子，在植物生长、发育以及应对各种环境刺激等方面均发挥重要的作用。研究还发现不同产地样品具有产地特异的基因型，其中有5个SNP位点在不同产地间均表现出显著差异，聚类分析表明SmERF基因可按产地聚类，显示该基因有望作为丹参产地鉴别的标识基因。另一份工作基于二萜类成分是丹参中的主要活性成分，直接选择了萜类化合物生物合成甲羟戊酸途径的起始酶乙酰CoA酰基转移酶基因作为研究对象。在丹参中，该基因的表达量受到生物和非生物诱导子酵母和Ag^+的诱导，并伴随丹参酮类成分积累。单核苷酸多态性分析表明，在第6至第9内含子约600bp范围内，SmAACT共存在33个多态位点，且表现出产地特异基因型。以上研究结果为进一步开展丹参道地性形成机制提供依据。

（二）拷贝数变异研究进展对道地药材品质形成研究的启示

1. 拷贝数变异的发生机制　拷贝数变异（CNVs）是基因组结构变异的主要形式，其指与基因组参考序列相比，基因组中大于1kb的DNA片段的插入、缺失和（或）扩增，及其互相组合衍生出的复杂变异。早在20世纪80年代，人们已发现基因组中存在多种类型的染色体数目和结构变异。在*Science*和*Nature Genetics*上发表的两篇研究文章，首次报道了人类基因组中存在大规模拷贝数变异的多态性，使人们认识到CNV等基因组结构变异和SNP、微卫星及其他小的遗传变异一样是基因组中重要的遗传变异形式。目前发现的SNP约占人类总变异的78%，但覆盖的基因组序列只占了26%；而目前刚刚起步研究的CNV等基因组结构变异占人类总变异的22%，实际上覆盖的序列占到了总变异序列的74%。

CNVs主要是由DNA重组导致的，它是基因组结构变异的重要组成，包括非等位同源重组和非同源末端连接。非等位同源重组大多发生在减数分裂中，可形成突变配子，导致子代具遗传多样性。相同染色体上的重复序列间的非等位同源重组会导致DNA片段扩增、缺失和倒位，不同染色体上的重复序列间的非等位同源重组可造成染色体易位。一些简单的CNVs可由非同源末端连接导致。非同源末端连接不需要同源DNA片段作重组底物，非同源末端连接可修复DNA双链断裂，所以在某些可导致DNA双链断裂或可引起DNA弯曲的DNA基序（如TTTAA）附近易出现非同源末端介导的CNVs。此外，还有一些结构复杂的CNV是由“复制叉停滞与模板交换”机制产生的，即DNA错误复制。当复制叉停滞时，滞后链从DNA模板上脱落，转到另一个复制叉上合成新的DNA，在此DNA错误复制过程中可产生较长的CNVs。研究发现，复制叉停滞与模板交换可引起基因重排和外显子混编，并产生长达几个Mb的CNVs。CNVs多态性可改变基因的表达，打乱基因的编码区结构，改变基因调控序列的表型，可导致由基因剂量效应、基因断裂、基因融合和位置效应等引起的表型多态性。

2. 拷贝数变异与基因及表型的关系　众多研究结果证明，CNVs不仅在人类而且在动物、植物等基因组中均广泛存在，且具有相似的产生机制，对生物多种疾病分子机理鉴定、生物多样性、物种进化等都具有十分重要的意义。与人类和动物中CNVs研究相比，植物中关于CNVs的研究起步相对较晚，目前报道的有玉米、拟南芥、水稻、大麦、大豆、小麦、高粱等。从研究内容上看，植物中CNVs的研究主要集中在栽培及野生种中的遗传多样性、植物对各种胁迫（生物及非生物逆境）的防卫反应、表型变异、区域适应性等方面，为分析药用植物CNVs与基因及表型关系提供了参考。

不同生物基因组中在DNA编码区或含有重要调控元件的DNA区域经常能检测出CNVs。含有基因或其调控区的CNVs与基因功能可能存在以下几方面联系：含有完整复制或丢失的基因CNVs可以通过功能拷贝数量的变化来影响该基因的表达水平；含有完整调控元件的CNVs则可以通过位置效应来影响基因的调控；如果CNVs仅涉及基因的部分编码区则常常由于基因编码框被破坏而损害其正常功能。植物基因组研究发现，有许多CNVs是涵盖蛋白质编码区的，如玉米基因组中受CNVs影响的基因数量从230个到超过10 000个不等，且32%已注释基因均会受到CNVs的影响，而多数受CNVs影响的基因在玉米驯化前就已经存在，说明这种情况并不是人工选择的结果。研究发现在这些受CNVs影响的基因中，编码抗病防御相关基因最多，这些CNVs对物种适应不断变化的环境条件是有利的。但另一方面，植物基因组中基因CNVs多出的拷贝在功能上往往是多余的，对于多拷贝基因控制的表型来说，单一拷贝的变化引起的多为数量性状变异。大量研究表明，CNVs是植物基因组中的天然遗传变异及重要适应性位点控制的重要形式，如单拷贝的Rht-D1b可以降低小麦株高的20%，而两个拷贝时则可降低株高的70%，类似拷贝数变异还涉及硼毒害耐受性基因、线虫抗性基因、花期控制基因等。

3. 拷贝数变异与药材产地的相关性　甘草是常用的大宗药材，是调解百药的首选佳品，有“十药九甘草”和“药中国老”之称，不同产地甘草中甘草酸含量存在显著差异，且栽培甘草往往还存在品质退化及甘草酸含量低等问题。甘草酸生物合成过程中存在3个重要功能基因，即HMGR、SQS和β-AS合酶基因，证实其CNVs可以直接通过剂量效应改变基因的表达量,对于调控甘草酸含量将具有重要意义。通过收集不同产地甘草,并对不同植株HMGR、SQS和β-AS合酶基因拷贝数进行测定,发现甘草中HMGR合酶基因拷贝数以二拷贝为主,占52%,其次是单拷贝,三拷贝所占比例最少; SQS1合酶基因拷贝数以单拷贝为主,占90%,其次是二拷贝,未发现三拷贝基因;而β-AS合酶基因均为单拷贝。根据上述3个基因拷贝数多态性,可形成5种基因组合类型,包括: ①A型: 含有二拷贝HMGR、单拷贝SQS1和单拷贝β-AS合酶基因的植株最多,约占总样品数的46%; ②B型: 含有单拷贝HMGR、单拷贝SQS1和单拷贝β-AS合酶基因的植株,约占总样品数的42%; ③C型: 含有三拷贝HMGR、二拷贝SQS1和单拷贝β-AS合酶基因的植株,约占总样品数的3%; ④D型: 含有二拷贝HMGR、二拷贝SQS1和单拷贝β-AS合酶基因的植株,约占总样品数的6%; ⑤E型: 含有三拷贝HMGR、单拷贝SQS1和单拷贝β-AS合酶基因的植株,约占总样品数的3%。

对不同产地甘草功能基因拷贝数多态性进行分析,发现宁夏盐池居群中含有A、B、C、D共4种基因组合类型,且B型占56%; 甘肃民勤居群中含有3种基因组合类型,且A型占57%; 尽管内蒙古赤峰居群和杭锦旗居群均含有A和B类型,但两类型所占比例存在明显不同。另一方面,HMGR的拷贝数多态性与甘草酸含量具有一定的相关性,且基因拷贝数变异还可能与甘草外观特征变化相关,上述结果均为进一步解析甘草道地性形成机制提供了依据。

第三节 基因表达与道地药材表型形成分子机制

基因表达差异是生物表型变化的主要表现形式之一,随着高通量测序技术的发展,从全基因组水平上进行全面、系统的基因表达谱分析成为可能,通过比较两个或多个处理间表达谱的差异可以获得大量差异表达基因,这些差异表达基因涉及了各种代谢途径并最终控制复杂性状的建成。因此,建立表型观测值与基因表达谱之间的联系,对于深入认识和分析道地药材复杂表型形成的分子机制和调控网络是至关重要的。

(一)同源基因的正确注释是研究道地药材表型特征形成机制的重要前提

研究基因序列的遗传信息与其所执行的生物学功能,首先取决于对基因序列的正确注释。目前基因注释的方法主要依赖于生物信息学分析,同源性在基因注释中是一个极其重要的概念,同源基因一般不会有完全一致的核苷酸序列,因为同源基因在出现后会独立的发生随机突变,但它们的序列组成相似,大部分未突变的核苷酸位置相同。因此,一个新的基因序列被确认后,根据同源性可从数据库中找到已知序列的同源基因,并依据进化的相关性可从已知同源基因推测新基因的功能。同源基因分为直向同源基因(orthologous gene)和共生同源基因(paralogous gene)两类。

1. 直向同源基因与种间变异　直向同源基因指两种或两种以上不同物种之间的同源基因,它们来自物种分隔之前同一祖先的同源序列。直系同源的序列通常具有相似的结构和生物学功能,即功能高度保守甚至近乎相同,且其在近缘物种间可以相互替换,一般是编码生命活动必需的关键性调控蛋白、酶或辅酶的基因。基因组学、功能基因组学、分子系统学、进化生物学等生命科学领域多个学科的研究均依赖于直系同源基因的识别,如物种新发现基因的功能预测、系统发生关系的构建及重现基因的进化历史等。许多直系同源基因均具有序列变化速度与进化距离相当、调控途径相似且能够重现物种进化历史等特征。由于系统发育树的构建需要不同群体间的直系同源基因,因此完整、正确的直系同源基因识别是重现基因进化过程重要的前提。

目前发现的功能千变万化的基因最初都是由少量祖先基因通过基因加倍、变异和功能域重组产生的。因此,通过基因序列的比较,可从同一物种或不同物种中找到同源的基因成员。随着药用植物转录组数据的增加,鉴定和区分这些具有相同或者不同功能的同源基因以及对控制元件进行识别,已成为药用植物功能基因组研究的重要内容之一。同时,识别直系同源基因可以帮助重建进化历史,了解垂直遗传关系和谱系特有的基因丢失以及基因水平转移,对于解析药用植物种及品种间活性成分变异将具有重要的意义。

2. 共生同源基因与药用植物产地与器官、生长发育阶段间活性成分变异　共生同源基因(paralogous gene),指同一物种内部的同源基因,其常为多基因家族的不同成员,其共同的祖先基因可能存在于物种形成之后,也可能存在于物种形成之前。祖先基因的复制及其突变形成了基因家族,这是增加基因组复杂性的一个重要途径。多基因家族是真核生物基因组的共同特征,即因基因加倍和趋异产生了许多在DNA序列组成上基本一致而略有不同的成员。同一家族的基因成员在序列组成上相似,且担负类似的生物学功能,如苯丙氨酸解氨酶(PAL)在金银花中存在3个成员,在黄芩中存在4个成员,这些基因成员具有相似的功能,但它们在不同环境因子影响下表达模式呈现多样化,在植物的不同发育阶段和组织中表达模式也可能不同。比较基因家族中各个成员间的序列差异,可追踪基因的进化轨迹,研究基因复制及功能分化对于解析不同环境因子影响药用植物活性成分变异以及器官、生长发育阶段间活性成分的变异机制具有重要的意义。

(二)重复基因的功能分化是形成药用植物表型特征变异的基础

1. 基因重复　基因重复现象是生物界广泛存在的,遍布原核和真核生物,特别是高等被子植物在进化过程中由于经历了多次多倍化过程,产生了大量的重复基因。由于重复基因的进化可以诱导基因表达模式的分化从而满足物种发育的需求,因此基因重复是推动植物进化最重要的驱动力,也是产生新功能基因的重要来源。

研究重复基因对于揭示重复基因结构变异及其功能分化具有重要意义。根据重复区域的大小,基因重复可分为:①小规模基因重复,即单个基因重复;②大规模基因重复,包括部分基因组重复以及整个基因组重复(多倍体化)。单个基因和部分基因组重复主要通过不等交换产生,而全基因组重复是由有丝分裂或减数分裂过程中的错误引发决定的。单个基因重复可以导致同一个基因组内存在2个或2个以上拷贝(copy)的同源基因序列,从而可能造成功能上的冗余(redundant),并受到剂量效应的调节。

2. 重复基因的亚功能化与新功能化　由于通过基因重复拷贝不同的表达分化以及选择作用可以促使植物加快应对胁迫环境生理反应机制的进化,从而产生适应特殊环境条件的多样性形态特征,所以基因重复在植物环境适应性及进化过程中起着重要作用。重复基因的保留机制一直是人们关注的热点问题之一。经过自然选择的作用,保留下来的重复基因,除了因其中1个拷贝发生突变导致非功能化(nonfunctionalization)而形成为假基因(pseudogene)外,大致面临以下两种不同的命运:

(1)新功能化(neofunctionalization):即其中1个拷贝保留了原始的功能,另1个拷贝获得了新的功能。重复基因间的表达分化是重复基因产生新功能非常重要的一步,其可以提高基因的功能和表达的复杂性,有助于促进植物形成特异性的防御机制。由于选择压力的松弛,基因重复产生的冗余基因得以在加速碱基替换速率的同时,各自积累不同的遗传变异,使基因的结构和功能发生改变,分化产生适用于新的生存环境相应的功能或表达调节机制。所以环境胁迫相关联的重复基因,包括大量作为植保素的次生代谢产物相关重复基因,更倾向发生基因表达分化。

(2)亚功能化(subfunctionalization):即2个拷贝发生了亚功能化,分担了原基因的功能,而它们合起来的功能则涵盖了祖先基因功能。基因亚功能化同样也主要是由于自然选择压力松弛,导致重复基因不同拷贝的表达具有时空性,即在表达时间和组织特异性方面产生明显分化,且各自分担了祖先基因的部分功能而被选择作用所保留,且突变积累主要发生在基因表达或转录调控区。

随着基因组研究的深入,重复基因保留进化模式也被不断地更新和完善,在一定范围内阐释重复基因不同水平的进化方式。其中DDC(duplication degeneration complementation)模型,即重复基因亚功能化拷贝可被随机遗传漂变保留固定,拷贝间功能互补,共同完成原祖先基因的功能;SNF(subneofunctionalization)模型认为,在长期进化过程中,发生亚功能化的基因可能各自形成了新的功能。

(三)药用植物基因功能分化决定其表型特征的变异

药用植物表型特征相关基因家族成员功能分化是研究基因变异决定表型特征变异机制的重要内容之一。本节主要以活性成分变异为研究对象,基于基因表达谱分析手段,分别介绍了物种、器官等影响活性成分变异的分子机制,在本章的研究实例中详细介绍了道地药材活性成分变异环境因子影响机制的主要研究思路和研究结果。

1. 活性成分物种差异的分子机制 2010年版《中国药典》中收载的金银花类药材包括两类,即金银花(忍冬)、山银花(红腺忍冬、华南忍冬、红腺忍冬、黄褐毛忍冬)。绿原酸和木犀草苷是金银花的主要活性成分,对金银花转录组进行分析,获得酚酸类、萜类、脂肪酸生物合成途径关键酶基因。在此基础上,重点比较了忍冬与红腺忍冬、灰毡毛忍冬、华南忍冬中绿原酸和木犀草素生物合成途径关键酶同源基因的结构及其在花蕾和叶中表达模式的变异,其与活性成分变异具有一致性。以上分析结果为进一步理解金银花类药材不同部位间活性成分变异以及药用物种的利用提供了依据。

2. 活性成分部位差异的分子机制 药材赤芍和白芍均来源于植物芍药(*Paeonia lactiflora*)的干燥根,长久以来关于它们的分类标准始终存在争论,如花色、产地、加工方式等。目前市场上出售的白芍一般为去皮干燥根,而赤芍为干燥根,首先利用芍药转录组数据获得芍药苷(paeoniflorin)和没食子酸(gallic acid)生物合成途径关键酶基因家族成员序列,并分别选择具有相同成分的牡丹转录组和不具有芍药苷、具有没食子酸的石榴(*Punica granatum*)、刺果毒漆藤(*Rhus radicans*)、马桑(*Coriaria nepalensis*)转录组中的直向同源基因作为对照,构建系统进化树。在此基础上,对14个活性成分相关同源基因功能多样性进行预测。结果表明,芍药没食子酸生物合成途径中的PLaroDE共生同源基因可能具有相同的功能,而它们的直向同源基因在石榴、刺果毒漆藤、马桑中也存在。结合基因表达分析结果,预测*aro*DE同源基因在芍药的不同组织中具有相似的表达谱,且与芳香族氨基酸含量有关。芍药苷生物合成途径上的PLDXPS共生同源基因可能具有不同的功能,且在芍药不同组织中的表达谱不一致，暗示其功能分化可能影响化学成分的分化。通过比较芍药根与根皮基因表达谱，还发现芍药苷及其芳香族氨基酸衍生物生物合成相关基因*PLaroDEs*、*PLMVK*、*PLPMK*和*PLMVD1*在根皮中的转录水平显著高于去皮根，与根皮中该类成分含量高一致，支持了依据根皮的有无作为药材白芍、赤芍分类的标准。

（四）基因调控网络的作用

生物体中的基因往往不是单独起作用的，而是一组调控因子调控一系列基因的表达，从而形成了网络状的相互关系。在后基因组时代，从海量试验数据中挖掘基因网络，研究和揭示大量基因及其产物之间的相互作用关系，特别是基因表达的时空机制，为深入探究其隐含的生物规律奠定了基础。一般来说，一个基因的表达受其他基因的影响，而这个基因又影响其他基因的表达，这种相互影响相互制约的关系构成了复杂的基因表达调控网络。因此，几乎所有的细胞活动都被基因网络所控制。

分析基因调控网络是理解基因功能的重要过程，也是掌握药用植物表型特征形成机制的重要工具。如通过海量的基因数据构建代谢途径数据库以及代谢网络，有助于发现未知的酶，进行代谢途径进化研究以及体外重构代谢途径。尽管目前广泛使用的代谢途径数据库主要依赖于模式植物基因数据，但随着药用植物转录组研究的发展，对药用活性成分代谢途径认识的深入，将会形成更加完善的代谢途径网络。例如，萜类吲哚生物碱是长春花的主要活性成分，其中长春碱和长春新碱具有良好的抗肿瘤活性，然而萜类吲哚生物碱的生物合成是一个复杂的代谢网络。依据长春花RNA-Seq数据可以构建一个详细的代谢途径数据库（CathaCyc，version 1.0），其含有390个初生和次生代谢途径，涉及1347个合成酶。这些代谢途径包括萜类吲哚生物碱、三萜及其前体化合物合成以及它们的诱导剂茉莉酸类激素相关的代谢途径。利用该数据库结合基因表达谱信息获得了两条完整的长春花萜类代谢途径，可以合成萜类吲哚生物碱和三萜化合物，且显著受到植物生长发育和环境因素的调控。

道地药材品质因其评价依据的复杂性，一直是中药领域的难点。长期以来，研究人员对中药材质优效佳的物质基础本质特征进行了深入研究，主要集中于成分定性及定量分析等方面，但以单一或者某几个成分指标来评估药材的质量，远远不能反映中药多成分的特点。药材质量的好坏往往不在于某个单一成分含量的高低，而是在组分与组分之间、组分内各成分之间具有稳定有序的整体特征。然而基于活性成分的药材物质基础研究思路不论是从内在成分的种类还是其“量”，都还不能够真正阐明药材质优效佳的根本原因，寻找新的研究思路和技术方法已成为药材品质评价急切需要解决的关键问题。

对于药材的基源植物来说，其化学成分的变异是由基因决定的，即基因型决定表型，而基因表达的活性又受到多种因素的影响。以活性成分为导向，利用转录组研究手段构建活性成分相关基因调控网络，在阐明药材活性成分形成分子机制的基础上，筛选用于评价药材品质的分子标记，有望建立快速、客观、全面的药材品质评价技术体系。通过转录组分析筛选获得控制红花及其种子质量的化合物——类黄酮、不饱和脂肪酸生物合成关键酶基因，并发现这些基因在红花基因组中是相当保守的。对金银花转录组进行分析，共获得14.9GB数据，对获得的数据进行分析，共获得4万余个UniGene。以金银花化学成分为切入点，围绕酚酸类、萜类、脂肪酸生物合成途径，初步构建了金银花活性成分基因调控网络，用于金银花品质评价。

第四节 表观遗传修饰与道地药材研究

从生物学角度出发,药材道地性与其表型、遗传背景及环境有着密切的关系,且道地药材具有特异性、地域性、连续性和迁延性特征。道地药材通常在居群水平存在某些特异性表型特征,这些独特的表型特征均与药用植物的生长发育有着密切的关系。基因表型修饰是基因功能的选择性激活和失活,与基因型相比,它包含了更有序更精确的基因信息。近来,许多调节蛋白如DNA甲基转移酶、甲基CPG黏附蛋白、组蛋白修饰酶、染色质重塑因子和它们的复合物被发现,在此基础上所进行的实验更明确了DNA转录、复制、突变、修复,染色质重组,染色体移位的分子基础。除传统遗传之外,表观遗传现象如DNA甲基化、组蛋白修饰、非编码RNA等在植物的生长发育中也发挥重要作用。伴随着表观遗传学研究的不断深入,将药材道地性与表观遗传相联系是未来研究的重点方向之一。

(一)表观遗传的范畴

表观遗传学(epigenetics)又称"表遗传学""外遗传学"以及"后遗传学",在生物学和特定的遗传学领域,其研究的是在不改变DNA序列的前提下,通过某些机制引起可遗传的基因表达或细胞表现型的变化。"表观遗传"的概念由发育生物学家Conrad Waddington在20世纪40年代提出,最初用来描述基因之间以及基因与环境间的相互作用,后来被进一步定义为在不改变基因的编码序列或上游启动子区域的情况下,生物表型、形态或分子层级的改变。

表观遗传学作为阐明基因组功能及基因表达的关键研究领域之一,已成为生命科学研究热点。DNA编码的遗传信息为生命活动提供遗传物质基础,而表观遗传调控则提供了何时,何地,以何种方式去应用遗传指令,它与传统遗传学共同组成了完整的基因调控网络。表观遗传学的研究内容主要包括DNA甲基化、染色质重塑和基因组印迹等方面,其中因染色质重塑、组蛋白修饰及组蛋白H3的特殊甲基化均通过调节DNA甲基化信号改变表型性状的遗传特征,目前对DNA甲基化的研究最为活跃。

(二)DNA甲基化与基因表达调控

甲基化是基因组DNA的一种主要表观遗传修饰形式,是调节基因功能的重要手段。DNA甲基化(DNA methylation)是指在DNA甲基转移酶(DNA-methyltransferases, DNMTs)的催化下,CpG二核苷酸中的胞嘧啶被选择性地添加甲基,形成5-甲基胞嘧啶。DNA甲基转移酶可分为两种:一种是维持甲基化酶(DNMT1),它能使半甲基化的DNA双链分子上与甲基胞嘧啶相对应的胞嘧啶甲基化,可参与DNA复制双链中新合成链的甲基化;另一种是重新甲基化酶,如Dnmt3a和Dnmt3b等,它们使去甲基化的CpG位点重新甲基化。DNA甲基化一般与基因的沉默相关,而DNA去甲基化则与基因的活化相关。

DNA甲基化在植物基因组防御、调控基因表达以及控制植物的生长和发育中起重要作用,对植物本身有着积极的意义。DNA甲基化可调控特定的内源基因表达,即抑制rRNA基因的表达、控制重复基因家族全部基因的表达、植物启动子区的DNA甲基化通常抑制转录,但编码区的甲基化一般不会影响基因表达。

（三）表观遗传与特异性表型

表型特征的形成过程是十分复杂的，不同产地、不同种质、不同发育阶段均会对药用植物表型产生影响。与药材道地性特异性表型相关的功能基因在内外环境下选择性的表达难以用传统遗传学的理论和方法来诠释。越来越多的证据表明，表观遗传修饰与物种间和物种内的表型变异有关，甚至从宏观上会影响物种的进化。目前已有一些表观遗传对植物表型差异影响的报道，如表观遗传学对植物株高、生育期、花型、果实着色以及应对环境胁迫等方面的影响。DNA甲基化抑制剂5-氮杂胞嘧啶核苷（5-azaC）处理能够影响菊花丛生芽的分化、株高和根长等表型性状，且低浓度5-azaC处理可以使菊花提前开花。

同时表观遗传也会影响药用植物次生代谢产物的积累，如尽管金银花、红金银花活性成分生物合成关键酶基因的表达存在显著差异，但其序列基本不变。利用5-azaC处理石斛组培苗，分析石斛苗生长变化、生物活性物质含量及其相关基因表达变化，则发现多糖含量和生物碱含量明显上升，编码生物碱合成酶的基因相对表达量均显著上调，说明5-azaC去甲基化修饰处理可能激活了这些生物碱合成相关基因表达，从而证实了DNA去甲基化修饰对石斛次生代谢产物的生物合成具有重要的调控作用。

作为表观遗传修饰的重要调控方式，DNA甲基化或组蛋白修饰可以直接干扰转录因子与其识别位点的结合，进而影响基因转录的正常进行。因此，分析药材功能基因在内外环境下选择性表达遗传信息的分子机制，并结合表型分析结果开展药材道地性特征形成的表观遗传学机制研究，将为道地药材特征辨识提供理论支撑。

（四）表观遗传与道地药材地域性

环境因子在道地药材形成中的作用毋庸置疑，但环境因子究竟是如何通过修饰道地药材的基因型而发生作用的，生态因子与道地药材次生代谢产物积累又有着怎样的关系，至今缺少直接的和系统地实验研究的揭示和证明。针对这些问题，表观遗传学研究将可以给予解答。

近年来的研究对环境因素影响植物表观遗传变化进行了一些探讨，温度、水分、高盐、重金属等非生物胁迫能够通过诱导DNA甲基化的动态变化调控逆境应答基因的表达，从而提高植物对环境的适应能力。如铝、百草枯、盐、冷等胁迫诱导了烟草中*NtGPDL*（glycerophosphodiesterase-like protein）基因编码序列的去甲基化，从而促进该基因的表达。植物对环境胁迫诱导的应答或抗性可以是短暂的，也可以是长期的，这种获得抗性也可以是跨代遗传的，后者称为植物胁迫记忆或印记。植物胁迫记忆与逆境诱导的DNA甲基化变异能够遗传有着密切的联系，蒲公英（*Taraxacum officinale*）无性系DNA甲基化的研究揭示胁迫处理组中甲基化位点改变的比例比对照组的高，而且发现DNA甲基化的改变能够延续到它们的后代。经历胁迫的植物后代即使在没有胁迫条件下，也显示出基因组整体的超甲基化状态。这种超甲基化可能是植物采取的一种胁迫环境下维持基因组稳定性的防御机制。经历非生物胁迫的拟南芥后代对胁迫的抗性得到增强，如以根长度为指标，重金属离子处理的植物后代对相同的离子胁迫也有较强的耐性。经历胁迫的植物后代也增强了对其他胁迫的交叉抗性，如盐胁迫增强了植物后代对其他胁迫的交叉抗性。

由此可见，不同生态胁迫对同一品种的长期影响可能会形成独特的药材表观遗传模式，从而产生药材道地性表型特征。而不同产地间药材表观遗传的变异可以来自于随机的表观突变,但更主要还是来源于由环境变化产生的压力。从表观遗传的角度来看,变异的诱因一方面是药材环境适应性变化的选择者,另一方面在环境压力的选择下,表观突变速率往往远高于基因突变,体现了环境因素是道地药材形成的根本动力,而时间和空间的连续性造就药材遗传与表型的连续性。

新的表观遗传修饰可以是一个种群中多个个体同时发生,尽管这样突变可以通过表观遗传复位的方式被损耗,但只要环境压力保持足够长的时间,在种群中总的表观突变频率可以在十几代内迅速达到一个稳定的频率。针对个体来说,对比发生率极低的基因突变率,多个表观突变可以在同一个体中同时发生,因此针对环境波动有更好的适应性。因此,与DNA序列信息相比,表观突变作为道地药材地域性形成的主要驱动力更具有说服力。

(五)DNA甲基化、组蛋白修饰的技术手段已经较为成熟

目前表观遗传学差异研究主要集中在DNA甲基化、组蛋白共价修饰和miRNA表达等方面,其研究手段和技术方法已日趋成熟,具体可划分为:

(1)基因组DNA甲基化检测技术:如甲基化敏感扩增多态性(methylation sensitive amplification polymorphism, MSAP)法、亚硫酸盐测序((bisulfite sequencing PCR, BSP)法、甲基化DNA免疫共沉淀(methylated DNA immunoprecipitation, MeDIP or mDIP)法、高分辨率溶解曲线(high-resolution melting, HRM)法等。

(2)组蛋白共价修饰检测技术:目前最常用的为染色质免疫共沉淀技术,在实际应用中可以将ChIP与生物芯片或测序技术相结合,在全基因组或基因组较大区域上高通量分析DNA结合位点或组蛋白修饰的方法。

(3)miRNA检测技术:如Northern blot、实时荧光定量PCR和DNA芯片法等。这些方法体系的建立已为道地药材表观遗传研究提供了良好的技术平台。

(六)道地药材表观遗传研究展望

从学科角度上看,以现代生物学为基础并结合数理化等多学科的方法联合攻关被认为是研究道地药材的必然趋势。随着对生命认识程度的加深,在后基因组时代,表观遗传学已成为阐明功能基因表达模式变异的关键研究领域之一。越来越多的情况表明,在遗传背景基本一致的前提下,道地药材表型差异是对环境及适应性的结果,而表观遗传对药材道地性形成的影响更大。因此,体现道地药材生物学本质的特化基因型研究,应将传统遗传与表观遗传相结合,科学、客观的反映各个地区不同的生态或地理条件长期选择而形成的道地药材的遗传本质。

不同产地环境因子变异也是促进道地药材表型及化学变异的因素之一,表观遗传改变作为中等时间或空间尺度内的行为,可以对不同种类的外部或内部刺激做出快速反应,且药用植物也可以在环境变化和应激状态下改变表观遗传状态,从而产生新的表型以适应环境,并可将其传递给下一代,这对于诠释"道地药材发展的动力学因素——边缘效应(逆境效应)""道地药材的药物属性——独特的化学特征"有着重要的理论意义。

【案例】

道地黄芩品质形成的环境机制及其调控

(一)研究背景

传统认为河北承德所出产的黄芩(*Scutellaria baicalensis* Georgi)质量最优,被世人称为“热河黄芩”。通过对黄芩产区的历史变迁进行了本草考证,按照时间顺序得出主流本草记载黄芩的产地主要有:湖北、山东、江苏、陕西、甘肃、河南、山西、河北。而现在文献记载黄芩的产地除了上述省份以外,还包括内蒙古、辽宁、吉林、黑龙江。黄芩作为常用中药,从1889年开始,国内外学者对其化学成分研究做了大量的工作,至今已从黄芩及其近缘种中分离出了多种类型的化学成分,其中主要是黄酮类化合物,其他成分还有萜类、甾醇、氨基酸、生物碱和微量元素等、但种类最多、生物活性最显著的是黄酮类化合物、其次是二萜类化合物。在黄芩愈伤组织中也发现其含有黄芩苷(baicalein)、汉黄芩苷(wogonoside)、黄芩素(baicalein)、汉黄芩素(wogonin)、黄芩新素(neobaicalein)Ⅰ、黄芩新素(neobaicalein)Ⅱ、白杨黄素(chrysin)、麦角甾苷(acteoside)等8种黄酮类成分。然而,不同产地黄芩中的活性成分含量存在明显差异,其含量的变化是药材自身适应环境变化的需要。阐释道地黄芩品质形成环境机制及其调控将为中药材的生产、采收、加工等关键技术研究与标准化将提供重要的理论依据。

开展黄芩活性成分形成环境机制研究之前,首先要搞清楚黄芩体内黄芩苷是如何产生的?又是如何消耗的?目前黄芩苷等活性成分的生物合成途径已研究得比较清楚。苯丙氨酸解氨酶(PAL)首先负责将苯丙氨酸的氨基脱去,使其转化为反式肉桂酸。肉桂酸-4-羟基化酶(C4H)是该途径的第二个酶,负责催化肉桂酸4位上的羟基化,使其转化成为反式-4-香豆酸。第三个酶是4-香豆酸辅酶A连接酶(4CL),它催化香豆酸与辅酶A的酯化结合,从而使香豆酸得以活化,可被用于更进一步的合成。这一步骤生成的反式香豆酰辅酶A酯,在植物的次生代谢中是一个非常重要的中间产物,从这一物质分支开去可以形成许多重要的植物次生代谢产物。大多数的植物体内都不能大量累积查耳酮,查耳酮一经合成便经过一系列的酶促反应,转化为不同种类的黄酮类代谢物,在查耳酮异构酶(CHI)催化下查耳酮-柚(苷)配基-4,5,7-三羟黄烷酮进一步合成柚(苷)配基-4,5,7-三羟黄烷酮,这个产物是形成黄芩类黄酮重要组分黄芩素和黄芩苷的前体,在黄烷酮合成酶(FNS)作用下进入黄芩苷合成途径,如图5-1所示。

环境对植物体内黄酮积累影响的分子机制是十分复杂的。作为药用成分,几乎所有的黄酮类化合物都具有抗氧化活性,可以消除活性氧。而活性氧是植物细胞在逆境条件下迅速产生的分子,是植物对环境变化的直接反映,在植物体内黄酮同样具有抗氧化的活性。在植物体内,黄酮的氧化过程主要是受到多酚氧化酶(儿茶酚氧化酶、漆酶)和过氧化物酶的催化,而这些酶的活性又受到植物发育、环境胁迫的影响。黄酮类化合物作为活性氧清除系统中的抗氧酶的底物,与植物细胞内相关的抗氧化酶一起作用参与到抗氧化代谢中,在给出质子的同时有效地降解ROS,有较强的抗氧化效果,其积累机制受到ROS代谢的影响,与活性氧代谢有着密切的联系。在黄芩体内,β-葡萄糖酸酶是与类黄酮一起起作用的起始关键酶,它在清除H_2O_2机制中起到了质子提供者的重要作用。黄

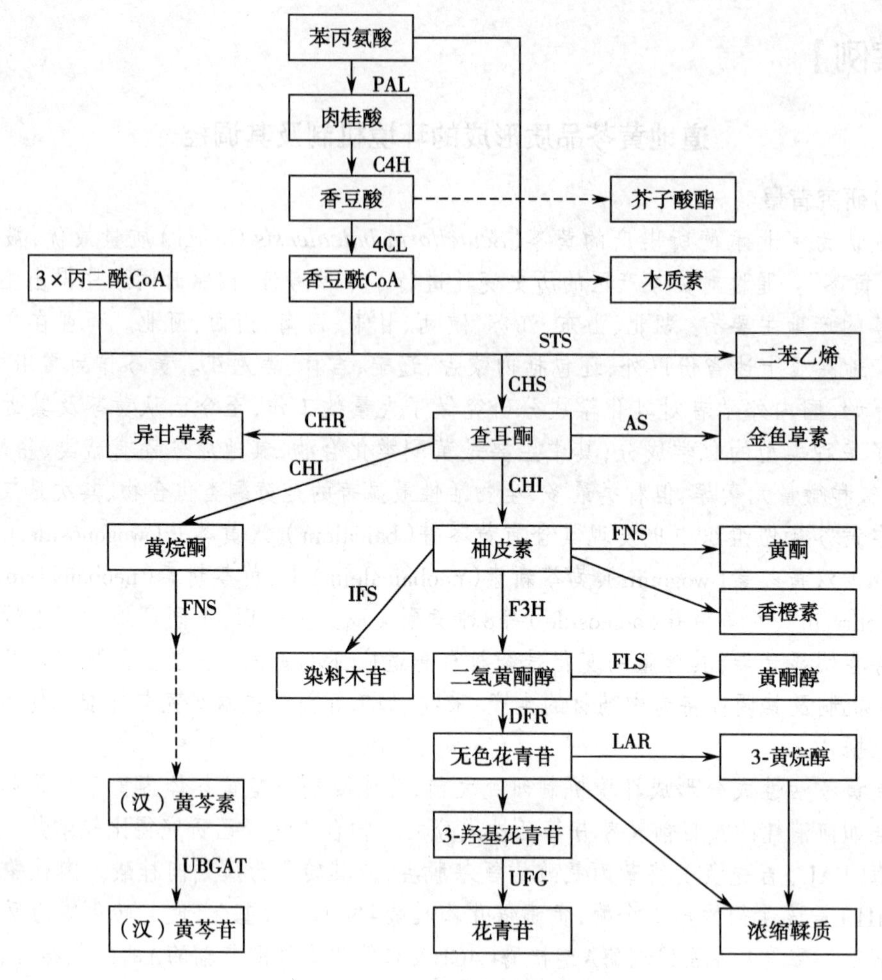

图5-1 类黄酮代谢途径

芩悬浮细胞在过量H_2O_2的诱导下，可立即利用β-葡萄糖酸酶对黄芩苷-7-*O*-β-*D*-葡萄糖酸进行水解，而释放出的黄芩素马上被过氧化物酶氧化为6,7-去氢化黄酮。H_2O_2在过氧化反应中很快就被消耗，同时影响了黄酮的积累。β-糖苷酸酶抑制剂1,4-葡糖二酸内酯，能够明显降低黄芩细胞H_2O_2代谢的能力，说明β-糖苷酸酶在H_2O_2的代谢中起到了重要作用，其催化水解产生的黄酮在氧化成脱氢黄酮的过程中有效的还原了H_2O_2，同时影响到黄芩有效成分的积累。植物体内黄酮的抗氧化作用同样也受环境和植物发育状况的影响。

道地药材是长期适应逆境的产物，道地性可能是在经历了无数次环境胁迫中获得，即环境对道地药材形成的影响更多地表现为一种“逆境效应”。黄芩在环境胁迫下体内不断积累活性氧，一旦ROS积累过量，由于其极强的氧化性，会扰乱生物体内的正常物质代谢，会进攻其相近的生物大分子如脂质结构，造成原生质膜过氧化和脱脂化，以及核酸和蛋白质（酶）等大分子物质的降解，导致细胞损伤，使其丧失正常的生理功能，甚至死亡。但是由ROS引起的不利因素，植物进化出特别的一套保护机制来缓解修复，即活性氧清除系统。清除ROS的机制涉及植物体内的酶系统和非酶系统，酶系统包括SOD，CAT，POD，APX，GR，非酶系统包括AsA，GSH，维生素E，甘露醇，类黄酮等。一方面，参与黄酮合成代谢的基因受到ROS信号分子的调控；另一方面，转录因子在黄酮生物合成中起着重要的作用，通过与结构基因的结合，转录因子可激活次生代谢合成途径中多个基因协同表达，从而有效启动黄酮生物合成途径。

基于以上思考，可以从黄酮生物合成的调控、植物活性氧代谢机制等方面开展道地黄芩品质形成的环境机制及其调控研究，为解释道地药材的“逆境效应”提供有效途径。

（二）主要研究结果

1.道地黄芩品质形成的环境因子分析　主要从气候因子和物候期两个方面对道地黄芩活性成分形成关键气候因子进行了分析，首先通过收集19个黄芩主产区野生黄芩样本，对其总黄酮、黄芩苷、黄芩素、汉黄芩素含量进行测定，并结合各产地近10年1~12月的气候因子（包括平均值、最高值和最低值）进行聚类分析、回归分析、相关性分析，结果发现根中黄芩苷含量与6、7月平均温度密切相关，黄芩素含量与2、3月降水量密切相关，而汉黄芩素与2月降水量、11月份相对湿度及日照时数密切相关，证实夏季高温和早春少雨是影响黄芩活性成分积累的关键因子。进一步与非道地产区气候因子进行比较，推断水分可能是道地黄芩限制影响因子。

同时，由于产地气候条件差异对黄芩生长发育也会造成影响，即不同产地各月份黄芩生长状况不同，因此首次引入植物物候期的概念，对栽培黄芩不同物候期生长发育及活性成分含量进行统计分析，证实展叶期和枯黄期是黄芩活性成分积累的关键时期。以上结果为进一步研究气候因子对黄芩活性成分积累影响的分子机制提供依据。

2.道地黄芩形成的“逆境效应”的分子机制　以黄芩作为研究对象，利用植物生理学、分子生物学、化学等技术手段系统地进行了道地黄芩形成的“逆境效应”分子机制研究，证明温度、水分、光照适度环境胁迫促进黄芩活性成分的积累及其生物合成关键酶基因的表达。

在受控实验条件下，通过黄芩悬浮细胞培养体系和植株土壤培养体系，分析了高温、低温、土壤缺水、PEG模拟水分胁迫、光照条件对黄芩总黄酮、黄芩苷、黄芩素、苷和苷元比例及其生物合成途径关键酶基因表达的影响。具体研究结果包括：

（1）光诱导对黄芩悬浮细胞中有效成分的积累有显著的促进作用，光诱导刺激了与有效成分积累相关基因*PAL*、*UBGAT*的表达；

（2）水分胁迫下，黄芩根中总黄酮、黄芩素含量显著增高，叶中总黄酮含量显著提高；土壤缺水刺激了根和叶中黄芩活性成分生物合成途径关键酶基因的表达；

（3）10%PEG模拟水分胁迫条件下，黄芩悬浮细胞中黄芩素含量显著提高，且PAL基因转录水平显著提高；20%PEG胁迫提高了*UBGAT*基因的表达量；

（4）高温抑制黄芩悬浮细胞中黄芩苷、黄芩素的积累以及*PAL*的活性。与30℃相比，10℃处理降低黄芩根中总黄酮和黄芩苷的含量；40℃处理降低黄芩素的含量，且降低*GUS*转录水平而提高*UBGAT*转录水平。

以上试验结果证实，适度环境胁迫促进黄芩活性成分的积累，且*PAL*、*CHS*等关键酶基因在影响黄芩活性成分积累中发挥重要作用。

3.基于逆境效应的赤霉素水平对黄芩活性成分积累调控机制　在受控试验条件下分析

了高温、低温、土壤缺水、PEG模拟水分胁迫、光照条件对内源激素IAA、GAs、ABA、ZR含量变化的影响，并对黄芩活性成分及内源激素相关性进行分析，证实植物内源激素GAs在适度环境胁迫影响黄芩有效成分积累的过程中发挥了重要的作用，并构建了以赤霉素为核心的黄芩活性成分环境调控网络。具体研究结果包括：

（1）在光照条件下，黄芩悬浮细胞中相对较高的内源IAA含量和相对较低的GAs含量有利于黄芩苷的积累；

（2）水分胁迫下，GAs/IAA、GAs/ABA和GAs/ZR比值均呈上升趋势，与黄芩素含量变化显著相关，推测GAs在水分胁迫影响黄芩有效成分积累的过程中可能发挥了重要的作用；

在此基础上，利用蛋白质组学分析了土壤缺水对黄芩总蛋白表达的影响，质谱结果分析表明土壤缺水影响活性成分积累可能与GA相应蛋白、IAA生物合成关键酶、MYB转录因子有关。利用受控实验证实体外喷施GA3、NAA及其抑制剂，影响黄芩内源GA、IAA以及活性成分含量，初步构建了以赤霉素为核心的黄芩活性成分环境调控网络。

为了进一步验证MYB转录因子对黄芩活性成分积累具有调控作用，构建了黄芩cDNA文库，并克隆获得黄芩18个*R2R3-MYB*基因，利用生物信息学分析预测*SbMYB2*、*SbMYB7*、*SbMYB8*可能参与调控黄酮类化合物的积累。在受控实验条件下分析了外源GA3对黄芩*SbMYBs*基因以及黄芩素生物合成途径关键酶基因转录水平的影响，结果发现*SbMYB2*和*SbMYB7*的表达谱与*SbPALs*一致；*SbMYB8*与*SbC4H*和*SbCHS*一致，说明以上3个黄芩*MYB*基因可能参与调控黄芩素的积累。利用异源生物体对*SbMYBs*进行基因功能分析，结果表明*SbMYB2*和*SbMYB7*过表达影响苯丙素类成分的含量及其生物合成关键酶基因的转录水平。EMSA实验证实*SbMYB2*与*PAL*启动子中的调控元件*box-L*相互作用，从而调控PAL基因的转录；*SbMYB8*与*CHS*启动子中的调控元件*GmMYB92 BS3*相互作用，从而调控*CHS*基因的转录。体外喷施GA3后对异源生物体中黄酮生物合成途径关键酶基因表达进行分析，证实*SbMYB2*影响黄酮的积累受到GA信号转导的影响，从而构建了以“GA-MYB-PAL/CHS-黄酮类活性成分”核心的道地黄芩品质形成基因调控网络。

4.黄酮体内抗氧化代谢与黄芩品质形成的相关性　由于黄芩体内存在着一种特殊的抗氧化代谢途径，即黄芩素可以消除植物细胞在逆境条件下迅速产生的活性氧分子。因此，黄芩体内抗氧化代谢能力与其品质的形成可能具有一定的相关性。通过设计黄芩环境因子受控实验，利用化学、植物生理学、分子生物学等手段分析环境限制因子对黄芩中黄酮合成与分解的关系、活性氧代谢水平的影响，以及黄酮在黄芩适应环境变化中的作用，确定黄芩体内的抗氧化代谢与药材品质形成的相关性，筛选与活性成分代谢密切相关的黄酮氧化酶。具体研究结果包括：

（1）利用黄芩悬浮细胞分析了不同高温处理对黄芩苷、黄芩素含量的影响：结果发现高温会影响过氧化氢酶、超氧阴离子、过氧化物酶的活性，但过氧化氢和超氧阴离子的含量未发生显著变化，细胞的重量还增加了。该结果暗示黄芩有效成分作为抗氧化剂可能参与了黄芩悬浮细胞应对高温时的反应。

在此基础上，分析了高温、低温对黄芩植株根组织中有效成分的影响。结果表明高温和低温均影响POD、APX、SOD酶的活性，但低温对黄芩素生物合成关键酶PAL、UBGAT和GUS基因的转录水平影响不显著。为了进一步了解黄芩有效成分在过氧化氢清除体系中的作用，本文利用PAL抑制剂AIP，喷施黄芩叶片，抑制黄芩活性成分的积累，分析低温条件下对抗氧化酶CAT、SOD、POD和APX的活性，结果表明在黄芩活性成分含量降低的情况下，为了维持植物体内过氧化氢含量的平衡，过氧化氢清除系统中的抗氧化酶活性被进一步激活。另一方面，RT-PCR分析结果表明在低温和高温处理下，*POD2*、*POD3*和*DHAR*基因转录水平均显著变化，且*DHAR*的转录水平与黄芩素含量成正相关，该结果暗示*POD*和*DHAR*基因可作为候选基因用于利用基因工程调控黄芩有效成分的含量。

（2）利用PEG模拟水分胁迫，分析不同浓度PEG对黄芩悬浮细胞中黄酮类化合物积累的影响：研究结果表明，10%PEG处理可以促进黄芩悬浮细胞中游离脯氨酸和过氧化氢含量，而30%PEG处理可以促进黄芩悬浮细胞中游离脯氨酸，但抑制了过氧化氢和黄芩素的积累，也抑制了GUS和PAL活性。从以上结果可以看出，轻度胁迫可以促进抗氧化剂黄芩素的含量，而重度胁迫则抑制了黄芩素的含量。

在此基础上，对轻度土壤缺水对盆栽黄芩活性成分影响的机制进行了初步解析。研究结果表明，与对照相比，12%SWC处理可以促进黄芩总黄酮、黄芩素含量的增加以及活性成分生物合成关键酶基因*PAL*、*CHS*、*UBGAT*、*GUS*的转录水平，促进了游离脯氨酸的含量，但对过氧化氢清除系统中的抗氧化酶活性的影响不显著。

（三）研究总结

基于以上结果，构建了道地黄芩品质形成基因调控网络，如图5-2所示。在道地黄芩形成环境限制因子的作用下，黄芩中主要活性成分黄芩苷、黄芩素通过苯丙氨酸代谢途径在体

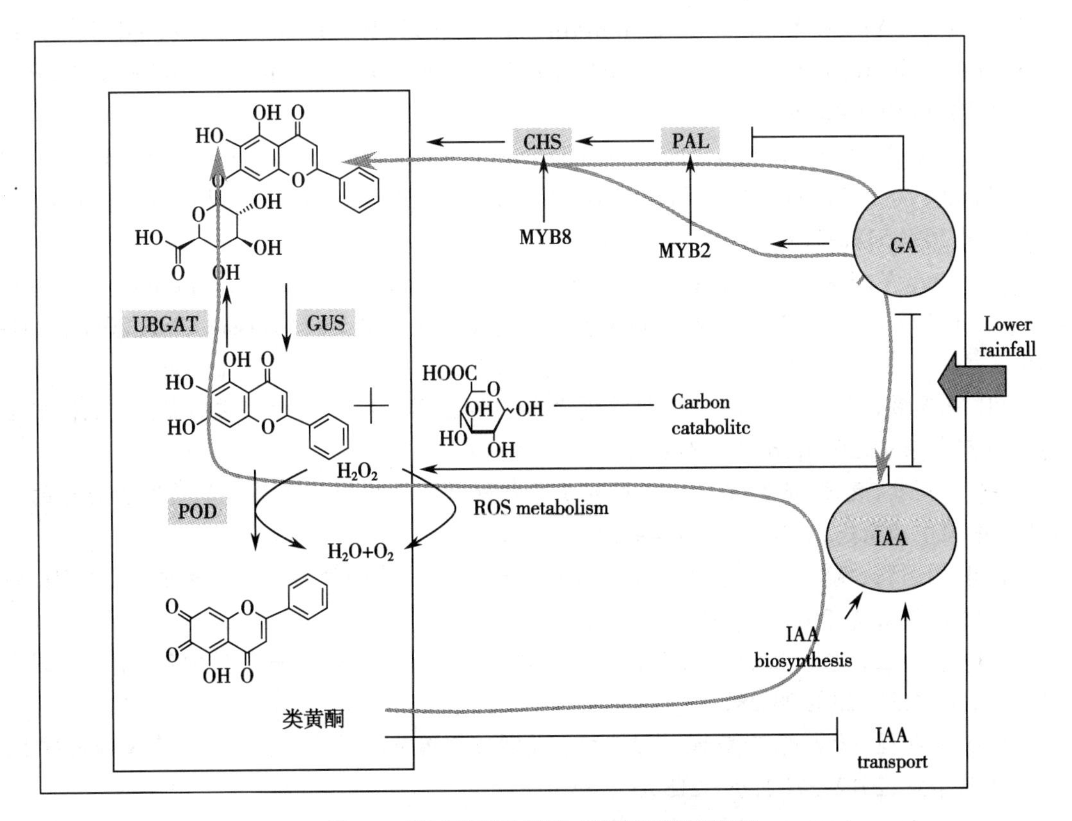

图5-2　道地黄芩品质形成基因调控网络图

内合成，其合成关键酶基因*PAL*和*CHS*分别受到MYB2和MYB8的调控，且MYB2和PAL影响黄酮的积累还受到GA信号转导的影响。黄芩苷和黄芩素之间可以在*UBGAT*和*GUS*基因的作用下相互转化，且黄芩素可以在POD的作用下进一步转化为脱氢黄芩素，参与黄芩体内清除活性氧的过程。类黄酮是生长素运输的抑制剂，生长素运输和生长素合成均影响黄芩内源生长素的积累。生长素作为信号分子可以促进过氧化氢的产生，其与GAs的拮抗作用共同参与黄芩活性成分积累的调控。

注：本案例主要数据依自：

[1] Yuan Yuan, Linjie Qi, Jian Yang, et al. A Scutellaria baicalensis R2R3-MYB gene, SbMYB8, regulates flavonoid biosynthesis and improves drought stress tolerance in transgenic tobacco[J]. Plant Cell Tissue and Organ Culture, 2015, 120 : 961-972.

[2] YuanYuan, Ping Long, Chao Jiang, et al. Development and Characterization of Simple Sequence Repeat (SSR) Markers based on a full-length cDNA library of medicinal plant Scutellaria baicalensis [J]. Genomics, 2015, 105(1): 61-67.

[3] Yuan Yuan, Chong Wu, Yunjun Liu, et al. The Scutellaria baicalensis R2R3-MYB transcription factors modulates flavonoid biosynthesis by regulating GA metabolism in transgenic tobacco plants[J]. Plos One, 2013, 8(10): 77275.

[4] Yuan Yuan, Lingfei Shuai, Shunqin Chen, et al. Flavonoids and antioxidative enzymes in temperature-challenged roots of Scutellaria baicalensis Georgi[J]. Zeitschrift f ü r Naturforschung C, 2012, 67-77.

[5] Yuan Yuan, Yunjun Liu, Shunqin Chen, et al. Water deficit affected flavonoid accumulation by regulating hormone metabolism in Scutellaria baicalensis Georgi roots[J]. Plos One, 2012, 7(10): 42946.

[6] Yuan Y, Liu YJ, Luo YJ, et al. High temperature affects flavones accumulation and antioxidant system in Scutellaria baicalensis Georgi cells[J]. African Journal of Biotechnology, 2011, 10(26): 5182-5192.

[7] Yuan Y, Hao JD, Yang B, et al. Climate change affected the best producing area of Chinese herbal medicine Scutellaria baicalensis Georgi. [J] Trad Med (Russia) 3s, (2010), 241-248.

[8] 陈顺钦，黄璐琦，袁媛，等. 光照对黄芩内源激素与有效成分相关性的影响[J]. 中国实验方剂学杂志，2010，16(4): 87-90.

[9] 陈顺钦，袁媛，罗毓健，等. 光照对黄芩黄酮类活性成分积累及其相关基因表达的影响[J]. 中国中药杂志，2010，35(5): 49-52.

[10] 胡国强，袁媛. 外源生长素对黄芩悬浮细胞有效成分和内源激素含量的影响[J]. 中国实验方剂学杂志，2011，17(17): 127-130.

[11] 胡国强，袁媛，伍翀，等. 发育阶段对黄芩生长及其活性成分含量的影响[J]. 中国中药杂志，2012，37(23): 23-28.

[12] 胡国强，张学文，李旻辉，等. 植物生长调节剂缩节胺对黄芩活性成分含量的影响[J]. 中国中药杂志，2012，37(21): 3215.

[13] 秦双双，黄璐琦，袁媛. 水分胁迫对黄芩内源激素与有效成分相关性的影响[J]. 中

国实验方剂学杂志,2010,16(7):75-77.

[14] 帅凌飞,袁媛,陈平,等.黄芩体内H_2O_2清除系统和黄酮类活性成分积累的相关性研究[J].中国中药杂志,2011,36(13):24-27.

[15] 伍翀,秦双双,袁媛,等.土壤缺水对黄芩过氧化氢清除系统相关酶基因表达的影响[J].中国中药杂志,2012,37(2):186.

[16] 杨兆春,袁媛,陈敏,等.PEG胁迫对黄芩黄酮类有效成分积累及相关基因表达的影响[J].中国中药杂志,2011,36(16):2157.

【本章思路拓展】

影响道地药材及其品质形成的"基因调控网络"不仅仅局限于活性成分生物合成途径及其关键酶基因,更与转录因子、miRNA、DNA甲基化修饰、信号分子等密切相关,另一方面,还需要考虑活性成分在药用植物中本身的生理活性,这些因素共同参与了环境因子、发育阶段、种质对药材活性成分积累的调控。随着对生命体认识的不断深入,道地药材及其品质形成基因调控网络也将不断发展,其组成将会更加丰富和多元化,对于筛选道地药材特征辨识标记和完善栽培药材的质量控制规程均具有重要的意义。

（袁 媛）

第六章 药用植物功能基因组学与系统生物学

【导读】

据统计，世界范围内约有40%药用活性成分的天然产物来自药用植物，而这些药用活性产物基本上来自于植物的次生代谢，由于其结构的复杂性，利用化学合成方法异常困难。通常，药用植物的活性成分是特定基因或代谢通路在特定环境条件下的表达产物，涉及药用植物起源、进化、发育、生理以及遗传等一系列生命进程。因此，通过生物工程的手段人为提高这些次生代谢基因的表达一直是药用植物研究领域热点问题。由于大多数药用植物遗传背景复杂、关键遗传信息模糊导致关键活性成分的合成通路及合成机制的信息严重匮乏，使得从分子生物学手段去调控药用植物次生代谢合成变得步履维艰。因此，解读药用植物的基因组信息，并鉴定不同药用植物次生代谢基因功能是现代分子生药学亟待解决的科学问题。

近年来，随着药用植物全基因组序列测序的不断完成、功能基因组学研究平台的不断进步和不同学科的交叉与相互渗透，药用植物生态适应、生长发育及遗传进化等一系列生命进程的研究也进入一个全新的阶段。其中，药用植物全基因组信息的获取，为从分子水平上全面阐释药用植物生物发育和这些生命进程次生代谢产物的合成机制提供了信息基础。药用植物功能基因组学，则从基因转录、合成、调控、代谢等不同层次入手，为阐明植物药效成分的生物合成及其调控机制提供了有效手段。而整合系统生物学研究则是整合不同层次的组学数据、构建贴近真实生命系统的网络，为揭示生物活动本质特征提供最终破解的钥匙。因此，药用植物结构基因组学、功能基因组学和系统生物学研究在药用植物的研究领域将逐渐成为一种重要的研究方法。

第一节 结构基因组学

基因（Gene）即DNA分子中的某一区段，是生物体遗传变异的主要单位，支持着生命的基本构造和性能，而基因组则是基因的载体，是生命密码存在之地。因此，对基因组信息的解读是探索生命现象的最前沿领域，基因组学则是这个领域得以开启的必备工具。对药用植物遗传密码的解析，阐明药用活性成分的合成及调控机制，则能够极大地促进药物筛选及药用活性成分合成机制研究，加速药用植物优良品系的选育与开发。特别是近年来药用植物基因组测序技术的发展极大促进了药用活性合成机制的研究。通过测定药用植物的基因组序列，可以在分子水平上鉴定和解读植物药用活性合成通路中的关键催化酶序列，进一步对基因进行调控可以人为促进某类活性成分合成。同时，对于药用植物关键合成通路上催化酶的详细解析，可以实现在体外重构其代谢通路，从而实现体外工厂化生产。

一、基因组和基因组学

基因组（genome）用于描述生物的全部基因和染色体组成，指的是一个细胞或者生物体所携带的一套完整的单倍体序列，包括全套基因和间隔序列。基因组序列包含了生物的起源、进化、发育、生理以及与遗传性状有关的一切信息，是从分子水平全面解析各种生命现象的前提和基础。根据基因组DNA在细胞中的所处位置，基因组可以分为细胞核基因组、线粒体基因组和叶绿体基因组。自2000年第一个模式植物拟南芥全基因组完成测序以来，随着测序技术的进步，目前多种植物的全基因组序列相继被解读并发表。

基因组学（genomics）是指对所有基因进行基因组作图（遗传图谱、物理图谱、转录本图谱），核苷酸序列分析，基因定位和基因功能分析的一门科学。基因组学的研究通常包括两个部分：以全基因组测序为目标的结构基因组学（structural genomics）和以基因功能鉴定为目标功能基因组学（functional genomics）。结构基因组学是从宏观上研究基因组的基因数量、基因构成、单个基因在染色体上线性分布及相应位置的一门学科，现代基因组学将基因组上的重复序列、基因间隔区序列也作为其研究的重点；而功能基因组学则是在前者的基础上系统地研究基因功能一门科学，又称为后基因组学（post genomics）（图6-1）。

二、基因组的线性组成

植物的核基因组型号之间相差巨大，相差范围可以达到3个数量级。相邻物种基因组比较分析发现基因组变异大部分是源自重复序列和重复基因的拷贝数植物基因组主要由编码

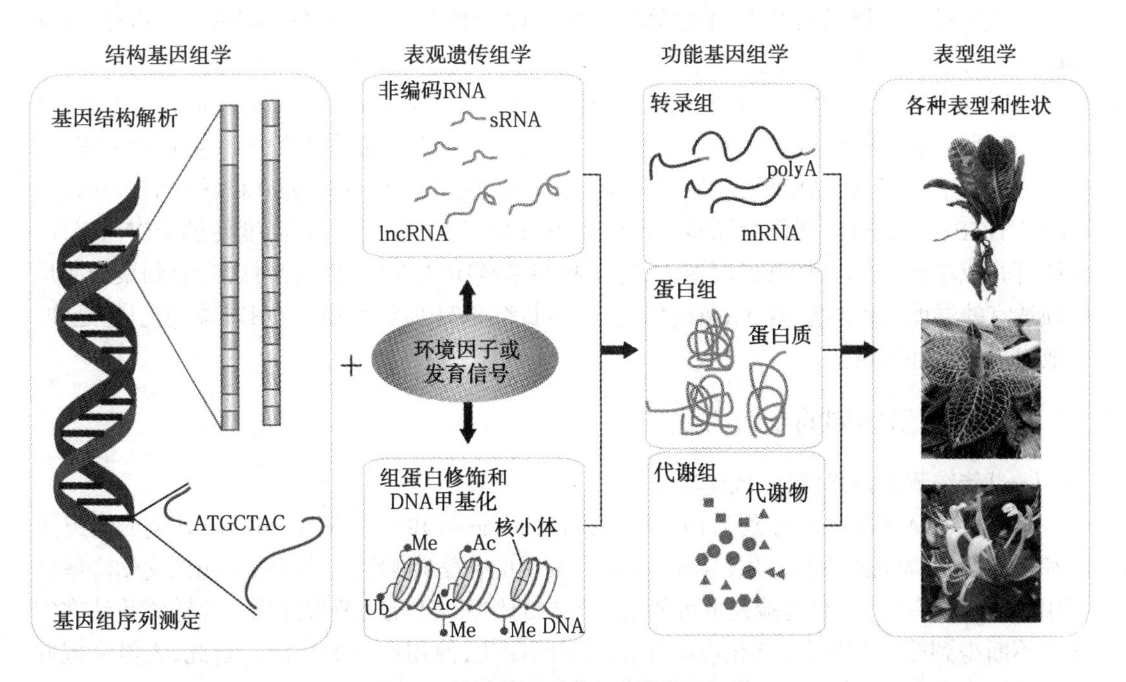

图6-1　结构基因组学和功能基因组学

基因、调控序列和重复DNA序列组成。重复DNA又分为两大类：串联重复和散布重复。通常基因组较大的植物，其DNA重复序列的程度也相应较高。串联重复系列主要包括卫星DNA、微卫星DNA、小卫星DNA、rRNA和端粒序列。散步重复序列主要是指可移动的重复DNA，即：转座子和反转录转座子序列。基因组中编码基因只占基因组的一小部分，人类基因组中编码基因仅占不到3%，大部分DNA序列不编码任何蛋白。虽然基因数量不多，但基因却可以通过转录产生大量mRNA通过不同剪接模式翻译出大量蛋白质，调控生命活动的各项进程。

在基因的结构上，真核生物编码基因主要包括转录区、5′侧翼区和3′侧翼区三个基本组成部分。在5′侧翼区中，从转录启始位点到上游-100bp之间的序列称为启动子区，位于-400~100bp的区段则是含有大量调节转录元件的调节区，启动子区和调节区均被称为顺式作用元件。而与顺式作用元件相结合的转录因子及相关蛋白则被称作反式作用元件。顺式作用元件和反式作用元件相互作用精确调控相应基因的表达。编码区主要由基因的多重内含子（intron）和外显子（exon）组成，在真核基因中内含子序列占据绝大部分，外显子仅占很少一部分。

编码基因在转录后还要经过5′端加帽、3′poly（A）尾和内含子剪切的等一系列过程才能形成成熟的mRNA。具体来说，最初转录的mRNA在加工为成熟mRNA过程中，内含子需要被切除。虽然内含子在加工的过程中被剪切掉，不参与后期的蛋白翻译，但现代分子生物学研究表明内含子在基因的表达调控过程中起着重要作用。在加工过程中，没有被切除的序列部分称为外显子。许多真核生物基因的外显子和内含子并没有固定的边界，能够以不同方式进行选择性剪接，组合成不同的mRNA分子，翻译出多种蛋白质分子。此外，从mRNA翻译为蛋白的过程中，由于DNA突变、转录或加工错误，细胞往往会产生一些异常的mRNA，这些错误的遗传信息往往会导致mRNA翻译提前终止或产生异常的蛋白。为了防止mRNA转录及剪接过程中错误的发生，生物体在进化过程中形成了一套精密mRNA监视途径，以保证DNA从转录到翻译成蛋白过程中的所有环节均得到正确执行。通常在研究实践中，如果目的基因的序列已知，就能很方便地用聚合酶链式反应（polymerase chain reaction，PCR）技术，从基因组DNA或cDNA中获得目的基因。PCR反应模拟了细胞内的DNA复制的过程，其反应需DNA聚合酶、DNA模板、两条单链寡核苷酸引物（带有3′-OH末端）和4种dNTP（dATP、dGTP、dTTP和dCTP）试剂作为原料。反应步骤分为三步：首先，升高温度使模板DNA变性、双链打开成单链；然后，降低温度退火，使引物与单链DNA结合；最后，再次升温到聚合酶反应须适宜的温度。聚合酶用DNA单链作模板，不断将dNTP加到引物3′-OH末端，使引物延伸，合成出新的互补DNA链。

三、基因组序列的获取方法

（一）传统测序技术（第一代测序）

第一代DNA测序技术分别为1977年由桑格（Sanger）和考尔森（Coulson）开创的链终止法和马克西姆（Maxam）和吉尔伯特（Gilbert）发明的化学降解法。由于Gilbert的化学降解法所用的试剂含有毒性，对实验人员可能造成潜在的伤害，已经逐渐被停用。而链终止法在实践中不断得到改进和优化，其相应测序步骤不断简化，使用也更加广泛。自此，人类掌握并获得了解读生命“天书”的能力，并以此为开端步入生物基因组时代。

Sanger法核心原理是：聚合酶用DNA模板作指导延伸的过程中，不断将dNTP加到引物3′-OH末端，形成互补DNA链（PCR反应）。如果在DNA链的延伸过程中，加入双脱氧核苷三磷酸（ddNTP），因其3′位置缺少一个羟基，故不能同后续加入的dNTP形成磷酸二酯键，使反应中断。每一次链终止测序均包含四个单独的反应，每一反应分别用四种ddNTP中的一种来终止，产生长度在几百至几千碱基的链终止产物。这些片段具有共同的合成起点、不同的核苷酸终止点，可通过高分辨率变性凝胶电泳分离大小不同的片段，凝胶处理后可用X-光胶片放射自显影或非同位素标记进行检测。

随着荧光标记技术取代放射性同位素标记方法、荧光信号接收器取代放射性自显影及毛细管电泳技术的发展，DNA测序开始进入了自动化时代。随之而来的是第一代测序仪的产生，其所用技术是用4种不同的荧光染料标记不同的ddNTP，所对应的PCR产物则是仅相差1个碱基、3′末端为4种不同荧光染料的单链DNA混合物。这四种荧光染料的混合物可在一根毛细管内电泳，从而避免了泳道间迁移率差异的影响，大大提高了测序的精确度。由于分子大小不同，在毛细管电泳中的迁移率也不同，当其通过毛细电泳柱时荧光信号接收器可以自动地根据荧光信号的不同来读取碱基排列顺序，并自动地生成可以让人读取的碱基信号。分析结果能以凝胶电泳图谱、荧光吸收峰图或碱基排列顺序等多种形式输出。它是一台能自动灌胶、自动进样、自动数据收集分析等全自动电脑控制的测定DNA片段的碱基顺序或大小和定量的高档精密仪器。

（二）新一代高通量测序技术（第二代测序）

新一代测序技术的发展替代了传统方法中通过构建文库获得表达序列标签（expressed sequence tag，EST）的烦琐过程。第二代测序技术可以在较短的时间内获取大量的数据信息，经过不断的改良和创新，该技术在保证基因组测序足够精确的条件下，大大提高了测定通量，其测序量是传统Sanger法的几百至几千倍，同时又显著降低了测序成本，其仅为原有技术的几十分之一。新一代测序技术的核心思想是边合成边测序（sequencing by synthesis，SBS）。即：生成新DNA互补链时，或者通过加入的dNTP产生酶促级联反应催化底物激发出荧光，或直接加入半简并引物或被荧光标记的dNTP，在生成互补链时，发出荧光信号。通过捕获荧光信号，将其转化为一个测序峰值，获得序列信息。目前常用的测序平台主要有：Roche（454）FLX sequencer、Applied Biosystems（SOLiD）sequencer、Illumina genome analyzer等。

1. Roche（454）FLX sequencer　454测序仪测序流程如下：将基因组打断成较短的DNA片段（300~800bp），再将片段与不同的接头相连，使其更容易与磁珠联结在一起（1个DNA片段结合于1个磁珠）。将待测DNA变性后用杂交引物进行PCR扩增，构建单链DNA文库。将PCR产物包被于“油包水”的乳化剂中，每1滴乳化剂内除PCR产物外，还含有1个结合了1个DNA片段磁珠，PCR扩增就能在每一滴乳化剂内单独进行。这样，整个DNA片段可以进行平行扩增。扩增反应结束后，每个磁珠上的DNA片段得到成千上万个相同的拷贝。经过富集后，这些片段仍与磁珠联结在一起，之后就可以放入PTP板（picotiter plate）的样品孔内供后继测序使用。在光纤PTP板样品孔内还有测序过程所需的酶类及引物(引物与DNA片段末端的接头序列互补)，当未经荧光标记的核苷酸流经过样品孔时，每次只允许1个互补的dNTP接入，进行互补新链的合成。当1个核苷酸连到新链时，就释放1分子的焦磷酸盐，接着焦磷酸盐相应底物反应形成1分子ATP，驱动荧光素酶变为氧化荧光素酶(因氧化荧光素酶可以发出可见光),可被检测仪器捕获,形成峰图。该技术的序列读长为200至450个核苷酸。454测序仪测序的价格较昂贵,虽是传统毛细管测序法费用的1/10,却是其他新一代测序仪费用的10倍左右,加之焦磷酸测序技术对于同核苷酸聚合物区域有着很高的错误率甚至会终止测序反应,454测序仪已于2013年停产(图6-2)。

2. Applied Biosystems(SOLiD)sequencer SOLiD测序仪与其他测序仪有所不同,SOLiD是在DNA连接酶的连接过程中读取序列,而不是在DNA聚合酶的合成过程中读取序列。SOLiD测序的基本流程为:将待测样品的DNA打成碎片100~200bp,在cDNA碎片两端各加上1个接头。使待测样品片断被锚定到磁珠表面,接着进行扩增得到大量待测DNA片断的拷贝。SOLiD连接反应中所用到的底物为八碱基单链荧光探针混合物(3′-XXNNNZZZ-5′)。在荧光探针中,第1和第2位碱基(XX)上的碱基是确定的,并根据种类的不同在6~8位(ZZZ)上加上了不同的荧光标记(主要有CY5、Texas Red、CY3、6-FAM等4种颜色的荧光染料)。在连接反应过程中,当八碱基单链荧光探针与DNA模板配对链接上时,就会发出1、2位碱基的荧光。相机记录下序列标记的颜色后,将连接上的寡核苷酸在5与6位之间切断,移除标记,进行下一轮反应。SOLiD测序的显著特点是每一轮测序位置会相差5位,即第一轮测序是第1、2位,第二次是第6、7位,以此类推。每次在测到末尾后,要将新生链变性、洗脱。接着用测序引物n-1进行第二轮测序。测序引物n-1与测序引物n相比,两者在接头配对的位置上相差一个碱基,即:测序引物n-1在引物n的基础上将测序位置往3′端移动一个碱基位置。因此,测序引物n-1可以测到第0、1位和第5、6位碱基,依此类推,通过五轮测序可以读通模板所有位置的碱基。该技术目前的测序读长为30~50bp,由于每次读序均为2个碱基,每个碱基被读的次数均为2次,故这种方法又叫作"两碱基读序"。其主要优点在于该方法具有很高的序列读取精确度和数据输出量,它的序列读取精确率是其他新一代测序技术的10倍,每轮运行1次可以产生约3~4Gb的数据。测序后序列的生物信息分析相对于其他测序仪更为复杂(图6-2)。

3. Illumina genome analyzer Illumina测序基本原理如下:DNA样品超声破碎机打断成100~200bp不同长度的片段,加接头,得到cDNA文库。接着将连接接头的DNA片段固定在含有接头的Illumina测序芯片(flow cell)的channel上(每个flow cell有8个channel),由于每个channel的表面能和DNA片段两端的接头相互配,形成典型的"桥式"结构,而DNA在其表面进行桥式PCR的扩增。

每条序列经过扩增成为一个单序列分子簇(cluster)。每种脱氧核苷酸进行不同的荧光标记,即得到不同荧光标记的4种脱氧核苷酸,利用边合成边测序的方法,在每一循环过程中,不同荧光标记的脱氧核苷酸被聚合酶加入到单序列分子簇的互补链中。每个flow cell每次只能加入一个相应的核苷酸。每次反应均由CCD采集荧光信号,通过不同的荧光,确定每个单分子簇(即每个flow cell上)被加上的是何种碱基。几十个反应结束后,计算机根据每次CCD信号的叠加,就可决定位于每个flow cell上核酸片断的几十个碱基序列。每个芯片上含有几千万个分子簇,因此每次测序即可测出几千万个片段序列。每次反应加入1个核苷酸,该核苷酸的种类可利用标记荧光识别并扫描,读取本次反应颜色后,除去3′末端的保护基团,可继续进行下一轮反应,如此循环,得出测序片段的精确序列。该技术的测序读长一般为25~75个碱基。Illumina测序仪的最大优点在于测序价格低廉、获取数据量大、是所有新一代测序仪中应用最为广泛的一种高通量测序仪(图6-2)。

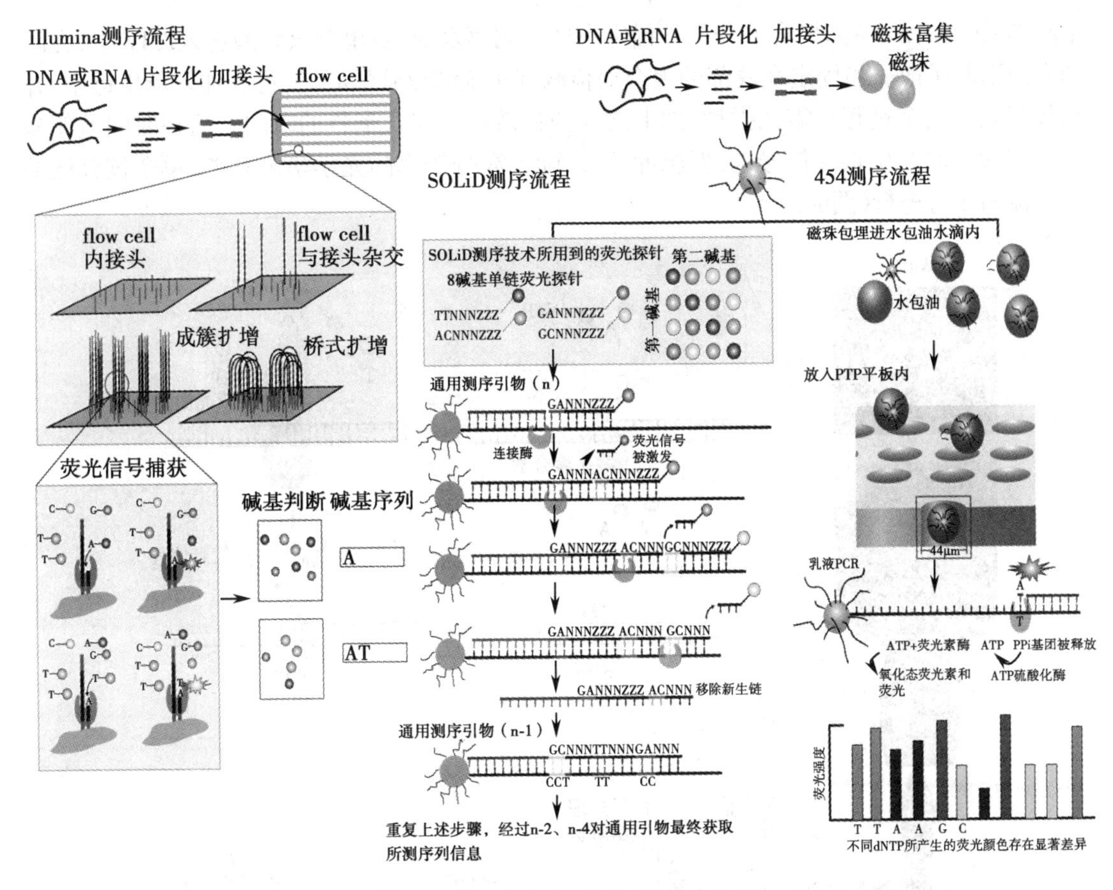

图6-2　第二代高通量测序的技术原理

（三）单分子实时测序技术（第三代测序）

由于二代测序的读长太短，就好像拼图游戏，越碎越多的碎片就越难拼接，虽然提供了海量的数据，但仍不足以完成全基因组拼接。第三代测序技术则可以有效规避和解决二代测序的一些缺点，其具有单分子、大读长、时间短等优势。第三代测序技术的特征又可以进一步归结为：边合成边测序的单分子测序、纳米孔测序和纳米孔单分子DNA碱基序列电子阅读。第三种需要先进的显微镜技术直接读取碱基，尚未有实际测序实例。

1. 实时单分子测序　第三代测序为了实现测序的实时性，用一种聚合酶将DNA的复制限制在一个微小的间隙中，给各种碱基加上荧光示踪标记，合成酶在掺入碱基时切断磷脂键而释放出不同颜色的荧光，根据闪光颜色就可识别出不同的碱基，留下未修饰的DNA片段可以继续延伸下一个碱基。由于第三代测序技术需要显微成像系统实时捕获掺入单个核酸荧光，而相机在记录DNA链上正欲加入的荧光时，反应体系中的荧光标记过的核苷酸会形成强大的荧光背景，严重干扰单个核酸判定的准确性。Pacific Biosciences测序方法的研究人员从微波炉门上的金属筛布上密密麻麻的小洞获得启示，开发出SMART Cell反应管。每一个反应管中包含大量的圆形零模波导孔（zero-mode waveguides，ZMW）。ZMW是一个直径为几十纳米的小孔，外径100多纳米，比检测激光波长小（数百纳米），激光从底部打上去后不能穿透小孔进入上方溶液区，能量被限制在一个小范围里，正好足够覆盖需要检测的部分，使得信号仅来自这个小反应区域，孔外过多游离核苷酸单体依然留在黑暗中，将背景降到最低。单个ZMW中，单个DNA的聚合酶分子被锚定在底部剥离表面，当单个核苷酸进入ZMW中，在阵列表面不断扩散。当固定在底部的聚合酶检测到正确的核苷酸时，便将其加入新生链中，并释放荧光。这个过程仅需几微秒，加上之前的扩散也仅需几毫秒的时间。这种时间差使核苷酸在掺入时产生很强信号，类似脉冲信号，配上高分辨率的光学检测系统，单个核苷酸的实时检测便可进行（图6-3）。

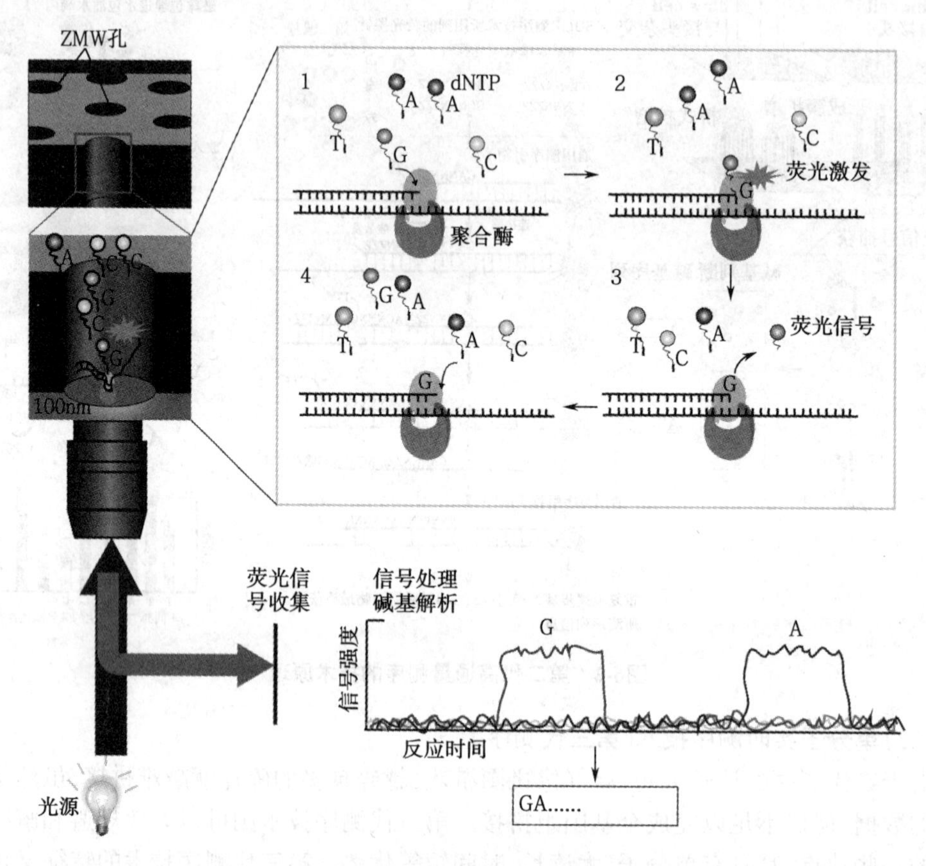

图6-3 Pacific实时单分子测序的原理

2. 纳米孔单分子测序技术　是一种基于电信号的测序技术，其主要特点在于其不需要对DNA进行标记。纳米孔测序能够满足大部分测序用户的需求，具有99.8%的准确率，并且错误可以通过计算进行修正。此外，纳米孔测序记录延伸的每一个碱基，不考虑前后碱基的问题，其测序的长度也相对较长。所谓的纳米孔测序中的"纳米孔"是一个极其微小的洞，直径为1nm。通常用一些细胞的跨膜蛋白来设计成纳米孔，并将环式糊精共价结合在小孔的内壁。当进行测序时，核酸外切酶消化单链DNA后，单个碱基调入微孔中，并瞬间与环式糊精作用，阻碍电流穿过微孔。由于离子通过纳米孔的导电作用可以观察到有轻微的电流产出而电流量与纳米孔的大小和性状密切相关，因此，单一核苷酸通过纳米孔时，会对纳米孔的电流产生特有的影响。组成DNA的四种核苷酸都有自己特有的电流振幅，很容易转换成相应的DNA序列。此外，不同碱基在微孔中有特定的停滞时间，其解离速率常数是电压决定的，+180mV的电位能轻松促使碱基从的另一端离开。纳米孔测序有着较多优势和潜力，但同样存在一些较为棘手的问题，比如：如何让核酸外切酶友好的附着在孔壁上，并且保证每次仅掉落一个核酸等，仍需进一步改善。

（四）基因组序列组装

由于受到测序技术的限制，人们无法直接利用实验方法获得整个基因组序列。于是1980年Sanger等提出鸟枪测序法获得了生物全基因组序列信息。所谓“鸟枪法”，也称“霰弹法”。其步骤是，先将整个基因组打乱，切成随机碎片，然后测定每个小片段序列，最终利用计算机对这些碎片进行排序和组装，并确定它们在基因组中的正确位置。对于Sanger测序得到的全基因组鸟枪法片段，现在已经有很多成熟的拼接软件。根据软件中数据处理的不同方法，我们大致可以将它们分为两大类：即基于Hamiltonian path算法的序列拼接和基于Eulerian path算法的序列拼接。随着新一代测序技术的产生，454Life和Illumina成为两个重要的测序技术，上述的一些算法不再完全适用于新一代测序技术。目前，适用于新一代高通量测序的组装算法主要包括3种方法：贪婪组装法（greedy算法）、Overlap/layout/consensus法和Debjujin构图法（欧拉算法）。

四、药用植物基因组的研究进展

自2000年拟南芥全基因组测序完成以来，生物的全基因组测序日渐成为人们对生命解析的常用方法。近年来，对药用动植物的全基因组研究也日渐增多。截至目前，已有十几种药用动植物的全基因组序列被测定，如人参（*Panax ginseng* C. A. Mey.）、灵芝[*Ganoderma lucidum*（Leyss. Ex Fr.）Karst.]、丹参（*Salvia miltiorrhiza* Bge.）、青蒿（*Artemisia annua* L.）、鹿茸（*Cervus nipport* Temminck）、杜仲（*Eucommia ulmoides* Oliv.）等。2013年3月，关于“中国人参基因组图谱新闻发布会”在北京召开，研究以第二代为主结合第一代测序技术为研究手段，应用新策略，测定了超过100倍覆盖率的高质量数据获得的人参全基因组图谱。通过图谱分析以及功能基因组的研究，开展了人参的遗传与农艺性状、代谢与药用性状、化学与工艺性状方面研究，为人参的育种、加工、产品开发等整个产业提供技术保障。2014年10月，由中国林科院经济林研究开发中心等多家科研单位及企业合作完成了对杜仲的基因组测序。研究者对杜仲的DNA样本进行随机打断，构建了1800bp和500bp的小片段测序文库，采用新一代高通量测序技术进行测序，过滤掉低质量数据后，得到了16.1Gb数据，之后采用公式（基因组大小=Kmer的总数/Kmer的期望深度）计算得到杜仲基因组的大小为1.04Gb。这是世界上第一个橡胶植物全基因组精细图，也是第一个木本药用植物全基因组精细图。2011年8月药物基因公司Marblehead利用新一代超长读长测序仪罗氏GS FLX+系统完成了大麻属中两个种（*Cannabis sativa*和*Cannabis indica*）的全基因组测序。基因测序结果包括超过1310亿bp序列，是现有最大的大麻基因组集合。2013年云南省主导完成完成了第一个药食同用的植物铁皮石斛（*Dendrobium officinale* Kimum et Migo）的全基因组测序，该课题使用的是最新的第二代测序技术以及刚引入的第三代单分子测序技术，测序结果覆盖95%的全基因组和97%的基因编码区，超过了国际上同行复杂基因测序的最高水平。2015年，英国研究团队首次公布了长春花基因组信息，并进行生物碱代谢途径研究。就药用植物分子生物学研究发展来看，将有更多的药用动植物的基因组序列被解析。

我国药用植物有11 146种，约占中药材资源总数的87%，是所有经济植物中最多的一类。2010年中国医学科学院药用植物研究所等提出本草基因组计划（herb genome program，HerbGP），宣布将完成人参（*Panax ginseng* C.A. Mey.）、丹参（*Salvia miltiorrhiza* Bge.）、灵芝

(*Ganoderma Lucidum* Karst)、茯苓[*Poria cocos*(Schw.)Wolf]等多种本草植物的全基因组测序工作，这将为中药科学研究开拓新的基础平台，为开展本草功能基因组学、蛋白组学、代谢组学、遗传代谢工程和分子遗传育种等研究奠定基础，使选育高品质、高产量、抗胁迫的药用植物，建立现代中药有效成分生物工程体系成为可能。同时，天然药物的基因组研究极大地推动了生命科学前沿技术在生药学领域的应用，架起了中医药传统科学与生命科学现代研究沟通的桥梁。

第二节　药用植物功能基因组学研究

基因组序列上所蕴含的基因只有转录成相应的蛋白、代谢产物及其他各种小分子才能最终表现出相应的生命性状。目前，人参等一些药用植物全基因组序列的测定完成，为促进药用植物基因组学发展提供了重要的信息平台。但通过序列信息并不能有效地阐明基因的功能。过去通过正向或反向遗传学方法破解单个基因功能的方法效率较低而且成本高。因此，基因组的发展趋势强烈要求一种大规模、高通量分析基因功能方法的出现，功能基因组学应运而生。

功能基因组学是利用结构基因组学提供的信息作为基础，进一步深入研究基因转录为信使RNA的方式、装载并指导蛋白质合成的机制(转录组学，transcriptomics)、基因表达为蛋白的规律(蛋白质组学，proteomics)、调控这些RNA表达与否的策略(表观组学，epigenetics)以及它们如何影响那些控制细胞生物化学和代谢的化学物质(代谢组学，metabolomics)。功能基因组学更多的应用高通量、大规模的实验方法，结合统计科学和计算机分析来探索基因、表观修饰、蛋白质和代谢产物的规律，并最终阐释基因组信息和表型性状之间关系的学科。功能基因组学在药用植物中的逐渐普及运用将极大地推动前沿生命科学技术在药用植物和中药领域的应用。

一、药用植物转录组学

(一)转录组和转录组学的概念

转录组(transcriptome)从狭义上来讲，是指所有参与翻译蛋白质的mRNA总和；广义上来讲，则是指一种细胞或组织基因组所转录出来的所有RNA总和，包括编码蛋白质的mRNA和各种非编码mRNA，如rRNA、tRNA、snoRNA及其他非编码RNA。转录组包含了反映个体生物在某一特定生理、发育阶段的细胞、组织和特定器官中所有基因表达水平的数据，也是该物种外部物理特征与基因组的动态联系。同一组织在不同的生长阶段及生长环境中的基因表达情况存在显著差异。因此，转录组也具有明显的时空特异性。转录组学(transcriptomics)是功能基因组学最重要的部分，是一门在整体水平上研究细胞中所有基因转录及转录调控规律的科学，它能够提供全部基因的表达调节系统和蛋白质的功能、相互作用的信息。由于转录组只是对基因组中的可表达部分序列进行测序，并没有冗余和重复部分的序列，因此也有人把转录组当作是基因组的"实用本"和"浓缩本"。可用转录组来比较不同组织或生理状况下的基因表达水平差异，从而发现特定功能基因，预测未知基因。

（二）转录组学常用的研究方法

随着科学研究的不断深入，多种新技术和方法已成功应用于转录组学的研究，比如：表达序列标签（expressedsequence tag，EST）、基因表达序列分析（serrial analysis of gene expression，SAGE）、cDNA-AFLP（amplified fragment length polymorphism）、基因芯片（gene chip）、新一代转录组测序技术（RNA-sequencing，RNA-Seq）等。传统的转录组学研究方法，如：cDNA 文库、消减杂交文库、基因芯片技术等，需要经过建库、酶切、杂交、克隆、测序等繁琐的步骤，测序周期长、通量低、费用高。RNA-Seq高通量测序技术可以代替传统方法中构建文库得到表达序列标签的烦琐过程，利用生物信息学软件对数据进行处理和读取，可以在较短的时间内获取大量数据信息。目前，该技术不断地得到改良和创新，在保证基因组测序精确度的基础上，测定通量剧增，其测序量达到传统Sanger测序法的几百到几千倍，而测序的成本仅为传统技术的几十分之一。RNA-Seq对植物转录组学的研究起到了极其重要的推动作用。

1. RNA-Seq测序技术流程

（1）转录组文库构建和测序：提取样品总RNA后，用带有Oligo（dT）的磁珠富集真核生物的mRNAs。加入fragmentation buffer将mRNA打断成短片段，以mRNA为模板，用6碱基随机引物（random hexamers）反转录成cDNA链第一条，然后加入缓冲液、dNTPs、RNase H和DNA polymerase Ⅰ合成双链cDNA链，经过PCR试剂盒纯化并加EB缓冲液洗脱之后做末端修复、加poly（A）并连接测序接头。用琼脂糖凝胶电泳进行片段大小筛选，接着进行PCR扩增，建好的测序文库用illumina HiSeq™ 2000测序仪进行测序。测序结果初步处理：用Illumina自带软件，将测序得到的原始图像数据经base calling转化为序列数据（raw data），结果以fastq文件格式存储，fastq文件为获得的最原始文件，里面存储reads的序列以及reads的测序质量。然后根据测序质量，去除含adaptor的reads和N的比例大于10%的reads，去除低质量的reads。原始序列数据经过去除杂质后得到的数据称之为clear reads序列，后续信息分析都基于此序列（图6-4a）。

（2）转录组原始序列组装：转录组的组装目前分为2种情况：即：已知参考基因组和无参考基因组序列的组装。对于有参考基因组序列的转录组学生物信息学分析，其原理是将转录组测序得到的read应用比对软件，如Bowtie、BWA、SOAP等软件将处理后的序列数据与已知的参考基因组序列进行比对，由于mRNA测序是对外显子连接而成的转录组序列进行测序，而两个外显子连接处在基因组中不是空间相连的。因此外显子连接处的read无法比对到基因组中。所以，应该在无法比对的read序列中找到外显子连接处的序列，从而推断基因组中外显子的排列。在比对完成后，去除进行分布统计，并进行测序的饱和度分析，确定基因组中相关基因的序列结构、剪切形式及其转录组的表达水平。对于没有参考序列或参考序列不完整情况下，转录组序列组装目前运用最多的是从头组装的策略。目前对于illumina测序平台常用组装软件有Trinity、SOAP等，而用于454测序平台最常用的有Newbler系列软件。在无参考序列的情况下，必须借助于无参考序列评估测度来间接评鉴组装质量（图6-4b）。目前，常用的无参考序列评估测度包括，中值重叠群长度、重叠群数量和N50。

（3）转录组基因表达定量方法：RNA-Seq发展早期用TPM（transcript per million clean tags）对转录组内的基因进行定量，TPM是一个标准化的指标，指每100万clean tags中包含该种转录本的拷贝数。由于TPM方法没有考虑到样品、不同基因长度等基因表达影响，存在着显著的统计学误差。近年来，主要采用RPKM和FPKM来进行高通量基因表达水平的计算。RPKM（reads per kb per million reads）表示每100万个map上的reads中map到外显子的每1千个碱基上的reads个数。RPKM法可以消除基因长度和测序量差异对计算基因表达量的影响，计算得到的基因表达量可直接用于比较不同样品间的基因表达差异。FPKM与RPKM计算方法基本一致，所不同的是FPKM计算的是片段（fragments），而RPKM计算的是reads数。随着测序技术的发展，现在测序所产生的数据基本上都是paired-end数据，即在固定插入片段大小的序列两端序列信息被测序到，这种成对的序列信息更加有利于提高基因表达量计算过程的准确度。在计算基因表达时，利用测序过程中的成对信息，认定两条成对的read均比对到相应的转录本上时，两条read组成一个片段，用FPKM计算更为准确。目前，一些软件可以自动计算基因在样品中的表达量，比如常见的RSEM和eXpress等。如果基因在不同组织或样品中均有测序，可以根据基因在不同样品中相应的表达量进一步确定基因在不同条件下的差异表达水平，进而筛选出实验所需要的目的基因（图6-4c）。目前用于筛选差异基因常用的软件有DEGSeq、Cufflinks、EdgeR、DESseq等。值得注意的是早期高通量测序在筛选差异表达基因时可用基于超几何检验的方法筛选样品之间的差异表达基因，而不需要重复。但随着高通量生物信息分析技术的进步，越来越多生物学家意识到在没有重复情况下所获取的结果具有重大统计学误差。因此，在筛选不同样品之间差异基因实验时需要提供相应的生物学重复，以更好的保证实验所筛选差异基因的可靠性和准确性。

（4）转录组内基因的功能注释：通过blastx将所获取的转录本（unigene序列）比对到蛋白数据库Nt、Nr、Swiss-Prot、KEGG和COG，得到跟给定unigene具有最高序列相似性的蛋白，从而得到该unigene的蛋白功能注释信息。根据Nr注释信息我们能得到GO功能注释，GO（gene ontology）是一个国际标准化的基因功能分类体系，提供了一套动态更新的标准词汇表（controlled vocabulary）来全面描述生物体中基因和基因产物的属性。GO总共有三个ontology，分别描述基因的分子功能（molecular function）、所处的细胞位置（cellular component）、参与的生物过程（biological process）。我们根据Nr注释信息，进一步获取转录序列的GO注释信息。目前常用Go分析软件有Blast2GO、AgriGO、BinGO等。KEGG是系统分析基因产物在细胞中的代谢途径以及这些基因产物的功能的数据库，利用KEGG可以进一步研究基因在生物学上的复杂行为。将所有序列进一步与KEGG数据进行比对获取相应转录本KEGG注释信息。根据KEGG注释信息可以进一步得到转录序列的Pathway通路（图6-4c）。

2. RNA-Seq延伸技术（数字基因表达谱） 利用新一代高通量测序技术中Illumina测序系统，对检测样本中数以百万条的cDNA进行序列测定，可以对整个转录组基因进行数字化的分析，从而得到高精度、可重复的mRNA转录丰度分析结果。数字基因表达谱（digital gene expression tag profiling，DGE）是在RNA-Seq技术基础发展起的一种高效、便捷的转录组研学研究方法。其原理是真核生物的所有编码基因起始位点（CATG）都存在*Nla* Ⅲ酶切位点。此酶识别位点为CATG，作用位点在其后的17个碱基处。序列标签表达谱的做法是先用*Nla* Ⅲ酶切后得到21nt长度的序列，然后进行测序，得到数字化基因表达差异谱，即序列标签表达频率库。根据21个特异碱基序列（Tag，标签），在该物种的基因组或转录组文库中找到相应基因的名称。利用Oligo（dT）磁珠吸附纯化的mRNA，反转录合成双链cDNA。用*Nla* Ⅲ内切酶产生5′末端标签，它可识别并切断cDNA上的CATG位点，利用磁珠沉淀并纯化带有

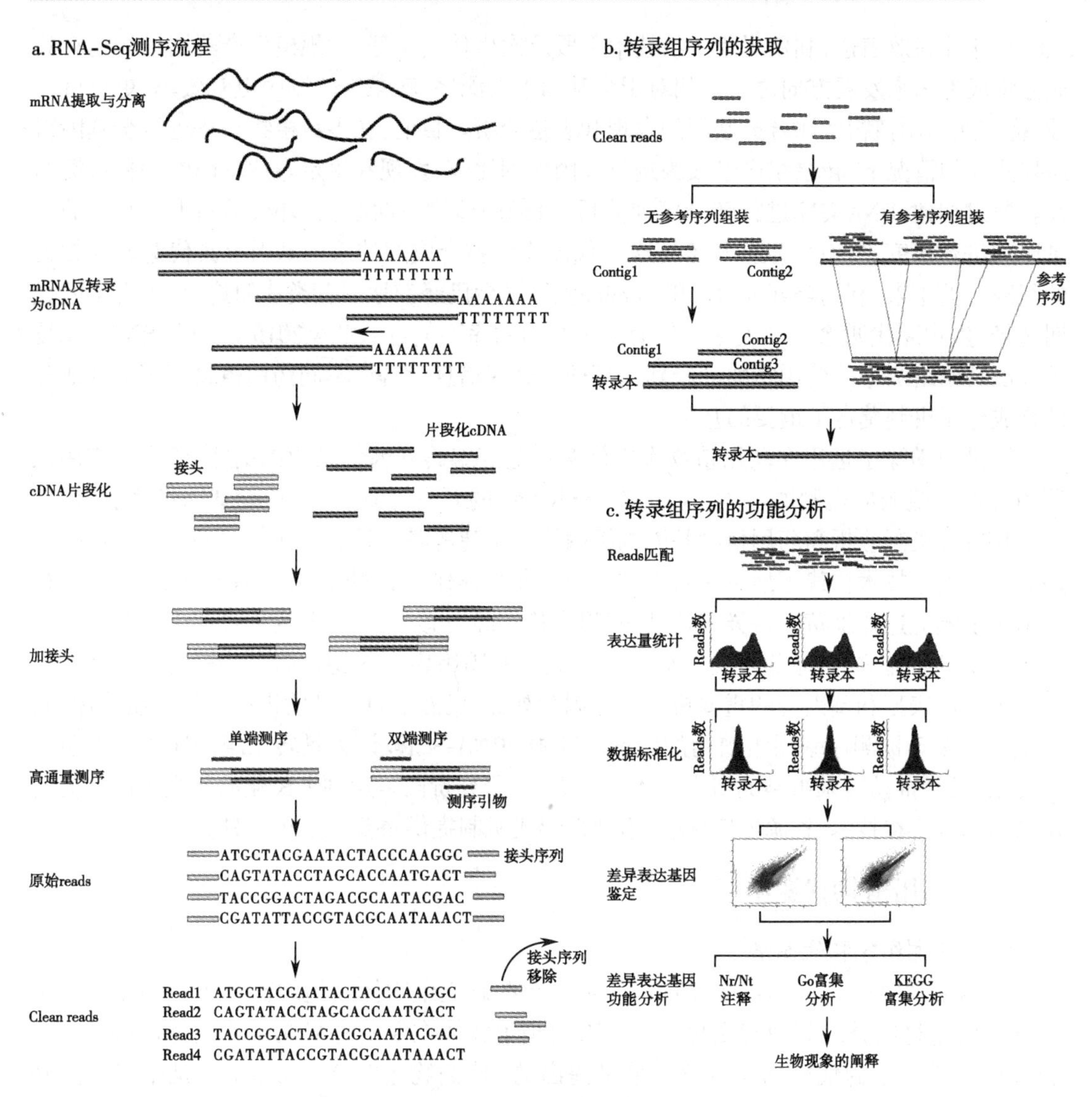

图6-4 RNA-Seq测序技术流程和生物信息步骤

cDNA 3′末端的片段，并将其5′末端加上Illumina接头1。Illumina接头1与CATG位点的结合处是*Mme* Ⅰ的识别位点，酶切CATG位点下游17bp处，产生了带有接头1的Tags。通过磁珠沉淀去除3′片段后，在Tag 3′末端加上Illumina接头2，得到两端连有不同接头序列的21bp标签库。经过15个循环的PCR线性扩增后，用6% TBE PAGE胶电泳并纯化95bp条带，解链后，单链分子被加到Illumina测序芯片（flowcell）上并进行固定，每条分子经过原位扩增成为一个单分子簇（cluster）测序模板，加入4色荧光标记的4种核苷酸，采用边合成边测序法测序。每个通道将产生数百万条原始Reads，Reads的测序读长为35bp。结合该物种的基因组或转录组信息，构建基因表达谱，筛选与研究目的相关的关键基因。

3. 转录组学在药用植物研究中的应用　一直以来，化学和生物化学是药用植物活性成分研究中最为常用的研究方法。随着分子生物学向各个学科领域的渗透及蛋白质组学和生物信息学的应用，阐明药用植物天然活性成分生物合成途径及其关键酶，实现关键酶基因的克隆与体外高效表达，利用现代生物技术手段及次生代谢工程，大规模生产药用植物的有效成分将成为未来发展方向之一。相对于全基因组的测序，转录组的测序更有效率、更有可行性，将加速药用植物代谢合成基因的发现和表达分析。目前，在多数植物无法进行全基因组序列测定的情况下，转录组已经成为进行基因序列比较、发现和鉴定表达基因的一种快捷途径。通过构建cDNA文库进行转录序列分析，对药用植物不同组织部位、不同生长时期的转录序列进行研究，可有效发掘和鉴定次生代谢物生物合成酶的编码基因及其代谢调控相关的基因。近年来，利用454GS-FLX和illumina测序平台已经获取了萜类代谢途径、苯丙氨酸代谢途径、生物碱代谢途径中关键催化酶编码基因的序列信息。截至2015年，利用RNA-Seq技术开展转录组测序的药用植物已经到几百种。这些信息为解读不同药用植物药用活性成分的合成分子机制奠定了重要的基础。

转录组学除了运用在药用植物次生代谢关键酶编码基因信息的挖掘外，还广泛应用在药用植物环境响应机制的探索、药用植物SSR标记的开发、药用植物功能基因克隆、药用植物生长发育机制分析和药用植物基因调控网络的构建等各个领域。比如：Yang等（2013）利用高通量测序技术构建了地黄转录组文库及头茬与连作地黄根部、叶片差异基因表达谱，初步筛选了响应连作地黄的差异表达基因，提出连作障碍感知、响应和发生过程中的几个关键性决定事件。总之，转录组学对于尚不能得到全基因组序列的物种而言，进行转录组测序，已成为沟通表型和基因型的重要桥梁。正因为如此，已有上百种植物进行了转录组测序，其数量远远多于被测序基因组植物的数量。其中，RNA-Seq被认为是转录组测序手段的革命性变革，已经推动转录组学的研究进入"平民化"研究阶段。这种平民化的研究手段将为药用植物基因工程技术、资源鉴定保护、道地性形成机制提供重要的解析工具。

二、药用植物代谢组学

（一）代谢组学和代谢谱

代谢组学（Metabonomics或Metabolomics）旨在研究生物体或组织甚至单个细胞的全部小分子代谢物成分及其动态变化。它反映的是生物体在受到外界刺激或经遗传修饰的细胞或组织所产生的代谢响应变化。最早提出的"代谢物组"（Metabolome）是指某一生物或细胞所产生的所有代谢物，之后发展成为代谢组学。当前代谢组学主要有两大主流领域：Metabonomics和Metabolomics。两者之间的区别的更多的体现在哲学层面而非技术层面。Metabonomics是从整体出发研究生物系统在受到外界刺激或经遗传修饰后新陈代谢的动态响应，其目的是为了了解多细胞复杂生物体系统在时间上的程序变化。Metabolomics则主要是对复杂生物样品进行解析，目的是为了对样品中所有小分子代谢物进行定性和定量分析。两者在数据分析和模型构建过程中的思路和方法是相通的。

代谢是生命活动中所有化学变化的总称，代谢产物的种类多种多样。一个有机生物体在一定时间内受到特定外界刺激或遗传修饰时所产生的代谢产物应由多种相对固定的物质组成，这些物质可用来表征该生物体在这一时间点或时间段内所进行的新陈代谢活动，"代谢谱"（metabolic profile）的概念由此而来。这一概念最早是由Williams于20世纪40年代后期提出，他们认为人类的代谢模式可能与年龄、环境、心理及个体对疾病的敏感性等有关。到了60年代至70年代底，定量测定代谢物含量的技术变得愈加可靠。1970年Horning利用气相-质谱技术（gas chromatography-mass spectrometer，GC-MS）测定了人尿液和组织提取物中的化合物,并正式引入了"代谢谱"。与此同时,另一种物质检测鉴定技术——核磁共振(nuclearmagnetic resonance, NMR)的快速发展为代谢物的相关研究提供了便利的条件。

(二)代谢组学研究内容

根据研究对象和研究目的的不同,代谢组学分为代谢物靶标分析(metabolite target analysis)、代谢谱分析(metabolic profiling analysis)、代谢组学(metabolomics)、代谢指纹分析(metabolic fingerprinting analysis)等4个层面。其中,对代谢物进行靶标分析需要对样品进行预处理,除掉干扰物,以提高检测准确度。对代谢谱的分析需要预设目标代谢产物,依据某一条或多条代谢途径中所涉及标志组分的化学性质进行预选择,这需要特定的技术来完成。进行代谢组学研究时,一方面需要通过LC-MS/MS(liquid chromatography-mass spectrometry/mass spectrometry)、GC-MS及NMR技术尽可能多地分析定量化合物。另一方面,分析所涉及的数据量巨大,需要一定的化学计量学基础。代谢指纹图谱则通过给出目标样本代谢物的质谱特征与大量样本进行对比区别,然后对样本间差异信号进行生物相关性阐释。

(三)代谢组学研究程序

1. 植物培育和样品采集　培育生长状态一致的植物材料是进行代谢组学研究的基础。人工培养箱可以维持温度、光照、湿度等环境条件的相对稳定,但仍无法达到对微小变量的精确控制,在一定程度上影响了代谢组学的研究。目前,针对这一问题所采用的常见方法是在大容量培养箱里规模化种植实验材料,并定期更换栽培对象位置或使用优化培养基质等措施来减少实验误差。此外,一些新型的无土栽培系统通过滴灌或通过测定水培溶液pH、电导率等途径实现了对水分和营养物质的精准维持,显著提高了代谢组学数据的重现性和精确性。

为了获得稳定的实验结果,样品的采集不仅要统一样本的生长状况、取样时间及取样量,还应避免人为原因造成的显著波动。此外,目标产物的理化特性也应作为取样时的重要考虑因素,选取合适的取样温度、保存温度及贮藏环境可以防止目标产物的降解和转化,降低实验误差,整个取样过程需要针对特定的样品和目标代谢产物进行单独拟定并优化(图6-5)。

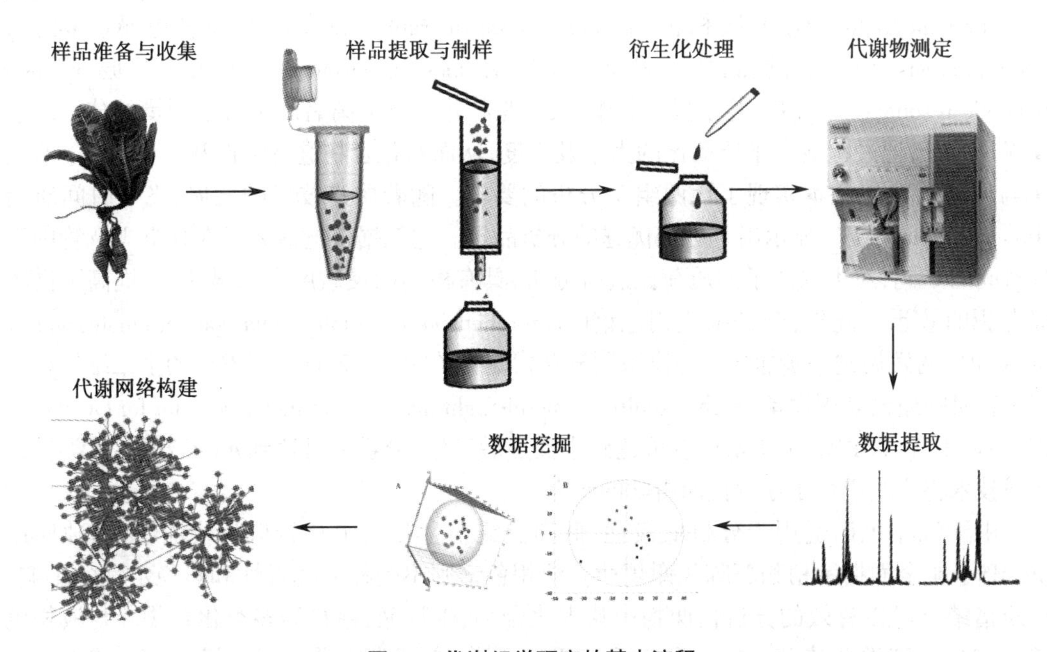

图6-5　代谢组学研究的基本流程

2. 代谢物提取和预处理　为了维持取样和提取过程中化合物的均一、稳定，一般采用液氮将植物组织快速冷冻、碾磨后迅速加入提取液。常用提取液有甲醇-水-甲酸、甲醇-三氯甲烷-水、甲醇-异丙醇-水等。根据所选用的分析方法和设备，目标代谢产物通常需要衍生化处理。采用GC-MS分析提取物时应先进行干燥，然后进行衍生化。常用方法是首先加入甲氧胺盐吡啶溶剂，目的是为了减少还原糖的成环及保护羰基。然后加入双(三甲基硅烷)三氟乙酰胺[Bis(trimethylsilyl)trifluoroacetamide，BSTFA]或*N*-甲基-*N*-(三甲基硅烷)三氟乙酰胺[*N*-Methyl-*N*-(trimethylsilyl)trifluoroacetamide，MSTFA]，两者硅烷化效果相似，但MSTFA的沸点较低，衍生化试剂及副产物在色谱图中出峰时间较早，对代谢物的分析影响较小(图6-5)。

使用LC-MS分析提取物时需要经过过滤，去除不溶物以防止堵塞分离柱。但当离子化室被污染时会产生"离子化抑制"现象，极大的降低目标分子的离子化效率。"离子化抑制"通常是由目标化合物与污染物共同洗脱所造成的。尽管优化色谱行为是最为简单直接的方法，但对于多组分进行分离优化较难实现。而采用稳定同位素洗脱比较定量的方法会更为便捷。同位素的引入一般通过采集后标记或体内富集，带有同位素标记的目标代谢物作为内标正态化分析波动。从待测样品中提取出的代谢物与从对照样本中提取出的含有同位素标记的代谢物混合后利用GC-MS、LC-MS或CE-MS进行分析。目标代谢物和对应的含同位素标记的代谢物会被共洗脱。因此每一种代谢物的比较可以通过该种化合物与它对应的同位素标记的代谢物峰值比例进行推算，采用的稳定同位素有^{34}S、^{13}C和^{15}N。

3. 分离检测和鉴定　植物细胞中代谢物有数百至数千种之多，且不同组织器官、细胞类型、亚细胞器及细胞间合成并积累不同的代谢物，而代谢物的合成又受到发育时期以及生长环境差异的影响。从样品中提取出的代谢物数量巨大、结构复杂。为了实现对样品代谢物进行全面的定性和定量分析，要求分离检测设备具有良好的稳定性、化感物定性能力及较高的分辨率、灵敏度和较宽的检测范围。目前，分离技术主要采用气相色谱(gas chromatography，GC)、液相色谱(liquid chromatography，LC)及毛细管电泳(capillary electrophoresis，CE)等，检测技术主要使用质谱(mass spectrometer，MS)、磁共振(nuclear magnetic resonance，NMR)等手段。其中，质谱是将化合物电离后产生可以测量的分子离子或碎片离子，通过检测离子质荷比的大小及丰度，从而对化合物进行定性和定量分析。GC、LC与质谱的联用基本实现了代谢组学分析的要求。随着质谱技术的发展，飞行时间质谱(time of flight，TOF)显示出了更加优越的分析品质。它依据带电荷离子在真空飞行管中飞行时间的不同，对不同离子的质荷比进行分析，具有极高的灵敏度和扫描速度，提高了谱图解卷积的效果。此外，全二维气相色谱(comprehensive two-dimensional gas chromatography，GC × GC)的发展进一步加强了分离探测复杂代谢物的能力。Zoex公司推出的全二维气相色谱飞行时间质谱联用设备(high sesoultion time-of-flight mass spectrometer detector for GC × GC，GC × GC-HiresTOF/MS)，质量精度可达到小数点后三位，分辨率可达到4000~7000，此类型设备或技术将广泛应用于今后代谢组学的研究中。

由于气相色谱适用于分析低极性、低沸点或衍生化后沸点较低的代谢物，单独使用GC-MS不能全面揭示植物新陈代谢规律。液相色谱则不受样品挥发性和热稳定性的影响，与质谱结合可以有效的分析代谢物中萜类化合物、生物碱、糖苷等多类化合物。与液相色谱相连的质谱类型较多，如：串联三重四级杆质谱、离子阱质谱、飞行时间质谱、傅里叶变换离子回旋共振质谱等；其所用离子源也有多种，常见的有大气压化学电离源（atmospheric pressure chemical ionization，APCI）、电喷雾电离源（electrospray ionization，ESI）、基质辅助激光解吸电离（matrix-assisted laser desorption/ionization，MALDI）等；还有不同的扫描模式，如选择离子检测扫描（selected ion monitoring，SIM）、选择性反应检测扫描（selected reaction monitoring，SRM）、多反应检测扫描（multiple-reaction monitoring，MRM）以及全扫描等。此外，高分辨率的串联四级杆飞行时间质谱（quadrupole time-of-flight mass spectrometer，Q-TOF/MS）能最大程度的满足植物代谢组学研究的需求。

除上述分析手段外，一些可用于特殊代谢物分析的技术为代谢组学的研究提供了有力保障。如毛细管电泳-质谱（capillary electrophoresis mass spectrometry，CE-MS）、核磁共振技术（nuclear magnetic resonance，NMR）、傅里叶变换-红外光谱（fourier transform infraRed，FT-IR）等。其中CE-MS能够检测离子型化合物，如磷酸化的糖、核苷酸、有机酸、氨基酸等；NMR技术具有较高的普适性，样品前处理简单，测试手段丰富，而LC-UV-SPE-NMR-MS结合液相分离、固相萃取进行富集及全氘代溶液洗脱技术则表现出了较好的分离分析能力，且已被应用于牛至、蓝藻等植物的代谢组学研究中；FT-IR可以对样品进行快速、高通量的扫描，且不破坏样本，适合从大量群体中筛选代谢突变体。但其较难区分结构类型相似的化合物。植物代谢物多种多样，有些成分含量甚微，其合成和积累易受环境的影响。目前还不能使用单一的技术手段来实现代谢物的全景定性和定量分析，只能通过多种分析手段，取长补短，尽可能地跟踪监测植物代谢物的变化。

4. 数据处理与分析　由于通过MS和NMR方法所得代谢组学信息具有样品量多、数据信息复杂及多维数据矩阵内各变量间具有高度相关性等特点，选择合适的数据分析方法对于代谢组学信息的正确提取至关重要。多变量的分析方法一般包括多重回归（multiple regression）、差异分析（discriminant analysis）、主成分分析（principalcomponent analysis）、分级簇类分析（hierarchical cluster analysis）、因素分析（factor analysis）和规范化分析（canonical analysis）。其中主成分分析（principal component analysis，PCA）、分级簇类分析（hierarchical cluster analysis，HCA）和自组织分析（self-organizing mapping，SOM）是最为常用的多变量分析方法。

（1）主成分分析：主成分分析是指对从原始数据轴中转化到主轴的数据进行分析。PCA一方面可以有效地减少海量数据的维度，另一方面可以从噪声数据中找寻有效的信号。在代谢组学相关分析中，一般将目标代谢物作为独立变量，代谢物对应含量则作为依赖变量。PCA分析利用主成分鉴定找到信息并提供评分和荷载。其中，荷载用来评估每种代谢物对代谢组整体信息的贡献率，帮助理解样本间每种代谢产物的水平差异。

（2）分级簇类分析：分级簇类分析是一种基于每对数据点的多变量距离的簇类分析方法。使用HCA分析，通过一系列的分割将包含全部目标的单一一个簇进行分拆，直至完成对数据更好的分组。HCA对于具有大量数据点的数据组分析准确，但较为耗时。目前更多分析倾向于采用K均值簇类分析（k-mean clustering，kMC）或批次学习自组织分析（batch learning self-organizing mapping，BL-SOM）。

（3）自组织分析：自组织分析是一种非簇类分析数据的方法。SOM的算法不仅可以用于基因组和转录组研究，也可用于代谢组学研究。最初的SOM算法非常耗时，经改进后的BL-SOM显著提高了工作效率，特别是降低了对运算能力的需求，在普通计算机上即可完成运算。由于PCA对于非线性/非连续性数据结构分析方面和HCA可能给出错误信息的缺陷,对于代谢产物含量成倍改变的应使用SOM或kMC进行分析,但是SOM无法提供区分簇类的信息,在实际应用中应注意工作环境。

(4)其他方法:除上述常用分析方法外,软独立分类建模法(soft independent modeling of class analogy, SIMCA)、k最邻近算法(k-nearest neighor, KNN)、k平均簇类分析(k-mean cluster analysis, kMC)、主成分回归(principal component regression, PCR)和部分最小二乘法回归(partical least squares regression, PLS)也可用于代谢组学的数据解读。

(四)代谢组学在药用植物中的研究

植物药材的有效成分来源于植物体本身,而药用植物体的形态建成是其体内一系列生理、生化代谢活动的结果。植物的代谢活动有初级代谢和次级代谢。初级代谢产生的蛋白质、脂肪、糖类及核酸等有机物质代谢对植物生命活动至关重要,其主要过程有光合作用、三羧酸循环等;次级代谢将一些初级代谢产物经一系列酶促反应转化为结构更为复杂、特殊的物质,包括莽草酸途径、多酮途径和甲瓦龙酸途径等。植物药材含有的生物碱、胺类、萜类、黄酮类、醌类、皂苷、强心苷等活性物质中的绝大多数源于次级代谢。而代谢组学的核心为代谢物,对药用植物代谢物研究的最终目的是为了确保药材在临床应用中的安全性和有效性。目前,代谢组学在药用植物研究中的应用主要包括以下几个方面。

1. 分辨药用植物物种　不同的药用植物可能含有相同的组分,但在含量上则可能存在很大差别,进而影响疗效。利用UPLC-QTOFMS、GC-TOF/MS(gas chromatography time of flight/miss spectrometry)技术分析药用植物近缘种属间标志性代谢物间的差异进而达到分辨物种的目的。在中药质量控制方面,通过代谢技术鉴定药用植物关键药用活性成分的种类和含量,进而可以对不同药材的质量进行评估。

2. 诠释药用植物不同药用部位,不同炮制方法功效的差异　药用植物不同药用部位所得药材功效差异显著。在临床应用中有些药用植物的不同部位是否具有价值存在争议,利用代谢组学技术则可以为这些药物价值进行定论。

3. 判定药用植物的道地性　传统方法通过基原鉴定、性状鉴定、显微鉴定等较难实现药用植物道地性的判别。而代谢组学的发展为此类问题的解决提供了新思路,目前利用GC-MS等代谢组学技术可以对道地性药材和非道地药材进行代谢组学分析,筛选与道地性密切相关的代谢物、阐述药用植物道地性形成机制。

4. 探明环境对药用植物代谢和品质的影响　药用植物的生长环境,如光照、温度、湿度、土壤等在其生长发育和次生代谢产物的积累中起着决定性作用。综合协调药用植物健硕生长和次生代谢物积累间的关系或将为药材的优质生产提供切实可行的方法。可以利用代谢组学技术研究不同生境条件下药用植物体内代谢产物的差异,阐述药用活性成分与环境条件的密切关系,为药用植物质量的稳定调控提供重要参考数据。

5. 研究药用植物连作障碍的形成机制　生产实践表明,多数以块根(块茎)入药的植物都存在十分严重的连作障碍问题,如地黄(*Rehmannia glutinosa* Libosch.)、西洋参(*Panax quinquefolius*)、人参(*Panax ginseng* C. A. Mey)、三七[*Panax notoginseng*(Burk.)F.H.Chen]等,种植一年后一般需隔8~10年方能再植。连作障碍问题造成药用植物的品种退化,产量和质量下降,道地性产区规模减小,产区外移以及道地性失真等问题的出现。因此,阐述连作障碍的形成机制问题已经成为当前中药材种植领域急需解决的问题，而代谢组学则为寻找引起连作障碍的化感自毒物质，揭示连作形成诱因提供了精准技术手段。比如：李振方等（2010）利用HPLC和ESI-MS方法，对连作地黄土壤浸提液进行分析，并详细评价其相应的自毒潜力，鉴定地黄根际分泌物的成分，确证化感物质的存在。

三、药用植物蛋白组学

（一）蛋白组学概念和内涵

虽然在转录组水平上可以获取大量特定环境条件下植物所表达的mRNA信息，但一个基因并不只产生一个相应蛋白，它可能产生几个，甚至几十个蛋白质。机体所处的不同环境和本身的生理状态差异，会导致基因转录产物有不同的剪切和转译成不同的蛋白。翻译后蛋白还需要进一步的加工修饰和转移定位，才具有活性和生物功能。在转录水平上所获取的基因表达的信息并不足以揭示该基因在细胞内的确切功能。而蛋白质则是基因功能的体现者和执行者。因此，直接对蛋白质的表达模式和功能模式进行研究就成为生命科学发展的必然趋势。

蛋白组学以该细胞或组织内全部的蛋白或肽段作为研究对象，以更接近基因表达的实际生理功能的角度去阐述多个基因的作用方式。蛋白组和转录组一样具有明显时空性和可调节性，它是一门在基因组学、转录组学的研究成就和高通量的蛋白质分析技术得到突破的背景下成立的新兴学科。过去对蛋白的分析基本上集中在单一蛋白的研究，在蛋白组学的概念提出以后，相关技术的快速进步，使大规模、同时间分析多个肽段序列已经成为现实。而众多蛋白之间的表达模式、功能模式及蛋白之间互作研究也同样得到了实现。这彻底突破了转录组学的研究限制，是对基因组学的广泛延伸。

（二）蛋白质样品制备与分离

蛋白质组学的研究方法是获取样品蛋白质之后，用凝胶或非凝胶的方法分离蛋白质，再以质谱的方法对蛋白质进行分析鉴定，最后用生物信息学的方法进一步深入分析蛋白质结构，从而对蛋白质功能进行深入研究。蛋白质样品的获取是实现蛋白质组学研究的前提，也是后续实验好坏的基础步骤，直接影响到研究结果的真实性和可信度。在蛋白质组学实验中，通常利用三氯乙酸/丙酮溶液沉淀法或相关改良方法提取组织或细胞的全蛋白质组。在膜蛋白组实验中需要提取特定细胞膜蛋白，则需要先用高速离心去掉胞质蛋白、再用去污剂释放膜蛋白；对于线粒体、叶绿体等亚蛋白组学研究则需要先分离细胞器然后再提取相应蛋白。目前植物蛋白质的分离手段主要是根据不同蛋白质的性质进行分离，比如：分子量大小、等电点、溶解度以及对配体的特异亲和力等。具体分离方法主要包括：双向凝胶电泳、差异凝胶电泳、毛细管电泳和液相色谱等方法。

双向电泳（two-dimensional electrophoresis，2D-PAGE）方法是迄今为止蛋白质的分离核心技术。目前2D-PAGE包括一级等点聚焦和二维普通SDS-PAGE。一级等点聚焦的原理是根据不同蛋白质等电点的差异，将蛋白质混合物置于IPG胶条上进行第一向等电聚焦（isoelectric focusing electrophoresis，IEF），蛋白质按照等电点高低迁移到不同的位置。在进行第一向电泳之前，蛋白混合物需要进行充分的溶解和解聚，蛋白充分溶解的效果关乎第一向电泳的成败。第二向电泳是根据不同蛋白质分子量的不同，沿着垂直的方向将同一等电点、不同分子量的蛋白质进行分离，二向的电泳和普通的SDS-PAGE没有太大区别。

2D-PAGE在分离不同等电点的蛋白质时引入的IPG胶条有效地解决了载体两性电解质所引发的pH值梯度不稳、阴极漂移及重复性较差等问题。同时,2D-PAGE中银染技术的运用使得蛋白质分析达到纳克级别(图6-6a)。近几年来所开发的荧光染色技术(two-dimensional fluorescence difference in gel electrophoresis,2D-DIGE)则可以将不同的样品分别用不同的荧光染料进行标记后混合在同一块凝胶中进行双向电泳,极大地提高了试验结果的重复性和定量的准确性。更重要的是这种技术对蛋白质无固定作用,与质谱兼容性好,而灵敏度与银染相近,线性范围远高于银染,为蛋白质组学的分离技术提供了强有力的工具(图6-6b)。

除了用凝胶的方法进行蛋白分离外,还可以通过普通液相层析和气相色谱联合改进得到的HPLC对单一蛋白质进行快速、高灵敏度的层析分析。HPLC技术通过等点聚焦方式进行蛋白质混合物的分离,具有操作方便、快速、易于自动化、减少凝胶上样品回收环节等优势,已经被广泛地用于分析分子量大于100kD或小于10kD的蛋白质。

(三)蛋白质组的鉴定与分析

目前,常用的蛋白质鉴定技术主要有质谱(mass spectrometry, MS)/串联质谱途径(MS/MS)、串联亲和纯化(tandem affinity purification, TAP)、同位素标记亲和标签(isotope coded affinity tags, ICAT)、蛋白质芯片(proteinchip)等肽段鉴定方法。此外,用于鉴定蛋白质间互作的常见技术有免疫共沉淀(Co-IP)和酵母杂交(双/三,Y2H、Y3H)等技术。质谱技术是根据带电粒子在磁场或电场中运动的轨迹和速度依粒子的质量与携带电荷之比质荷比(m/z)的不同而变化,来判断粒子的质量和特性。目前应用最为普遍的蛋白质鉴定质谱技术主要有两种:基质辅助激光解吸电离飞行时间质谱(MAIDI-TOFMS)和电喷雾电离串联质谱(ESI-MS/MS)的"软电离"方法。质谱技术能够准确地鉴定蛋白质,并能测量蛋白质的相对分子量、氨基酸序列以及翻译后的修饰。质谱是唯一能够迅速测序N端封闭或共价修饰肽段的方法。但质谱只能分裂带电的气体分子,且一次只能分析带同种电荷的蛋白质,很难区分同源性高的蛋白质。

(四)定量蛋白组学的研究方法

随着蛋白质组学的研究深入,不仅需要鉴定在特定条件下细胞或组织内蛋白质的种类等信息,还需要了解蛋白质量的变化。在这种情况下定量蛋白组学成为蛋白组学研究急需深化和拓展的方向。所谓定量蛋白组学是指在总体水平上研究分析生物体在一定条件下蛋白质水平的具体数量的变化,是对蛋白质组学的定量分析。在定量方式上,定量蛋白组学可以分为相对定量和绝对定量。相对定量用于确定不同生理状态下,比如不同器官、不同发育时期、处理前后等不同组织或器官之间蛋白的相对差异,多用于差异蛋白的鉴定;绝对定量是指测定特定细胞或组织内每种蛋白质水平的绝对量,更多用于差异蛋白的验证。此外,可以根据按照标记的方法也可以将定量蛋白组学分为标记法和无标记法蛋白组学。目前,在不同生物上运用最多的定量蛋白组学技术是iTRAQ技术。

iTRAQ技术的全称为相对和绝对定量同位素标记(isobaric tags for relative and absolute quantitation, iTRAQ)技术,是美国ABI公司在2004年推出的一项新的体外同位素标记技术,使用该技术可以同时对不同样品的蛋白进行定量分析并鉴定差异表达的蛋白,同时可以确定具体的蛋白。iTRAQ蛋白标记技术可对8组样品的蛋白进行同时标记,用作标记的8种同位素标记试剂由8种相对分子质量分别为113、114、115、116、117、118、119、121的报告基

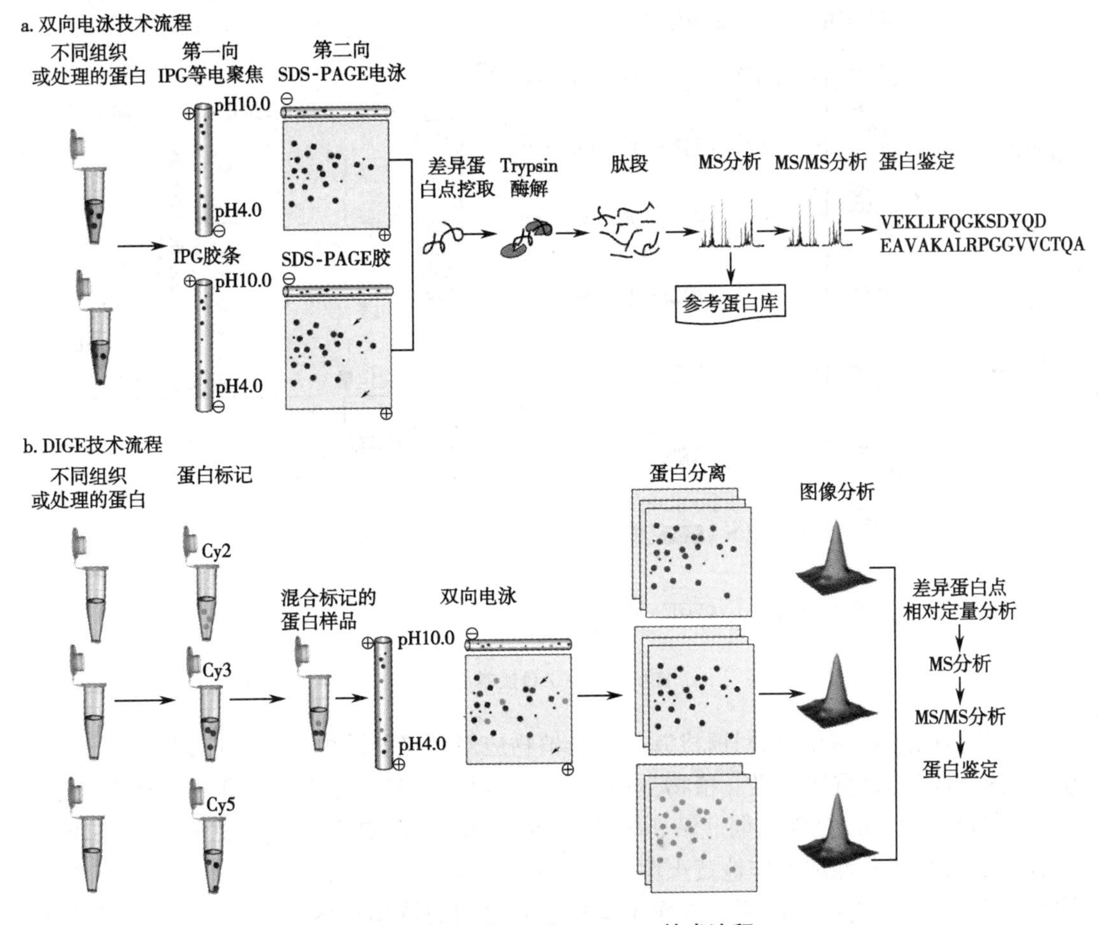

图6-6　2D-PAGE和2D-DIGE技术流程

团(reporter group),相对应的相对分子质量为192、191、190、189、188、187、186、184的平衡基团(balance group)和一个相同的肽反应基团(peptide reactive group)组成,其中反应基团可与肽段的N-端基团和每个赖氨酸侧链相连,不同的报告基团和平衡基团进行相互配对后,形成的复合体质量为305,即等量异位标签(isobaric tag)。因此,改变任一iTRAQ试剂,不同同位素在标记同一多肽后,在第一级质谱检测分离后分子量都完全相同,而在串联质谱中,不同报告基团脱离,平衡基团在二级质谱发生中性丢失,根据信号离子表现为不同质荷(113~121)的峰,同时根据波峰的高度及面积,可以得到蛋白质的定量信息。iTRAQ主要技术步骤包括:样品的裂解、标记、混合,然后用LC-MS/MS质谱鉴定、蛋白定量和定性分析以及最后的生物信息分析等内容(图6-7)。

(五)蛋白质组学在药用植物研究中的应用

在植物的生长发育过程中,普遍涉及生长、发育、分化等一系列生命过程,在这些过程中涉及大量功能蛋白的参与。蛋白质组学技术通常可以比较同一组织或个体在不同条件、不同处理、不同发育状态下蛋白组学的差异进而揭示植物的发育调控机制。例如:Li等(2015)采用iTRAQ技术详细鉴定了地黄块根和须根之间的差异,获取了大量与块根膨大密切相关的蛋白,这些蛋白为阐述药用植物地黄块根发育机制奠定了重要基础。此外,植物在生长发育过程中会不可避免的遭受生物、非生物胁迫及其他不适宜的环境条件,在面对胁迫条件时,植物体

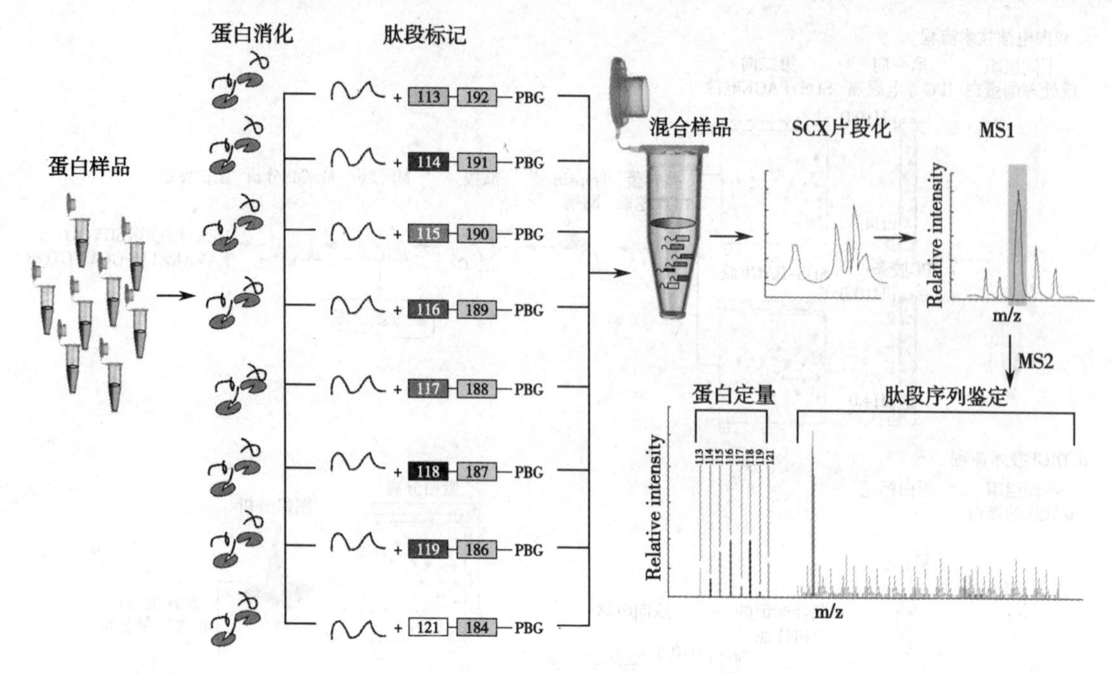

图6-7 iTRAQ技术原理

有一套独特的感知、响应和回馈机制。解析植物应对环境胁迫的关键响应因子，对于研究植物抗逆机制具有重要意义。植物蛋白组学技术可以从蛋白层面批量获取植物遭受胁迫后真实的响应产物，为我们彻底解析植物的逆境响应机制提供了新的视角。比如：Wu等(2011)通过分析头茬和连作地黄土壤宏蛋白组学差异，发现连作地黄根际土壤中有33个土壤蛋白发生改变，进一步证明了连作土壤根系分泌物的持续积累改变了根际微生态平衡。

随着高通量转录组测序和批量蛋白组测序技术的进步，一些研究者已经利用转录组学和蛋白组学相结合的方法探索植物生长、发育及环境响应机制。通常转录组学从转录水平上批量获取植物在一个时间点内所有转录本，获取信息量更实时、更大、更全面。而转录水平的差异并不能表明这些转录本在功能上一定存在差异，蛋白组差异能够获取在细胞中真正发挥功能的蛋白，从根源上了解生命现象背后的机制，但蛋白组学的通量较小，蛋白鉴定受制于参考蛋白库的数量。组合转录组学和蛋白组学可以发挥两者的优势、优势互补、取长补短，对于研究植物生命活动中的分子机制具有重要作用。在后基因组时代，充分利用结构基因组所提供的信息整合转录组和蛋白质组信息系统地分析基因的功能，将会在后基因组研究中发挥重要作用。

四、药用植物表观遗传学

(一)表观遗传学概念

携带遗传信息的DNA转录为mRNA，再到翻译成有功能的蛋白，进而决定生物的表型性状，构成了遗传学“中心法则”的经典内容。然而在生命活动过程中，生物的遗传性状并不是完全由DNA序列变化所决定。在不改变DNA序列的前提下，基因的表达却发生了可遗传的改变，造成可遗传的表型变化，被称为表观遗传学(epigenetics)。表观遗传学是通过DNA甲基化、组蛋白共价修饰、染色体重塑和非编码RNA调控等方式使特定基因的表达发生改变，而不改变本身的遗传信息，而且这种改变能在有丝分裂和减数分裂过程中稳定遗传，从而调控特定的生物学过程。其中，表观遗传引起基因表达状态改变通过有丝分裂进行遗传称为当代记忆，而通过减数分裂进行遗传被称为隔代记忆。基因表达状态的隔代记忆，属于长期记忆，在不同组织之间不发生改变，但可以通过世代间稳定遗传，而当代记忆则属于短期记忆，仅能在当代进行遗传。在分子生物学空前发展的今天，表观遗传学已在分子水平上得到了系统的研究，人们不仅发现了表观遗传调控多种模式，并且深入的揭示了其在生命系统中复杂的作用机制。

（二）表观遗传调控种类

1. 组蛋白修饰　染色质修饰发生于染色质的基本结构单位——核小体上。一个典型的核小体由二分子H2A/H2B和二分子H3/H4所构成的组蛋白八聚体与缠绕上面的一段146bp的DNA构成。其中，每一个核心组蛋白都拥有一个单独的、延展在外并且进化上高度保守N末端的尾部，这些伸展的N端尾部正是细胞生命活动中各种信号通路调控基因表达的重要作用靶点。对这些靶点进行翻译后的共价修饰则是调控基因表达极其重要的方式之一，包括乙酰化、甲基化、泛素化、磷酸化、SUMO化、腺苷酸化、ADP-核糖基化等多种修饰类型。目前，组蛋白修饰机制中研究最多的是组蛋白乙酰化和甲基化。组蛋白乙酰化修饰通常由组蛋白乙酰基转移酶和组蛋白去乙酰化酶二种酶共同调节完成。其中，组蛋白乙酰基转移酶将含有2个碳原子的乙酰基转移到组蛋白N末端的赖氨酸残基上，使得原本带正电荷的赖氨酸失去电荷，导致组蛋白与带负电荷的DNA间的结合松弛，使DNA更易接近转录因子增强基因表达；相反，组蛋白去乙酰化酶是脱去组蛋白末端赖氨酸上的乙酰基使其恢复原本的正电荷，导致组蛋白与DNA结合变得紧密，迫使转录因子不能与DNA接触抑制转录。而在组蛋白甲基化修饰机制中，组蛋白甲基化酶和组蛋白去甲基化酶则出现相反的作用机制，组蛋白去甲基化酶促进基因表达，组蛋白甲基化酶则抑制基因表达。正是由于组蛋白修饰酶的这种"关"与"开"，使得植物在DNA序列没有改变的情况下，实现基因的差异表达。

2. DNA水平上甲基化　DNA甲基化是指在DNA甲基转移酶的作用下，将S-腺苷甲硫氨酸（SAM）的甲基转移到胞嘧啶或腺嘌呤残基上的5位碳原子上，进而完成对应DNA修饰的过程。在植物中，DNA甲基化通常在对称的CG、CHG以及不对称的CHH（H等于A、T或C）位置处发生。植物在生长发育过程中存在2种不同甲基化模式：重新甲基化和维持甲基化。所谓的维持甲基化是指DNA双链中一条链已经存在甲基化、另一条未被甲基化，DNA复制的过程中保持原有位点的甲基化模式不变的过程。而从头甲基化则指均未甲基化的双链发生甲基化。与动物显著不同的是，植物DNA甲基化更倾向于在转座子或重复序列区域处修饰。DNA甲基化模式具有明显的继承性，在最初的胚发育时期便建立起DNA甲基化模式，并在随后的细胞分裂过程中通过DNA复制来维持这种甲基化模式。DNA甲基化模式虽然有可继承性的特点，但是并非恒定不变，随着个体发育进程推进或外界环境条件影响，DNA甲基化模式时刻都处在动态的变化之中。因此，不同物种、不同器官、不同发育时期、不同环境条件下DNA甲基化模式存在着显著的差异，而这种差异体现植物复杂的基因表达调控机制和对环境感知记忆的变化。

3. 微小RNA（small RNA，sRNA）　小RNA（sRNA）是生物体内普遍存在的一种内源、非编码、小分子量的单链RNAs分子。通常sRNA不被翻译成蛋白，主要起着承担细胞转录的调控功能。sRNAs长度约16~29nt，平均22nt，大部分为20~24nt，在植物中研究最多的是miRNA、

siRNA、ta-siRNA等小分子。miRNA基因是由RNA聚合酶Ⅱ转录而成，miRNA基因可以存在于基因组上的基因间隔区、也可以存在于正常的基因转录区像编码mRNA一样转录成带polyA尾巴的转录本。miRNA基因转录形成的pri-miRNA折叠形成发卡结构，然后被DCL1（DICER-like）复合体剪切形成miRNA前体（pre-miRNA），紧接着pre-miRNA被DCL1复合体切割成长度约16~29nt，平均22nt miRNA/miRNA*双链分子。此后成熟的miRNA分子被释放去执行相应功能，而miRNA*则被降解。在植物细胞中，miRNAs与靶基因的mRNA序列完全互补结合，在转录后水平上介导靶mRNA降解或翻译抑制来调控基因表达。

4. 长链非编码RNA　长链非编码RNA（long no coding RNA，lncRNA），指长度大于200个核苷酸的ncRNA，这类RNA位于细胞核或胞浆内，不参与或很少参与蛋白质的编码。对lncRNAs的来源有多种说法，目前最倾向于认为：①编码蛋白质的基因结构发生中断而转变成lncRNAs；②染色质重组的结局，即两个未转录的基因与另一独立的基因并排重组而产生含多个外显子的lncRNAs；③非编码基因复制过程中的反移位产物；④局部的串联复制子邻近产生；⑤基因组中插入一个转座成分而产生有功能的非编码RNA。尽管很多lncRNAs没有共同的起源，但研究表明它们在基因表达的调控过程中发挥的作用极其相似。lncRNAs一直被人们认为是转录的“噪音”，但越来越多的研究表明lncRNA在植物的生长发育中扮演者极其重要的调控角色。

5. 基因组印记的表观调控　一般情况下，动植物中来自父本和母本基因均能得到同等表达。但在胚子或合子发育的过程中，来自父本或母本的等位基因或染色体发生了不均等的表观修饰，导致了一些特殊的基因在受精后呈现不同的表达水平，这被称作印记基因。基因组印记是一种非常重要的表观遗传学现象之一，印记基因表达与否取决于它们存在于父本染色体上还是在母本染色体上，以及父本或母本染色体上的基因是否发生沉默。根据亲本等位基因的表达情况可以将印记基因分为两类：母本等位基因表达的基因和父本等位基因表达的基因。母本等位基因表达的基因是指仅来自母本的等位基因表达，而父本等位基因完全不表达或者表达量较低的基因；而父本等位基因表达的基因则相反。在植物中由于基因印记现象特异地发生在胚乳中，在很长的一段时间里只鉴定到很少的几个印记基因。但是随着高通量测序技术的发展，在拟南芥、水稻和玉米等模式植物中鉴定到了数百个印记基因。通过对印记基因的功能进行注释，发现这些印记基因的功能范围广泛，可能参与的生物学过程包括色素合成、蛋白储藏、转录调控、染色质修饰和细胞骨架形成等。

（三）表观遗传调控研究的基本方法

1. DNA甲基化研究方法

（1）甲基化敏感扩增多态性（methylation sensitive amplification polymorphism，MSAP）法：以限制性内切酶切为基础，在扩增片段长度多态性（amplified fragment length polymorphism，AFLP）技术的基础上建立起来方法。用一个或多个酶限制性切割未甲基化DNA，随后进行两轮PCR扩增，统计和分析扩增条带即可得出基因组CpG位点（胞嘧啶与鸟嘌呤线性相邻的区域，其是发生甲基化的常见区域，又称为CpG岛）甲基化状态。该方法结合芯片、毛细管测序等技术已经检测了多种生物的全基因组甲基化，但仅限于内切酶能够识别的CpG位点（图6-8a）。

（2）亚硫酸盐测序（bisulfite sequencing PCR，BSP）法：该方法依赖于基因组DNA的重亚硫酸盐转换，经重亚硫酸盐处理后基因组DNA未甲基化胞嘧啶（C）转换为尿嘧啶（U）（经扩增后最终为T),甲基化C保持不变,随后通过测序可以区分甲基化和未甲基化的胞嘧啶。值得一提的是BSP技术与新一代测序技术的结合使用(BS-Sequencing, BS-Seq),使全基因组测序单碱基分析成为可能(图6-8b)。

(3)以免疫学为基础的甲基化DNA免疫共沉淀(methylated DNA immuno precipitation, MeDIP or mDIP)法:用5-甲基胞嘧啶特异性抗体或者用含有甲基结合结构域的蛋白质通过免疫沉淀富集基因组甲基化或未甲基化片段进行区分。目前meDIP通常与高通量测序技术相结合(meDIP-Sequencing, meDIP-Seq)批量鉴定DNA甲基化位点(图6-8c)。

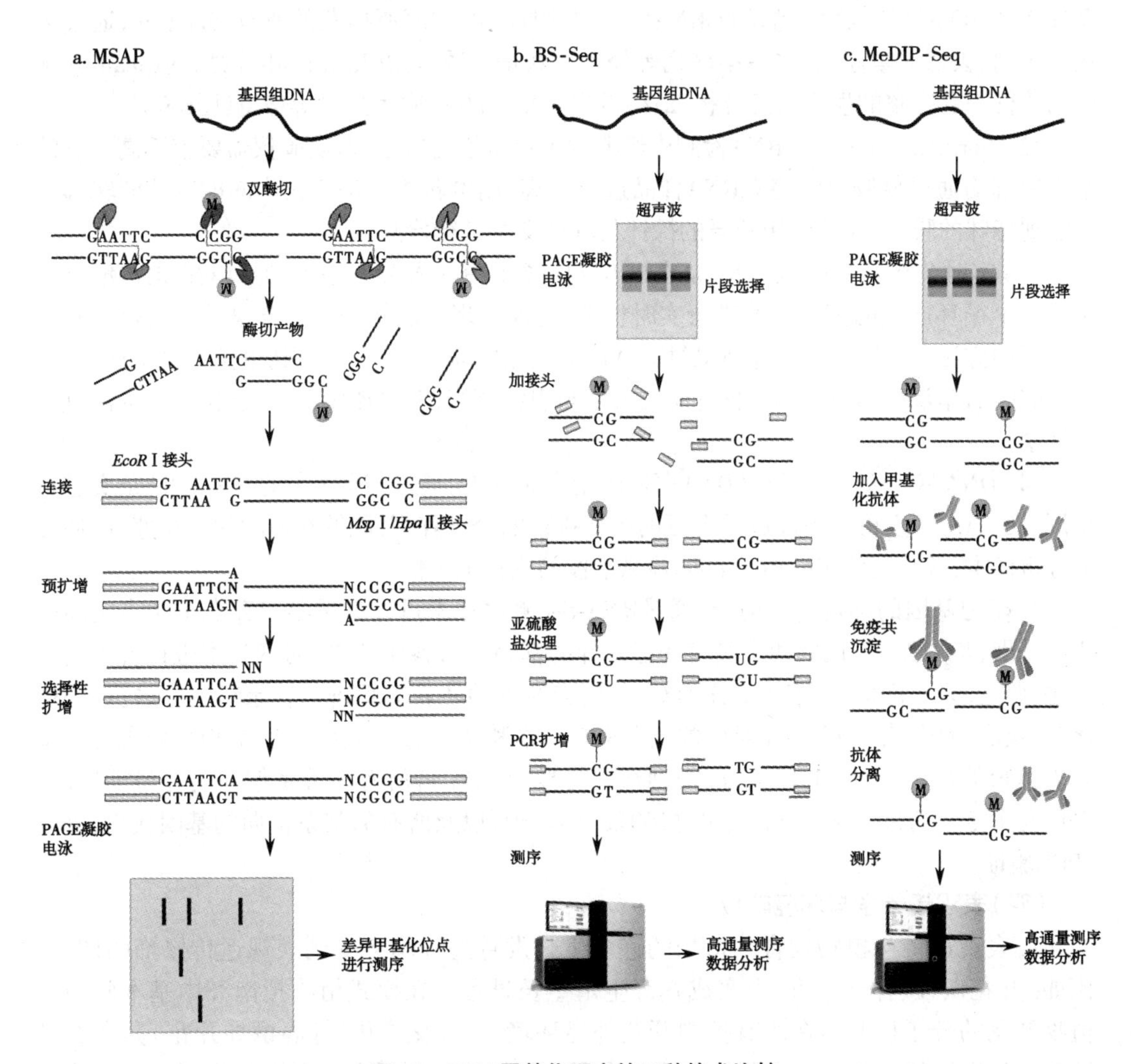

图6-8　DNA甲基化研究的三种技术比较

2. 组蛋白修饰机制的研究方法　目前,研究较多的组蛋白修饰类型主要包括:乙酰化、甲基化、磷酸化、泛素化等。常用的方法是染色质免疫共沉淀技术。染色质免疫共沉淀技术(chromatin immune precipitation, ChIP)是研究体内蛋白质与DNA相互作用的一种技术。它的基本原理是在活细胞状态下固定细胞核中DNA-蛋白质复合物,然后通过超声或酶处理将染色质切断为一定长度范围内的染色质小片段,然后通过免疫学方法沉淀此复合体,然后使

DNA片段与蛋白质解离。通过对目的DNA片段的纯化与检测，从而获得蛋白质与DNA相互作用的信息。在实际应用中可以将ChIP与高通量测序技术相结合，在全基因组或基因组较大区域上批量分析DNA结合位点或组蛋白修饰动态（图6-9）。

3. sRNA的研究方法

（1）sRNA序列高通量测序：根据sRNA的形成原理，采用Illumina测序技术可以对某一组织或某一特定细胞在特定时间内所形成的所有成熟sRNA序列进行测定。流程相对比较简单：首先用PAGE胶筛选18~35nt长度sRNAs序列，然后对18~30nt的序列加接头后进行几轮PCR循环构建sRNA文库，将构建好的sRNA库上机测序。将测序所捕获的所有35nt序列，通过去接头序列、去低质量序列、去污染序列等处理后获得高质量的Clean reads序列，对Clean reads序列执行一套完整的生物信息分析，最终得到sRNAs的序列、表达量等信息（图6-9）。

（2）Northern blot：是miRNA检测中经典的半定量检测方法，对实验仪器要求不高。它的基本原理为通过凝胶电泳将总RNA样品进行分离，用电转等方法将其中miRNA部分转移并固定到特殊的膜上，随后使用特异的探针与其杂交并进行检测。

（3）实时荧光定量PCR技术：是在PCR反应体系中加入荧光基团，通过对PCR扩增反应中每一个循环产生的荧光信号进行实时检测，进而实现对起始的未知含量的模板定量及定性分析的方法。实时荧光定量PCR对RNA检测灵敏度非常高，可以达到单拷贝的检测能力。但是miRNA非常小，其21~25个核苷酸的长度与引物相当，需要加尾引物法或step-loop法进行反转录。

（4）DNA芯片法：是将反义DNA探针固定在芯片上，通过与荧光标记的miRNA杂交进行检测。DNA芯片上可以集成成千上万的密集排列的分子阵列，能够在短时间内快速、高通量地分析样本，效率是传统Northern blot检测手段的成百上千倍。

4. 印记基因的鉴定　目前，高通量RNA-Seq测序技术可以批量鉴定存在于亲本之间的印记基因，步骤如下：选取两个具有明显差异的基因型材料作亲本；对两亲本进行转录组重测序，鉴定2亲本间的SNP信息；分别对正、反交亲本的胚乳组织进行转录组测序，进行同样比较、获取SNP信息；统计SNP对应位点上来自母本和父本的短序列的比例，根据胚乳等位基因表达量的母本/父本的2倍关系，得到亲源特异的SNP；将所有的母系偏向的经过筛选（通常偏向率定义超过95%，reads数超过100条）的基因，以及所有的父系偏向的基因找出，进行qPCR验证。

（四）表观遗传学与环境响应

1. 表观遗传与植物发育　植物的许多生长发育过程均会受到表观遗传修饰的调控，比如：开花调控、种子发育、果实成熟等生殖生长过程。在模式植物拟南芥中基本阐明了植物开花的分子机制。在所有控制开花外界环境中，春化作用（低温诱导开花）是所有冬性和二年生植物开花最重要调控方式。许多药用植物也同样存在着春化作用，比如：当归[*Angelica sinensis*（Oliv.）Diels]、白芷[*Angelica dahurica*（Fisch. Ex Hoffm.）Benth. et Hook. f]、菊花（*Chrysanthemum morifolium* Ramat.）等。春化作用中负调控因子FLC（flowering locus C）负责调控植株从营养生长转向生殖生长的转变。植物对春化的敏感程度取决于*FLC*基因的表达丰度，*FLC*越高春化越难以进行，反之亦然。低温通过*FLC*染色质修饰状态来间接实现对开花的调控。低温条件下抑制型组蛋白修饰H3K9和H3K27甲基化显著增加，使FLC染色质从激活状态转向抑制状态，抑制*FLC*基因表达，从而解除对下游开花基因的抑制实现开

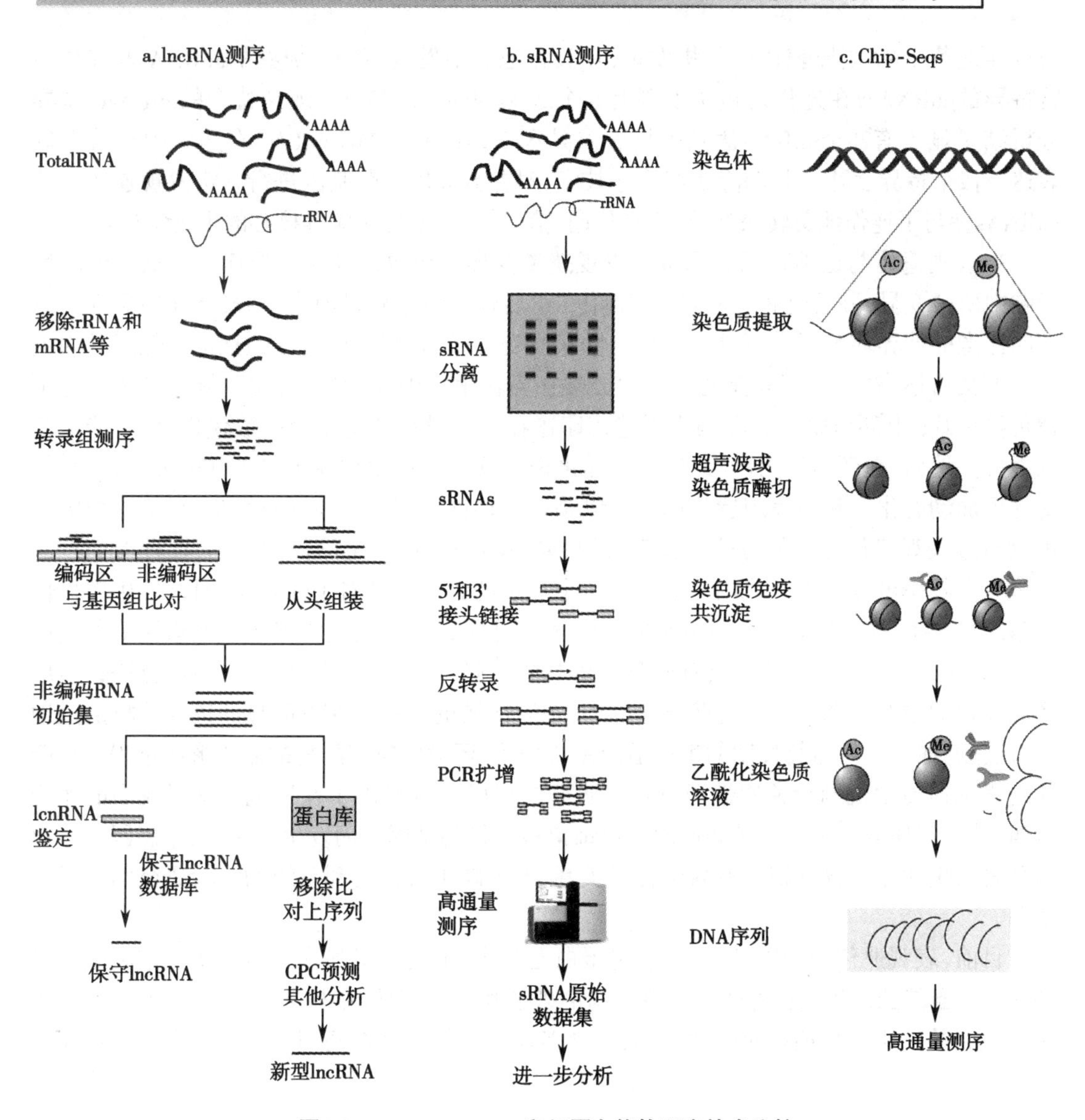

图6-9　lncRNA、sRNA和组蛋白修饰研究技术比较

花。在这个过程中VIN3（VERNALIZATION INSENSITIVE3）、VRN2（VERNALIZATION2）和LHP1（LIKE HETEROCHROMATIN PROTEIN）等蛋白起着重要的调节作用，其中，VIN3可以特异结合*FLC*的启动子和第一内含子区域，导致该区域的组蛋白去乙酰化。VRN2和LHP3则分别通过调节H3K27me3和H3K9me3甲基化来维持*FLC*的抑制状态。对于植物而言，表观遗传机制不仅参与调节植物的生长发育，而且在植物适应环境变化的过程中起到了关键作用。在植物面对生物和非生物环境过程中，DNA甲基化、组蛋白修饰模式、非编码RNA会发生显著的变化，这些变化能够被植物显著记忆。

2. 表观遗传与胁迫响应　植物在生命周期中，随着遗传性及环境变化植物会做出相应的发育适应，这种适应取决于基因的转录表达改变，而表观修饰在这个过程中起着重要的调节作用。据统计，70%~80%的根茎类药材均存在严重的连作障碍问题，连作障碍也是一种特殊的环境胁迫条件，表观遗传调控在这过程中扮演着重要角色。Yang等通过头茬地黄与重茬地黄sRNA差异表达谱分析发现，在头茬地黄中发现有82个成熟的miRNAs和20个地黄特异的miRNAs，在连作地黄中发现有74个成熟的miRNA和21个地黄特有的miRNA，差异分析结果显示有28个miRNA达到极显著差异水平，其中，有24个miRNA在连作中显著上调表达，有2个特异表达。利用降解组测序技术，对差异miRNA靶基因进行鉴定发现连作地黄miRNAs参与了连作地黄转录调节、激素代谢、信号传导、逆境响应等核心的生物学过程。

3. 表观遗传与道地性药材形成　表观遗传变异所导致的性状变异往往是从后天环境影响中所得变异，并且这种性状可以“遗传”给后代。但是到目前为止，没有任何研究可以证明任意的外界环境压力可以产生稳定性状改变，并且表观遗传变异的稳定性低于基因突变。上文所述，春化作用只能通过有丝分裂在当代植株中保持稳定，而不能通过有性生殖遗传给后代；由环境胁迫导致的表观遗传印迹在经过没有环境压力的数代之后，可能会渐渐丢失。然而，在环境压力的选择下，总体来说表观突变速率往往远高于基因突变，从而使变异更加动态化。新的表观遗传修饰可以是一个种群中多个个体同时发生，尽管这样突变可以通过表观遗传复位的方式被损耗，但只要环境压力保持足够长的时间，在种群中总的表观突变频率可以在十几代内迅速达到一个稳定的频率。针对个体来说，对比发生率极低的基因突变率，多个表观突变可以在同一个体中同时发生，因此针对环境波动有更好的适应性。综上所述，由于表观突变比DNA序列信息更具弹性，更加动态，可以作为植物快速适应环境过程的主要驱动力。在生药学研究中，不同区域的药材存在着明显的道地药材的道地性，这些道地性药材与其长期的生境适应密切相关，环境效应在药材的品质形成过程中可能通过表观遗传学机制给道地性药材打下明显“烙印”。环境因子在道地药材形成中的作用毋庸置疑，但环境因子究竟是如何通过修饰道地药材的基因型而发生作用的，生态因子与道地药材次生代谢产物的积累有着怎样的关系，至今缺少直接的和系统的实验研究的揭示和证明。

目前，表观遗传学中DNA甲基化、组蛋白乙酰化、组蛋白甲基化更多依赖于基因组信息的完备。虽然药用植物已经进行了基因组的破解和测序，但毕竟与常规模式植物相比，具备基因组息的药用植物还相对较少。因此，许多表观遗传机制在药用植物中的研究中也相对较少。

第三节　系统生物学

随着高通量测序技术的出现，最近10年来，以基因组为代表的结构基因组学和蛋白质组学、转录组学以及代谢组学等为代表功能基因组学得到快速发展。各种组学的蓬勃发展产生了海量的数据资源，生物数据量正以指数级的速度迅猛增长，如何从这些海量的组学数据中提取有用的信息、揭示生命的活动规律，已经成为横亘在生物学家面前一道难题。更为重要的是，植物本身作为一个复杂生物个体，各个部分相互关联、相互制约交叉而形成复杂的生命系统，从单一组学上并不能完全反映其相应的分子机制、探究生命的真谛。因此，在“数据的海洋”中，研究者们已不再满足于对单个基因或蛋白的功能分析，而是希望从整体上全面认识细胞和组织等复杂代谢系统和网络。特别是越来越多物种的基因组测序完成以后，人们已经逐渐意识到从复杂的系统角度才能真正地去理解生命真谛。这些新的研究方向或领域不断促使一门新的大数据整合学科的出现。因此，一门建立在经典生物学、生物大科学和计算生物学为基础的综合性学科应运而生，即：系统生物学（system biology）。

一、系统生物学概念、特征和内涵

系统生物学是美国科学家Hood教授于1999年提出的概念和研究体系，它涵盖了基因组学、转录组学、蛋白质组学和代谢组学等多种组学，但系统生物学更多的是强调基因、蛋白及环境因子之间相互作用才是我们所见到的生命系统的驱动力量。因此，多元组学数据是生命网络的基本层次骨架和单元，而系统生物学的研究则更趋向于借助复杂网络的概念，将不同组学平台所获取的数据依据数学、工程学的原理整合成复杂的生命网络的学科。与实验生物学相比，系统生物学更多的注重系统中所有基因、蛋白和组分之间的相互关系，而实验生物学则关注于基因、蛋白等构成元件的单个对象。系统生物学的出现在很大程度上是由于功能基因组学研究的限制性结果，同时，也是功能基因组学发展的必然趋势。系统生物学是以整体性研究为特征的一门科学，其认识生物的观点是从分解转向整合、从局部走向整体、从线性思维走向复杂思维、从单一的生物分子研究转向反映生命本质的系统研究的学科。

不难看出，系统生物学是一门整合不同组学数据的交叉学科。整合分析是系统生物学的核心思想，通常数据的整合有2种方式：即“自上而下”和“自下而上”2种方式。“自上而下”的系统生物学研究方法的步骤是先用不同组学技术获取实验数据，然后对实验数据进行分析整合，阐述不同分子之间的相互关系。同时，推出相应假说或理论，并且预测一些新的互作关系。因此，自上而下的系统生物学是以大量数据分析作为出发点来分析分子之间的相互关系，不依赖过往的知识，或掺杂人的主观判断进行数据分析。“自下而上”的整合分析则是通过对一个系统的亚系统进行详尽的分析并构建相应的数学模型。在此基础上将亚系统联结在一起产生一个模型。对这2种整合关系可以举一个简单例子说明：比如，有一种具有某种活性的药用植物，自上而下的整合分析好比从一株已经成年的药用植物的活性成分开始推断其活性成分形成过程；而自下而上的研究则相当于从一棵药用植物可以合成什么样的药用活性成分，同时，考虑不同环境条件下药用活性成分的合成变化等。综合考虑可以看出：系统生物学需要结合自下而上和自上而下两种方法来阐述复杂的生命现象。

二、系统生物学研究步骤和网络特征

在结构基因组和功能基因实验数据基础上，系统生物学运用生物信息学、计算生物学的技术进行相关数据的管理、统计、分析，并最终建立复杂的生命模型，其具体步骤可以分为四步：第一步，获取基因、RNA、蛋白、代谢物、表观修饰等不同功能基因组学的数据，这些数据源可以来自实验室（湿数据）也可以来自公共数据资源（干数据）；第二步，构建转录、代谢和调控网络；第三步，不同网络进一步装配而成功能性模块；第四步则指不同功能模块构建形成的一个复杂的生命系统，来预测系统未来可能会发生的生命事件，同时，用于指导实验和理解生物学过程。从四个步骤可以看出：生物系统的四个步骤犹如一个金字塔，金字塔底部为干湿数据，功能基因组学的内容，上面则为数据的整合挖掘过程，也是知识发现的过程。层级支撑着所有上面级，起着重要的支撑作用。在上面四个步骤中，第二步则是对所有组学的初步整合和挖掘、构建生物网络过程，是系统生物链中最为基础的整合分析，起着承上启下的重要作用。系统生物学的第一层级所构成各种组学已经被详细介绍，本节着重介绍一下系统生物的第二层级系统生物学网络分析。

由于生命功能的多层性和次序性，单个层面很难突破对生命现象的揭示，而多个组学的相互研究则有可能揭示复杂的生命现象。因此，没有生物学网络的知识去理解生命真谛，好比不懂语法的情况下去研究莎士比亚。在系统生物学网络中，通常用拓扑结构来描述生物学网络及不同元件之间的相互关系，包括节点（node）和链路（links）2个因子。而通路（pathway）则是指网络中的起始节点到信息接收节点之间的一连串节点和链路。节点指构成网络的基本单元，通常用来表示基因、蛋白质及小分子物质，而链路则表示2个节点之间的连线，用来表示基因、蛋白及小分子物质间的互作关系。链路又可以分为逻辑链路和物理链路等2种，前者表示2个节点间的客观存在的、已经被证实的关系，后者是指逻辑上、推理上的关系。在网络节点中，有一个重要的节点被称为Hub节点，是指细胞网络中具有重要功能的生物分子，或者是进化中保守的生物分子，Hub节点是与网络其他节点连接较多的节点。此外，每个链路在单位时间范围内所能包含的最大信息量（节点数）则用链路容量表示（图6-10）。通常情况下，在生物系统中包含了众多的不同层次、不同组织形式的网络，最常见的为基因表达调控、蛋白互作网络和代谢网络。

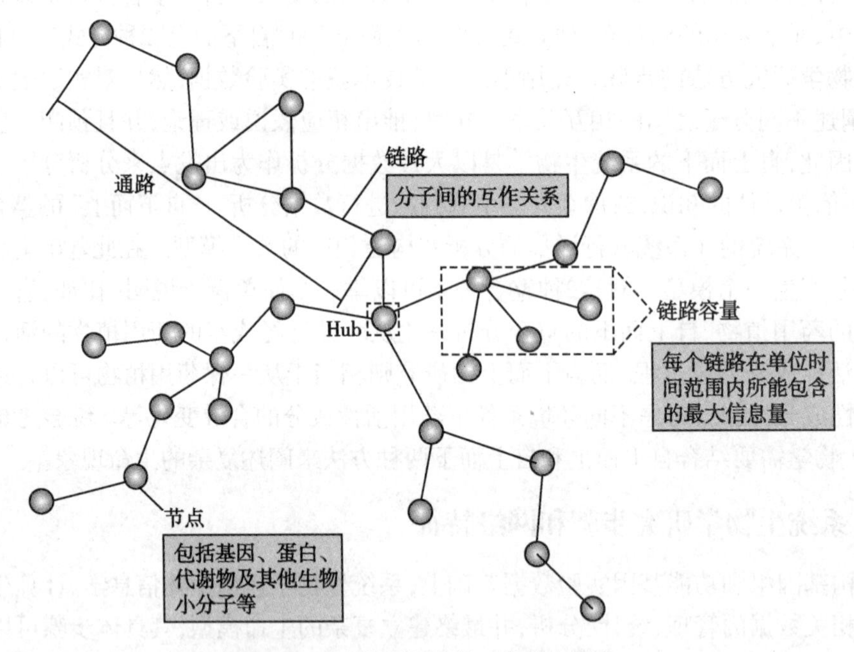

图6-10 生物网络中的一些基本概念

（一）基因表达调控网络

所谓的基因调控网络描述的是一组调控因子调控另外一组基因表达的过程。转录调控网络是植物中最先建立起来的分子生物学网络，包括DNA、mRNA、蛋白质、其他各种分子之间的全局性互作的动态关系。由于植物基因的表达受细胞核内、核外的多层次调节，基因表达调控网络也呈现多级的调控。在细胞转录的过程中，一个反式作用因子（转录因子）结合到一个基因的顺式作用元件上开启相应基因的转录，其转录的产物可能又为一组反式作用元件,后者又会激活或抑制其他基因的转录,这样彼此之间、依次作用就会形成遗传调控路径。在遗传调控路径中有几个重要的调控节点:转录时间和速率控制、转录后mRNA选择性剪接、mRNA翻译调控、mRNA监视途径、蛋白质翻译后运输、折叠、激活、灭活、降解等方面调控。除此之外,表观遗传也在基因的调控网络中扮演着重要角色,比如:mRNA转录后的修饰调节过程中,有许多miRNA等非编码RNA参与调控,同时,mRNA也可以作为miRNA的前体调控其他基因的活性等。在基因调控网络的运行中,细胞内的各种基因、蛋白质和各种分子的相互协作、以一种团队的形式来相互交流。

在绘制基因调控网络图时,基因、信使、蛋白等因子构成了网络各个节点,而基因和蛋白相互之间的激活、抑制和反馈关系间的线条则构成了网络的边界。在细胞网络内的节和节点数量非常庞大、种类繁多,具有显著的时空特异性。在构建基因调控的网络模型过程中,首先必须全面、系统地测量细胞内的各种实验生物学数据,然后在这些数据的基础上建立起相应的调控网络。基因调控网络的常见模型主要有以微分方程模型和线性网络模型为代表的精细模型、以聚类方法为代表的粗粒度模型、以及介于两者之间的布尔网络模型、贝叶斯网络模型。目前,布尔网络模型、贝叶斯网络模型是基因表达调控网络中最常用到的2类建模方法。两种方法均能在某种程度上揭示基因间的互作关系,不同的是布尔网络是基于布尔方程能够揭示生物过程的动态行为、贝叶斯基于条件概率更适合于推理和诊断基因之间关系的强弱。

(二)蛋白之间互作网络

蛋白质是细胞中基因表达的主要产物,早期蛋白研究多集中在单个蛋白质的序列特征、空间结构以及相应的生物学功能的阐述。近年来,随着蛋白质组学的深入,越来越多的证据表明蛋白质很少单独发挥其生物学功能,主要通过与细胞内众多的蛋白质、RNA、DNA及其他小分子相互作用推动细胞关键生命进程,如染色体复制、基因转录、细胞分裂、蛋白翻译、信号转导、胁迫响应等。因此,从某种意义上来说蛋白质与蛋白质及其他小分子之间的相互作用和识别几乎参与细胞所有的生命进程,是生物生命进程得以正常进行的必需纽带。因此,蛋白质网络是细胞生命网络系统中的核心组成部分,其机制的阐明对于揭示生物体的各种生命现象具有极其重要的意义。

蛋白作用网络主要涉及以下几个层次:蛋白质个体、蛋白质与蛋白质之间的相互作用、蛋白质与小分子之间的相互作用、蛋白质与DNA之间的相互作用。蛋白质网络同样具有重要拓扑特性。蛋白间的网络互作一般用节点表示蛋白质、小分子,而连接两个节点的边界表示蛋白质之间是否存在相互作用关系。通常2个蛋白之间有明确互作关系的用直线,而关系相对模糊或未经证实的则用虚线。蛋白之间的互作关系可以分为遗传性和物理性互作两种。遗传互作网络更多是基于植物生理过程的基础上探索蛋白之间的遗传互作关系。相比较遗传互作网络而言,在植物中物理互作网络更易被阐明和描述。随着酵母双杂交系统、基于质谱的串联亲和纯化等高通量蛋白互作实验技术的发展和生物信息学在蛋白质领域的广泛运用,越来越多的可利用蛋白数据网络出现给我们深层次理解生命的运行机制提供了重要的数据平台。

(三)代谢网络分析

代谢活动位于细胞生命调控进程的末端,产生能量用来驱动各种细胞过程,是驱动生命过程得以正常进行的化学引擎。对于药用植物而言,代谢调控是其药用活性成分得以合成的必需路径和先决条件。因此,代谢网络分析对于药用植物而言显得尤为重要,是开启药用植物体外代谢工程的理论基础。代谢网络反映了参与代谢过程中的所有化合物分子之间以及所有参与反应催化酶之间的互作关系,是对细胞代谢进程的抽象化表达。具体来说,代谢网络是将细胞的所有生化反应看作一个整体并将其整合成一个网络,推定胞内的物质、能量处于拟稳态,通过测定不同途径或不同条件下胞外物质浓度,根据所有细胞内主要化学计量模型及物料平衡计算细胞内的代谢流向,得到完整的代谢流分布图。近年来,大量研究者在代谢网络的结构、功能和进化等方面取得了丰富的研究成果,极大促进了生物体系中代谢网络的发展。代谢网络是由不同类型的代谢物组建而成的,根据代谢物的类型可以分为糖代谢、脂肪酸代谢、氨基酸代谢初生代谢,同时,也包括萜类代谢、生物碱类代谢、苯丙氨酸代谢等次生代谢。每种代谢进程有包含了种类复杂的代谢通路。

代谢网络以参与细胞代谢过程中的酶或者化合物作为节点,以相应的酶促反应作为向边,不同向边和节点相互作用反映了细胞内物质和能力的产生和消耗的过程。代谢网络具备和基因调控网络、蛋白互作网络一样的拓扑特征,缺乏标度、小世界和等级模块化和蝴蝶组织结构等特征。这种典型的拓扑特征有力地保证了生物体内新陈代谢的稳定性和促进了代谢系统的进化。目前分析代谢网络方法主要有静态分析和动态分析2种,其中静态分析主要是基于网络的拓扑结构特征。静态代谢网络分析方法主要有代谢流平衡分析法、基于凸分析的基元模式方法和极端途径分析法、图论方法。基于动态分析法主要有控制论模拟法和代谢控制分析法。目前对于大规模代谢网络来说,大量的代谢物浓度参数和反应动力学参数位置,不利于采用动态分析方法进行分析,所以,目前对于代谢网络的分析大多是基于网络拓扑结构的静态分析方法。

三、系统生物学在药用植物中的运用和前景

目前,随着转录组学、蛋白组学、代谢组学等高通量测序技术测序费用的逐渐下降,高通量测序技术已经被广泛地运用于各种粮食作物、经济作物和药用植物的生长、发育和环境响应各方面研究。这些测序平台每天产生海量的数据量,从这些数据量中,生物学家获取了大量不同环境条件下植物生命活动相关信息。然而,目前对于这些信息的挖掘仅仅停留在数据整合、网络模拟分析,缺乏对数据深层次的整合分析。因此,目前限制系统生物学发展的不是生物技术的本身,而是对这些信息解读的手段和工具。对于非模式植物而言,由于基因组信息的匮乏,导致蛋白组参考库、关键代谢参考库数据的缺乏严重限制了蛋白组学和代谢组学在非模式植物中的运用。同时,表观遗传组学中的DNA甲基化、组蛋白乙酰化、组蛋白甲基化和lncRNAs的研究由于基因组信息的缺乏也被严重的限制。与其他非模式植物相比,药用植物同样存在着遗传背景模糊、基因组重复序列较多和倍性复杂等特点,这些均严重限制了药用植物基因组信息的获取。虽然目前一些药用植物基因组的信息已经成功测序,但是由于测序覆盖度、测序倍数偏低等问题,这些信息与实践运用还有一段距离。目前对于药用植物而言,运用最多的是不太依赖基因组的转录组学和miRNAs研究。因此,要全面理解药用植物及其所在系统,单靠这些零散的数据显然不能成功阐述药用植物的次生代谢合成、胁迫响应、生长发育等复杂的生命现象。

【案例】

基于地黄块根形成启动和决定机制研究的系统生物学方法

一、研究背景

地黄(*Rehmannia glutinosa* Libosch.)是玄参科地黄属的多年生草本植物,以干燥的块根入药,在我国有悠久的栽培历史,是我国著名大宗道地药材“四大怀药”之一。地黄用药分为鲜地、生地(烘干品)和熟地(蒸制品),现代医学研究表明地黄能够止血、清热解毒和明显降低血糖含量,影响和改变造血系统的平衡等功能,临床用药极其广泛,用量较大。地黄的药用形式虽然有多种,但其最基本的核心药用部位是块根。地黄块根由其须根膨大而来,但并不是所有的须根都可以膨大为块根,其中的决定机制在所有块根类植物生产研究中仍然是一个未解谜题。

块根是地黄最重要的药用部位,地黄块根的膨大程度直接决定地黄的药效成分和经济价值,但地黄块根发育研究基本处于空白,只有少量的信息可以被借鉴利用。为了阐述块根形成和启动机制,本研究根据地黄块根不同发育时期的表型性状和解剖学特征,界定块根发育关键时期。并以此为基础,结合转录组学、蛋白组学、sRNA组学和降解组鉴定地黄块根启动因子和决定块根方向的决定因子。同时,利用系统生物学方法整合不同组学的结果详细绘制地黄块根启动和决定机制图。

二、材料与方法

(一)关键块根发育时期的界定

地黄品种“温85-5”种植于河南省温县农业科学研究所内。当幼苗伸出地面2cm(种植后20天左右)时开始收集地黄根系,此后每隔20天取样。在地黄发育过程中,获取不同时期根系的表型变化、生物量变化、解剖学特征及标记基因表达变化等关键参数,界定根系节点,筛选块根启动关键点ITRs(initiated tuberous roots, ITRs)。2种类型的须根分别在40天和120天获取,40天所取须根被作为纤维化须根(initiated fibrous roots, IFRs)、120天所取须根被称为未纤维化须根(uninitiated fibrous roots, UFRs)。选取处于启动关键点的块根和40天及120天须根来构建本研究中的文库(图6-11)。

(二)RNA-Seq测序与数据分析

提取上述材料的总RNA,经过分离、纯化、打断、消化等步骤后,用Illumina 2000测序平台测序。测序所获取原始序列经过去接头、去低质量序列及各种杂质成分等一系列处理后,得到Clean Reads。将Clean Reads匹配到之前已经构建的地黄参考转录组。用RSEM软件计算每个基因的表达量,用NOISeq软件筛选差异表达基因,差异倍数大于2并且diverge probability ≥ 0.8被定义为显著差异表达基因。

(三)蛋白测序与数据处理

提取不同样品的蛋白并用iTRAQ试剂标记。将标记后的所有肽段混合,进行SCX分级。收集穿流及洗脱流份约30份,根据SCX色谱图合成10份,冻干后用C18 Cartridge脱盐。采用纳升流速HPLC液相系统Easy nLC分离,经毛细管高效液相色谱分离后用Q-Exactive质谱仪进行质谱分析。用软件Mascot 2.2和Proteome Discoverer1.3(Thermo)查库鉴定及定量分析,用地黄转录组文精确翻译而来氨基酸序列作为蛋白参考库。

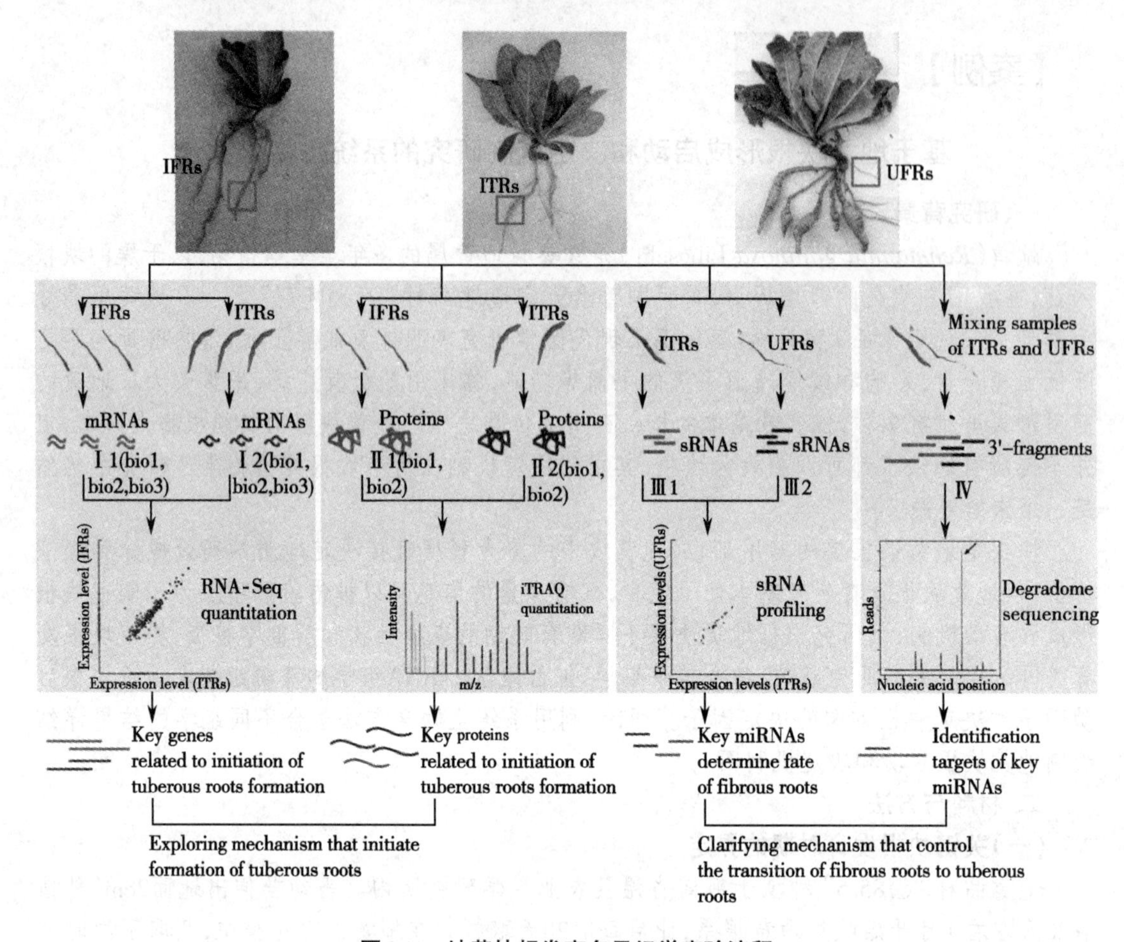

图6-11 地黄块根发育多元组学实验流程

(四)sRNA测序和数据处理

用15%尿素从样品总RNA中分离18~30nt的sRNAs,并进一步纯化、加接头、反转录为cDNA,通过Illumina测序平台进行测序。用miRBase数据库鉴定样品中已知miRNAs,用MIREAP软件预测新型miRNAs。

(五)降解组测序和数据分析

将一段内部含有*Mme*Ⅰ限制性酶切位点的RNA接头连接到3′降解片段上,用oligoT寡聚体作为引物进行cDNA反转录。PCR产物纯化后用*Mme*Ⅰ酶切,并连接双链DNA接头,PCR扩增后用Illumina进行测序。将测序得到Raw Data经过去接头、去低质量序列等步骤后获得降解序列。利用Clevealand 3.0鉴定差异miRNA的靶基因。

三、结果与分析

(一)地黄块根发育关键时期的界定

本研究在地黄出苗后(20天左右)开始采集地黄的根系,此后在地黄块根发育的关键时期进行取样(每隔20天),统计根系生物量、直径等指标,同时对不同发育状态的根系横切进行组织切片观察,并检测有代表性关键基因的表达模式。结合根系表型和组织学特征,本研究清晰界定5个有代表性的块根发育时期,即无纤维化须根(ARs)、纤维化须根(fibrous roots, IFRs)、块根启动期(initiated tuberous roots, ITRs)、块根形成中期(medium tuberous roosts,

MTRs）、块根形成根（late tuberous roots，LTRs），每个时期均具有独特的外形和细胞学特点。

通常播种后的10~20天，许多ARs从种栽的向地方向的芽眼上长出，其中，部分会迅速转变为IFRs。纵观块根发育的5个节点可以看出，IFRs和ITRs是块根发育的最为关键时期。在IRFs时期，维管形成层已经出现，暗示IFRs已经朝向块根发育，是块根开始启动的起点。在ITRs时期，维管形成层、次生形成层已经完全形成，表明块根启动已经完成。本研究希望借助多元组学技术解读从IFRs到ITRs之间到底发生了什么。

（二）ITRs和IFRs间差异表达基因（DEGs）的鉴定

为了获取与IFR膨大密切相关的基因，本研究利用RNA-Seq技术构建了ITR和IFRs文库，每个样品重复三次。按照log2 Ratio（ITRs/IFRs）>1或<1（diverge probability≥0.8）的标准，筛选ITRs和IFRs间的显著差异表达基因。结果6032基因被鉴定为DEGs，其中，4205在IFRs中显著上调、1827下调。为了赋予DEGs详细的生物学功能，对所有差异基因详细地执行Nr、GO和KEGG分析。Nr分析显示6032个DEGs中的4155个被很好注释，其中，1244在ITRs中上调、2911下调。GO本体论主要由三部分组成，即细胞元件、细胞功能、细胞过程。在细胞元件部分，大部分DEGs注释到细胞器和细胞部位等条目上；细胞功能部分大部分DEGs与结合及催化活性相关；在生物进程部分，注释到细胞代谢进程、响应刺激条目的DEGs最多。DEGs的KEGG分析显示6032个基因中的2902个涉及12条总代谢途径（116条亚代谢途径）。

（三）ITRs和IFRs间差异表达蛋白（DEPs）的鉴定

为了进一步揭示块根膨大的分子机制，本研究利用iTRAQ技术鉴定ITRs和IFRs差异蛋白（每个样品2个重复），力求在蛋白水平上寻找块根膨大启动的决定因子。结果在地黄蛋白参考库中，共有4636组非冗余蛋白序列被获取。按照ITRs/IFRs>1.3、$P<0.05$显著上调，ITRs/IFRs<0.77、$P<0.05$显著下调为标准筛选显著差异表达的蛋白。结果450个蛋白确证为DEPs，其中，172个在ITRs中显著上调、278个显著下调。GO分析显示：450个DEPs被注释到18个生物进程、7细胞元件和7个分子功能。其中，在细胞元件中细胞部位和细胞元件是注释DEPs最多的术语，分子功能中最多的是催化活性、结合及运输活性。在生物进程中大部分DEPs与代谢进程、细胞进程和相应外界刺激密切。对DEPs进行KEGG分析发现450个DEPs参与104个代谢途径。

（四）差异表达基因和差异表达蛋白整合分析

本研究通过RNA-Seq和iTRAQ实验揭示了大量差异表达的基因和蛋白。可以看出：在IFRs上调DEGs和DEPs显著多于ITRs，表明在IFRs中上调的基因可能意味它们与须根的启动密切相关，膨大前期ITRs中上调的基因可能与其持续发育有关。综合分析6032个DEGs和450个DEPs表明，仅有62个基因既在基因水平上差异，又在蛋白水平上差异。其中，在基因和蛋白水平上一致（均上调或下调）的有50个，不一致有12个。虽然两者共同差异表达的较少，但对差异基因和差异蛋白的功能分析却显示出它们的功能分类所呈现的比例却完全相同。因此，差异表达基因或蛋白可能指向了相同的功能事件。因此，为了总体上获取DEGs或DEPs所指明的方向。将DEGs和DEPs整合到相同的功能分类，结果DEGs和DEPs被手动分类到16类，这16类功能非常清晰地勾勒出了块根的启动轮廓，即：感知外界环境信号（光）、信号转导，激素代谢和相应、细胞周期等一系列重要的发育事件。

（五）DEGs和DEPs整合分析揭示块根的启动机制

在感知环境信号中，大量光信号DEGs和DEPs被显著的差异表达。这些光信号基因广泛的参与信号感知、光信号转导、光周期传递等途径。值得注意的有10个*BEL*基因被显著调控表达，*BEL*在马铃薯中已经被确证参与光诱导块茎的膨大，它可能在地黄块根膨大中发挥着相似的机制。为了进一步确证光信号在地黄块根膨大中的角色，利用遮阴实验处理地黄，随着遮阴强度的增加，块根基本停止了启动。进一步证实了光信号是地黄块根膨大的必需因子。与光信号一样，激素同样对于块根膨大显得至关重要。在本研究中有大量DEGs或DEPs与激素响应相关，其中，与IAA、CK、Br、ABA、乙烯等代谢和信号转导相关的基因在块根膨大中显著上调，而GA则显示在块根膨大中被显著抑制。

虽然光信号和激素信号在诱导块根的启动中起着的重要作用，但它们只有通过一系列信号转导桥梁才能将外界的信息传递下去。本研究发现大量的信号转导途径被激活，比如MAPK信号、PI信号和钙信号。在所有信号通路中，有大量的DEGs或DEPs与钙信号转导密切相关。为了验证钙信号在块根膨大中的作用方式，用透射电镜分别观察了ITRs和IFRs区域的钙离子，结果发现IFRs区域钙离子密度非常大，并且不同发育时期细胞钙离子均有所沉淀。因此，本研究初步判断钙信号可能与块根启动密切相关。此外，本研究还发现与细胞分裂、细胞膨大、细胞代谢相关的DEGs及DEPs均在块根膨大过程出现显著的表达变化这些变化可能启动了块根膨大。

（六）ITRs和UFRs差异miRNAs鉴定

本研究基本上勾勒出了须根膨大成块根的过程，然而并不是所有须根都可以膨大成块根。一些文献指出根系中miRNAs决定了根细胞的命运。miRNAs是否也可以决定根系发育方向呢？为了突破这个难题，必须找到一个完全丧失膨大为块根的须根。仔细观察田间块根形成进程发现，在ITRs时期后，地黄根系通常包括2类根系，一类是不同膨大状态的块根、一类是还未启动的须根。在LTRs时期，少量的须根完全不能膨大为块根，非常类似缺乏膨大能力的须根突变体。这些须根不像苗期的须根，无法判断其在下一个时期是否可以向块根转移，也不像苗期的ARs，它们部分会被诱导为FRs。由于ARs和IFRs在其发育下一个时期命运的不确定性，无法利用它们来研究块根膨大的决定机制，而UFRs则可以作为优异的对照材料来鉴定决定须根发育方向的影响因子。

因此，本研究通过高通量测序方法寻找ITRs和UFRs之间的差异miRNAs以揭示块根发育的决定机制。结果在ITRs和UFRs中均获得了700多万个Reads。分析2个文库中分别获取了196和207已知miRNAs和23个新颖miRNAs。miRNAs差异分析表明：有53个miRNAs在UFRs中特异表达，37个在ITRs中特异表达。

（七）ITRs和UFRs混合降解组文库构建

UFRs中特异表达的miRNAs给我们探索UFRs命运提供了一个新的思路，但这些在UFRs特异表达的miRNAs到底降解了哪些基因进而影响UFRs不能启动。为了寻找这些在UFRs中特异表达miRNAs到底阻断了哪些基因表达，本研究混合URFs和ITRs样品，用降解组测序的方法鉴定UFRs中特异表达miRNAs功能。结果降解组测得17.9million个reads，有38.22%可以完美匹配转录组。通过分析共有36个差异miRNAs的靶被鉴定。这些靶基因的功能解析给我们呈现一些须根停止发育的可能原因。首先miR3946靶向GATA-1终止光UFRs响应、miRNA167a靶向生长素响应因子终止UFRs的生长素响应、miR5225b靶向ACA终止UFRs钙信号。然后，miR5153、miR397降解细胞分裂必须的转录因子、miR165a和miR165-3p靶向形成层分裂和分化必须转录因子。其次，miR156a靶向营养器官发育所必须的转录因子、

miR5340靶向植物营养元素储存和吸收的必须因子、miR167f-3p和miR167a靶向是蛋白合成的必须元件。

四、结语

通过不同组学整合结果可以看出，正常须根膨大需要经过光信号、激素响应、钙信号、蛋白合成、营养吸收和持续发育因子等各个过程。然而，这些正常须根膨大所需要过程在UFRs中均被抑制和扰乱，使UFRs不能正常过渡到块根发育的道路。有趣的是，本研究用qRT-PCR方法研究UFRs中特异表达miRNAs在块根各个发育时期的表达。结果发现UFRs特异表达miRNAs在须根正常膨大过程中表达量非常低，表明须根的正常膨大，需要将这些miRNAs抑制。综合不同层次的组学实验：绘制了一个须根启动和决定膨大的可能机制图。从图中我们可以清晰地看出块根的启动机制，同时，我们也观察到这些UFRs中特异表达的“捣蛋鬼“需要在正常块根膨大形成过程中被抑制。因此，这些一系列miRNAs我们称之为开关，它们的“开”和“关”的状态显著影响和干扰块根的正常膨大（图6-12）。

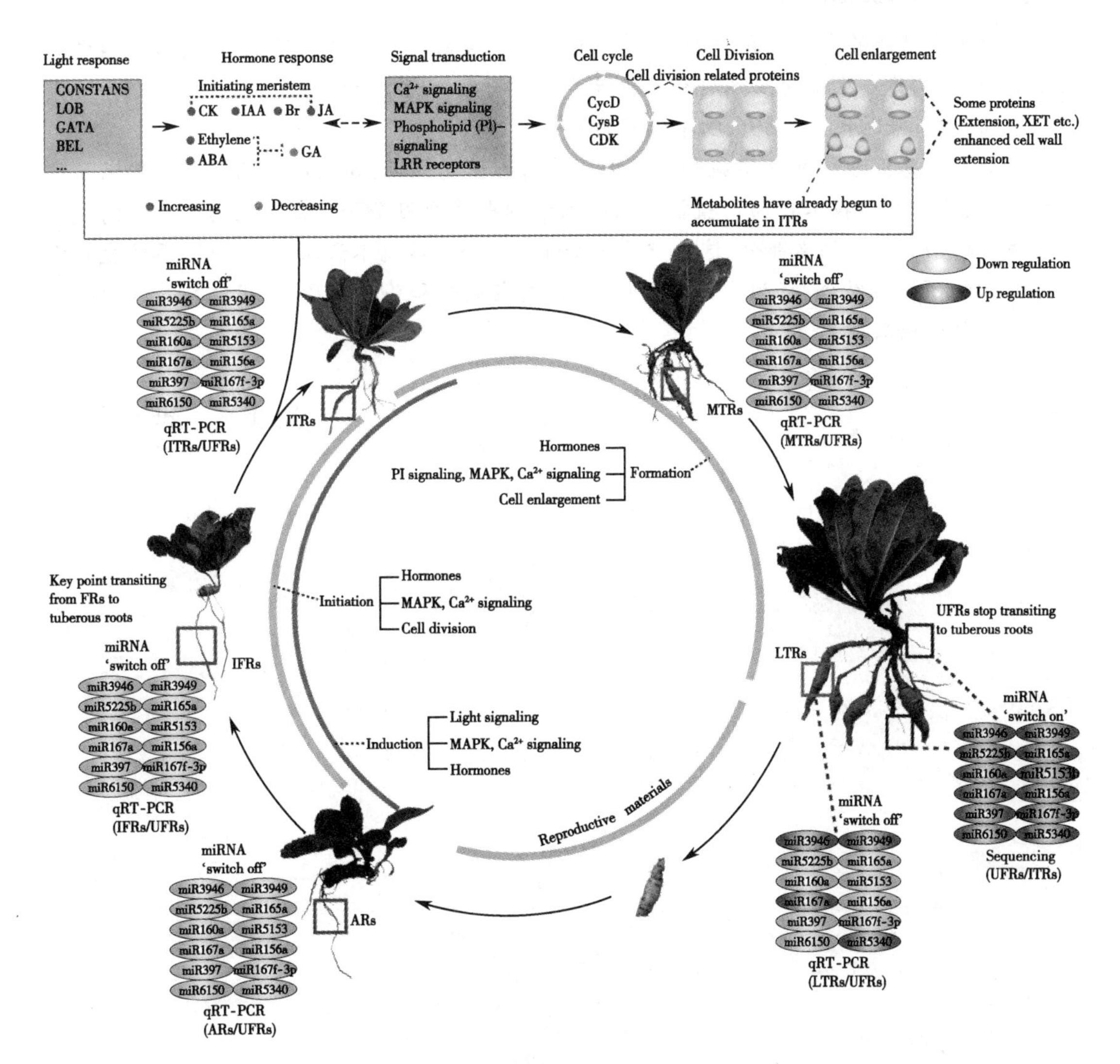

图6-12 地黄块根膨大的启动和决定机制

本研究运用了4层组学技术，即高通量sRNA组测序技术、高通量降解组测序技术、高通量转录组测序技术和高通量蛋白组测序技术。

注：本案例主要数据依自：

[1] LI MJ, YANG YH, LI XY, et al. Analysis of integrated multiple 'omics' datasets reveals the initiation and determination mechanisms of tuberous root formation in *Rehmannia glutinous* [J]. Journal of Experimental Botany, 2015, 66(19): 1093-2008.

[2] WANG FQ, SUO YF, WEI H, et al. Identification and Characterization of 40 Isolated *Rehmannia glutinosa* MYB Family Genes and Their Expression Profiles in Response to Shading and Continuous Cropping [J]. International Journal of Molecular Sciences, 2015, 16: 15009-15030.

[3] 王鹏飞，李鑫宇，李明杰，等. 地黄块根膨大发生和驱动的组织观察及激素相关基因的调控分析[J]. 中国中药杂志, 2014, 39: 35-38.

【本章思路拓展】

由于生命功能的多层性和秩序性，单个层面很难突破对生命现象的揭示，而多个组学的相互整合、并构建成生命的网络则有可能揭示复杂的生命现象，这也就是前面所介绍系统生物学。因此，下个时代是系统生物学研究的时代。

随着本草基因组计划的实施和药用植物遗传背景的揭示，越来越多药用植物基因组信息的突破，各种组学技术在药用植物中的运用限制也将迎刃而解。系统生物学更多的是强调整体逻辑而非单独隔离部分，这与中药理论强调的整体理论不谋而合。因此，系统生物学与中药学的研究相结合，将为中药的种质资源、内在成分和药效物质、作用机制等方面的研究提供重要理论基础。

（张重义　李明杰）

第七章　药用植物种质资源保护

【导读】

本章从种质资源的概念出发，介绍种质资源与遗传多样性、药用植物种质资源的类群分布和特点，种质资源的保藏方法和意义，药用植物种质资源亲缘关系的鉴定，药用植物种质资源的遗传多样性评价，以及药用植物种质资源分子标记辅助育种等与分子生药学研究相关的理论和方法。

第一节　种质资源与遗传多样性

种质资源是在漫长的历史过程中，由自然演化和人工创造而形成的一种重要的自然资源；它积累了由于自然和人工引起的极其丰富的遗传变异，即蕴藏着各种性状的遗传基因，是人类用以选育新品种和发展农业生产的物质基础，也是进行生物学研究的重要材料，是极其宝贵的自然财富。

一、种质资源的概念

种质资源（germplasm resources）是从种质（germplasm）这一概念派生出来的。种质指亲代能够传递给子代的遗传物质，它往往存在于特定品种之中。遗传物质来自于生物体，任何生物都带有遗传物质，即一切具有一定种质并能繁殖的生物体都可以归入种质资源之内。在遗传育种领域内，种质资源指一切能够繁殖的具有一定种质或基因的生物类型的总称。种质资源是种质的载体，植物种质资源包括植株、组织、种子、无性繁殖器官、花粉，以及单个细胞。

遗传学上也常称种质资源为遗传资源（genetic resources）。鉴于遗传、育种研究上主要利用的是生物体中的部分基因，甚至是个别基因，所以又称为基因资源（gene resources）。

保护种质资源就是保存那些具有一定DNA序列，能表达一定性状的生物个体，目的是为了得到一定的DNA序列。所以，保存种质资源，从表面上是保存生物体（遗传物质载体），实质上是保存那些能决定生物某些性状的DNA序列（种质）。针对某一植株，不能用肉眼看到其DNA序列，但是可以看到表型。种质资源保存就是保存同一物种内的表型多样性和遗传多样性，是外在表现和内在本质的结合。

种质资源的相关工作内容,包括“广泛收集、妥善保存、深入研究、积极创新和充分利用”等几个方面。

种质资源收集是种质资源工作的基础,没有品种资源的收集工作,其他工作就无从谈起。收集途径有考察收集、征集、交换等。收集工作要注意正确取样、及时准确记载和整理归类。

整理归类后的种质资源,必须妥善保存,以供研究和长期利用。妥善保存是种质资源工作的关键,必须维持一定的样本数量,保持各样本的生活力,保持原有的遗传变异度。

种质资源保存的方式,按保存的地理位置分为原地保存(*in situ* conservation)和异地保存(*ex situ* conservation)。原地保存是在原来的生态环境条件下,就地保存、自我繁殖种质资源。一般野生品种资源采用这种方式保存,如建立自然保护区、天然公园等。异地保存是将种子或植株保存于该品种资源原产地以外的地区,可采用植物园、种质园、种质库、试管保存以及基因文库(gene library)等形式。

收集和保存种质资源不仅是为当前国民经济服务,也要为人类未来的生存和发展服务。因此,种质资源研究结果是植物育种工作的主要依据,深入研究种质资源是进一步开发、利用种质资源的需要。要通过对种质资源分类、特征特性鉴定、细胞学研究、遗传性状评价等工作,全面深化对种质资源的了解。

种质资源创新包括创造新品种、新类型以及在良好的遗传背景中导入或诱发个别优异基因。种质资源创新的主要途径有远缘杂交、种内杂交、人工诱变、体细胞无性系变异和突变体筛选技术、染色体组工程技术、转基因技术等。

对种质资源的充分利用则是种质资源研究工作的最终目的。对一些种质资源,如引进的品种、品系等,通过引种试验,如有利用价值,即可在生产上直接利用;对于远缘种属材料,可间接利用,通过加工、改造、选择后,用于驯化栽培,或用作杂交亲本和诱变材料,从而培育出植物新品种。

进行种质资源研究时,经常会遇到品种资源的概念。很多单位都设有品种资源所、品种资源室等。品种(cultivar)是在生产上推广利用的为某一或某些专门目的而选择的,具有一致、稳定和明显区别的性状,而且经采用适当的方式繁殖后,这些性状仍能保持下来的一些植物的集合体。其实品种资源只是种质资源材料的一部分。种质资源材料不仅包括栽培品种和地方品种(land race),还包括野生近缘种(wild relative)、育种品系(strain或breeding line,指在育种工作中使用的遗传性状稳定一致且来自于共同祖先的一个群体)和基因克隆系(gene clone)等。

二、遗传多样性的概念和含义

生物多样性是地球生命历经几十亿年发展进化的结果,是人类赖以生存和持续发展的物质基础。生物多样性主要包括遗传多样性、物种多样性和生态系统多样性三个层次的内容。其中,遗传多样性是生物多样性的核心,在生物多样性保护中意义重大,保护生物多样性最终是要保护其遗传多样性。

广义的遗传多样性是指地球上所有生物所携带的遗传信息的总和。但一般所指的遗传多样性是指种内的遗传多样性,即种内不同种群(population,又称居群、群体)之间或同一种群内不同个体的遗传变异的总和。种内的多样性是物种以上各水平多样性的最重要来源。

遗传变异、生活史特点、种群动态及其遗传结构等决定或影响着一个物种与其他物种及其环境相互作用的方式。而且，种内的多样性是一个物种对人为干扰进行成功反应的决定因素。种内的遗传变异程度也决定其进化的潜势。

遗传多样性具有广泛性、特异性和适应性等特点。遗传变异广泛存在于各种生物体内，是生物进化和物种分化的根本动力。遗传多样性的特异性体现在任何物种都具有不同的基因序列和遗传结构，即使同一物种的不同种群或个体间往往也存在较为丰富的遗传变异。遗传变异会受自然选择、环境等因素的影响。总体而言，特定物种的遗传多样性是该物种长期生存、进化和适应的结果。

所有的遗传多样性都发生在分子水平。自然界中存在的变异源于突变的积累，这些突变都经受过自然选择。一些中性突变通过随机过程整合到基因组中，上述过程形成了丰富的遗传多样性。遗传多样性体现在不同水平上：种群水平、个体水平、组织和细胞水平以及分子水平。通常，遗传多样性最直接的表达形式就是遗传变异性的高低。在自然界，由于个体生命的有限性，有其特定分布格局的种群或种群系统（宗、亚种、种）才是进化的基本单位，故遗传多样性不仅包括遗传变异高低，也包括遗传变异分布格局，即种群的遗传结构。种群遗传结构上的差异是遗传多样性的一种重要体现。一个物种的进化潜力和抵御不良环境的能力取决于种内遗传变异的大小，也有赖于遗传变异的种群结构。

遗传多样性是指种内可遗传的变异，亦即遗传物质的改变，包括编码遗传信息的核酸（DNA或RNA）在组成和结构上的变异。那些由于发育或环境引起的、不可遗传的变化应排除在遗传多样性范围之外。

研究遗传多样性有助于进一步探讨生物进化的历史和适应潜力，有助于推动保护生物学研究，有助于种质资源的保存和利用。

三、遗传多样性的起源及其影响因素

（一）遗传多样性的起源

在DNA核苷酸序列中记录的遗传信息作为一种规律忠实地进行复制，故每次复制（DNA半保留复制）形成的两个DNA分子彼此相同，与其亲本也完全一致。但DNA分子在复制过程中偶尔也会发生“错误”，导致子细胞或后代在DNA的顺序或数量上不同于母细胞或亲本。遗传多样性的根本来源可以归因于这种偶尔发生的错误，即遗传物质的改变——突变，是“创造”遗传多样性的过程，也是创造生命的过程。突变包括染色体变异和点突变以及有性过程中的重组。

1. 染色体变异　染色体是遗传物质的载体，是基因的携带者。各种生物的染色体数目都是相对恒定的，都含有一套以上的基本的染色体组。构成染色体组的若干个染色体在形态和功能上各别，但又互相协调，共同控制生物的生长和发育。染色体的变异必然导致遗传变异的发生，是生物遗传多样性的重要来源。任何生物的天然种群中都存在着或大或小的染色体变异，这些变异在进化中起着十分重要的作用；尤其是存在大量杂交、多倍化、单性生殖和营养繁殖的植物类群，染色体变异十分常见。染色体变异主要表现为染色体组型特征的变异，包括染色体结构变异（缺失、易位、倒位、重复）和染色体数目变异（整倍体、非整倍体）。

（1）染色体结构的变异：起因于染色体或染色单体的断裂。根据这种断裂的数目和位置、断裂端是否连接以及连接的方式，可有各种染色体结构变异类型。

1）缺失（deletion）：即染色体上一个片段的丢失；

2）重复（duplication）：即染色体上某些片段的重复性增加；

3）倒位（inversion）：染色体某一片段做180°的颠倒，即染色体内部结构的顺序发生颠倒；

4）易位（translocation）：非同源染色体间相互交换染色体片段。包括相互易位和非相互易位（转位）两种情况。

（2）染色体数目的变异：各种生物的染色体数目都是相对恒定的，都含有一套以上的基本的染色体组。

染色体组指配子中所包含的染色体或基因的总和，各种生物为保持其生活机能协调谐和而不可或缺的一组染色体即一个染色体组。体细胞中含有两个染色体组的个体叫二倍体；几乎全部的动物和过半数的高等植物都是二倍体。体细胞中含有三个或三个以上染色体组的个体叫多倍体，其中体细胞中含有三个染色体组的个体叫三倍体。一般n指配子中的染色体数，x则指基本种的染色体基数。

然而，染色体数目的恒定是相对的，在不同的物种甚至种内都会出现染色体数目的变异，这在植物类群中表现得尤为突出，如在十字花科的草甸碎米荠种内就已发现了多达54种染色体数目。

1）整倍性变异：染色体数目的变化以染色体组为单位而增减，通常将超过两个染色体组的称为多倍体。由生殖细胞（如未受精卵或花粉粒）发育成的个体，仅含一个染色体组，称单倍体。

多倍体现象在植物进化中有很重要的意义。在自然条件下，机械损伤、射线辐射、温度骤变，及其他一些化学因素刺激，都可以使植物染色体加倍，形成多倍体种群。细胞核内染色体组加倍以后，常带来一些形态和生理上的变化，如巨大性，抗逆性增强等。一般多倍体细胞的体积，气孔保卫细胞都比二倍体大，叶子、果实、花和种子的大小也随加倍而递增。从内部代谢来看，由于基因剂量加大，一些生理生化过程也随之加强，某些代谢物的产量比二倍体增多。多倍体的产生多出现在分布区的一些边缘地带，多在气候条件恶劣的地区，这些地区多倍体的出现常伴随着抗逆性的相对提高。由于多倍体植物带有巨大性、不育性、代谢物增多和抗逆性加强等特点，给生产、生活带来了很大的经济价值。

2）非整倍性变异：细胞核内染色体数目不是染色体组的完整倍数，而是在二倍体染色体数目的基础上增减个别几条染色体，包括单体、缺体等不同情况。

2. 基因突变 通常为点突变，指基因内部一个或少数核苷酸的改变。基因突变现象在生物界也很普遍。

（1）碱基替换（base substitution）：指一个碱基对被另一个碱基对替换。

嘌呤间或嘧啶间的替换称为转换（AT⇌GC或TA⇌CG），嘌呤与嘧啶间的替换称为颠换（AT⇌CG或TA，GC⇌CG或TA）。

基因替换即指一个个体中发生的碱基替换或其他类型的突变，经过许多世代在群体内扩散并固定下来，由突变形成的新等位基因取代了原来的等位基因。

结构基因核苷酸顺序的碱基替换对该基因所编码多肽中氨基酸顺序的影响不同，可以是同义的，可以是错义的，也可以是无义的。

同义突变：改变了密码子中的碱基对，但仍编码相同的氨基酸，如三联体CAU和CAC均编码组氨酸，当DNA中一个碱基对替换，使mRNA密码子由CAU变为CAC时，多肽链中的氨基酸种类和顺序不会发生变化。

错义突变：发生碱基对替换后，使mRNA某一密码子改变，从而编码出不同的氨基酸。

无义突变：mRNA的密码子突变后成为3种无义密码子（UAG，UAA或UGA）之一，使肽链的延长停止，从而产生没有活性的多肽片段。

（2）插入或缺失突变（或称框移突变frameshift mutation）：指一个或几个碱基对的增加或丢失，可造成蛋白质的氨基酸序列发生较大的变化。

当出现框移突变时，由于遗传密码是以3个核苷酸为一组连续排列的，故在缺失或插入核苷酸以后的密码都成为错误密码（除非正好插入或缺失3个核苷酸对），都将转译为不正常的氨基酸，甚至提前终止。所以，框移突变常造成蛋白质的氨基酸种类和顺序发生很大变化。

由碱基替换引起的自发突变不到20%，大部分是长度不等的框移突变。

虽然在自然界正常的生物条件和环境中，每个基因位点上的自发突变率很低，但由于一个物种拥有许多个体，每一个体又具有许多基因位点，故新的基因突变能在自然界不断地出现。例如，以人有10万个基因，每代每个基因的平均突变率是10^{-5}来推算，每个人将产生父母所没有的突变为$2\times10^{5}\times10^{-5}=2$个。如果每个人平均携带2个新突变，按全世界50亿人计，在目前人类群体中新产生的突变数目就高达100亿。当以整个物种为单位时，即使在单个基因位点上，每代也会发生许多新突变，如人的每一基因位点上每代能产生1万个新突变。所以，由突变过程而产生的新的遗传变异的潜力是巨大的。

3. 重组（recombination） 通过有性生殖过程将群体中不同个体具有的变异进行重新组合，形成新的变异。基因型不相同的亲本基因组之间，进行新的组合而在子代基因组中形成新的基因型，故重组是产生遗传变异的另一个重要因素。在有性生殖的生物中，由不同合子发育成的个体不可能有相同的基因型，其根本原因就在于重组。

（1）染色体重组：细胞减数分裂时非同源染色体的独立分配和自由组合是一种基本的重组过程。例如，水稻有24条染色体（n=12），其非同源染色体分离时的可能组合就有$2^{12}=4096$种。

（2）DNA分子间重组：指DNA分子间通过交换等相互作用而产生新的分子形式，它可以改变基因本身、基因间的相互作用及基因表达。例如，以两个基因位点来考虑，某群体中的个体分别在不同位点（A和B）上各发生一次突变，形成了AaBB和AABb两类个体，如果这两类个体间发生重组，则能形成9种基因型（AABB，AABb，AAbb，AaBB，AaBb，Aabb，aaBB，aaBb，aabb），且大多数是新组合出来的基因型。

由于重组过程不仅能产生大量的新变异，而且产生变异的速度要比突变更快。所以，天然群体中变异性的直接来源不是突变而是重组。

（二）影响遗传多样性的因素

从本质上来说，遗传多样性的变化是由于物种基因（等位基因）的数目或频率的改变。能改变物种基因（等位基因）数目或频率的因素有很多，就植物而言，能确定和改变其遗传多样性的因素包括该物种的繁育系统（生殖方式）、遗传漂变、自然选择、基因突变和基因流等，同时还包括由于环境变化和人为干扰因素引起的物种灭绝、种群隔离、生境片断化等。

1. 繁育系统（生殖方式） 植物的繁育系统是指群体内植株的繁殖类型、交配方式、配子特性以及繁育世代长短等，具体包括植物的有性繁殖或无性繁殖、自交（近交）或异交（远交）、种子（花粉）类型、散布方式以及植物生活型等。植物繁育系统直接与种内遗传变异量有关，它是决定植物遗传多样性和群体遗传结构的最主要因素。

有性繁殖个体的遗传信息来自父母双方，亲本组合有利于基因重组和基因突变，有性繁殖群体变异普遍、变异性状多而且变异幅度大，其遗传多样性相应也较高。无性繁殖群体（克隆种）与近缘有性繁殖种相比具有较低的遗传多样性，但近年发现有些克隆种群也可以保持较高水平的遗传多样性。克隆植物种群遗传特别是当种群间基因流存在较大障碍时，其种群间遗传变异占总遗传变异的比例会大为增加。

交配方式对植物遗传多样性影响显著。随着植物自交（近交）率的提高，其群体遗传多样性呈递减的趋势。交配方式对遗传多样性的影响机制在于随着群体自交（近交）率的提高，后代群体中纯合体比例会增加，个体遗传多样性随之减少，相应影响到了整个群体的观测多样性指数。交配方式也会对植物群体遗传结构产生影响，以自交（近交）为主的物种，其遗传多样性主要存在于种群之间，异交物种遗传多样性以种群内为主。

植物近缘物种间的杂交会导致种间基因渐渗（gene introgrossion），是促进遗传变异的重要因素。种间杂交渐渗可产生新的基因型组合和生态型，增加种群的遗传多样性，提高植物群体适合度和适应性。但是，种间杂交也有可能导致物种合并，形成不同类群间的遗传同化现象（genetic assimilation），直接导致植物种群的杂合子劣势而产生远交衰退（outbreeding depression）。特别对珍稀濒危植物来说，种间杂交有可能导致物种灭绝。

植物的花粉与种子类型、散布方式和散布范围会对遗传多样性造成影响。风媒传粉（散播种子）的植物与虫媒传粉（动物散播种子）的植物相比，花粉（种子）的传播距离远，由其介导的基因流相对较高，遗传多样性也相应会高。一年生植物世代短，基因交换频率高，多年生植物寿命长，基因交换频率低，因此，世代周期短的野生植物群体要比世代周期长的野生植物群体遗传多样性丰富。

2. 基因流（gene flow） 基因流是指基因在同种植物种群内或种群之间的运动，一般是借助花粉、种子、孢子、营养体等遗传物质携带者的迁移或运动来实现的，其中种子扩散和花粉传播是植物基因流的两种最主要形式。对于整个物种来讲，基因流并不改变等位基因频率，但当迁入者的等位基因频率不同于迁入地种群时，能引起种群等位基因频率的变化。

植物基因流的大小，很大程度上取决于植物的繁殖方式和繁殖体的移动方式。异交、混交植物的基因流明显大于自交植物，风媒传粉植物的基因流大于动物传粉和自花授粉植物。相对于通过种子介导的基因流来讲，花粉基因流动占绝对优势，植物花粉扩散和分布机制是决定种群间遗传结构的重要因素。其他的生物学特性，如开花结实时间、植物种群密度、子代在新环境下的成活率等都会影响植物基因流。外界环境条件也对植物基因流产生较大影响。如植物所处的地形、水文特征直接影响着植物种群或个体的遗传连接方向等。

基因流有助于提高植物种群的遗传多样性水平，防止种群分化。通过基因流，新的个体或稀有基因被带到种群中，增加了种群内的遗传变异。基因流的出现增加了不同种群间配子（基因）交换的机会，阻碍了种群间的遗传分化；基因流越大，植物种群间相似性就会越大，种群也就越均匀。在一个相对较大的种群中，如果没有选择、突变等其他因素的作用，基因流会导致种群间基因型频率呈现平衡状态。基因流大小与种群遗传多样性和有效种群数量正相关，而与遗传漂变和种群分化程度成负相关。但近年来的相关研究表明，基因流对于物种的遗传分化和多样化也有着重要作用，对物种形成及其适应性进化具有积极的影响。

3. 遗传漂变（genetic drift） 遗传漂变是指受随机因素的影响，某一等位基因频率在种群中出现世代传递的波动现象。遗传漂变产生的原因是因为种群中个体繁殖适合度(reproductive success)具有变异性,生物个体产生不同数量的后代结果是随机的,并非所有的等位基因都会以相同的机率传递给下一代,等位基因频率在世代传递中会出现随机波动。在大的种群中,不同基因型个体所产生后代数的波动对基因频率不会有明显影响,其漂变速度相对较慢,可随机达到遗传平衡。但对小种群而言,遗传漂变速度会明显加快,常常在几代甚至一代后即可导致某些等位基因的消失或另一些等位基因的固定,从而最终改变种群的遗传结构和多样性水平,从而加剧种群间的变异。遗传漂变的总体效应是会减少有限种群中的杂合体频率,加剧近交程度,最终降低种群的遗传多样性。在有限植物种群中,有效种群大小、遗传漂变与遗传多样性之间有密切的关系,遗传漂变会引起等位基因的丢失或固定,从而导致种群遗传多样性的降低(减少),遗传漂变速率与有效种群大小成反比例。

瓶颈效应(bottleneck effect)是遗传漂变的特殊情况,当一个植物种群发生瓶颈效应,偶然事件可能会使植株数目急剧减少而面临灭绝危险,随后虽然生态条件恢复变好,植物种群恢复到原来的大小,但在瓶颈期间,遗传漂变在很大程度上改变了等位基因频率,改变了重新恢复的植物种群遗传结构和多样性水平,引起种群遗传多样性的降低。瓶颈事件可由气候变化、人为干扰等因素引起,使得植物种群遗传多样性水平很低,种群间遗传分化明显,并可能由此产生有性生殖障碍,降低其生态适应能力。

奠基者效应(founder effect)是产生遗传漂变的另一种重要途径,也是瓶颈效应的特殊形式。大多数外来入侵物种、引种植物、海岛域物种会表现出明显的种群遗传瓶颈或奠基者效应,这是因为新种群的奠基者只带来了部分原产地种群的遗传多样性。发生瓶颈事件后,种群奠基者数量与恢复速度会对长期遗传多样性产生显著影响,奠基者数量越多、种群恢复越快的种群遗传多样性也相应较高,奠基者数量过小或较长时间恢复的种群要比快速恢复种群丢失更多的遗传多样性。当然,种群的快速恢复可以减轻由于中等程度瓶颈效应所带来的遗传多样性损失,而对受到瓶颈效应(奠基者效应)严重影响的种群则没有多大效果。如果能够提供2代或更多代的种群样本,就可以根据不同世代间等位基因频率的变异确定过去所发生的瓶颈事件或奠基者效应。

遗传漂变也受到基因流的影响,两个种群间平均每代中有一株植物交换就可足够抵消单由遗传漂变引起的种群间分化。

4. 自然选择(natural selection)　自然选择是达尔文学说中进化过程的主要机制,也是能导致种群遗传变异的主要因素之一。自然选择的核心在于可遗传的变异,在物种持续进化过程中,种群中那些有利于传宗接代的基因型被保留,而不利基因被淘汰,从而定向地改变种群中基因型频率。自然选择会增加植物种群不同个体基因型的繁殖分化,有些有利变异经过长期积累,从而产生了适应特定环境的新物种或新的生态型。

自然选择对植物表型性状遗传多样性的影响作用非常明显。无论是在世界范围内,还是在小的范围,多样性与环境差异密切相关,自然选择压力越大,多样性越丰富。达尔文自然选择理论也是基于表型效应,不同植物在种群、种、品种甚至个体上的差异很大程度是由于自然选择和适应的结果。不同的选择方式会对植物种群的遗传多样性产生不同影响。定向性选择和稳定性选择会降低植物种群的遗传多样性,分裂性选择可使种群的遗传变异增加,从而使遗体多样性得到提高,平衡选择有利于维持植物种群的遗传多样性。在大的植物种群中,遗传漂变对遗传多样性的影响效果相对较小,主要的影响因素则来自于平衡选择。

中性学说(neutral theory)是从分子水平研究上提出的一种新的进化学说，认为分子水平上的大多数突变是中性或近中性的，不影响核酸和蛋白质的功能，对生物个体的生存既无害处也无好处，自然选择对它们不起作用，这些突变全靠一代又一代的随机漂变而被保存或趋于消失，从而形成分子水平上的进化性变化或种内变异。不受自然选择压力的中性突变，通过随机的"遗传漂变"在种群中得到固定和逐渐积累，也可以实现种群的分化，出现新的物种。中性学说并没有否定自然选择，只是强调突变压力和随机漂变在分子水平上的更为巨大的作用。

四、检测遗传多样性的方法

检测遗传多样性的方法是随着生物学研究层次的提高和实验手段的不断改进而逐步发展起来的，从形态学水平、细胞学(染色体)水平、生理生化水平直至目前的分子水平。无论在什么层次上进行研究，其目的都是为了揭示遗传物质的变异。迄今为止，任何一种检测遗传多样性的方法都存在各自的优点和局限，还找不到一种可以完全取代其他方法的技术。因此，包括经典的形态学、细胞学，以及同工酶和DNA技术在内，各种方法都能从各自的角度提供有价值的信息，都有助于我们认识遗传多样性及其生物学意义。

(一)形态标记

从形态学或表型性状上来检测遗传变异是最古老也最简便易行的方法。通常所利用的表型性状主要有两类，一类是符合孟德尔遗传规律的单基因性状(如质量性状、稀有突变等)，另一类是根据多基因决定的数量性状(如大多数形态性状、生活史性状)。由于天然种群中，单基因性状很少，用其作为遗传标记来研究遗传多样性主要还是针对一些具有重要经济价值的农作物、林木和园艺作物及其野生近缘种，而且多利用这类单基因标记来研究交配系统、基因流和选择等进化因素。相比之下，针对数量性状的研究则由来已久，通过对这些数量性状的研究同样能分析种群的遗传水平和遗传结构。在利用数量性状来研究遗传变异时，常用到更为科学和严密的数量遗传学方法。这种方法是通过特定的杂交试验和后代测定来分析性状在亲子代间的传递规律，将影响数量性状变异的遗传因素同环境因素区分开来，确定遗传因素在性状变异中的相对重要性；同时分析遗传和环境交互作用，甚至可以估算控制数量性状多基因的位点数目。在许多场合，利用形态性状来估测遗传变异是最现实的方法，尤其是当需要在短期内对变异性有所了解或在其他生化方法无法开展之时，形态学手段不失为一种有价值的选择。其缺点是由自然突变或物化诱变所获得的具有特定形态特征的材料所需时间长，且可能产生不利的性状；遗传表达有时不太稳定，易受环境条件及基因显隐性的影响。

(二)细胞学标记

染色体多样性检测主要对细胞分裂时期染色体的数目和形态特征，如相对长度、臂比值、着丝点位置、臂指数等加以分析，即核型分析，得到一定的核型。不同种类的生物或同种生物的核型不同。但某些种类，特别是种下水平居群间，其组型和染色体特征差别不明显，则必须对染色体进行分带处理，显示深浅不同的染色体带纹，如C带、Q带、G带、R带、T带等。显然，细胞学标记的数目也很有限。随着染色体研究技术的发展，如细胞原位杂交技术的应用，在染色体水平上可揭示出更加丰富的遗传多样性。

染色体原位杂交(chromosome in situ hybridization)是细胞学方法和分子杂交技术相结

合的产物，是指利用特异性核酸片段作探针，直接同染色体的DNA片段杂交，在染色体上显示特异的DNA或RNA。最初是采用同位素标记探针，杂交后通过放射自显影显示出杂交信号。最近几年主要发展以非放射性大分子如生物素、地高辛等标记特异性核酸片段，杂交信号经酶联显色或荧光显示的杂交技术，特别是荧光原位杂交技术（fluorescence in situ hybridization，FISH）。原位杂交的优点是准确直观，在用整个基因组DNA或基因组特异重复序列作探针时，可以明显区分不同物种的染色体组成，在鉴定染色体构型和结构变异等方面有重要作用。

（三）生化标记

等位酶（allozyme）是由同一基因位点上不同等位基因所编码的同工酶。由于等位酶谱带同等位基因之间的明确关系，使其成为一种十分有效的遗传标记。其通常以共显性方式遗传，在生物界中广泛存在；且材料来源丰富、实验技术简单、获得结果迅速、结果易于比较。更重要的是，在选择一定量的酶系统或位点作为遗传标记时，对于多态或单态酶或位点都是同等对待，所以其变异可以较为客观地代表整个基因组的变异，可以对任何物种或种群的研究结果进行比较，这是区别于以往任何检测遗传变异方法的关键。用等位酶检测遗传多样性应用较为普遍，积累了十分丰富的资料，并在采样原则、实验方法、数据处理和结果分析方面形成了一套统一的标准，尤其是建立了度量遗传变异、种群遗传结构和基因流水平等的定量指标，使整个生物界遗传多样性的研究结果可以在共同的基础上进行比较。通过将一批等位酶位点作为基因组的随机样本，利用群体遗传的知识，计算遗传多样性的度量指标，可以有效地揭示生物居群的遗传学结构，了解居群内、种内、种间乃至种上遗传多样性的情况；而且还可以用来判断其繁育系统的性质、生殖方式；结合居群的生态条件进行分析，则可以了解生物适应生态环境的遗传学基础。很多关于植物天然群体遗传变异及遗传结构方面的知识来自等位酶研究的结果。等位酶分析同样有其局限性，表现在：实验结果随动植物不同发育时期、器官及环境而变化；可以利用的遗传位点数量比较小；对电泳分析的样品要求较高。

（四）分子标记

由于等位酶是生化水平，主要是对功能基因的表达产物进行检测，只能反应一部分功能基因的情况，而对大部分功能基因和大量非功能DNA区域无法检测，且其所能检测的多态性较低，逐步为分子标记所取代。

广义的分子标记是指可遗传且可检测的特异DNA、RNA序列或蛋白质序列，而狭义的分子标记专指DNA标记。与形态标记、细胞学标记和生化标记相比，分子标记具有以下优越性：①直接以核酸作为研究对象，在植物体内的各个组织、各个发育时期均可检测，不受季节、环境限制，与发育时期无关；②标记数量极多，遍及整个基因组；③多态性高，由于自然界存在许多等位变异，无需专门创造特殊的遗传材料；④有许多分子标记表现为共显性，能鉴别纯合和杂合基因型，可提供完整的遗传信息。

依据多态性的检测手段，分子标记可分为三大类：①基于传统的Southern杂交技术的分子标记如限制性内切酶酶切片段长度多态性（restriction fragment length polymorphism，RFLP）标记；②基于聚合酶链式反应（polymerase chain reaction，PCR）反应的分子标记如随机扩增多态性DNA（randomly amplified polymorphic DNA，RAPD）、DNA扩增产物指纹分析（DNA amplification fingerprinting，DAF）等；③PCR-RFLP技术的结合即扩增片段长度多态性（amplified fragment length polymorphism，AFLP）技术。依据在基因组中出现的频率，又可将分子标记分为低拷贝序列和重复序列，重复序列包括串联重复和散布重复。

分子标记技术目前已出现几十种，而且可以断定，随着分子生物学的发展，新的分子标记还会不断涌现。以下是一些常用的分子标记技术。

1. 以传统的Southern杂交为基础的分子标记技术

限制性内切酶酶切片段长度多态性（RFLP）

单链构象多态性-RFLP（single strand conformation polymorphism-RFLP，SSCP-RFLP）

变性梯度凝胶电泳-RFLP（denaturing gradient gel electrophoresis-RFLP，DGGE-RFLP）

原位杂交（in situ hybridization）

2. 以PCR为基础的分子标记技术

随机扩增多态性DNA（RAPD）

序列标记位点（sequence tagged site，STS）

序列特征化扩增区域（sequence characterized amplified region，SCAR）

随机引物PCR（random primer-PCR，RP-PCR）

任意引物PCR（arbitrary primer-PCR，AP-PCR）

寡核苷酸引物PCR（oligo primer-PCR，OP-PCR）

单链构象多态性PCR（single strand conformation polymorphism-PCR，SSCP-PCR）

小寡核苷酸DNA分析（small oligo DNA analysis，SODA）

DNA扩增产物指纹分析（DAF）

扩增片段长度多态性（AFLP）

限制性位点扩增多态性（restriction site amplification polymorphism，RSAP）

相关序列扩增多态性（sequence related amplified polymorphism，SRAP）

靶位区域扩增多态性（target region amplified polymorphism，TRAP）

插入/缺失多态性（insertion/deletion polymorphism，Indel或I/D）

简单序列重复间区（inter-simple sequence repeat，ISSR），也称作锚定简单序列重复（anchored simple sequence repeat，ASSR）

核糖体DNA序列分析（ribosome DNA sequence，rDNA）

叶绿体DNA序列分析（chloroplast DNA sequence，cpDNA）

3. 以重复序列为基础的标记

卫星DNA（satellite DNA） 重复单位为几百-几千碱基对

微卫星DNA（microsatellite） 重复单位为2~5碱基对

小卫星DNA（minisatellite） 是一种重复DNA小序列，为10到几百核苷酸，拷贝数10~1000不等。又称数目可变串联重复序列（variable number of tandem repeats，VNTR）。

简单重复序列（simple sequence repeat，SSR） 即微卫星DNA标记

短重复序列（short repeat sequence，SRS）

串联重复序列（tandem repeat sequence，TRS）

4. 以mRNA为基础的分子标记技术

差异显示（differential display，DD）

逆转录PCR（revert transcription PCR，RT-PCR）

差异显示逆转录PCR（differential display reverse transcription PCR，DDRT-PCR）

特征性差异分析(representative difference analysis, RDA)
表达序列标签(expressed sequence tag, EST)
基因表达序列系统分析(Serial analysis of gene expression, SAGE)
5. 以单核苷酸多态性为基础的分子标记技术
单核苷酸多态性(single nueleotide polymorphism, SNP)
6. 与基因芯片结合的分子标记技术
多样性芯片技术(diversity arrays technology, DArT)
这些标记有不同的技术特点,各有自己的优缺点,可用于不同的检测目的。(表7-1~7-3)

表7-1　不同标记的技术特性

标类型 Marker types	DNA用量 DNA amount	DNA质量 DNA quality	基因组分布 Distribution of genome	可检测基因座位数 Number of detectable loci	遗传特点 Genetic characteristics	多态性 Polymorphism
RFLP	5~10μg	高	低拷贝编码序列	1~3	共显性	中等
RAPD	1~10ng	低	全基因组	1~10	显性	较高
ISSR	25~50ng	低	全基因组	1~10	共显性/显性	较高
SSR	50~120ng	中高	全基因组	多为1	共显性	高
VNTR	5~100ng	高	全基因组	10~100	共显性	较高
AFLP	1~100ng	高	全基因组	20~200	共显性/显性	较高
SNP	≥50ng	高	全基因组	2	共显性	高
Indel	50ng	高	全基因组	2	共显性	低
EST	1~100ng	高	功能基因区	2	共显性	较高
DArT	5~10μg	高	全基因组	2	显性	高

标类型 Marker types	引物/探针类型 Type of primer/probe	技术难度 Technical difficulty	同位素使用 Use of isotope	可靠性 Reliability	所用时间 Time	试验成本 Experimental cost
RFLP	特异性低拷贝探针	高	常用	高	多	高
RAPD	9~10bp随机引物	低	不用	低/中等	少	较低
ISSR	16~18bp特异引物	低	不用	高	少	较低
SSR	14~16bp特异引物	低	可不用	高	少	中等
VNTR	DNA短片段	中等	常用	高	多	高
AFLP	16~20bp特异引物	中等	常用	高	中等	较高
SNP	AS-PCR引物	高	不用	高	多	高
Indel	22~25bp特异引物	低	不用	高	多	中等
EST	24bp寡核苷酸引物	高	不用	高	多	高
DArT	特异性探针	高	不用	高	少	较低

表7-2 不同分子标记适用不同遗传多样性检测目的

标记类型 Marker types	衡量遗传变异 Weighing the genetic variation	衡量群体遗传结构与分化 Weighing the population genetic structure and differentiation	估计基因渐渗、迁移、基因流 Estimating the introgression, migration and gene flow	研究系统发育和分类 Studying the phylogenesis and elassification	交配系统和亲本分析 Mating system and parental analysis	个体认定和DNA指纹图谱 Individual identification and DNA fingerprint	构建遗传图谱 Constructing the genetic map
等位酶	有限	有限	有限	好，但在近源种中有限	有限	弱	弱
RFLP	有限	有限	有限	好，但在近源种中有限	有限	好	有限
SSR	好	好	好	弱	很好	很好	好
ISSR	好	好	弱	有限	弱	弱	弱
RAPD	好	好	弱	有限	弱	弱	弱
AFLP	好	好	弱	有限	弱	弱	很好
CAP	好	好	好	好	好	好	好
SNP	好	好	弱	有限	有限	好	好
DArT	好	好	弱	好	有限	好	好

表7-3 不同标记的主要优缺点

标记类型 Marker types	优点 Advantage	缺点 Disadvantage
等位酶 Allozyme	成本不贵，共显性，重复好，技术容易，相对多态性高	可用酶数量有限，酶有偏好性，隐藏等位基因，组织需要，难以自动化
RFLP	数量多，共显性，重复性好，多态性相对高	费时费力，DNA需要量大，自动化困难
SSR	数量多，共显性，重复好，容易分析，多态性高，可以自动化	无效等位基因，引物开发难，回复突变，引物通用性低
ISSR	数量多，便宜，容易操作，多态性很高	显性，物种间通用性低，功能未知
RAPD	数量多，便宜，容易操作，多态性很高	重复性低，显性，物种间通用性低，功能未知
AFLP	数量多，花费中等，多态性很高	功能未知，显性，有一定技术要求，DNA质量要求高，重复性有怀疑
CAP	数量多，共显性，容易操作，重复性好，多态性好	费时费力，需要DNA序列信息
SNP	数量多，共显性，容易分析，可重复，结合芯片技术可自动分析	位点选择费事，通用性不好
DArT	利用芯片检测技术，高通量，低成本，高自动化	显性，技术操作有一定要求

五、遗传多样性的测度方法与指标

(一)遗传多样性的测度指标

几乎在各个领域都会碰到多样性的度量问题,用于群体遗传学的指标主要有以下几个方面。

1. 基因频率(gene frequency) 是指在一个种群基因库中,某个基因占全部等位基因数的比率。群体中某一特定基因的频率可以从基因型频率(genotype frequency)来推算。基因型频率是某种特定基因型的个体占群体内全部个体的比例。

种群中某一基因位点上各种不同的基因频率之和以及各种基因型频率之和都等于1。对于一个种群来说,理想状态下种群基因频率在世代相传中保持稳定,然而在自然条件下却受基因突变、基因重组、自然选择、迁移和遗传漂变的影响,种群基因频率处于不断变化之中,使生物不断向前发展进化。因此,通过计算某种群的基因频率有利于理解该种群的进化情况。

呈共显性遗传的标记,其基因型直接反映表型。群体中频率最高的等位基因是该物种中最原始、最保守的等位基因,其余等位基因是进化过程中由该等位基因突变形成,因此标记多态性能够反映物种的进化历史。由于其他指标的计算主要以等位基因频率(allele frequencies)为基础,如果等位基因频率的计算出现错误或误差,将会影响到其他指标的准确性。

$$P_i=\frac{2n_{ii}+n_{ij1}+n_{ij2}+\cdots+n_{ijn}}{2N}$$

式中,P_i为第i个等位基因的频率;n_{ii}为第i个等位基因纯合的个体数;j_n为与i共显的第n个等位基因;n_{ijn}为含有i与j_n共显等位基因的个体数;N为群体中的个体数。

有的等位基因只在某一品种中出现,而且该等位基因频率在该品种中较高,则可以作为该品种的标记,当然也不排除因为其他品种个体数有限而未检测到的可能。有些等位基因在某一品种中未检测到,是否与品种特性有关就有待进一步研究。由此,需要关注的问题是无效等位基因的存在,这会导致低估等位基因频率、杂合度及遗传距离。

2. 有效等位基因数(effective number of alleles, n_e) 有效等位基因数是指理想群体中(所有等位基因频率相等),一个基因座上产生与实际群体中相同的纯合度所需的等位基因数。它等于实际群体的基因纯合度的倒数,是衡量群体遗传变异的一个指标。又称等位基因均衡度(evenness of allele frequencies)。等位基因在群体中分布的越均匀,n_e越接近实际检测到的等位基因的个数。群体的平均有效等位基因数(N_e)等于各个位点上的n_e的算术平均数。

$$n_e=1/\sum_{j=1}^{m}P^2_{ij}$$

$$N_e=\sum_{i=1}^{n}\frac{n_e}{n}=\sum_{i=1}^{n}\frac{(1/\sum_{j=1}^{m}P_{ij}^2)}{n}$$

式中,P_{ij}为第i个位点上第j个等位基因的频率;m为第i个位点的等位基因数;n_e为第i个位点上的等位基因的有效数目;n为所测定位点的总数。

3. 等位基因丰度(allelic richness, r_s) 等位基因丰度是独立于样本大小的一个等位基因数的度量,因而可用来比较不同样本大小下的等位基因数。

4. 多态位点百分率(percentage of polymorphic loci) 即所测定的位点中多态位点占总

位点数的百分比。一般规定P_i在0.95以下为多态位点。

5. 杂合度（heterozygosity，H） 杂合度是度量群体遗传变异的一个最适参数，平均基因杂合度的大小可反映遗传变异程度的高低。

群体内某一位点的预期杂合度（expected heterozygosity）：

$$h = 1 - \sum_{j=1}^{n} p_i^2$$

平均每个位点的预期杂合度（mean expected heterozygosity per locus，H_e）：

$$H_e = \sum_{j=1}^{r} \frac{h_j}{r}$$

式中，P_i为某一位点上第i个等位基因的频率；n为某一位点上的等位基因数；h_j为第j位点的杂合度；r为位点个数；H为群体内平均杂合度。

另外，还有其他采取不同的计算方式的杂合度，如观测杂合度（observed heterozygosity），即某位点实际观测到的杂合子在样本中所占的比值；平均每个位点的观察杂合度H_o（mean observed heterozygosity per locus）；群体内平均杂合度及总群体的平均杂合度等。

6. 基因多样性（gene diversity） 多根据Nei提出的无偏估计量来估计每个群体的各基因位点的基因多样性（Nei's unbiased gene diversity）。该无偏估计量既考虑了观察杂合度和期望杂合度，同时还考虑了样本的大小。

$$H_{sk} = \frac{n_k}{n_k - 1}\left(1 - \sum {}_{p_{ik}}^{2} - \frac{H_{ok}}{2n_k}\right)$$

式中，n_k为第k个群体的个体数，p_{ik}为第k个群体中A_i的等位基因频率，H_{ok}为第k个群体的观察杂合度。

7. 多态信息含量（polymorphism information content，PIC） 多态信息含量是表示标记变异程度高低（位点多态性）的一个指标。

$$PIC = 1 - \sum_{i=1}^{n} p_i^2 - \sum_{i=1}^{n-1} \sum_{j=1+1}^{n} 2p_i^2 p_j^2$$

式中，P_i、P_j分别为群体中第i、j个等位基因频率，n为等位基因个数。当PIC>0.5时，该位点为高度多态性位点；当0.25<PIC<0.5时，该位点为中度多态性位点；当PIC<0.25时，该位点为低度多态性位点。PIC和H都能反映群体内个体遗传变异的程度，数值高说明遗传变异就大，反之则群体内的遗传变异小。

（二）群体间遗传分化度量

F-统计量（F-statistics） F-统计量是指杂合性基因多样性的比率，可以看作是估计近交的参数，用来测量亚群体间的分化程度（基因频率偏离预期Hardy-Weinberg平衡的程度）。

（1）Wright's F-统计量：近交系数（F_{IS}）衡量因亚群内的非随机交配引起的个体杂合度降低；固定指数（F_{ST}）衡量群体再分效应，表示因遗传漂变引起的一个亚群的杂合度降低程度。总体近交系数（F_{IT}）即相对于总群体一个个体的总体近交系数，包括来自亚群内的非随机交配（F_{IS}）造成的和因群体再分（F_{ST}）造成的近交系数两部分。

三者的关系是：$1-F_{IT}=(1-F_{IS}) \times (1-F_{ST})$

$$F_{IT}=\frac{H_t-H_o}{H_t};\ F_{ST}=\frac{H_t-H_s}{H_t};\ F_{IS}=\frac{H_s-H_o}{H_s}$$

式中，H_o为观察杂合度，H_s为平均的期望杂合度，H_t为总的期望杂合度。如果不同群体组合的F_{ST}值均较低，说明种群间可能存在大量的基因迁移或有较近的亲缘关系。而F_{IS}值较高，说明群体内近交程度较高。

Nei's F-统计量

$$G_{IT}=\frac{H_t-H_o}{H_t};\ G_{ST}=\frac{H_t-H_s}{H_t};\ G_{IS}=\frac{H_s-H_o}{H_s}$$

G_{ST}也称为基因分化系数（coefficient of gene differentiation），用来衡量各群体内的基因分化。当各群体的所有等位基因几乎相同时，G_{ST}的值接近0，各群体间几乎没有分化；当各群体的遗传多样性在H_T中所占比例减小，群体间的遗传分化增大时，说明遗传多样性几乎存在于各群体之间，G_{ST}的值接近1。

（2）相关度和群体每代迁移数：相关度（r）用于衡量个体间的关联程度，取值范围为了-1~+1。-1表示没有共同基因，至少就所测定的遗传标记而言；+1表示拥有完全相同的基因，如克隆。

$$r=\frac{2F_{ST}}{1+2F_{IR}}$$

群体每代迁移数（number of migrants per generation，N_m）是测定基因流的一种方法，可以用F_{ST}方法计算。群体间基因流大于1，则能发挥均质化作用，即能有效抵制由遗传漂变引起的遗传分化。

$$N_m=\frac{1-F_{ST}}{4F_{ST}}$$

（3）近交系数（inbreeding coefficient）：又称内繁育系数，是形成合子的两个配子来自同一祖先的概率，即一个个体接受在血缘上相同即由同一祖先的一个等位基因而成为该等位基因纯合子的概率。

根据通径系数原理，个体x的近交系数即是形成x个体的两个配子间的相关系数，用F_x表示。

$$F_x=\sum\left[\left(\frac{1}{2}\right)^{n_1+n_2+1}(1+F_A)\right]$$

式中，F_x表示个体x的近交系数；1/2表示各代遗传结构的半数；n_1表示父亲到共同祖先的代数；n_2表示母亲到共同祖先的代数；F_A表示共同祖先自身的近交系数；$n_1+n_2+1=N$为亲本相关通径链中的个体数。

（4）遗传距离（genetic distance）：遗传距离是用基因频率的函数表示群体间的遗传变异，能反映不同品种间进化上的关系。

1）Nei氏最小遗传距离（Nei's minimum genetic distance，D_m）

$$D_m=\frac{(J_X+J_Y)}{2}-J_{XY}$$

2）Nei氏标准遗传距离（Nei's standard genetic distance，D_s）

$$D_s = -ln\left[\frac{J_{XY}}{\sqrt{J_X J_Y}}\right]$$

式中，J_X和J_Y分别为群体X和Y中所有基因位点的平均纯合性，且有

$$J_X = \frac{\sum_j^r \sum_i^{mj} x_{ij}^2}{r};\ J_Y = \frac{\sum_j^r \sum_i^{mj} y_{ij}^2}{r};\ J_{XY} = \frac{\sum_j^r \sum_i^{mj} x_{ij} y_{ij}}{r}$$

式中，x_{ij}和y_{ij}分别为群体X和Y中第j个基因座上第i个等位基因频率；m_j为第j个基因位点的等位基因数；r为考虑的基因位点数目。

3）Nei氏绳距（Nei's chord distance，D_A）

$$D_A = 1 - \frac{1}{r}\sum_j^r \sum_i^{mj} \sqrt{x_{ij} y_{ij}}$$

模拟研究表明，在得到正确的拓扑结构方面，D_A优于D_s、D_m法。

（5）遗传一致度（genetic identity，I）：通常用遗传相似系数（genetic similarity coefficient）来表示。它与遗传距离的关系为$D=-\ln I$。遗传一致度为0时，表示两个种群完全不一样，无亲缘关系；遗传一致度为1时，表明两个种群完全一致。

（三）遗传平衡检验（test for genetic equilibrium）

1. Hardy-Weinberg平衡检验　检测基因型是否符合Hardy-Weinberg期望分布。

2. 基因连锁不平衡（linkage disequilibrium）检验　成对微卫星基因座在不同群体中的连锁不平衡检验。

3. 突变-漂移平衡（mutation-drift equilibrium）检验　由于一个或两个群体中存在瓶颈效应时，可以影响到两群体间遗传距离估计的准确性。评定所研究群体是否经受瓶颈效应影响，以此检验群体是否偏离突变-漂移平衡。

（四）系统树的构建

系统树的构建方法主要有：距离法（distance method）、最大简约法（maximum parsimony method）和最大似然法（maximum likelihood method）。

在多态性分析中常用距离法中的非加权组对算术平均法（unweighted pair-group method with arithmetic means，UPGMA）和邻接法（neighbor-joining method，NJ）。UPGMA是一种简单的构树法，其假定条件是在进化过程中，每一世代发生突变的概率是相同的，即核苷酸或氨基酸的替代速率是均等且恒定的。如果假定速率恒定在各谱系间不成立，UPGMA法可能会给出错误的聚类图。NJ法考虑了进化分支上每代基因突变发生率有可能不等的事实，所以被广泛地应用。

【案例】

黄芩基因组SSR分子标记的开发及遗传多样性分析

一、研究背景

黄芩为唇形科黄芩属植物黄芩（*Scutellaria baicalensis* Georgi）的干燥根，性寒味苦，具有清热燥湿、泻火解毒、安胎等功效。黄芩的主要活性成分为黄芩苷、黄芩素、汉黄芩苷、汉

黄芩素等黄酮类化合物,具有抑菌、抗癌、抗氧化、镇静等作用。

野生黄芩药材主要产自于内蒙、河北等省;随着近年来市场对黄芩药材需求量的日益增加,野生黄芩的种质资源遭到过度采挖和严重破坏,野生资源储量锐减。目前栽培黄芩的面积逐渐增多,但由于生产上药农引种时存在盲目性,导致栽培黄芩个体间性状差异较大、易形成变异类型、种质退化严重,严重影响了药材的品质和产量。目前还不明确黄芩野生资源的大量减少,是否影响黄芩某些优良性状及其基因资源的丢失,最大限度的发掘和保护黄芩的遗传多样性,对保持黄芩遗传资源具有重要作用。

SSR(simple sequence repeat)又称微卫星,是指以2~6个核苷酸为基本单位的串联重复序列组成的DNA片段.它们的长度大多为100~200个碱基对,广泛存在于真核生物基因组中。SSR序列具有分布广泛、共显性遗传、多态性位点多、信息含量丰富、物种间转移性好、易于检测和可重复性好的特点,已被广泛应用于品种鉴定,种质资源保存和利用、遗传多样性分析、分子标记辅助选育等研究领域。

本研究基于黄芩基因组数据开发SSR分子标记,并以采自10个不同产地的50份黄芩种质为研究对象,对黄芩种质资源的遗传多样性进行了初步研究,揭示不同种群间的亲缘关系,为进一步黄芩种质资源评价、保存和新品种选育等提供物质基础和理论依据。

二、材料与方法

材料:选取10个不同产地的黄芩药材原植物,每个产地取5个植株,每个植株采集新鲜叶片并立即用硅胶干燥保存。样品主要采自河北、内蒙古等地。实验材料详见表7-4。

黄芩基因组SSR的筛选:通过ssr. pl程序(http: //www.gramene.org/db/markers/ssrtool)从黄芩基因组序列中搜索黄芩SSR序列,识别标准:二、三、四、五、六核苷酸重复基序,最小重复次数为9、6、5、4、4次。

用于鉴别的SSR引物的设计:应用Primer 3.0在线软件(http: //frodo.wi.mit. edu/primer3/)设计引物,如表7-5所示。设计原则为:引物长度:18~24bp,最适长度为20bp;PCR产物长度为100~400bp;最适*Tm*值为60℃;GC含量为40%~60%。荧光引物为5′末端添加FAM标记,所有引物均由上海生工生物工程有限公司合成。

总DNA提取、PCR扩增、电泳检测 参照CTAB法提取供试材料的基因组DNA,1%琼脂糖凝胶电泳检测DNA质量,用Nano Drop ND-1000分光光度计测定DNA的浓度和纯度,将其稀释到100ng/μl,-20℃冰箱保存备用。PCR反应体系(25μl):2.5μl 10×PCR buffer,2μl 2.5mmol/L dNTPs,10μmol/L引物各1μl,0.25μl 2.5UrTaq DNA聚合酶,1μl DNA模板,剩余体系用灭过菌的双蒸水补齐。反应在ABI 9700型PCR扩增仪上进行。反应程序为:94℃预变性5分钟;94℃变性30秒,55℃退火30秒,72℃延伸30秒,38个循环;72℃延伸10分钟。PCR产物进行STR分型。

数据统计与分析:利用Gene Marker V1.75软件读取毛细管电泳数据,按照引物的序列信息中的目标片段大小以及Marker,在STR分型结果中确定出目标片段,读取时只取目标片段。不同的等位基因用英文字母来表示,按照片段的大小依次标为A、B、C和D等,相同大小的等位基因用相同字母表示。利用Popgene32软件分析遗传结构和遗传多样性参数。用PIC_CALC软件(http: //dl.getdropbox.com/u/695591/PIC_CALC.rar)分析多态性含量(PIC),利用SPSS 17.0对分析结果做统计分析,方法为配对*t*检验。(表7-4,表7-5)

表7-4 研究所用样品

编号	产地	个体数
1	内蒙古赤峰	5
2	内蒙古阿尔山	5
3	内蒙古霍林郭勒	5
4	河北围场	5
5	河北丰宁	5
6	河北赤城	5
7	河北阜平	5
8	河北张北	5
9	河北滦平	5
10	河北隆化	5

表7-5 研究所用引物序列

引物名	引物序列(5′→3′)	重复序列	荧光标记	Genbank登录号
Sbssr.1	TACAGGACAACCACTACCCACA CCTGAGATCAAATCATGCAAAG	(AATA)$_5$		KM980170
Sbssr. 2	TACTCCTTGGGTAACATTTCGG TGCATGATCTCACTCGATTACA	(AGAAG)$_4$		KM980171
Sbssr. 3	CCCATGCTGTACTAACCTGTGA TTCTTCGTTCTAACCGATGGAT	(AAGA)$_5$		KM980172
Sbssr. 4	TCTCAAACAACTAAGGGCATGA TGATGATGAAAAGGTGAAGCTG	(GA)$_8$		KM980173
Sbssr. 5	CACAGAGTGCTCACCGATCTAC TAAGCGGATGGGGATATAAACA	(ACC)$_8$	FAM	KM980174
Sbssr. 6	GAGGGTTTCAAGATTTTCATGC AGTACAACAAGCAATCAGGGTG	(AT)$_6$		KM980175
Sbssr. 7	TGTCTCATTTCTCTTCAGCTTCC CACCACCTTTTCTGCTCTTTCT	(AG)$_9$		KM980176
Sbssr. 8	CTGTTGGGTGTAAGTTTGGCTT AGCATTAAGGATACGGCTTTTG	(TTC)$_6$		KM980177
Sbssr. 9	ATGTGGAAGTGGGAATACGAGT AATCAGGCGAAGAAGGATTGT	(TTG)$_6$		KM980178

三、结果

（一）黄芩基因组SSR频率及其SSR重复基序类型

从黄芩基因组数据库中共获得12775条SSR序列，从表7-6可知，黄芩基因组的SSR重复基序类型较为丰富，其最主要的重复基序类型为二核苷酸（68.32%），其次为三核苷酸（18.63%）、五核苷酸（5.29%）、六核苷酸（4.76%）及四核苷酸（3.00%）。二核苷酸占了显著的优势，该结果与对芝麻、冷蒿、大白菜、白三叶草等的研究结果一致。另一方面，二、三核苷酸含量比四、五、六核苷酸最含量丰富，这可能因为四、五、六核苷酸更易发生框移突变和受到更强的自然选择有关。

在黄芩各二核苷酸基序中，CT/AG，GA/TC重复次数最多，分别占总二核苷酸基序的22.98%和22.43%；其次是TC/GA，AG/CT，分别占总二核苷酸基序的20.31%和19.39%。三核苷酸基序中出现频率最高的为TTC/GAA、GAA/TTC，分别占总三核苷酸数量的7.85%和6.81%，其次为AAG/CTT，CTT/AAG各占总三核苷酸基序的5.59%和5.38%。但未发现GC/CG重复基序，这与菜豆的研究结果相一致。

表7-6　黄芩*Scutellaria baicalensis*基因组SSR的类型和分布

类型	数量	占比%	4	5	7	9	10	>10
双核苷酸	8728	68.32%	–	–	–	–	–	8728
三核苷酸	2380	18.63%	–	1	1	1	2	2375
四核苷酸	383	3.00%	8	5	1	4	–	364
五核苷酸	676	5.29%	8	7	1	2	1	657
六核苷酸	608	4.76%	3	5	1	–	–	599
总计	12775	100%	–	–	–	–	–	–

（二）黄芩SSR引物的遗传多态性检测

本实验设计并合成了20对SSR荧光标记引物，利用不同产地黄芩DNA进行PCR扩增，选取扩增产物稳定性好、多态性及清晰度高的9对SSR引物用于本实验的研究。PCR扩增结果如图7-1所示。

利用9对荧光标记引物对10个不同产地的50个不同植株黄芩基因组DNA进行SSR-PCR扩增，共检测出68个等位基因数，如表7-7所示。其中引物Sbssr.1、2的等位基因数最低，为4个；引物Sbssr.5最高，为12个；平均每个SSR位点等位基因数为7个，有效等位基因数为3.27个。利用Nei氏算法计算可知其表观杂合度H_o范围为0.19~0.68，平均值为0.45；引物Sbssr.7最高，为0.68；Sbssr.2最低为0.19。期望杂合度H_e值范围是0.23~0.85，平均值为0.60，Sbssr.6最高为0.85，Sbssr.2最低为0.23。

多态性信息含量（PIC）值是衡量基因变异程度的多态信息含量的指标；当PIC>0.5时，该位点为高度多态性位点；当$0.25<P<0.5$时，该位点为中度多态性位点；当PIC<0.25时，为低度多态性位点。本实验中9对SSR引物的多态性信息含量平均值为0.72，按照Bostein的理论，9对SSR引物除了Sbssr.2为中度多态性位点（PIC=0.39）外，其余7个均为高度多态性位点，PIC值均大于0.5，其中Sbss.6最高，PIC值为0.95；Shannon's信息指数为1.32。PIC和

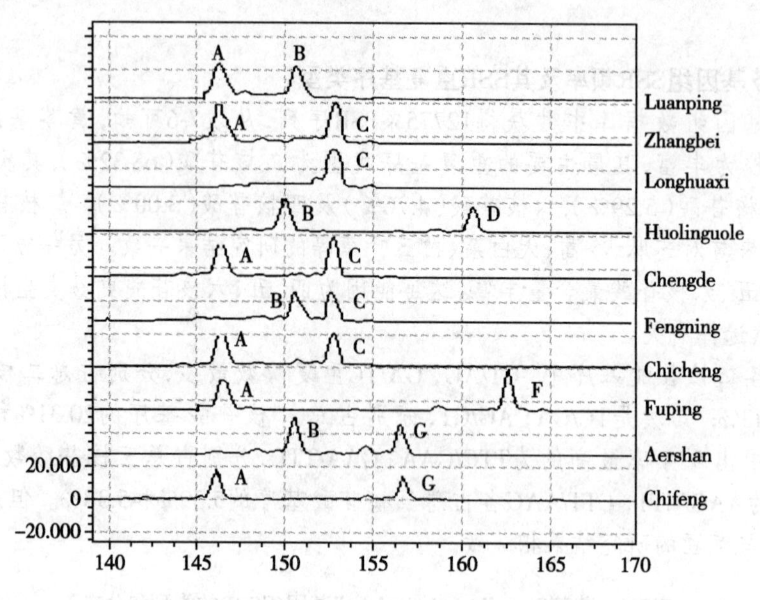

图7-1 引物Sbssr.27对10个居群黄芩扩增谱。A、B、C、D等代表不同大小扩增片段

杂合度H_o结果一致，说明所筛选出的9对黄芩SSR引物遗传多态性较高。9对引物中，除了引物Sbssr.3、4、5显著偏离哈温平衡外（$P<0.05$），其余6条均符合哈温平衡。以上结果表明这些位点均可作为有效的遗传标记用于黄芩居群间遗传多样性评估和系统发生关系的研究。

表7-7 50株黄芩个体基于微卫星的位点遗传多样性

引物	N_a	N_e	H_o	H_e	PIC	I	HWE
Sbssr.1	4	1	0.54	0.45	0.53	0.77	0.57
Sbssr. 2	4	1	0.19	0.23	0.39	0.49	0.58
Sbssr.3	7	3	0.39	0.69	0.84	1.44	0.001
Sbssr. 4	11	4	0.41	0.78	0.82	1.88	0.01
Sbssr. 5	12	4	0.43	0.77	0.86	1.90	0.001
Sbssr. 6	11	6	0.65	0.85	0.95	2.10	0.35
Sbssr. 7	8	4	0.68	0.76	0.88	1.63	0.10
Sbssr. 8	6	1	0.38	0.38	0.59	0.85	0.97
Sbssr. 9	5	4	0.41	0.47	0.63	0.84	0.97
Mean	7	3	0.45	0.60	0.72	1.32	

N_a：等位基因数；N_e：有效等位基因数；H_o：观察杂合度；H_e：预期杂合度；PIC：多态信息含量。I：Shannon's信息指数。HWE：Hardy-Weinberg平衡可能性。

在所选10个野生黄芩居群中，观测杂合度（H_o）范围为0.24~0.59，平均为0.45，期望杂合度（H_e）变化范围为0.34~0.54，平均为0.45；H_o和H_e值最高都是霍林郭勒居群，最低都为承德围场县居群；等位基因变化范围为2~3，较多的依次为阿尔山、霍林郭勒、丰宁、赤城、张北、滦平等，其次为赤峰、承德围场县、阜平、隆化西等。Shannon's信息指数(I)范围为0.57~0.95，最高为霍林郭勒，最低为承德围场县。综合以上几点，可以看出霍林郭勒居群在10个野生居群中的遗传多样性是最高的，承德围场县居群的遗传多样性则最低(表7-8)。

表7-8　黄芩不同居群的遗传多样性

居群	H_o	H_e	N_a	I
赤峰	0.42	0.37	2	0.66
阿尔山	0.44	0.46	3	0.82
霍林郭勒	0.59	0.54	3	0.95
围场	0.24	0.34	2	0.57
丰宁	0.47	0.49	3	0.85
赤城	0.43	0.46	3	0.70
阜平	0.42	0.42	2	0.70
张北	0.55	0.48	3	0.86
滦平	0.53	0.49	3	0.89
隆化	0.44	0.49	2	0.89
平均值	0.45	0.45	2	0.79

在10个不同居群的野生黄芩中，其群体间的基因分化系数(F_{ST})值为0.131；群体总近交系数(F_{IT})为0.328，群体内的近交系数(F_{IS})为0.226，表明野生黄芩居群内的近交程度高，远交程度低。种间遗传分化系数(G_{ST})为0.131，即13.1%的遗传变异存在于居群间，86.9%的遗传变异存在于居群内。基因流N_m为1.654(>1)，表明野生黄芩居群间的基因交流在种群分化中比遗传漂变发挥更重要的作用(表7-9)。

表7-9　黄芩居群的遗传分化与基因流

样本大小	F_{ST}	F_{IT}	F_{IS}	G_{ST}	N_m
50	0.131	0.328	0.226	0.131	1.654

(三)黄芩种质资源的聚类分析和亲缘关系分析

由表7-10可知，10个不同产地种质间的遗传一致度(I)和遗传距离(D)分别为0.56~0.85、0.17~0.58。其中9号种质河北滦平与3号内蒙古霍林郭勒之间的遗传距离最大为0.58，遗传相似性最小为0.56，说明两个种质间的亲缘关系最远、遗传差异最大。9号种质河北滦平与10号河北隆化西阿超满族之间的遗传距离最小为0.17，遗传相似性最大为0.85，说明这两种质的亲缘关系最近、遗传差异最小，以上结果可知黄芩不同居群内既存在遗传变异又保持了遗传稳定性。

表7-10 10个黄芩居群的遗传相似度系数I(对角线以上)和遗传距离D(对角线以下)

群号	1	2	3	4	5	6	7	8	9	10
1	*	0.79	0.65	0.65	0.67	0.62	0.65	0.68	0.74	0.65
2	0.24	*	0.62	0.66	0.69	0.66	0.73	0.73	0.82	0.78
3	0.44	0.48	*	0.63	0.71	0.62	0.61	0.59	0.56	0.65
4	0.43	0.41	0.46	*	0.76	0.70	0.77	0.76	0.67	0.73
5	0.41	0.37	0.35	0.28	*	0.74	0.81	0.70	0.66	0.70
6	0.48	0.42	0.48	0.36	0.30	*	0.67	0.81	0.65	0.70
7	0.43	0.31	0.50	0.26	0.22	0.39	*	0.83	0.76	0.73
8	0.38	0.31	0.52	0.27	0.36	0.21	0.18	*	0.74	0.74
9	0.30	0.20	0.58	0.40	0.42	0.43	0.27	0.30	*	0.85
10	0.42	0.25	0.43	0.32	0.35	0.36	0.31	0.30	0.17	*

利用Popegene软件对50份不同产地黄芩种质资源进行聚类分析(图7-2),整体可以分为两大类,其中第一大类又分为两小组,一组为内蒙古赤峰、阿尔山,河北滦平、隆化等;另一小组为河北围场县、阜平、张北县、丰宁、赤城等。第二大类为内蒙古霍林郭勒单独聚为一类。河北滦平与内蒙古霍林郭勒遗传距离最远,与聚类结果相一致。从整体上看,本文研究的河北省7个黄芩居群聚为一类,但内蒙古赤峰和阿尔山却与河北滦平等聚在一起,与霍林郭勒相距较远,可见黄芩种质在该地区的地理界限并不明显,难以判断样品聚类分析结果与地理分布位置有直接关系,这与前人研究的结果相一致。

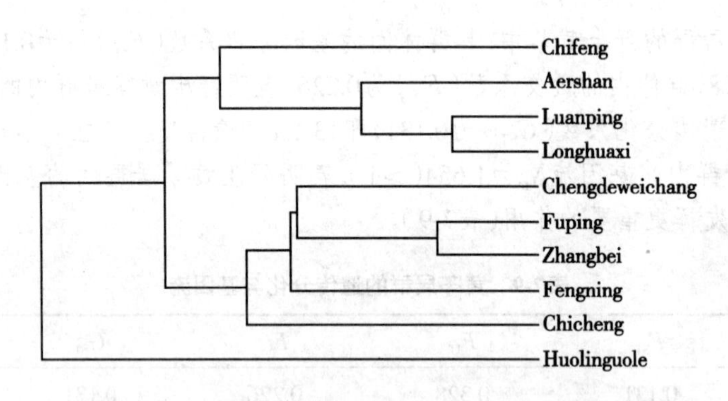

图7-2 基于基因组SSR标记的10个黄芩居群聚类树图

(四)讨论

遗传多样性一般是指种内的遗传多样性,即种内个体之间或一个群体内不同个体的遗传变异总和。遗传多样性作为生物多样性的重要组成部分,是物质多样性和生态多样性的基础,其与生物自身的生存能力和竞争能力密切相关。遗传多样性越高,说明生物体在DNA分子水平上的差异越大,其对环境变化的适应能力也就越强,越容易扩展其分布范围和开辟新的环境,更有利于进一步的选择和保存。

期望杂合度(H_e)被认为是衡量一个物种遗传多样性水平高低的标准,本文研究结果表明黄芩的期望杂合度为0.45，高于双子叶植物的平均水平（H_e=0.19）；居群间的遗传一致度（I）和遗传距离（D）分布范围为0.56~0.85、0.17~0.58；Shannon's信息指数为1.32。以上结果表明所收集黄芩种质资源具有较高的遗传多样性，为资源保护和进一步评价提供了依据。种间遗传分化系数（G_{ST}）为0.131，即13.1%的遗传变异存在于种群间，86.9%的遗传变异存在于种群内，可能因为黄芩属于虫媒异花传粉，在同一居群内的个体可充分杂交，后代遗传分化较大；不同居群间由于地理隔离，降低了杂交的可能性，导致居群间的遗传分化较小。

黄芩的野生资源分布极为广泛，河北承德地区是黄芩的道地产区，享有"热河黄芩"之美称。但本文研究结果表明，10个居群中，承德围场县的遗传多样性最小，可能因为在资源开发中，没有处理好保护与利用的关系，一味追求经济利益，过度采挖致，导致野生资源大量下降，遗传多样性减少；也有可能因为人类毁林开荒，过度放牧，以及城市建设等破坏了野生黄芩的生态环境和资源分布。由此可见，必须加强野生黄芩种质资源的保护，并且选育高产，高效的优良品种。

聚类结果与种质来源地区分布不一致，推其原因可能为：①取样量太少，导致结果有所差异；②虽然不同地区黄芩所受环境不同，但未能使黄芩在DNA分子水平上发生显著差异；③通过自然选择或人工引种导致某些基因在不同地区的渗入；④不同的方法从不同的角度和水平分析，得到的结果就可能不一致，如张红瑞等利用ISSR方法证明黄芩种源间的亲缘关系与地理位置有一定的关系。

通过研究，成功开发出了9对黄芩基因组SSR分子标记引物，结果表明黄芩具有较高的遗传多样性。同时对黄芩种质资源开发与保护、物种多样性研究、遗传作图、新品种选育等奠定了基础。

第二节 药用植物种质资源概述

药用植物种质资源可与当今国际上"生物多样性（biodiversity）"概念中的种内遗传多样性（genetic diversity）相对应，与传统的"模式种概念（concept of type）"不同，现代生物学的"物种"被认为是"居群概念（population of type）"，更强调了种内变异性，即物种是由变异的居群组成，而居群又由特异的个体所组成，正是这种变异导致植物在不同水平上体现出了"遗传多样性（genetic diversity）"，例如名贵中药"人参"最初来源于野生人参，但由于其栽培历史悠久和长期的人工选择，形成了种类繁多的栽培类型。栽培人参群体中也存在着不同变异类型，从根的形态分有大马牙、二马牙包括二马牙圆芦、二马牙尖嘴等；从果实颜色分有红果、黄果、橙黄果种等；从茎的颜色分又有紫茎、绿茎、青茎种等。因此，每一种药用植物都有其相对应的种质资源，只是其丰富程度有所不同。

一、药用植物种质资源的概念和特点

（一）药用植物种质资源的概念

"药用植物种质资源"（germplasm resources of medicinal plant）从广义上来说指所有能用于药物开发的植物遗传资源，是所有药用植物物种的总和，既包括藻类、菌类、地衣等

低等植物物种,也包括苔藓、蕨类和种子植物等高等植物物种;从狭义上来说通常指某一具体药用植物物种的所有可利用的遗传材料,包括该物种的野生种、近缘种、栽培品种(类型)以及一些特殊的遗传材料(如野生或人工诱导的多倍体、单倍体、缺失或易位系等变异材料)。

(二)药用植物种质资源分类和特点

1. 按照其来源可分为本地种质资源、外地种质资源、野生种质资源和人工创造的种质资源四类:

(1)本地种质资源:指在当地自然和栽培条件下,经过长期自然选择和人工培育而获得的药用植物品种或类型,主要包括地方品种和当前推广的改良品种。本地种质资源通常对当地自然条件和生态特点具有较强的适应性,且群体内个体遗传类型较丰富,含有丰富的优异基因资源,可作为育种的原始材料利用;但也有产量低,抗性差,品种内比较混杂以及缺乏系统研究整理等缺点。

(2)外地种质资源:指从国外和国内各地引种或搜集来的药用品种和类型。外地种质资源能反映原产地区的自然条件和生产特点,具有遗传多样性丰富、适应性较强和适宜作优良亲本等优良特性,对育种工作具有十分重要的意义。但有些种质常表现出对本地自然条件的适应性较差,需通过科学引种、驯化、选择等方法进一步使其成为本地新的种质资源。

(3)野生种质资源:指各种栽培药用植物的野生近缘种和具有药用价值的、未经人工栽培的野生植物。野生种质资源是在特定的生态环境条件下,经过长期自然选择而形成的,往往具有栽培药用植物所缺少的许多优良性状,如突出的抗逆性、独特的药用质量和雄性不育等特点,是选育药用植物新品种和品种改良的珍贵种质资源。但此类种质资源常表现出经济性状较差,农艺性状不整齐缺点等,很难直接应用于农业生产。

(4)人工创造的种质资源:指人类通过杂交、诱变、基因操作等各种途径产生的杂种、突变体和中间材料。这类种质资源因存在某些缺点而不能直接成为新品种,但因其具有独特而有用的优良性状,可通过各种育种手段进行改良获得可用的新品种。

2. 按照其亲缘关系可分为初级基因库(GP-1)、次级基因库(GP-2)和三级基因库(GP-3)三类:

(1)初级基因库:指同一种内的材料,相当于传统的生物钟概念,库内的种质资源间能相互杂交,正常结实,无生殖隔离,杂交可育,染色体配对良好,基因转移容易。

(2)次级基因库:指能和该物种杂交的近缘野生种及近缘属的材料,库内种质资源间的基因转移有可能,但存在一定的生殖隔离,杂交不实或杂交不育,必须借助特殊的育种手段才能实现基因转移。

(3)三级基因库:指与该物种亲缘关系较远的远缘种属材料,库内种质资源彼此间杂交不实和杂种不育现象严重,基因转移困难。

3. 按照其研究范围可分为地区性种质资源和单一种类种质资源两类

(1)地区性种质资源:指一个地区或区域内所有的具有药用价值的种质材料,既可是某一县或某一省的,也可是某一山区或高原的种质资源。

(2)单一种类种质资源:指某一具体药用物种所有的具有药用价值的种质材料,如“人参的种质资源”“丹参的种质资源”“当归的种质资源”等。

二、药用植物种质资源的类群和分布

我国幅员辽阔，是世界生物多样性最丰富的国家之一，也是药用植物种质资源生物多样性最丰富的国家。据1983年全国中药资源普查统计，我国现有11 146种药用植物，临床常用的植物药材达700多种，其中300多种以人工栽培为主，传统中药材的80%为野生资源。

（一）野生药用植物种质资源的类群和分布

根据第三次全国中药资源普查结果统计，我国现有药用植物资源383科2309属11 146种，其中低等药用植物（藻类、菌类、地衣类）459种，高等药用植物（苔藓、蕨类、种子植物类）10 687种，下面将介绍主要药用植物资源的类群和分布状况。

1. 药用藻类植物　藻类植物是最原始的植物，在我国大约有数千种，主要生长在海水（称海洋藻类）、淡水（称淡水藻类）和潮湿的土壤、岩石及树皮上（称陆生藻类）。可作药用的有42科53属114种，其中海洋藻类种数最多，主要分布于我国大陆东部和东南部的渤海、黄海、东海和南海，已用作药材的有海带（*Laminaria japonica* Aresch）、昆布（*Ecklonia kurome* Okam.）、裙带菜［*Undaria pinnatifida*（Harv.）Suring.］、石花菜（*Gellidium amansii* Lamx.）等；淡水藻类生长于湖泊、池塘、溪沟等处，药用的主要有脆轮藻（*Chara fragilis* Desv）、普通水绵［*Spirogyra communis*（Hass.）Kutz］和小球藻（*Chlorella vulgaris* Beij）等；陆生藻主要有念珠藻（葛仙米）（*Nostoc commune* Vanch）和发状念珠藻（发菜）（*N. flagelliforme* Born. et Flah）等，前者多生于潮湿草地，分布于全国各地，后者生于干旱草原，分布于宁夏等地。

2. 药用菌类植物　菌类植物是低等药用植物资源中种数最多的一类，在空气、水、土壤及生物体内外具有分布，包括细菌门、粘菌门和真菌门，其中与中药关系最密切的为真菌植物。我国约有14 060种真菌，其中有药用价值的473种，隶属于40种117属，常用作药材有冬虫夏草［*Cordyceps sinensis*（Berk.）Sacc.］、灵芝［*Ganoderma lucifum*（Leyss ex Fr.）Karst］、茯苓（*Poria cocos*（Fr.）Wolf）、猪苓［*Grifola umbellate*（Pers. Fr.）Pilat］、小马勃（*Lycoperdon pusllum* Batsch ex Pers.）、银耳（*Termella fuciformis* Berk）等。药用菌物资源中蕴藏着结构新颖、变化多样和具有显著生物活性的化合物，它的经济价值和药用潜力将越来越受到人们的重视。

3. 药用地衣类植物　地衣（lichen）是真菌与藻类或蓝细菌共生而成的具有稳定特殊形态结构的共生复合有机体，是一类特殊的植物类群，其分布十分广泛，可生长在裸露的岩石、沙漠等干旱、高温以及极地等低温的恶劣环境中，它对于岩石风化、土壤形成起到促进作用，被称为植物的开路先锋。同时有的地衣对气候变化和环境污染非常敏感，可作为环境变化的指示生物。目前我国已报导地衣约为2600种，其中药用的只有52种，占我国地衣植物总数的2.0%，隶属于9科15属，常用作药材有松萝（*Usnea diffracta* Vain.）、石蕊［*Cladonia rangiferina*（L.）Web.］、雪茶［*Thamnolia vermicularis*（Sw.）Ach. ex Schaer.］、石耳［*Umbilicaria esculenta*（Miyoshi）Minks］等。近年来，世界上对地衣进行抗癌成分的筛选研究证明，绝大多数地衣种类中所含的地衣多糖、异地衣多糖均具有极高的抗癌活性，作为抗癌药物资源的开发前景十分广阔。

4. 药用苔藓类植物　我国苔藓植物资源较为丰富，有108科494属2181种，具有药用价值的有90多种。苔藓类药用种数比较多的有泥炭藓科（1属6种）和金发藓科（3属5种），此外真藓科、曲毛藓科及柳叶藓科各有3种，其他科均含1~2种。苔藓植物一般生长在潮湿和阴暗的环境中，是从水生到陆生过渡形式的代表。虽然目前尚未有一种苔藓植物被中国药典收录，也未见以苔藓植物作为原料的药品在我国投入生产，但苔藓植物在民间作为药用历史久远。如清热解毒类的有蛇苔［*Conocephalum conicum*（L.）Dum.］、地钱（*Marchantia polymorpha* L.）、小石藓（*Weisia*Hedw.）、真藓（*Bryum argenteum*）、泽藓［*Philonotis fontana*（hedw.）brid.、］毛扭藓［*Aerobryidium filamentosum*（Hook.）Fleisch.］等；镇定安神类的有黄牛毛藓［*Ditrichum pallidum*（hedw.）hamp］、平珠藓［*Plagiopus oederi*（Gunn.）Limpr.］、牛角藓［*Cratoneuron filicinum*（Hedw.）Spruce］、和大叶藓（*Rhodobryum roseum* Limpr.）等；止血、消炎类的有葫芦藓（*Funaria hygrometrica* hedw.）、山毛藓［*Oreas martiana*（Hopp. et Hornsch.）Brid.］、小口小金发藓［*Pogonatum microstomum*（schwaegr.）brid.］和鳞叶藓［*Taxiphyllum taxirameum*（Mitt.）Fleisch.］等；利尿的有凤尾藓（*Fissidens bryoides* hedw.）和密叶绢藓（*Entodon compressus* C.Muell.）等；清心明目的有列胞耳叶苔［*Frullania moniliata*（Reinw. etal.）Mont.］等。

5. 药用蕨类植物　我国有蕨类植物52科204属2600种，可作药用的蕨类资源有49科117属455种（包括12个变种、5个变型），居孢子植物之首，其中较重要的是真蕨亚门和石松亚门，占药用蕨类种数的98%。蕨类植物除沙漠、极干旱寒冷地区外均有分布，在热带、亚热带和温带地区种群极为丰富，大多数蕨类植物适于温暖湿润的环境生长，而药用蕨类多分布在我国西南地区和长江流域以南地区，以云南、四川、广西等省份居多。蕨类中的商品药材大多属于大型真蕨，主要有紫萁（*Osmunda japonica* Thunb.）、贯众（*Cyrtomium fortunei* J. Sm.）、乌毛蕨（*Blechnum orientale* L.）、狗脊［*Woodwardia japonica*（L. f.）Sm.］、骨碎补（*Davallia mariesii* Moore ex Bak.）、庐山石韦［*Pyrrosia sheareri*（Baker）Ching］和海金沙［*Lygodium japonicum*（Thunb.）Sw.］等。松亚门所属3个科均含药用资源，其中卷柏科常用的有卷柏［*Selaginella tamariscina*（P. Beauv.）］、江南卷柏（地柏枝）（*Selaginella moellendorffii* Hieron.）等；石杉科的主要药用种为马尾杉［*Phlegmariurus phlegmaria*（L.）Holub］、石松（伸筋草）（*Lycopodium japonicum* Thunb.）和玉柏（*Lycopodium otscurum* L.）等；楔叶蕨亚门仅木贼科一科，主要药用种有问荆（*Equisetum arvense* L.）、节节草（*Commelina diffusa* Burm. F.）和木贼（*Equisetum hyemale* L.）等；松叶蕨亚门中只有松叶蕨［*Psilotum nudum*（L.）Beauv.］一种可供药用。

6. 药用种子植物　我国有种子植物237科2988属25 743种，其中药用种类有10 188种，占药用植物资源总数的90%以上，包括裸子植物和被子植物两个亚门。

（1）药用裸子植物：裸子植物多为乔木，少数为灌木和亚灌木，广泛分布于世界各地，特别是北半球亚热带高山地区及温带至寒温带地区。裸子植物药用种类有10科27属126种，其中松科种类最多，有10属113种29变种，药用种数占40%，约20余种，常用作药材的包括油松（*Pinus tabulaeformis* Carr.）、马尾松（*Pinus massoniana* Lamb.）、冷杉［*Abies fabri*（Mast.）Craib.］、铁杉［*Tsuga chinensis*（Franch.）Pritz.］，以及我国特有的金钱松（土荆皮）［*Pseudolarix amabilis*（Nelson）Rehd.］和水松［*Glyptostrobus pensilis*（Staunt.）Koch］等；其次为柏科，有8属29种7变种，常用作药材的有圆柏［*Sabina chinensis*（Linn.）Ant.］、柏木（*Cupressus funebris* Endl.）、刺柏（*Juniperus formosana* Hayata）、和侧柏［*Platycladus orientalis*(L.) Franco]等；三尖杉科我国有1属10种，均可药用；红豆杉科中药用的有东北红豆杉(*Taxus cuspidata* Sieb. et Zucc.)、南方红豆杉[*Taxus chinensis*(Pilger) Rehd.]和云南红豆杉(*Taxus yunnanensis* Cheng et L. K. Fu.)；杉科和罗汉松科中的药用种较少，主要有罗汉松[*Podocarpus macrophyllus*(Thumb.) D.Don]、百日青(*Podocarpus neriifolius* D.)、杉木[*Cunninghamia lanceolata*(Lamb.) Hook.]、柳杉(*Cryptomeria fortunei* Hooibrenk ex Otto et Dietr.)及我国珍贵的孑遗植物水杉(*Metasequoia glyptostroboides* Hu et Cheng)等；麻黄科有11种3变种1变型，药典收载的有草麻黄(*Ephedra sinica* Stapf)、中麻黄(*Ephedra intermedia* Schrenk et C.A.Mey)和木贼麻黄(*Ephedra equisitina* Bunge)；苏铁科药用资源主要有苏铁(*Cycas* revoluta Thunb.)、华南苏铁(*Cycas rumphii* Miq.)等；买麻藤科主要为买麻藤(*Gnetum montanum* Markgr.)和垂子买麻藤(*Gnetum pendulum* C. Y. Cheng)；银杏科仅银杏(*Ginkgo biloba* L.)1种，其野生种目前只存于浙江天目山和云南东北部等局部地段，其他地区均为栽培。

(2)药用被子植物：被子植物是植物界种类最多、分布最广、适应性最强、进化最高的类群。我国现存被子植物共226科2946属约25 500种，其中药用种类有213科1957属10 027种，包括双子叶植物179科1606属8598种，单子叶植物34科351属1429种。在药用被子植物中(表7-11)，菊科含有种类最多，达778种，最少的如杜仲科等仅有1种，而含100种以上的有33科，50~99种的19科，10~49种的72科，10种以下的88科。在被子植物33个药用大科中，双子叶植物有27个科，即菊科、豆科、唇形科、毛茛科、蔷薇科、伞形科、玄参科、茜草科、大戟科、虎耳草科、罂粟科、杜鹃花科、蓼科、报春花科、小檗科、荨麻科、苦苣苔科、樟科、五加科、萝摩科、桔梗科、龙胆科、石竹科、葡萄科、忍冬科、马鞭草科和芸香科。单子叶植物有6个科，即百合科、兰科、禾本科、莎草科、天南星科和姜科。菊科作为我国被子植物第一大科，有药用植物778种(含724种7亚种44变种3变型)，主要药用资源有蒿属、风毛菊属、紫菀属、橐吾属、蒲公英属、火绒草属、蟹甲草属等，常用做药材的有白术(*Atractylodes macrocephala* Koidz.)、苍术[*Atractylodes Lancea*(Thunb.) DC.]、云木香[*Saussurea costus*(Falc.) Lipech.]、野艾蒿(*Artemisia lavandulaefolia* DC.)、茵陈蒿(*Artemisia capillaris* Thunb.)、青蒿(*Artemisia carvifolia* Buch.)、菊花[*Dendranthema morifolium*(Ramat.) Tzvel.]、红花(*Carthamus tinctorius* L.)、旋覆花(*Inula japonica* Thunb.)、款冬花(*Tussilago farfara* L.)、紫菀(*Aster tataricus* L.f.)、牛蒡(*Arctium lappa* L.)、苍耳(*Xanthium sibiricum* Patrin ex Widder)、蒲公英(*Taraxacum mongolicum* Hand.-Mazz.)、除虫菊(*Pyrethrum cinerariifolium* Trev.)、雪莲花[*Saussurea involucrata*(Kar. et Kir.) Sch.-Bip.]、千里光[*Senecio scandens* Buch.-Ham. ex D. Don]、水飞蓟[*Silybum marianum*(L.) Gaertn.]、火绒草[*Leontopodium leontopodioides*(Willd.) Beauv.]和鬼针草(*Bidens pilosa* L.)等；豆科的药用植物有490种(含461种1亚种23变种5变型)，药用资源包括紫云英属、槐蓝属、锦鸡儿属、棘豆属、岩黄芪属、胡枝子属和决明属等，重要的药用植物有甘草(*Glycyrrhiza uralensis* Fisch.)、黄芪[*Astragalus membranaceus*(Fisch.) Bunge.]、苦参(*Sophora flavescens* Alt.)、补骨脂(*Psoralea corylifolia* Linn.)、儿茶[*Acacia catechu*(Linn. f.) Willd.]、紫荆(*Cercis chinensis* Bunge)、百脉根(*Lotus corniculatus* Linn.)、轮叶棘豆(*Oxytropis chiliophylla* Royle ex Benth.)、紫苜蓿(*Medicago sativa* Linn.)等；毛茛科是比较原始的植物类群，全国广泛分布，大多数属、种分布于西南山地，有药用植物420种(含329种1亚种85变种5变型)，其中乌头属、铁线莲属、翠雀属、唐松草属、银莲花属包含了本科72%的药用种类，常用作药材的有

乌头(川乌)(*Aconitum carmichaeli* Debx.)、北乌头(草乌)(*Aconitum kusnezoffii* Reichb.)、铁棒锤(*Aconitum pendulum* Busch)、威灵仙(*Clematis chinensis* Osbeck)、川木通(*Clematis armandii* Franch.)、黄连(*Coptis chinensis* Franch.)、三角叶黄连(*Coptis deltoidea* C. Y. Cheng et Hsiao.)、白头翁[*Pulsatilla chinensis*(Bunge)Regel]、升麻(*Cimicifuga foetida* L.)和金莲花(*Trollius chinensis* Bunge)等;唇形科是进化较高级的一个类群,有药用植物436种(含355种72变种9变型),主要药用植物有丹参(*Salvia miltiorrhiza* Bunge)、黄芩(*Scutellaria baicalensis* Georgi)、广藿香[*Pogostemon cablin*(Blanco)Benth.]、紫苏[*Perilla frutescens*(Linn.)Britt.]、益母草[*Leonurus artemisia*(Lour.)S. Y. Hu]、薄荷(*Mentha haplocalyx* Briq.)、香薷[*Elsholtzia ciliata*(Thunb.)Hyland.]、荆芥(*Nepeta cataria* Linn.)和夏枯草(*Prunella vulgaris* Linn.)等;伞形科种类多、分布广,分布遍及全国,有药用植物234种(包括197种25变种9变型及3个栽培种),常用作药材的有当归[*Angelica sinensis*(Oliv.)Diels]、白芷[*Angelica dahurica*(Fisch. ex Hoffm.)Benth. et Hook. f. ex Franch. et Sav.]、独活(*Heracleum hemsleyanum* Diels)、柴胡(*Bupleurum chinense* DC.)、紫花前胡[*Angelica decursiva*(Miq.)Franch. et Sav.]、川芎(*Ligusticum chuanxiong* Hort.)、羌活(*Notopterygium incisum* Ting ex H. T. Chang)、明党参(*Channgium smyrnioides* Wolff)、新疆阿魏(*Ferula sinkiangensis* K. M. Shen)和茴香(*Foeniculum vulgare* Mill.)等;蓼科有药用植物123种(包括104种18变种1变型),约92%的药用种都包含在蓼属、大黄属和酸模属中,药用的有何首乌[*Fallopia multiflora*(Thunb.)Harald.]、拳参(*Polygonum bistorta* L.)、萹蓄(*Polygonum aviculare* L.)、掌叶大黄(*Rheum palmatum* L.)、酸模(*Rumex acetosa* L.)、皱叶酸模(*Rumex crispus* L.)、巴天酸模(*Rumex patientia* L.)等;百合科是单子叶植物药用种类最多的科,有358种(包括301种37变种20个栽培种),常用作药材的有浙贝母(*Fritillaria thunbergii* Miq.)、川贝母(*Fritillaria cirrhosa* D. Don)、黄精(*Polygonatum sibiricum* Delar. ex Redoute)、玉竹[*Polygonatum odoratum*(Mill.)Druce]、知母(*Anermarrhena asphodeloides* Bunge)、华重楼[*Paris polyphylla* var. chinensis(Franch.)Hara]、麦冬[*Ophiopogon japonicus*(L. f.)Ker-Gawl.]、芦荟[*Aloe vera* L. var. *chinensis*(Haw.)Berg.]和石刁柏(*Asparagus officinalis* L.)等;兰科是我国被子植物第二大科,但药用种数并不多,仅约占本科植物种数的28%,主要种类有金钗石斛(石斛)(*Dendrobium nobile* Lindl.)、铁皮石斛(黑节草)(*Dendrobium officinale* Kimura et Migo)、天麻(*Gastrodia elata* Bl.)和白及[*Bletilla striata*(Thunb. ex A. Murray)Rchb. f.]等。

此外,随着中医药的国际化,我国已经开始引种栽培一些重要的西方草药,如紫锥菊、锯叶棕等,这些都为开发利用我国药用植物资源提供了有益的借鉴,而从欧美重要的常用药用植物中选择同属近缘植物进行替代品和新用途的研究,也是开发我国药用植物资源的一个好途径,《欧美植物药》一书收载欧美常用药用植物410种,其中中国原产或有分布的约62种,已引种归化的有76种,现将在中国广泛分布或普遍栽培,但尚未药用或极少药用的种见表7-12。

表7-11 药用被子植物分科及分布

科名	药用属数/种数	分布范围	科名	药用属数/种数	分布范围
木麻黄科 Casuarinaceae	1/1	南部栽培	木兰科 Magnoliaceae	5/43	主要西南部
胡桃科 Juglandaceae	7/17	全国	肉豆蔻科 Myristicaceae	2/3	台湾、云南等
桦树科 Betulaceae	5/38	全国	八角科 Illticiaceae	1/15	西南至东部
马尾树科 Rhoipteleaceae	1/1	西南部	连香树科 Cercidiphyllaceae	1/1	西南至西北部
杨梅科 Myricaceae	1/5	西南至东部	领春木科 Eupteleaceae	1/1	西南、东南至北部
杨柳科 Salicaceae	3/33	全国	莲叶桐科 Hernandiaceae	2/9	西南至南部、台湾
壳斗科 Fagaceae	6/46	全国	大血藤科 Sargentodoxaceae	1/1	中南至东部
榆科 Ulmaceae	7/32	全国	防已科 Menispermaceae	19/64	主西南和南部
杜仲科 Eucommiaceae	1/1	西北至东部	金鱼藻科 Ceratophyllaceae	1/3	全国
荨麻科 Urticaceae	18/115	全国	胡椒科 Piperaceae	2/25	西南至台湾
铁青树科 Olacaceae	2/4	秦岭以南	马兜铃科 Aristolochiaceae	3/62	全国
檀香科 Sahtalaceae	6/12	全国	芍药科 Paeoniaceae	1/18	北部和西南
蛇菰科 Balanophoraceae	1/11	中南至西南	桑科 Moraceae	12/55	全国
商陆科 Phytolaccaceae	1/3	全国	山龙眼科 Proteaceae	3/8	西南至台湾
粟米草科 Molluginaceae	1/3	西南至东部	山柚子科 Opiliaceae	1/1	西南至东南
马齿苋科 Portulacaceae	2/5	全国	桑寄生科 Loranthaceae	9/34	全国
石竹科 Caryophyllaceae	21/106	全国	蓼科 Polygonaceae	8/123	全国
苋科 Amaranthaceae	9/28	全国	紫茉莉科 Nyctaginaceae	3/4	西南至台湾

续表

科名	药用属数/种数	分布范围	科名	药用属数/种数	分布范围
番杏科 Aizoaceae	1/1	南部海岸	古柯科 Erythroxylaceae	1/2	东南至西南部
落葵科 Basellaceae	2/2	东南至西	虎皮楠科 Daphniphyllaceae	1/6	西南至东南
藜科 Chenopodiaceae	17/46	全国,主西北	苦木科 Simaroubaceae	4/8	全国
仙人掌科 Cactaceae	8/14	多栽培	楝科 Meliaceae	10/23	主长江以南
番荔枝科 Annonaceae	9/27	西南部至台湾	马桑科 Coriariaceae	1/1	西北、西南等
五味子科 Schisandraceae	2/30	西南、中南部	伯乐树科 Bretschneideraceae	1/1	西南部
腊梅科 Calycanthaceae	2/4	黄河以南	无患子科 Sapindaceae	11/19	主西南和南部
樟科 Lauraceae	13/113	长江以南	七叶树科 Hippocastanaceae	1/7	西南、西北、中南
毛茛科 Ranunculaceae	34/420	全国	冬青科 Aquifoliaceae	1/44	长江以南
小檗科 Berberidaceae	10/120	全国	翅子藤科 Hippocrateaceae	1/2	西南至南部
木通科 Lardizibalaceae	5/20	长江以南	黄杨科 Buxaceae	3/22	西南至东南
睡莲科 Nymphaeaceae	5/8	全国	鼠李科 Rhamnaceae	12/77	全国,主江南
三白草科 Sausuraceae	3/4	西南至台湾	火筒树科 Leeaceae	1/4	西南至南部
金粟兰科 Chloranthaceae	3/14	全国	椴树科 Tiliaceae	8/36	全国
五桠果科 Dilleniaceae	2/5	南部和云南	木棉科 Bombacaceae	2/2	云南、两广
猕猴桃科 Actinidiaceae	3/46	主秦岭以南	毒鼠子科 Dichapetalaceae	1/2	海南
金莲木科 Ochnaceae	1/1	两广	胡颓子科 Elaeagnaceae	2/32	全国

续表

科名	药用属数/种数	分布范围	科名	药用属数/种数	分布范围
堇菜科 Violaceae	1/62	全国	锦葵科 Malvaceae	12/60	全国
西番莲科 Passifloraceae	2/15	西南至东南	梧桐科 Sterculiaceae	14/31	西南至东部
柽柳科 Tamaricaceae	3/26	西南、西北、中部等	瑞香科 Thymelaeaceae	7/40	主长江以南
番木瓜科 Caricaceae	1/1	引入栽培	大风子科 Flacourtiaceae	12/24	西南至东部
亚麻科 Linaceae	3/7	全国	旌节花科 Stachyuraceae	1/10	秦岭以南
大戟科 Euphorbiaceae	39/160	全国	红木科 Bixaceae	1/1	南部栽培
芸香科 Rutaceae	19/100	全国	沟繁缕科 Elatinaceae	1/1	东南、西南
橄榄科 Burseraceae	3/9	南部至西南	秋海棠科 Begoniaceae	1/32	南部及西南
远志科 Polygalaceae	3/27	全国	龙脑香科 Dipterocarpaeeae	1/1	云南及两广
漆树科 Anacardiaceae	13/41	主长江以南	藤黄科 Guttiferae	5/42	全国
槭树科 Aceraceae	1/28	全国	茅膏菜科 Droseraceae	1/7	东北至西南
清风藤科 Sabiaceae	2/26	西南至台湾	白花菜科 Capparidaceae	3/15	西南至台湾
凤仙花科 Balsaminaceae	1/33	主西南部	金缕梅科 Hamamelidaceae	11/23	西南至台湾
卫矛科 Celastraceae	9/99	全国	景天科 Crassulaceae	8/68	全国
省沽油科 Staphyleaceae	4/6	主西南部	海桐花科 Pittosporaceae	1/31	西南至台湾
茶茱萸科 Icacinaceae	6/9	西南至南部	豆科 Leguminosae	107/490	全国
葡萄科 Vitaceae	9/100	全国，主江南	牛栓藤科 Connaraceae	3/3	西南至台湾
杜英科 Flaeocarpaceae	2/7	西南至东部	旱金莲科 Tropaeolaceae	1/1	引入栽培

续表

科名	药用属数/种数	分布范围	科名	药用属数/种数	分布范围
葫芦科 Cucurbitaceae	25/92	全国,西南多	酢浆草科 Oxalidaceae	3/10	全国
菱科 Trapaceae	1/10	全国	牻牛儿苗科 Geraniaceae	4/37	全国
海桑科 Sonneratiaceae	1/2	广东、海南	蒺藜科 Zygophyllaceae	4/11	全国
野牡丹科 Melastomataceae	11/58	主南部及西南	千屈菜科 Lythraceae	6/20	全国
红树科 Rhizophoraceae	4/8	南部海岸	桃金娘科 Myrtaceae	10/31	西南至东南
小二仙草科 Haloragidaceae	2/4	西南至东部	石榴科 Punicaceae	1/4	栽培
杉叶藻科 Hippuridaceae	1/1	西南至东北	玉蕊科 Lecythidaceae	1/2	云南、海南
八角枫科 Alangiaceae	1/8	主长江以南	使君子科 Combretaceae	5/13	云南、广东
珙桐科 Davidiaceae	1/1	西南、鄂西	柳叶菜科 Onagraceae	6/41	全国
五加科 Araliaceae	18/112	全国,主西南	锁阳科 Cynomoriaceae	1/1	西北、内蒙古
岩梅科 Diapensiaceae	3/3	西部、西南部	蓝果树科 Nyssaceae	2/2	长江以南
茶科 Theaceae	9/66	长江以南	山茱萸科 Cornaceae	7/44	全国
猪笼草科 Nepenthaceae	1/1	南部	伞形科 Umbelliferae	55/234	全国,主高山
罂粟科 Papaveraceae	15/135	全国	山柳科 Clethraceae	1/5	西南至东部
十字花科 Cruciferae	26/77	全国	鹿蹄草科 Pyrolaceae	5/20	全国,主西南和东北
悬铃木科 Platanaceae	1/3	栽培	杜鹃花科 Ericaceae	12/12	全国,主西南高山
虎耳草科 Saxifragaceae	24/155	全国	白花丹科 Plumbaginaceae	4/11	西南和南部
蔷薇科 Rosaceae	39/360	全国	柿树科 Ebenaceae	1/12	西南至东南部

续表

科名	药用属数/种数	分布范围	科名	药用属数/种数	分布范围
山矾科 Symplocaceae	1/22	江南	紫金牛科 Ardisia	75/72	西南至台湾
马钱科 Loganiaceae	6/14	西南至东部	报春花科 Primulaceae	7/119	全国,主西南
睡菜科 Menyanthaceae	2/3	全国	山榄科 Sapotaceae	4/4	西南至台湾
萝藦科 Asclepiadaceae	32/112	全国	安息香科 Styracaceae	5/15	全国
花葱科 Polemoniaceae	1/3	西北至东北	木犀科 Oleaceae	11/81	全国
紫草科 Boraginaceae	21/62	全国,西南高山多	龙胆科 Gentianaceae	15/108	全国,主西南
水马齿科 Callitricheaceae	1/1	全国	夹竹桃科 Apocynaceae	35/95	主西南至东部
醉鱼草科 Buddlejaceae	1/13	西北、西南和东部	茜草科 Rubiaceae	59/219	全国
玄参科 Scrophulariaceae	45/233	全国,主西南	旋花科 Convolvulaceae	16/54	全国
爵床科 Acanthaceae	30/71	西南至台湾	马鞭草科 Verbenaceae	15/101	主江南
苦苣苔科 Gesneriaceae	32/115	秦淮以南	唇形科 Labiatae	75/436	全国
狸藻科 Lentibulariaceae	1/2	全国	茄科 Solanaceae	25/84	全国
透骨草科 Phrymaceae	1/1	西南、中部	紫葳科 Bignoniaceae	11/26	全国
忍冬科 Caprifoliaceae	9/106	全国	胡麻科 Pedaliaceae	1/1	全国
川续断科 Dipsacaceae	5/19	西南、西北	列当科 Orobanchaeeae	8/24	全国
草海桐科 Goodeniaceae	2/2	东南至南部海岸	苦槛蓝科 Myoporaceae	1/1	东南沿海
菊科 Compositae	155/778	全国	车前科 Plantaglnaceae	1/15	全国
水鳖科 Hydrocharitaceae	6/7	全国	败酱科 Valerianaceae	3/24	全国

续表

科名	药用属数/种数	分布范围	科名	药用属数/种数	分布范围
桔梗科 Campanulaceae	13/111	全国	美人蕉科 Cannaceae	1/6	多栽培
花柱草科 Stylidiaceae	1/1	南部	兰科 Orehidaceae	76/287	全国,主云南、海南
泽泻科 A1ismataceae	2/12	全国	水麦冬科 Juncaginaceae	1/2	西南至西北
花蔺科 Butomaceae	1/1	北部和云南	百部科 Stemonaceae	2/6	西南至东南部
眼子菜科 Potamogetonaceae	2/11	全国	石蒜科 Amaryllidaceae	10/24	秦淮以南
百合科 Lillaceae	46/358	全国,西南多	雨久花科 Pontederiaceae	2/4	全国
龙舌兰科 Agavaceae	6/15	南部	薯蓣科 Dioscoriaceae	1/37	主西南至东南
仙茅科 Hypoxidaceae	2/5	华东、西南	水玉簪科 Burmanniaceae	1/2	东部至西南部
箭根薯科 Taccaceae	2/2	西南至台湾	心草科 Juncaceae	2/20	全国
鸢尾科 Eridaceae	8/39	全国	鸭跖草科 Commelinaceae	10/28	全国
田葱科 Philydraceae灯	1/1	广东和台湾	谷精草科 Eriocaulaceae	1/10	南部多
凤梨科 Bromeliaceae	1/2	栽培	棕榈科 Palmae	16/25	东南至西南
黄眼草科 Xyridacea	1/1	西南至东部	浮萍科 Lemnaceae	2/2	全国
禾本科 Gramineae	85/173	全国	黑三棱科 Spargamaceae	1/5	东北至西南
天南星科 Araceae	22/106	全国,主南部	莎草科 Cyperaceae	16/110	全国
露兜树科 Pandanaceae	1/5	南部至台湾	姜科 Zingiberaceae	15/100	西南至东部
香蒲科 Typhaceae	1/9	主北和东北部	竹芋科 Marantaceae	3/5	南部
芭蕉科 Musaceae	4/9	西南至台湾			

表7-12 中国广泛分布但应用极少的欧美药用植物

中文名	拉丁学名	药用部位	主要功能	国内分布
金盏菊	*Calendula officinalis* L.	花序	抗菌，消炎，抗病毒。皮肤病用药	各地庭园栽培
三色堇	*Viola tricolor* L. var. Hortensis DC	地上部分	消炎解热，治创伤	各地庭园栽培
小飞蓬	*Erigeron canadensis* L.	地上部分	治腹泻，痢疾，利尿，痔疮	为常见杂草，分布几遍全国
药用聚合草	*Symphytum officinale* L.	地上部分	治胃溃疡，便秘综合征，呼吸系统疾病	各地栽培作饲料
葛缕子	*Carum carvi* L.	果实	解痉	东北、华北、西北、川西、西藏
椴树	*Tilia tuan* Szysz.	花和苞片	解痉，发汗，镇痛，催眠	分布全国

（二）栽培药用植物种质资源的类群和分布

我国药用植物栽培历史悠久、品种丰富是为世人所公认的，目前我国市场上流通的中药材有1000~1200种，已进行人工栽培的药材种类有490多种，广为栽培的有250多种，且已大部分或全部来源于人工栽培，如板蓝根、地黄、人参等，其生产总量已占市场总需量的70%左右，因此，药用植物的栽培化将是大势所趋。据1998年统计，全国已有600多个中药材生产基地，药材生产专业场1.3万个，中药材专业户达34万户，种植面积达1100多万亩，其中林木药材500多万亩，其他家种药材600多万亩；民族地区药材种植面积占全国的11%，收购量占全国的20%。家种药材产量最大的品种依次为地黄、山药、茯苓、党参、当归等；药用植物栽培面积最大的省份是四川省，其次为陕西、甘肃和河南省；家种药材生产量最大的省份是甘肃，主要为当归和党参等。2002年起，国家开始实施中药材GAP工作，至2011年5月，我国一共建设了76个GAP基地，广泛分布于陕西、云南、四川、河南、浙江、福建、黑龙江等省，主要规范化种植人参、西洋参、丹参、三七、金银花、黄芪、当归、牡丹皮、麦冬等约50种常用中药。

由于自然条件、用药历史及用药习惯的不同，中药材栽培具有较强的地域性，各主要区域均有适宜各自发展的药用植物种类。黄河以北的地区多栽培耐寒、耐旱、耐盐碱的根及根茎类药材，果实类药材次之；长江流域及我国南部广大地区则以喜暖、喜湿润种类为多，叶类、全草类、花类、藤木类、皮类药材所占比重较大。为了更好地保护和开发利用中药资源，为中药材产业的发展和规划提供科学依据，在第三次中药资源普查的基础上确定了我国的中药区划系统，共划分出9个一级区，28个二级区，除青藏高原野生中药区外，每个一级区均有自己适宜的中药材栽培品种，具体分布见表7-13。

表7-13 中国中药区划分区及主要栽培药材

一级区	二级区	主要栽培药材
Ⅰ东北寒温带、中温带野生、家生中药区	Ⅰ1大兴安岭山地 Ⅰ2小兴安岭、长白山山地	人参、辽细辛、五味子等
Ⅱ华北暖温带家生、野生中药区	Ⅱ1黄淮海辽平原 Ⅱ2黄土高原	金银花、地黄、白芍、牛膝、酸枣仁、板蓝根、党参、黄芪、薯蓣、连翘等
Ⅲ华东北亚热带、中亚热带家生、野生中药区	Ⅲ1钱塘江、长江下游山地平原 Ⅲ2江南低山丘陵 Ⅲ3江淮丘陵山地 Ⅲ4长江中游丘陵平原及湖泊	浙贝母、忍冬、延胡索、芍药、厚朴、白术、牡丹皮、菊花、玄参、泽泻、莲子、厚朴、郁金、山茱萸、枳壳等
Ⅳ西南北亚热带、中亚热带野生、家生中药区	Ⅳ1秦巴山地、汉中盆地 Ⅳ2川黔湘鄂山原山地朱砂 Ⅳ3滇黔桂山原丘陵 Ⅳ4四川盆地 Ⅳ5云贵高原 Ⅳ6横断山、东喜马拉雅山南麓	三七、川芎、黄连、天麻、杜仲、独活、黄柏、厚朴、吴茱萸、款冬花、木香、半夏、当归、川牛膝、续断、川贝母、大黄、羌活、麦冬、附子、郁金、白芷、白芍、枳壳、红花等
Ⅴ华南南亚热带、北亚热带家生、野生中药区	Ⅴ1岭南沿海、台湾北部山地丘陵 Ⅴ2雷州半岛、海南岛、台湾南部山地丘陵 Ⅴ3滇西南山	砂仁、阳春砂、巴戟天、广藿香、安息香、槟榔、佛手、高良姜、白豆蔻等
Ⅵ内蒙古中温带野生中药区	Ⅵ1松嫩及西辽河平原龙胆区 Ⅵ2阴山山地及坝上高原区 Ⅵ3内蒙古高原	防风、桔梗、黄芩、麻黄、甘草、黄芪、黄芩、赤芍、草乌等
Ⅶ西北中温带、暖温带野生中药区	Ⅶ1阿尔泰、天山山地及准噶尔盆地 Ⅶ2塔里木、柴达木盆地及阿拉善、西鄂尔多斯高原区 Ⅶ3祁连山山地	伊贝母、红花、阿魏、甘草、麻黄、枸杞子、肉苁蓉、锁阳、紫草、秦艽、羌活、党参、宁夏枸杞等
Ⅷ青藏高原野生中药区	Ⅷ1川青藏高山峡谷 Ⅷ2雅鲁藏布江中游山原坡地 Ⅷ3羌塘高原胆、鹿角区	均为野生药材
Ⅸ海洋中药区	Ⅸ1渤海、黄海、东海 Ⅸ2南海	昆布、海藻等

三、药用植物种质资源研究的重要意义

药用植物种质资源是国家重要的生物战略资源，也是中医药产业的源头和基础，尤其在中国加入WTO后，我国的中医药产业得到空前的发展，而药用植物资源已不再局限于传统的入药治病，而被广泛应用于饮食、保健、化妆品、绿色农药、畜禽业等人类生活的各个方面。虽然植物资源具有“再生性”，但如果取之过多、用之过度，也会造成资源的衰退和枯竭，因此，药用植物种质资源的合理开发和综合利用是中医药产业可持续发展的重要保证，

而药用植物种质资源作为一种生物资源,对保护生物多样性和维持生态平衡也有着积极的意义。

(一)药用植物种质资源的筛选鉴定是发现新基因的基础

种质资源(germplasm resources)又称为基因资源(gene resources),包括了所有含有遗传功能单位的遗传材料,其核心是其所携带的基因。药用植物物种经过自然、人工选择和长期演化,形成了各自的基因库(gene pool),其中的基因决定了该物种的遗传性状,并可能蕴藏着已知或未知的丰富有益基因,如控制产量和抗性等优良性状的基因和控制有效成分代谢的基因等。从广义上讲,基因发现(gene discovery)应指对控制某一性状的遗传规律的认识、基因的鉴定、作图、克隆测序与功能分析;基因转移(gene delivery)指分子育种(转基因育种与分子标记辅助育种)、生物反应器研制等,而基因发掘是基因转移的基础,没有基因就没有基因转移,因而也就没有其他许多相关研究,众所周知的第一次“绿色革命”就是由于水稻、小麦资源中少数几个矮秆基因的开发利用引发的。因此,药用植物种质资源中一些优异基因的开发和利用,可以使中药材的产量和品质取得突破性进展。

目前,我国在农作物新基因发掘材料的创制和研究方法上,在新基因标记、定位以及基因克隆和功能验证等方面均取得了可喜的成就,如大豆、玉米、黄瓜等植物的基因组全测序已相继完成,但药用植物的新基因发掘工作尚处于起步阶段。发现新基因应从以下几方面做好工作:①构建药用植物核心种质库,创建具有特色的基因发掘材料;②充分利用基因组学和生物信息学技术,开发基因发掘的新理论和新方法;③对药用植物的一些优良性状基因进行精细定位;④加强性状基因克隆及功能验证研究。自水稻功能基因组2005年公布以来的短短五年中,农作物基因发现已进入快速发展阶段,并朝着高效化、规模化及实用化方向发展,而我国药用植物基因资源却还未被充分利用之前,其载体种质资源正面临严重破坏甚至面临丧失的威胁,因此,加速药用植物种质资源保护和新基因研究工作刻不容缓。

(二)药用植物种质资源是新品种选育和品种改良的重要来源

野生药用植物种质资源是现有栽培植物的巨大资源库,也是培育新品种的物质基础,尤其是野生亲缘植物和古老地方种,具有独特优良性状和抗御自然灾害的特性,是人类宝贵财富和品种改良的源泉,育种上突破性的成就取决于关键性状的变异及其基因的发现和利用,任何一个新品种的培育都是在原有的植物资源基础上通过选择、杂交、回交、诱变等方法修饰、加工、改良后培育出来的。药用植物的优良品种对药材生产具有巨大潜力,其质量的优劣直接影响中药系列产品的质量和疗效,许多品质优异的道地药材(orthodox drugs)的形成在某种程度上应归功于地方品种的选育与改良作用。如徐昭玺等培育出了我国第一个边条人参新品种“边条1号”,其形态优美,抗逆性、产量和总皂苷含量均比对照有大幅度的提高;何先元等发现单株头状花序(即花头)的数量是构成白菊花产量的主要因素,优选出栽培性状优良和产量较高的“红心菊”和“小白菊”两个品种。

另一方面,药用植物遗传多样性的研究特别是分子多态性的研究是遗传图谱的构建、基因的定位和分离及标记辅助选择技术(MAS)应用的基础。虽然我国药用植物的育种工作在许多药材上,如人参、菊花、薄荷、红花、枸杞、地黄、贝母、山药、桔梗、菘蓝、薏苡、石斛、金银花、杜仲、党参、当归等已形成地方优良品种,但很多品种由于无法知道遗传纯度,故还不能算作真正的品种,因此,药用植物种质资源的遗传背景、遗传作图等方面的研究尚待加强。

（三）药用植物种质资源是药用植物引种栽培和中药GAP顺利实施的保障

种质资源的遗传变异是影响药材产量和质量的重要因素，要获得好的疗效和经济效益，在引种之前，必须在众多遗传资源中筛选出最有用的遗传资源，以便优良种质资源的引种与推广。我国已有两千多年的药用植物栽培历史，据初步统计，49年来由野生转为家种的药用植物不下60种，主要的有防风、龙胆、柴胡、甘草、辽细辛、五味子、半夏、山茱萸、何首乌、天麻等，引种国外药用植物30余种，重要的有颠茄、丁香、毛花洋地黄、古柯、安息香、大风子等。这些药用植物的引种成功，在数量和质量上满足了我国人民保健事业用药的需要，促进了我国医药卫生事业的发展，也丰富了引种驯化理论宝库。但目前我国仍有许多野生药材和列入保护名单的濒危药用植物有待引种，一些存在问题的品种也面临重新引种的任务，这些都要求我们必须加强此方面的研究。

随着中药现代化的发展，中药材的规范化种植（GAP）受到极大重视，而种质资源是药用植物生产的源头，种质的优劣对药材（生药）的产量和质量具有决定性的作用，但不容乐观的是我国目前很多药用植物的种质资源（包括基因资源）都存在混杂、退化等现象，严重阻碍了中药材的产量提高和品质优化，要想建立质量稳定、无污染和可持续利用的药材产业，药用植物种质的优化是一项重要内容。而种质资源的研究是筛选优良种质的基础，但由于种质资源研究耗时较长，极可能成为制约GAP的瓶颈，因此筛选和培育药用植物优良品种的工作已成为越来越紧迫的研究课题。

【案例】

珍稀濒危药用植物中麻黄种质资源调查及评价

一、研究背景

“珍稀濒危药用植物中麻黄（*Ephedra intermedia* Schrenk ex Mey.）资源调查评价及开发利用”课题为科技基础性工作专项重点项目子课题，课题编号为SB 2007FY020，研究起止时间为2010年1月至2012年12月。

二、研究目标

旨在查清我国中麻黄的野生资源分布、数量、生态环境及濒危状况，为开展中麻黄种质资源的保护、研究和开发利用提供依据。对威胁其种质资源繁衍的经济、社会、生态环境等因素，以及濒危状况等进行分析，提出对中麻黄种质资源保护、研究和开发利用的建议。为加强资源的保护与管理提供决策基础和依据，并在药用植物资源调查技术、调查方法、管理机制、人才培养等方面发挥作用，为第四次全国药用植物资源普查奠定基础。

三、研究方法

对甘肃、新疆、青海、内蒙古、陕西、山西、河北等省（自治区）的中麻黄的野生资源现状、栽培生产现状和市场流通情况进行实地采样和静态调查，2011年8月至2012年9月对新疆、甘肃、青海三省的中麻黄资源情况进行了固定样地动态调查。

四、研究结果

静态资源调查：野外资源调查共进行了92个样方调查，主要调查了调查品种的生态环境（地理分布、气候条件、土壤条件、群落类型、特征、占有的面积以及在群落中的地位等）、资源蕴藏量、年允收量、年需求量、年收购量、药材质量状况等情况。栽培资源调查了包括栽培品种及其栽培历史、栽培技术、栽培基地、农艺性状、单位面积产量、栽培面积(当年实际种植面积)、留存面积(多年生药材实际留存面积)、年产量(不包括外地流入量)、年需求量、年收购量(不包括外地流入量)、病虫害及农药使用污染情况、药材质量状况等。

动态资源调查:在自然更新观测期内,对中麻黄的生态环境条件、群落类型、群落动态以及样方的盖度和密度等数据进行了详细的调查和记录,发现中麻黄的自然更新生态环境大都相似,地理分布较广,气候条件多为大陆性气候表现为干旱、降水量少,昼夜温差大,光照强;土壤类型因地区有别,青海、甘肃多为棕漠土、灰棕漠土,新疆多为栗钙土、灰钙土而且土壤均为碱性pH约8~9之间,均属干旱或半干旱地区。群落中常与群落优势种盐爪爪、合头草、碱蓬、白刺、猪毛菜、沙拐枣等,物种分布主要科为藜科、菊科、禾本科、豆科、柽柳科。野生中麻黄在群落中盖度多为10%~30%,由于前几年的过度采挖,繁殖速度较慢,已不是优势建群种,近两年来由于价格不好有所恢复,如巴里坤各地与酒泉文殊镇分布区,高台南华镇分布区由于附近有沙厂,破坏较严重,地上茎枝颜色暗黄。人工更新试验观测调查发现,甘肃民勤县一年生中麻黄在7月到9月之间进入快速生长期,整个生长过程中植株重量不断增加,9、10月份进入成药生长的重要时期,中麻黄药材的最适宜采收期应该在是10~11月,此时的干物质量达到最大值。甘肃省民勤中麻黄在6月份开花,8月份结果,种子的最适宜采收期是9月。

【本节思路拓展】

"植物群落"是药用植物种质资源研究中常用到的概念,它有别于"植物种群",指"在一定地段,有一定的植物种类,一定的外貌和结构,植物之间,植物与其所存在的环境之间相互影响,成为一个整体,即为植物群落"。植物群落物种的数量特征一般用多度、密度、盖度、频度、优势度和生物量等参数表示。我国目前采取的群落分类是在《中国植被》书中提出的。分类以群落本身综合特征作为分类依据,群落种类组成、外貌和结构、地理分布、动态演替等特征及其生态环境在不同的等级中均作了相应的反映。分类单位为三级:高级单位——植被型、中级单位——群系、基本单位——群丛,每一等级之上和之下又各设一个辅助单位和补充单位。按照以上分类系统,请查阅相关文献并思考中国植被类型是如何进行群落分类的。

第三节 种质保藏和诱变育种

药用动植物种质资源是中医药事业发展的基础,其丰富的遗传多样性是中药开发和优良品种选育的物质基础。然而,随着人口激增和人类活动的加剧,物种生境丧失和破碎化,外来种侵入,生物资源过度开发,环境污染,自然灾害和气候变化,地球上的生物多样性正以空前的速率丧失,野生药用动植物资源的蕴藏量急剧下降,甚至濒危、绝灭。人工饲养、栽培药用动植物是保护中药资源的重要举措,但品种趋于单一,种质退化和遗传多样性少,容易因病虫害等自然灾害的爆发而造成农业损失。因此,对药用动植物生物多样性的保护和优良品种的培育成为中药资源可持续利用的前提和保障。对生物多样性的保护已发展成为一门科学,称为保护生物学(conservation biology)或保护科学(conservation science)。本节介绍药用植物种质资源保藏和诱变育种技术。

一、种质保藏

药用植物种质资源保藏的目的是保持药用遗传资源的可持续利用。重点保藏濒危和近危植物、栽培品种和特有品种、遗传改良品种、无性系、栽培种的野生祖先等。保藏的种质资源必须维持一定的数量，保持生活力，保持原有的遗传变异。种质保藏的方法有就地保护（*in situ* conservation）、迁地保护（*ex situ* conservation）、离体保藏（*in vitro* conservation）等途径。

1. 就地保护　就地保护又称原位保护，是指在动植物的原生的自然环境下保存种质资源，主要针对野生种及近缘野生种建立保护地。保护地（protected area）是指通过法律或其他有效途径，对某些已知的特定边界的地理区域进行划定和管理，以达到对自然及其相关的生态系统服务和文化价值进行长期保护的目的。世界自然保护联盟（International Union for Conservation of Nature，IUCN）将保护地划分为6大类型：严格意义的自然保护区（strict nature reserve）和荒野地保护区（wilderness area）、国家公园（national park）、自然纪念物保护区（natural monument or feature）、生境和物种管理区（habitat/species management area）、陆地和海洋景观保护区（protected landscape/seascape）、资源管理保护区（protected area with sustainable use of natural resources）。我国的保护地主要是自然保护区（nature reserves），是指对有代表性的自然生态系统、珍稀濒危野生动植物物种的天然集中分布区、有特殊意义的自然遗迹等保护对象所在的陆地、陆地水体或者海域，依法划出一定面积予以特殊保护和管理的区域。按照1993年国家环境保护局、国家技术监督局联合颁布的《自然保护区类型与级别划分原则》（GB/T14529-93）国家标准，我国的自然保护区分为自然生态系统类、野生生物类、自然遗迹类三大类别和9种类型（表7-14）。建立保护地的目标有：科学研究、荒野地保护、物种和遗传多样性保存、维持环境服务、保护特殊自然和文化特征、旅游和娱乐、教育、自然生态系统内资源的可持续利用、文化和传统特征的维持。

表7-14　我国的自然保护区类型划分表

类别	类型
自然生态系统类	森林生态系统类型
	草原与草甸生态系统类型
	荒漠生态系统类型
	内陆湿地和水域生态系统类型
	海洋和海岸生态系统类型
野生生物类	野生动物类型
	野生植物类型
自然遗迹类	地址遗迹类型
	古生物遗迹类型

1864年，美国将约塞米蒂峡谷（Yosemite Valley）和玛里普萨丛林（Mariposa Grove授予加利福尼亚州进行保护，成为世界上最早的自然保护区（1890年扩大成为约塞米蒂国家公园）。1872年美国建立了世界上第一个国家公园——黄石国家公园（Yellowstone National Park）。截至2014年8月，在联合国环境规划署-世界保护监测中心（United Nations environment programme-world conservation monitoring centre，UNEP-WCMC）世界保护地数据库（world database on protected areas，WDPA）中已有209 429个保护地，涵盖3286万km^2的面积，3.41%的世界海洋面积和14%的世界陆地面积得到了保护。

1956年，我国在广东省肇庆市建立了中国的第一个自然保护区——鼎湖山自然保护区。截至2014年底，我国共建立各种类型、不同级别的自然保护区2729个（不含香港、澳门和台湾），总面积约147万km^2，其中陆域面积142万km^2，占全国陆地面积的14.84%。国家级自然保护区428个，面积约96万km^2。此外，我国还有1400多个森林公园，800多个风景区和历史遗迹，130多个国家地质公园，50多个水利保护景区，以及1000多个约占3%的自然保护小区和农业保护区。大多数自然保护区保护的是特定气候条件下的所有的生物资源，但也有少数自然保护区重点保护特定的药用植物资源（表7-15）。

表7-15　以药用植物为主要保护对象的自然保护区名录（截至2012年底）

保护区名称	行政区域	总面积（hm^2）	主要保护的药用植物	级别	始建时间
小溪	湖南省永顺县	24 800	珙桐、南方红豆杉等	国家级	1982年
阳明山	湖南省双牌县	12 795	黄杉、红豆杉等	国家级	1984年
戴云山	福建省德化县	13 472.4	南方红豆杉、长苞铁杉	国家级	1985年
八大公山	湖南省桑植县	20 000	南方红豆杉、伯乐树等	国家级	1986年
浙江天目山	浙江省临安市	4284	银杏、连香树、金钱松	国家级	1986年
黑龙江凤黑凰山	黑龙江省鸡东县	26 570	兴凯松林、东北红豆杉、松茸等	国家级	1989年
大盘山	浙江省磐安县	4558	野生药用植物资源	国家级	1993年
君子峰	福建省明溪县	18 060.5	南方红豆杉	国家级	1995年
梁野山	福建省武平县	14 365	南方红豆杉林和钩栲林、观光木	国家级	1995年
闽江源	福建省建宁县	13 022	钟萼木和南方红豆杉原生种群	国家级	2001年
雅长兰科植物	广西乐业县	22 062	兰科植物	国家级	2005年
穆棱东北红豆杉	黑龙江省穆棱市	35 648	东北红豆杉	国家级	2006年
皇藏峪	安徽省萧县	2067	银杏、黄檀、小叶朴等	省级	1982年
将石	福建省邵武市	1222.1	长叶榧、喜树	省级	1986年
铁西	黑龙江省密山市	7235	梅花鹿、马鹿、刺五加等	省级	1996年
临沂大青山	山东省费县	4000	中华结缕草、鹅掌楸、喜树	省级	2000年
大寨山	山东省平阴县	1200	侧柏	省级	2001年
汪清	吉林省汪清县	42 756	东北红豆杉	省级	2002年
陵川南方红豆杉	山西省陵川县	21 440	南方红豆杉	省级	2002年
鄂托克甘草	内蒙古鄂托克旗	144 800	甘草	省级	2003年

续表

保护区名称	行政区域	总面积(hm^2)	主要保护的药用植物	级别	始建时间
东白山	浙江省诸暨市	5071.5	香榧	省级	2003年
清流莲花山	福建省清流县	1721.9	野大豆、南方红豆杉古树群	省级	2005年
瑞昌南方红豆杉	江西省瑞昌市	2500	南方红豆杉	省级	2006年
车陆湾子	黑龙江省逊克县	400	五味子、越橘、水曲柳	市级	1986年
大洪山银杏	湖北省随州市曾都区	16 000	古银杏群落	市级	1992年
羊子岭	四川省雅安市雨城区	6336	珙桐、红豆杉等	市级	2003年
以拉	云南省镇雄县	685	南方红豆杉	市级	2003年
三宝山兰科植物	广东省新兴县	7030	兰科植物	市级	2006年
林甸县花园野生药材	黑龙江省林甸县	690	中药材防风、桔梗	县级	1978年
五马沙驼子药材	黑龙江省杜尔伯特蒙古族自治县	6667	野生中药材	县级	1986年
孙吴沿江	黑龙江省孙吴县	2500	山梨、山荆子、山葡萄、五味子	县级	1988年
老山头荷花	黑龙江省五常市	47	野生荷花	县级	1988年
安陆银杏	湖北省安陆市	5600	古银杏群落	县级	1989年
科洛南山五味子	黑龙江省嫩江县	0.3	五味子	县级	1991年
八都芥	浙江省长兴县	250	银杏	县级	1994年
郯城银杏	山东省郯城县	5880	银杏	县级	1995年
锦河	黑龙江省黑河市	1500	野生中草药	县级	1995年
方正莲花湖	黑龙江省方正县	103	野生莲花	县级	1998年
鲁沟古大	贵州省普安县	412	银杏	县级	1998年
库尔滨河	黑龙江省逊克县	214 000	五味子、越橘、水曲柳、黄菠萝	县级	1998年
马福林	贵州省务川仡佬族苗族自治县	3710	三尖杉、红豆杉等	县级	1999年
莱屿列岛	福建省漳浦县	3200	天然紫菜	县级	2000年
东西摩天岭	内蒙古和林格尔县	3000	野生药用植物	县级	2001年
应加山后门山	福建省寿宁县	8.47	南方红豆杉、木荷等	县级	2001年

续表

保护区名称	行政区域	总面积（hm^2）	主要保护的药用植物	级别	始建时间
绥阳刺五加	黑龙江省东宁县	7766	刺五加	县级	2002年
枣阳兰科植物资源	湖北省枣阳市	16 650	兰科植物	县级	2003年
三溪口	四川省苍溪县	4240	银杏、水杉、柳杉	县级	2003年
古夜郎	湖南省新晃侗族自治县	2375	南方红豆杉	县级	2003年
乳源红豆杉	广东省乳源瑶族自治县	10 190	红豆杉	县级	2004年
陆丰陂洋土沉香	广东省汕尾市	67	土沉香	县级	2007年
新余蒙山	江西省新余市渝水区	560	南方红豆杉	县级	2007年
花山南方红豆杉	江西省铜鼓县	4762	南方红豆杉	县级	2008年
陈坪	湖南省衡阳县	4800	苏铁、南方红豆杉	县级	2009年

注：数据来源：中华人民共和国环境保护部自然生态保护司http://sts.mep.gov.cn/zrbhq

2. 迁地保护　迁地保护是指将濒危动植物迁移到人工环境或易地实施保护。随着人口增长，野生生物生存空间日益缩小，越来越多的野生生物将需要人类的协助才能生存。当一个野生物种原有生境不复存在或者种群数量过低时，就需要对该物种从原生境迁移到新的适宜生境或人工环境中进行保育。迁地保护是为了增加濒危物种的种群数量，而不是用人工种群取代野生种群。当迁地种群数量增加后，通过不断释放迁地种群的繁育后代，补充野生种群，增加野生种群的遗传多样性。对于药用植物，迁地保护具有更加必要和现实的意义：一些药用价值较高的野生药用植物一旦被人类发现，很容易被采伐殆尽，如人参、杜仲、冬虫夏草等野生资源已几近绝灭；农业生产中栽培的药用植物品种少而退化，亟需优良性状的野生亲本进行育种；对于具有顽拗性种子（不耐脱水干燥和零上低温贮藏的种子）的植物及种子产量低、无性繁殖、需要很长生命周期来产生种子的植物，迁地保护是其最主要的种质保存方式。

植物园引种栽培、专类植物园被认为是有效的常规植物迁地保护途径（图7-3）。据国际植物园保护联盟（botanic gardens conservation international，BGCI）统计，全球有超过3200家植物园。我国有160多家植物园（含香港、澳门、台湾），其中专业药用植物园约有40所，如中国医学科学院药用植物研究所及其分所的药用植物园（北京药用植物园、广西药用植物园、贵阳药用植物园、西双版纳南药园、兴隆热带药用植物园、重庆药用植物园），华中药用植物园、大盘山药用植物园、亳州市药用植物园、中国药山药用植物园、北京丰台药用植物园等。我国大多数中医药院校、中医药研究所和一些中医药企业也建设有规模各异的药用植物园或药用植物田间种质库（field genebank）。许多综合性植物园如中国科学院西双版纳热带植物园、中国科学院华南植物园、中国科学院吐鲁番沙漠植物园、石排湾郊野公园（澳门）、南京中山植物园、庐山植物园、上海植物园、上海辰山植物园、昆明植物园、贵州省植物园、乌鲁木齐植物园、银川植物园、杭州植物园、重庆缙云山植物园等设有药用植物专类园。一些制药企业建设有特定药用植物的规范化种植基地。这些分布在不同气候区域的药用植物园对研究、保存和开发利用药用植物种质资源发挥着重要的作用。

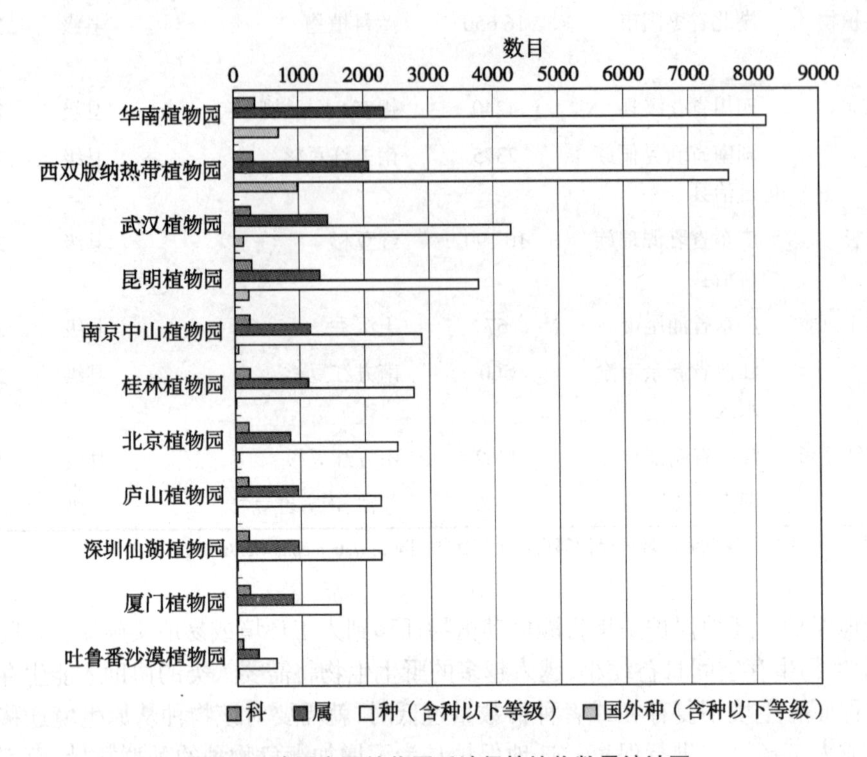

图7-3 我国主要植物园迁地保护植物数量统计图

3. 离体保藏 就地保护和迁地保护均属于种植保护，需要将植物在适合其生长的环境中种植。离体保藏则是指将植物的离体器官（包括种子）在人工环境中保存，不依赖植物的原始生长环境，也不受气候等环境变化的影响，是适合种质长期保存的方法。离体保藏包括种子保藏（种子库）、组织培养保藏、超低温保藏、基因文库保藏等方法。

（1）种子库（seed bank）：种子是植物种质资源最主要的组成部分，携带父母本各一半的遗传信息，并且易储运，不易腐烂，占用空间小，繁殖再生能力强，是遗传育种和植物栽培最直接的原始材料，因此，种子保存是最经济、安全和高效的种质资源保存方式。根据种子的生理特点，种子可分为正常性种子（orthodox seed）、中间性种子（intermediate seed）和顽拗性种子（recalcitrant seed）三种类型。75%~80%的被子植物的种子为正常性种子，该类种子耐脱水干燥和低温保存，种子随含水量及贮存温度的降低，寿命增加，但当含水量降到某个临界值后，种子寿命不再增加，甚至可能加速种子老化速率；5%~10%的被子植物的种子为顽拗性种子，主要包括一些水生植物、热带植物以及小部分温带植物的种子，该类种子不耐脱水和零上低温贮存，任何程度的干燥和冷冻都会引起种子死亡；10%~15%的被子植物的种子为中间性种子，可以耐受干燥至约8%的含水量，通常对低温更敏感，−20℃贮存将失去活性。对于正常性种子，可脱水后在低温条件下贮藏，称为种子库（seed bank）或种质库（genebank）。

根据种子库用途的不同，可分为长期库、中期库和短期库。长期库(long term storage room)亦称基础收集(base collection)，用于种子的长期保存，贮藏温度-18℃±3℃，相对湿度15%±3%，种子含水量5%~7%，种子贮存寿命50年以上。中期库(medium term storage room)亦称有源收集(active collection)，用于种子评价、鉴定、分发，库温4℃~10℃，相对湿度15%±3%，种子含水量6%~8%，种子贮存寿命达30年。短期库(short term storage room)亦称工作收集(working collection)，主要用于短期存放育种的材料，库温15℃±3℃，种子通常存放于纸袋或布袋中，种子贮存寿命3~8年。

正常种子一旦干燥须在密闭容器中贮存。如果容器密闭不严，种子吸收水汽，其寿命将缩短：平衡态相对湿度升高10%或种子含水量升高1%将使种子寿命减半。长期库贮存种子常用玻璃瓶和三层箔纸袋，而金属容器和塑料容器因密封性能差而不被推荐。玻璃瓶的盖子推荐具有天然橡胶密封垫的钳夹盖。

目前，全球有超过1750个种质库，收集保存了750万份种质，如英国皇家植物园于2000年建成的千年种子库(Millennium Seed Bank)保存了全球2.4万份重要和濒危的植物种子。挪威政府于2008年在距离北极点约1300km的斯瓦尔巴群岛的一处山洞中建成了世界上最大的种子库(Svalbard Global Seed Vault)，可容纳450万种植物的种子样本。我国至今已建立十几座国家级种质库，如1986年10月在中国农业科学院落成的国家作物种质库是全国作物种质资源长期保存与研究中心，贮藏面积300m^2，贮藏温度-18℃±1℃，相对湿度<50%，保存容量40万份。2002年11月同样在中国农业科学院落成的国家农作物种质保存中心主要负责粮食作物种质资源的中期保存和供种分发，贮藏面积1700m^2，包括5间长期库，贮藏温度-18℃±2℃，相对湿度≤50%，保存容量20万份；12间中期库贮藏温度-4℃±2℃，相对湿度≤50%，保存容量40万份。2007年在中国科学院昆明植物研究所建成的中国西南野生生物种质资源库主要用于保护野生生物种质资源。我国首个国家药用植物种质资源库于2008年在中国医学科学院药用植物研究所建成并投入使用，该种子库设有1个保存年限45~50年的长期库，2个保存年限25~30年的中期库，可保存10万份药用植物种质。当前，四川省和海南省也正在建设国家级药用植物种质资源库，我国第四次中药资源普查收集到的种质资源将保存于这些种子库。

(2)组织培养保藏(plant tissue culture conservation)：植物离体的组织、器官和细胞，包括试管苗、茎尖和分生组织、愈伤组织、胚、花粉等，可以在人工控制的无菌环境中，在人工配制的培养基上培养，称为植物组织培养(plant tissue culture)或离体培养(*in vitro* culture)(见第八章第二节)。该方法因其无菌脱毒、空间利用率较高、成本低等特点，成为中期保存种质资源的首选方法。至今，已经有1000多种植物和品种成功应用此法保存，并取得了较好的保存效果。

传统的组织培养是以植株扩大繁殖和育种为目的的，要求离体材料快速分化和再生植株。而以种质保藏为目的的组织培养则要求减慢器官和植株生长速度，减少继代次数，以延长植株寿命，降低遗传变异率。因此，在组织培养保存种质资源的研究中，通常采用降低培养温度和光照强度、降低培养环境的氧气浓度、提高培养基渗透压、降低培养基营养物质浓度、添加植物生长延缓剂或抑制剂等方法限制器官和植株的生长。

我国已有超过200种药用植物实现组织培养，其中，银杏、三尖杉、地黄、枇杷、巴戟天、野葛、黄花蒿、菊花、绞股蓝、山银花、高山红景天、百合、姜、铁皮石斛、千年健等药用植物已有离体保藏的研究报道,但实际投入应用的例子尚不多。

(3)超低温保藏(cryopreservation):超低温保藏是指在超低温介质中(通常是-196℃的液氮)保存生物材料(通常是种子、胚、体细胞胚、原生质体、茎尖/分生组织、花粉)的方法。在超低温下,植物细胞的新陈代谢和生长发育被中止,植物材料得以长期保存,并且最大程度地保持了遗传稳定性。因此,超低温保藏是一种安全有效的种质资源保藏途径,对于无性繁殖及顽拗性种子植物的保存尤其适用。迄今成功应用超低温保藏的材料已达百余种,其中包括东北红豆杉、厚朴、茅苍术、百合、华重楼、高良姜、铁皮石斛、白及等药用植物。

超低温保藏技术分为四个基本步骤:保藏材料的选择、培养前处理、超低温保藏、保存后恢复、植株再生。保藏材料体积过大或含水量过高将不利于组织快速脱水和保藏后的存活。因此,对于顽拗性种子可以将胚或胚轴分离出来保藏,对于营养繁殖的植物适合选取芽(茎尖)、分生组织、胚性愈伤组织、体细胞胚等作为保藏材料。

植物超低温保藏方法主要有两步冷冻法(two-step freezing)、包埋干燥法(encapsulation-dehydration)、玻璃化法(vitrification)、小滴玻璃化法(droplet-vitrification)等。两步冷冻法是以0.5~1.0℃/min的速度将材料温度降低至-30℃~-40℃或-100℃后投入到液氮储存,操作复杂费时,需要程序控温仪,而且成活率较低,仅适合于一致性较高的材料,如胚、胚状体、胚性细胞等。包埋干燥法是将植物材料用褐藻酸钙包裹后脱水干燥,然后投入液氮保存。玻璃化法是将植物材料用低温保护液(玻璃化溶液,plant vitrification solution,PVS)处理后投入液氮保存。小滴玻璃化法是将玻璃化溶液处理的材料放在含有玻璃化液滴的铝箔纸上后投入液氮冻存。目前,玻璃化法或基于玻璃化法的小滴玻璃化法是最常用的超低温保藏方法。玻璃化是指液体转变为非晶态(玻璃化态)的固化过程。玻璃化态时,水分子没有重排,不产生结构和体积的变化,减轻了对细胞结构的机械损伤和溶液效应损伤。常用的玻璃化溶液有二甲基亚砜(DMSO)、甘油、乙二醇等。

(4)基因文库保藏(genomic library conservation):基因文库是将基因组DNA用限制性内切酶切割后嵌入载体中,经体外包装,转化大肠埃希菌后得到一组含不同DNA片段的克隆。此文库包含了基因组内全部的基因片段,能贮存基因组全部的遗传信息。对这些遗产信息的研究与利用可通过基因克隆的途径实现,因此通过基因文库保藏种质资源的遗传信息有利于后续的基因工程育种,是对植物种质资源保藏方法的有力补充。

二、诱变育种

药用植物的品种是中药材品质的基础,直接影响着中药系列产品的质量和疗效,是中药材规范化生产的保证。传统的育种方法包括选择育种、杂交育种、诱变育种、转基因育种、生物技术育种等。本节介绍诱变育种。

诱变育种(mutation breeding)是利用理化因素诱发生物体的DNA发生变异,再通过选择培育成新品种的方法。植物在自然条件下也会发生自发突变,但突变频率较低,大多数基因位点每代自发突变的频率约为10^{-6}~10^{-5}。通过诱发突变,可使突变频率提高几百倍至上千倍;而且诱发突变的变异范围广泛,类型多样,有时能够诱发产生自然界稀有或未曾有过的新等位基因。通过诱变育种可以获得生育期缩短、植株矮化、株型改良、抗逆性提高、品质改善、育性改变等类型的新品种,对高度杂合的无性繁殖植物更有意义。应用电离辐射进行诱变,可使染色体断裂和重新连接,产生多种形式的染色体结构变异,打破基因连锁,提高重组率。

诱发产生的突变大多为隐性，经过自交在下一代获得纯合突变体。这样的突变后代一般不再分离，有的到第三代即可获得稳定株系，有利于缩短育种进程。通过大规模的诱发突变体，可以构建突变体库，对控制突变性状的基因进行克隆和功能鉴定可以了解植物性状调控机制，指导育种或通过基因工程获得优良性状转基因植物。

（一）诱变方法

根据引起基因和染色体变异的因素不同，诱变育种可以分为物理诱变（physical mutagenesis）、化学诱变（chemical mutagenesis）、生物诱变（biological mutagenesis）等方法。为了提高诱变效率，有时将两种或多种诱变因素联合使用。

1. 物理诱变　常用的物理诱变剂有两大类：一类是电磁辐射，如X射线、γ射线、紫外线、激光、微波等电磁波，以电场和磁场交互震荡的方式穿过物质和空间而传递能量。另一类是粒子辐射，如β粒子、中子、离子束、空间粒子、重粒子等，高速运动的粒子通过损失动能而将能量传递给其他物质。这些物理诱变剂，除了紫外线，各种辐射通过植物体时都能产生直接或间接的电离现象，故称电离辐射。常用的辐射诱变剂的性质如表7-16所示。

表7-16　物理诱变剂的类型和性质

类型	来源	性质	能量	屏障	透入组织深度
X射线	X射线机	电磁辐射，不带电，波长0.001~1nm	通常50~300keV	几毫米的铅（极高能的除外）	几毫米至数厘米
γ射线	^{60}Co、^{137}Cs及核反应堆	电磁辐射，不带电，波长0.000 1~0.001nm	几MeV	几厘米厚的铅或几米厚的混凝土墙	整体贯穿
中子	核反应堆或加速器	不带电的粒子，波长0.1nm	从小于1eV到数MeV	厚的混凝土墙等轻材料	数厘米
β粒子	电子加速器或^{32}P、^{35}S	带电粒子，电离密度大	几MeV	厚纸板	几厘米
α粒子	放射性同位素	氦核，电离密度大	2~9MeV	1张薄纸	几微米
紫外线	低压石英水银灯	非电离辐射，波长100~400nm	3.1~124eV	不透紫外光的材料	很有限
激光	激光器	电磁波，波长0.3771~10.6μm			
电子束	静电加速器或直线加速器	电离辐射	5~20MeV		强
离子束	粒子加速器	质量分数≥4的带电离子	10~1 000MeV	仪器	几微米到几厘米

在各种物理诱变剂中，γ射线、X射线和中子因产生来源方便，能量高，诱变效果好而应用最多。X射线是最早应用于植物育种的物理诱变剂，早期的作物突变品种多半是X射线诱变育成的。随着钴源设备的发展，γ射线成为植物诱变育种应用最多的物理诱变剂。近年来，离子束注入诱变和空间诱变的研究和应用越来越多。离子束也叫重带电粒子，是指一束

具有能量的带电粒子放射线，具有高传能线密度、尖锐的电离峰和低氧增比，可精确控制其入射部位和深度，利用重粒子加速器可加速元素周期表上几乎所有元素的离子。离子束注入诱变集合了质量、能量和电荷等因素造成生物材料的损伤，包括生物分子或原子的替换、重组和复合。这些诱变方法通过不同的DNA损伤机制，加速基因组水平上的突变，产生遗传多样性。空间诱变育种又称太空育种、航天育种，是利用返回式卫星、宇宙飞船等航天器将植物的种子或其他材料搭载到宇宙空间，利用宇宙空间的强辐射、高真空、微重力、弱磁场及一些尚未探明的不同于地球的理化因素使材料发生变异，经过地面种植筛选培育出新品种的育种技术。

辐射诱变植物的处理方法有外照射、内照射、间接照射三种。外照射是利用射线（X射线、γ射线、中子流、紫外光等）照射植物器官，需要发射射线的专门装置（如X射线机、原子能反应堆、电子加速器、钴源、紫外灯等）、专门的场所和设施。该方法操作简便，在诱变育种中比较常用。内照射是将辐射源（多为放射性同位素）通过浸种、涂抹、注射、土壤或空气饲喂的方法引入植物体内，使射线在植物体内长时间地进行照射。该方法所需放射源剂量低、持续时间长、可在植物生育阶段应用、不需要高成本设施等优点，缺点是需要防护条件，易污染环境，处理剂量不易掌控。间接照射是对材料的培养环境（培养基）进行辐射，使培养环境中的水电离产生强活性自由基，再将材料引入进行培养。该法在微生物诱变育种中应用效果更佳。

2. 化学诱变　一些化学物质能够与生物体的遗传物质发生作用，改变其结构，使后代产生变异，称为化学诱变剂（chemical mutagens）。已发现的化学诱变剂有300多种。常用的化学诱变剂见表7-17。

表7-17　化学诱变剂的类别及作用机制

类别	举例	作用机制
烷化剂	EMS、MMS、DES、EI、NEU	碱基转换、颠换
核酸碱基类似物	5-BU、5-BUdR、2-AP	碱基转换
叠氮化钠（NaN_3）		主要是碱基转换
生物碱	秋水仙碱、石蒜碱、喜树碱	细胞分裂停滞在中期、抑制rRNA合成，染色体畸变
抗生素	链脲霉素、丝裂霉素、放线菌素D	影响DNA和合成和分解的有序性，造成染色体断裂
简单无机物	亚硝酸、一氧化氮、过氧化氢、硫酸铜	脱氨，造成DNA复制紊乱
简单有机物	乙酸、乳酸、甲醛、重氮甲烷	未知。具有生物、细胞、组织专一性

（1）烷化剂：该类试剂含有1至多个活跃的烷基，能够将DNA分子上的磷酸基、嘌呤、嘧啶等集团烷基化，使DNA复制时碱基配对错误，是作物化学诱变中最常用的一类诱变剂。常见的烷化剂有：甲基磺酸乙酯（ethyl methanesulphonate，EMS）、乙基亚硝基脲（N-ethyl-N-nitrosourea，ENU，ENH）、甲基亚硝基脲（N-methyl-N-nitrosourea，MNU，MNH）、乙烯亚胺（Ethyleneimine，EI）、硫酸二甲酯（dimethyl sulphate，DMS）、硫酸二乙酯（diethyl sulfate，DES）、甲基磺酸甲酯（methyl methylsulfonate，MMS）、甲基磺酸丙酯（propyl methanesulfonate，

PMS)、甲基磺酸异丙酯(isopropyl methanesulfonate, iso-PMS)、甲基磺酸丁酯(butyl methylsulfonate, BMS)、N-甲基-N′-硝基-N′-亚硝基胍(N-methyl-N_1-nitro-N-nitrosoguanidine, MNNG)、硫芥子气等。

(2)核酸碱基类似物：主要有5-溴尿嘧啶(5-bromouracil, 5-BU)、5-氟尿嘧啶(5-fluorouracil, 5-FU)、5-溴脱氧尿嘧啶核苷(5-bromodeoxyuridine, 5-BUdR)、2-氨基嘌呤(2-aminopurine, AP)、马来酰肼(maleic hydrazide, MH)等，因与核酸的碱基结构类似，在DNA复制时能够掺入DNA中，导致碱基配对错误，引起点突变。

(3)叠氮化钠(sodium azide, NaN_3)：是一种呼吸抑制剂，也是一种高效的诱变剂，能够导致碱基转换，诱变率达每374kb产生1个突变。该试剂对人几乎无毒，使用起来相对安全，应用也较多。

(4)抗生素：如链脲霉素(streptozotocin, STZ)、重氮丝氨酸(azaserine)、丝裂霉素C(mitomycin C, MMC)等，能够引起碱基转换、DNA断裂、染色体畸变、姐妹染色单体互换等反应。

(5)诱发多倍体的药剂：用得最多的是秋水仙碱，能够破坏有丝分裂细胞的纺锤丝，阻止分裂中期的细胞进一步分裂，形成染色体加倍的细胞，是多倍体育种最常用的方法。

3. 生物诱变　根癌农杆菌(*Agrobacterium tumefaciens*)和发根农杆菌(*Agrobacterium rhizogenes*)感染植物后能够将自身质粒里面的一段DNA(T-DNA)转移并插入植物基因组DNA中，引起插入位点的基因突变，称为T-DNA插入突变(T-DNA insertion mutagenesis)。植物基因组中有一些基因能够从原位切离或拷贝一份插入到基因组DNA的其他部位，引起插入部位基因的突变。该段可移位的基因称为可移位因子(transposable elements)，根据结构和移位机制分为转座子(transposons)和逆转录转座子(retrotransposons)两类。由可移位因子引起的基因插入突变称为转座子突变(transposon mutagenesis)或移位突变(transposition mutagenesis)。将T-DNA和可移位因子转化植物，由于插入部位是随机的，可以获得大量的突变体，从中可选育出具有优良性状的新品种，因此称为生物诱变。由于该技术涉及外源基因的遗传转化，因此属于转基因植物技术(见第八章第三节)，作为生物技术育种来研究。与物理诱变和化学诱变不同，利用生物诱变可以借助T-DNA和可移位因子的侧翼序列鉴定被插入突变的基因，有助于人们认识突变表型和基因的相关性。目前基于T-DNA和可移位因子的生物诱变主要应用在拟南芥、玉米、水稻、番茄、苜蓿等模式植物中，在药用植物育种中尚无应用。

(二)药用植物诱变育种现状

诱变育种在农作物品种培育中取得了很大的成绩。截至2016年4月，国际原子能机构突变品种数据库(Mutant Variety and Genetic Stock Database, MVGS)中已登记3234种商业化诱变品种，大多数为农作物品种，药用植物仅有30多种70余个品种(表7-18)。我国在药用植物诱变育种中做了大量工作，但大部分局限在对诱变材料当代生长发育、生理生化、遗传变异的基础研究，商业化诱变品种尚不多。有些品种如"文黄16号"黄芩(2001年)、四倍体黄芩(2002年)、"九丰1号"金银花(2005年)、"药园无籽1号"罗汉果(2008年)、"岷归3号"当归(2010年)、三倍体丹参(2010年)、"太空1号"薏苡(2012年)、"天丹1号"丹参(2012年)、"多紫1号、2号、3号"紫苏(2012年)，"陇芪3号"黄芪(2013年)，产量和(或)有效成分含量高于普通药材，显示出诱变育种的巨大潜力，但有些尚未推广，有些仅限部分地区小规模栽培，尚未在MVGS数据库中登记。

表7-18 国际原子能机构突变品种数据库中的药用植物诱变品种(截至2016年4月)

突变植物	品种名称	突变性状	方法	国家	注册时间(年)
白芥*Sinapis alba* L.	Svalof's Primex	种子产量和含油量提高	X射线(350Gy)诱变种子	瑞典	1950
白芥	Seco	产量和含油量提高,抗落粒,早花,茎秆硬	X射线(350Gy)诱变的突变体杂交	瑞典	1961
白芥	Trico	种子产量和含油量提高	X射线(350Gy)诱变的突变体中选择育种	瑞典	1967
白芥	Zlata	早花,苗壮	X射线诱变	捷克	1996
蓖麻*Ricinus communis* L.	Aruna	早熟,高产	热中子(14Gy)诱变种子	印度	1969
蓖麻	RC8	晚熟,高千粒重,植株高,节间多,高产	γ射线(400Gy)诱变	印度	1978
蓖麻	Sowbhagya (157-B)	晚熟,矮化,抗落粒,适合间作	突变体杂交	印度	1976
蓖麻	Khersonskaya 10	高产,含油量高	种子化学诱变	俄罗斯	1981
杏*Armeniaca vulgaris* Lam.	Early Blenheim	大果,早熟,年产量高,花粉自交亲和	热中子诱变休眠接穗	加拿大	1970
欧薄荷*Mentha piperita* L.	Todd's Mitcham	抗长蠕孢属真菌病,茎叶深绿,叶小,直立茎多,分枝少,早熟	γ射线和中子诱变匍匐枝	美国	1971
欧薄荷	Murray Mitcham	抗轮枝菌黄萎病,高产	中子辐射根状茎	美国	1976
薄荷*Mentha arvensis* L.	Rose mint	高产,挥发油品质提高	γ射线诱变细胞培养物	日本	1977
薄荷	TN-8	薄荷脑含量提高,抗病,抗虫	γ射线诱变	越南	1995
桑*Morus alba* L.	S54	叶的品质和产量提高	EMS诱变种子	印度	1974
桑	桑辐1号	产叶量高,耐旱,抗枯萎病	γ射线(75Gy)诱变	中国	1974
桑	辐桑10号	节间短,叶片深绿,厚	γ射线诱变种子	中国	1980

续表

突变植物	品种名称	突变性状	方法	国家	注册时间(年)
桑	激7681	产叶量高,抗旱、抗枯萎病	N2激光照射种子6min	中国	1988
桑	辐旱丰	产叶量高,抗旱、抗枯萎病	γ射线(5Gy)辐照枝条	中国	1992
桑	陕桑871	产叶量高	γ射线(60Gy)诱变	中国	1994
桑	Shigu 11-6	产叶量高	γ射线(100Gy)诱变	中国	1995
桑	Lala Berry	叶大而厚	秋水仙碱处理腋芽	日本	2003
桑	Pop Berry	周缘嵌合体,果实沉重	秋水仙碱处理腋芽	日本	2004
喀西茄*Solanum khasianum* Clarke	RRL-20-2	澳洲茄胺含量高,抗病	γ射线(75~200Gy)诱变种子	印度	1975
石榴*Punica granatum* L.	Karabakh		γ射线(50~70Gy)诱变种子	俄罗斯	1979
石榴	Khyrda	植株矮化	γ射线(50~70Gy)诱变种子	俄罗斯	1979
无花果 *Ficus carica* L.	Bol(Abundant)		γ射线(50~70Gy)诱变	俄罗斯	1979
枇杷*Eriobotrya japonica*(Thunb.) Lindl.	Shiro-mogi	果大而甜	γ射线(200Gy)诱变种子	日本	1981
萝卜*Raphanus sativus* L.	Qingfu	高产优质	γ射线(800Gy)诱变	中国	1981
牛蒡 *Arctium lappa* L.	Kobaruto-gokuwase	早熟,根短	γ射线(100Gy)诱变种子	日本	1981
牛蒡	Kobaruto-okute	晚熟,易贮存	γ射线(100Gy)诱变种子	日本	1981
牛蒡	Kobaruto-wase	早熟,根生长快	γ射线(100Gy)诱变种子	日本	1981
牛蒡	Tsuneyutaka	根粗,生长快,品质好	γ射线(100Gy)诱变种子	日本	1986
牛蒡	Tegaru	根短,上部粗	γ射线(50Gy)诱变	日本	1995

续表

突变植物	品种名称	突变性状	方法	国家	注册时间(年)
莲*Nelumbo nucifera* Gaertn.	Dianezhuang	农艺性状改良，成熟期改变	γ射线诱变	中国	1983
莲	丹顶渔歌	农艺性状改良	γ射线诱变	中国	1997
莲	如一佳丽	农艺性状改良	γ射线诱变	中国	1997
扁豆*Lablab purpureus*(L.) Sweet Hort.	Co 10	高产	γ射线(240Gy)诱变种子	印度	1983
灯心草*Juncus effusus* L.	Setonami	高产，茎秆长，品质好，外相佳	γ射线(680Gy)辐照植株	日本	1983
灯心草	Fukunami	高产，茎秆长、厚、硬实，抗立枯丝核菌，提早收获，叶尖褐化较弱	γ射线(960Gy)辐照幼苗	日本	1984
灯心草	Chikugo-midori	茎长，高产	分生组织体细胞无性系变异	日本	2001
灯心草	Hinomidori	茎多而长	辐射诱变品种Setonami杂交而成	日本	2001
姜黄*Curcuma longa* L.	Co 1	抗病强，根茎橘黄色，姜黄素含量达2.6%~3.1%	X射线(50Gy)诱变	印度	1983
姜黄	BSR 1	根茎橘黄色，粗壮，节间长，姜黄素含量达4.2%，	X射线(100Gy)诱变	印度	1986
母菊*Matricaria chamomilla* L.	Podmoskovnaya	抗倒伏，抗病	0.2%秋水仙碱处理种子	俄罗斯	1984
柠檬*Citrus limon*(L.)Burm.f.	Eureka 22 INTA	果实高产优质	X射线(10Gy)诱变	阿根廷	1987
家独行菜*Lepidium sativum* L.	Vest	适应性强，品质好，30天生长期	电子(30Gy)诱变	俄罗斯	1988
啤酒花*Humulus lupulus* L.	Crystal	苗壮，高产	秋水仙碱诱导的四倍体与正常二倍体杂交	美国	1993
啤酒花	Ultra	高产	秋水仙碱诱导的四倍体与正常二倍体杂交	美国	1995

续表

突变植物	品种名称	突变性状	方法	国家	注册时间(年)
啤酒花	Santiam	挥发油品质提高,高产	秋水仙碱诱导的四倍体与另一植株杂交	美国	1998
罂粟*Papaver somniferum* L.	BC-28/9/4 (Vivek)	大果,生物碱含量提高,抗倒伏	γ射线(50Gy)诱变	印度	1992
枫茅*Cymbopogon winterianus* Jowitt ex Bor	Bhanumati (OJC-11)	挥发油含量高	X射线(60Gy)诱变休眠芽	印度	1987
枫茅	Bibhuti (OJC-5)	挥发油含量高	X射线(90Gy)诱变休眠芽	印度	1987
枫茅	Niranjan (OJC-6)	挥发油含量高	X射线(90Gy)诱变休眠芽	印度	1987
枫茅	Phullara (OJC-22)	挥发油含量高	X射线(90Gy)诱变休眠芽	印度	1987
枫茅	Sourav(OJC-3)	挥发油含量高	X射线(60Gy)诱变休眠芽	印度	1987
枫茅	Subir(OJC-31)	挥发油含量高	X射线(90Gy)诱变休眠芽	印度	1987
薏苡*Coix lacryma-jobi* L.	Hatomusume	早熟,半矮化,种子小,产量高	X射线(200Gy)诱变种子	日本	1993
薏苡	Hato-hikari	早熟,茎短	X射线(200Gy)诱变	日本	1996
薏苡	Hato-yutaka	早熟,高产,抗倒伏	X射线诱变的突变体杂交	日本	2004
枸杞	Cheongyang	抗细菌病,高产	γ射线(30Gy)诱变	韩国	1998
枸杞*Lycium chinense* Mill.	Bullo	早熟,高产,大果	γ射线(50Gy)诱变	韩国	2001
枸杞	Cheondae	高产,大果	2个突变体杂交	韩国	2001
千里香*Murraya paniculata*(L.)Jack.	Murraya'Ibarra Santos'	植株矮化,花期几乎全年	γ射线诱变种子	菲律宾	2001
鸭儿芹*Cryptotaenia japonica* Hassk.	Miyagi VWD 1 Gou	抗病	原生质体培养体细胞无性系变异	日本	2002
花花草*Sonerila picta* Korth.	Splash	叶片斑点增多	化学诱变	日本	2003

续表

突变植物	品种名称	突变性状	方法	国家	注册时间(年)
乌桕*Sapium sebiferum*(L.) Roxb.	Green honet	叶片有圆形斑点	X射线(50Gy)诱变	日本	2003
栀子*Gardenia jasminoides* J. Ellis	Vald	叶片倒卵形	秋水仙碱诱变种子	日本	2005
鼠尾草*Salvia* sp.	Magunasu Cherry	花瓣大	秋水仙碱诱变	日本	2006
红　花Carthamus tinctorius L.	Inshas 10	白花,种子产油量高,油酸含量高,抗叶褐斑病和黑粉病,抗虫	突变体与当地品种杂交选育	埃及	2011
红花	Inshas 11	黄花,种子产油量高,油酸含量高,抗叶褐斑病和黑粉病,抗虫	突变体与当地品种杂交选育	埃及	2011

注:数据来源:http://mvd.iaea.org/

诱变材料的选择直接影响着获得纯合突变体品种的周期和成功率。只有当发育成芽和茎段的细胞以诱变细胞及其分裂产物为主时,其子代为突变植株的可能性才高。由于种子的胚芽体积较小,由突变的胚芽生长点细胞发育成的枝条和花芽嵌合体中突变细胞居多,因此种子是最好的诱变材料。以花粉和子房作为诱变材料也很少产生嵌合体,花粉或子房诱变处理之后授粉,对产生的杂合后代进行多代自交分离,选择符合要求的变异类型。对于没有种子的营养繁殖植物,可以选取发育初期的体细胞胚、组织培养芽、含幼芽的枝条和变态茎为诱变材料,这些芽的体积也要尽可能小。如果以愈伤组织、原生质体为诱变材料,则尽可能通过体细胞胚途径再生植株,因为体细胞胚大多是由单细胞发育而来的,可以避免产生嵌合体植株。

【案例】

一、研究背景

匍匐堇菜(*Viola pilosa* Blume)为堇菜科多年生草本,产江西、四川、云南、西藏及东南亚国家和地区。其全草入药,含有水杨酸甲酯、堇菜碱、芸香苷等药效成分,具有清热解毒,消肿止痛之功效,主治疮疡肿毒,毒蛇咬伤,刀伤。对匍匐堇菜药材的大量需求导致其野生资源的枯竭。组织培养是扩大繁殖和保护植物种质资源的重要途径。本研究建立了匍匐堇菜可靠的离体快速繁殖和种质保藏技术,并采用ISSR和RAPD分子标记技术评价离体保藏植株的遗传稳定性。

二、材料与方法

(一)材料

匍匐堇菜(*Viola pilosa* Blume)切取腋芽,用自来水冲洗30分钟,5%吐温20溶液浸洗5分钟，蒸馏水浸洗3次，在无菌超净工作台上用0.1%多菌灵溶液浸洗10分钟，最后用无菌蒸馏水浸洗3~4次。

（二）离体繁殖

表面消毒的腋芽外植体接种于含有不同浓度植物生长调节剂组合（0.25~1mg/L BA、0.25~2mg/L激动素（Kn）、0.5~2mg/L Thidiazuron（TDZ）、0.5~2mg/L GA_3）的MS培养基上，在25℃ ±2℃，16/8光周期下诱导植株繁殖。同时研究了0.8%琼脂、0.5%琼脂糖、0.25%结冷胶（gelrite gellan gum）等培养基凝固剂的影响。5周后统计每个芽萌发形成的植株数目。当叶柄长3~4cm时，将植株从莲座茎上分离，转移至含有0~1.0mg/L IBA的MS或1/2MS培养基上诱导生根。将生根的再生植株从试管中取出，洗去培养基，移栽至盛有沙：土壤：营养土（1∶1∶1）的塑料花盆中驯化培养。每隔1天浇水，每周喷洒1/4MS培养液。1个月后统计植株存活率。存活的植株移栽至营养土：土壤（1∶1）中栽培。

（三）离体保藏

每隔4~5周继代培养的组织培养植株用于离体保藏。采用如下两种方法。

1．降低培养温度限制生长法　在4℃和10℃环境中培养离体植株。其余培养环境和培养基成分同离体繁殖条件。

2．离体植株的玻璃化法超低温保藏　将4℃和10℃下培养1个月的离体植株转移至盛有V_1溶液（MS盐+0.5mol/L蔗糖）的培养皿中，石蜡膜密封，4℃暗置过夜。将植株转移至盛有V_2溶液（MS盐+0.5mol/L蔗糖+3mol/L甘油）的预冷的冻存管中，4℃暗置20~30分钟。将V_2溶液吸弃，加入1.5~2ml的V_3溶液（MS盐+30%甘油+13% DMSO+15%乙二醇）。将冻存管冰浴60分钟后置液氮中保存。

保藏材料恢复时，将冻存管从液氮中取出，置40℃水浴2~3分钟。吸弃V_3溶液，加入V_4溶液（MS盐+1.2mol/L蔗糖）多次清洗，彻底去除低温保藏液的残留。最后，将植株置浸有植株增殖培养液（MS+0.25mg/L Kn+1.0mg/L BA）的滤纸的培养皿中，石蜡膜密封后25℃ ±2℃暗培养过夜。之后，将植株转移至新鲜的植株增殖固体培养基中，弱散光下培养7~10天。最后转移至离体繁殖正常的培养条件下培养。根据植株增殖培养基上继续生长的植株统计成活率。

（四）遗传稳定性评价

采用RAPD和ISSR评价离体克隆的遗传稳定性。随机选取离体繁殖的再生植株、离体保存的再生植株共23株，用母本植株作比较。取幼叶用CTAB法提取基因组总DNA。4个RAPD引物（GACCGCTTGT、AGGTGACCGT、CAAACGTCGG、GTTGCGATCC）和4个ISSR引物（CTCTCTCTCTCTCTCTT、CACACACACACACACA、TCTCTCTCTCTCTCTCA、TCTCTCTCTCTCTCTCG）用于初始PCR。PCR产物用1.2%琼脂糖凝胶，TAE缓冲液电泳检测。

三、主要研究结果

（一）离体繁殖体系的建立

通过不同浓度的植物生长调节剂组合实验发现，细胞分裂素BA与Kn均促进芽的萌发，而BA与TDZ、GA组合（浓度均为0.5mg/L）的培养基，芽萌发率最高，达77.5%。但有些萌发的芽呈现玻璃化现象，植株生长缓慢，1周后变得肥大。将玻璃化的芽转入含BA和Kn的培养基后可恢复正常。因此，后续植株的增殖在含1.0mg/L BA和0.25mg/L Kn的培养基上进行，该培养基芽萌发率达68.5%，5周后平均形成10.16个植株。

5周后继代时，各种培养基培养的芽形成的植株数目平均为6.12~6.25，无显著差异。第

6次继代时，形成的植株数目平均为10.16。各种培养基凝固剂中，结冷胶对植株的正常生长、增殖、生根效果最好。

MS培养基盐的强度和IBA浓度对根的形成率、数目和长度均有影响。1/2MS+1.0mg/L IBA效果最好，植株生根率达100%，每个植株生根数目平均为10.5，根的平均长度为2.75cm。

在沙：土壤：营养土（1：1：1）中驯化培养的植株存活率为100%。

（二）离体保藏

1. 降低温度限制生长法　离体植株在MS+1.0mg/L BA+0.25mg/L Kn培养基，16/8小时光周期下，分别在4℃和10℃培养。30天后，转至正常条件下培养。继代培养5周后，4℃培养过的植株有85.7%恢复正常，10℃培养过的植株100%恢复正常。4℃培养的植株无形态变化，10℃培养的幼小植株黄化、歪曲，但当正常条件培养后恢复正常。

2. 玻璃化超低温保藏　在4℃预培养1个月的植株经超低温保存后并恢复正常培养3周后开始增殖，恢复率达41.66%；继代培养后恢复正常生长。10℃预培养的植株经超低温保藏并恢复正常培养后4周后才开始增殖，恢复率仅为16.66%。

3. 遗传稳定性检测　应用RAPD和ISSR检测23个随机选取的离体保藏植株的遗传稳定性。4条RAPD和4条ISSR引物均得到清晰、可重复的条带，且与母本植株条带一致。

【本节思路拓展】

匍匐堇菜植株无地上茎或具极短的地上茎，叶近基生，呈莲座状，叶两面及叶柄生有长硬毛。本研究选用匍匐堇菜的腋芽作为外植体，在添加不同浓度植物生长调节剂的MS培养基上诱导植株扩大繁殖和再生。

细胞分裂素如BA、Kn、TDZ等可促进植株增殖，但高浓度时易导致离体培养材料玻璃化。本研究中，含有TDZ的培养基培养的植株呈玻璃化，当转移至不含TDZ的培养基上时可恢复正常。因此，匍匐堇菜植株增殖的培养基选用了添加BA和较低浓度Kn的MS培养基。

生长素特别是IBA在促进离体材料生根中发挥着重要的作用。本研究使用添加1mg/L IBA的1/2MS培养基，匍匐堇菜植株生根率达100%。

离体扩大繁殖的植株可以在沙：土壤：营养土（1：1：1）中驯化培养后移栽到大田栽培，也可以在4℃低温培养，通过延缓生长的方式保藏种质资源，还可以通过玻璃化超低温保存的方法保藏种质资源。植物材料在长期的组织培养和频繁的继代培养时容易引发变异。本研究应用RAPD和ISSR两种分子标记技术，验证了采用本文的种质保藏方法不影响植株的遗传稳定性。

注：本案例主要数据依自：

[1] Soni M，Kaur R. Rapid in vitro propagation，conservation and analysis of genetic stability of *Viola pilosa*. Physiol Mol Biol Plants，2014，20（1）：95-101.

第四节　药用植物种质资源的分子生药学研究

药用植物种质资源鉴别的方法有很多，有形态特征观察法、群体测定法、居群识别法、表型测定法、系谱分析法、分子测定法等等，鉴别方法和标准的不同可以鉴别出不同层次的种质，如亚种、变种、品种、种群、居群等。遗传物质DNA从本质上反映了药用植物的特征，不仅可用于种子等种质材料的物种鉴别，还可以解决有争议的亲缘关系，为发现新的药源提供依据。

一、药用植物种质资源亲缘关系的鉴定

(一)药用植物种质资源亲缘关系鉴定的意义

药用植物种质资源品种复杂，多来源品种一直存在较多，品种间同名异物、同物异名的混乱现象，使得市场上出现的伪劣品种一直影响着种质资源的鉴定，特别是多年生的品种要等到结果后才发现品种有误，造成惨重损失。而且亲缘关系较近的品种间，植物相似度较高，利用一般形态学方法，难以准确鉴别。

DNA分子标记技术作为一种行之有效的手段可以对药用植物种、属、族等各个分类单位间或分类单位内的亲缘关系进行比较，为药用植物资源的品种鉴定和新药源的发现注入新的活力。尤其是对一些种植年限比较长，相近种比较多的药用植物的种子进行鉴定，以保证种质资源及品种间的真伪。通过对品种间的遗传基因的研究，有助于阐明自然条件下植物变异性质与环境之间的关系以及物种形成的机制，对物种的系统与进化生物学问题及种质资源保存、利用具有重要的意义。

(二)药用植物物种鉴定及纯度检测

要对药用植物种质资源亲缘关系进行鉴定，首先必须进行物种的真伪鉴别以及物种的纯度鉴别。

1. 物种鉴定　DNA分子标记技术的应用为植物品种鉴定提供了客观、准确、快速的鉴定方法。其检测对象是种子的DNA片段(基因)，在植物体的各个组织、各个发育时期均可检测；不受环境的影响，不存在表达与否的问题，多态性丰富，准确性高，重复性好，分离出的样品DNA在适宜条件下可长期保存，这对进行追溯性或仲裁性鉴定是非常有利的。由于DNA从本质上反映了物种的特征，通过对物种的DNA分析研究，也可以结合形态性状的鉴别，能准确地鉴定种质资源。如对黄草类石斛的鉴定，其基源复杂，在无叶和花的情况下难以鉴别。利用DNA进行物种分子鉴别提高了物种鉴别的可靠性、准确性。利用通用引物通过PCR扩增出了流苏石斛*Dendrobium fimbriatum* Hook、黄草石斛*D. chrysanthum* Wall. ex Lindl、细茎石斛*D. moniliforme*(L.)Sw、细叶石斛*D. hancockii* Rolfe、鼓槌石斛*D. chrysotoxum* Lindl等九种石斛属植物的叶绿体非编码区*psb*A-*trn*H片段。建立了有效的分子鉴定手段，为遗传多样性研究及保护奠定了基础。

2. 品种的纯度鉴定　传统的鉴定品种纯度方法很多，例如，利用幼苗形态、植物形态和种子形态鉴定品种，与传统的田间形态鉴定相比较，品种鉴定的效率低，误差大，难以区分形态极为相似或亲缘关系极为相近的种或品种。分子标记可以检测到株间基因型的差异，对于大田无法确定的表型特征难以鉴别的植株可以有效鉴别出来，理论上分子鉴定的结果能更准确反映品种的真实纯度。如芦笋(*Asparagus officinalis* L.)又名石刁柏、龙须菜，系百合科(Liliaceae)天门冬属(*Asparagus*)雌雄异株宿根性植物，由于雄株比雌株高产25%以上，并具有极强的抗病性和生命力，故雄株特别是超雄株则备受生产者的青睐，但即便在开花时期，从表型上不能区分，而用经典的测交方法进行鉴定既费时又费力，从细胞学、同工酶及RAPD分子标记等方面分别对芦笋的雌雄株之间的差异进行了比较性研究，以期为芦笋的性

别决定和分化机制提供可靠的理论依据，为克隆其性别相关基因奠定基础。实验表明，采用聚丙烯酰胺不连续垂直平板凝胶电泳技术，对芦笋雌雄株幼嫩叶片中的过氧化物酶（POD）、酯酶（EST）、谷氨酸脱氢酶（GDH）和淀粉酶（AMY）等同工酶进行了比较分析，结果表明芦笋雌雄株之间的过氧化物酶及酯酶同工酶酶谱存在显著差异：过氧化物酶在雄株中比在雌株中多了Rf值为0.86的一条酶带；酯酶在雄株中多了Rf值为0.18和0.30的两条酶带。利用随机扩增多态性DNA（RAPD）技术对芦笋雌雄株的性别差异进行了比较性研究。在100个随机引物中，仅引物S12和S368在芦笋中扩增共得到3条雌性相关的RAPD标记，它们长度分别为867bp、928bp、1178bp（Genbank注册号分别为AY957538、AY957392、AY957539），AT含量分别为61%、62%、64%，属于富含AT的序列。根据序列分析结果将长度分别为867bp和928bp片段分别转化为重复性和特异性更好的SCAR标记，经检测发现这两个片段是非常稳定的雌性芦笋的分子标记。

栝楼（*Trichosanthes kirilowii* Maxim.）是常用中药瓜蒌、天花粉的来源，由于它是异花授粉植物，加上长期的栽培、选择，产区出现了很多植物类型，使栝楼质量变化较大。然而，这些栝楼变异类型苗期性别不易辨别，性别搭配不合理，只有等到果实成熟后才有明显区别，据报道，扩增片断长度多态性（AFLP）技术可以应用到栝楼苗期的性别鉴定中。本实验建立了可用于栝楼雌雄鉴别的AFLP反应体系，并在64对引物组合中筛选了27对可用于栝楼AFLP分析的多态性引物，通过电泳观察共得433个AFLP位点，平均每一引物组合扩增的谱带数为16条，雌雄集群间检测到71个AFLP多态性标记，其中40条来自雌株，31条来自雄株，分离比大约为1.3∶1。

（三）药用植物种质资源亲缘关系的鉴定

有的药用植物经过长期栽培和人类的选育，其生物学特性已经退化，变成了无性系或已不清楚其野生种，如川芎、姜等；在GAP的实施过程中，药用植物栽培种类与品种（品系）趋向单一化，栽培品种的遗传基础狭窄，不仅易引起一些病害大流行，而且制约产量、质量。因此，药用植物野生近缘种的保护、利用具有重要意义。

药用植物野生近缘种是指植物的祖先或与之遗传关系较近的野生种。国内外利用野生近缘种基因育成高产优质作物品种的例子不胜枚举，如要保护和利用栽培药用植物的野生近缘种，首要任务就是确定哪些是其野生近缘种。在目前众多的鉴定技术中，DNA分子鉴定技术有其独特的优势，特异性强，取量少，不受外界环境因素和生物个体发育阶段及器官组织差异的影响，特别适合近缘种的鉴别。例如，对菊属（Dendranthem）26个分类居群间的亲缘关系和7个野生菊的系统发育关系进行了研究，从分子水平上验证了现代栽培菊花是以毛华菊和野菊种间天然杂交，然后紫花野菊和菊花脑（*Chrysanthemum nankingense* Hand.-Mazz.）等又参与杂交，再经过人工选择形成的栽培杂种复合体；又如利用RAPD技术探讨芍药（*Paeonia lactiflora* Pall.）的野生群体和栽培群体之间的遗传分化与赤芍和白芍道地性形成的关系，在分子水平上为赤芍和白芍道地性的形成找到依据；据报道，用21条随机引物对来自11个产地43株有代表性的芍药样品进行扩增，并计算得出，芍药在物种水平上的多态位点比率为85.26%，基因多样度为0.166，其中野生群体（77.61%）高于药用栽培群体（54.96%）及观赏栽培群体（61.76%），除环境饰变外，遗传分化是同一种植物来源，赤、白芍原植物之间产生包括形态特征、化学特征在内的个体表型差异的主要原因，道地性是自然环境、栽培品种、加工技术和临床应用相互影响以及选择的结果。再如利用RAPD和ITS序列对中药白芷的4种商品类型祁白芷、禹白芷、杭白芷、川白芷[白芷(*Angelica dahurica* Benth. et Hook. f.)、杭白芷[*A. dahurica* var. *formasana*(de Boiss.) Ye]和兴安白芷[*Angelica dahurica* (Fisch.ex Hoffm.) Benth. et Hook.f. ex Franch. et Sav.]、台湾白芷(*A. formosana* de Boiss)、雾灵当归(*A. porphyrocaulis* Nakai et Kitagawa)及黑水当归(*A. amurensis* Sehiseh)进行分析,在此基础上,对其ITS区做了序列分析。结果RAPD分析共扩出206条带,其中多态性条带188条,占88.3%,通过计算遗传距离得到严格一致树。各样品扩增所得ITS1序列,为439bp, ITS2序列为410bp,进行排序和同源性比较,4种商品白芷的序列与台湾白芷是完全相同的。对台湾白芷、兴安白芷、雾灵当归和黑水当归的ITS 1, ITS 2与ITS 1+ITS 2分别进行最大简约树和邻接树的计算,6组数据得到2种树型。结论4种商品类型来源于台湾白芷,建议定名为*Angelica formosana* de Boiss cv.officinarum cv.nov。

实验表明,当代使用的中药白芷(包括川白芷、杭白芷、祁白芷和禹白芷)的野生种质来源于目前仅分布在我国东南地区的台湾白芷。可见分子生物学标记技术在探讨药用植物野生近缘种的确定方面具有重要的应用价值,同时为培育高产优质的品种提供了重要的物质材料。

二、药用植物种质资源的遗传多样性评价

(一)遗传多样性的基本概念

遗传多样性(genetic diversity)是生物多样性的基础和内在形式。广义的遗传多样性是地球上所有物种携带的遗传信息的总和,但通常的遗传多样性指种内不同居群之间和同一居群内不同个体之间的遗传变异的总和,不仅包括变异水平的高低,也包括变异的分布格局,即种群的遗传结构。

遗传多样性对物种和群落多样性的形成具有重要作用,因为物种进化能力的维持依赖于遗传多样性,物种多样性来自于遗传多样性。遗传多样性的研究,对揭示分子进化、地理变异和物种形成提供了依据,对保护药用动植物生物多样性和濒危药用动植物具有十分重要的意义。

(二)遗传多样性的形成

遗传多样性的形成是由于遗传信息在外界或内在的因素作用下,在DNA复制过程中出现差错(如DNA片段的倒位、易位、缺失或转座)而导致的遗传信息变异,这些变异在遗传漂变(在小的种群里基因频率随机增减的现象)和自然选择中得以固定,形成目前物种间或物种内丰富的遗传多样性。遗传多样性是生物多样性的重要组成部分。同一种群不同遗传背景的个体组成了种群内的遗传多样性,各种群由于遗传漂变、自然选择和其他原因组成了种群间的遗传多样性。

遗传多样性是生物多样性的基础,是生物多样性的内在形式。遗传多样性可用来描述种群遗传变异和研究维持变异的机制。遗传多样性对物种和群落多样性有决定性的作用,因为物种进化能力的维持要靠遗传多样性存在。物种多样性来自于进化过程中的遗传多样性。遗传多样性的研究,对揭示生物分子进化、地理变异和物种形成提供了强有力的证据和方法,是推动生命科学进步的重要工具。因此,遗传多样性研究对于保护濒危中药资源具有十分重要的意义。如以4种天麻(*Gastrodia elata* Bl)变型为研究材料,对其11个表型性状进行遗传多样性分析,结果表明: 4种不同天麻变型的表型性状在变型间与变型内均具有广泛

的变异，11个性状在变型间有10个性状的值达显著或极显著水平；变型内只有块茎宽和块茎形状指数达极显著水平；11个性状的平均表型性状分化系数为78.83%，多样性贡献变型间变异（65.86%）大于变型内变异（34.14%）；11个表型性状的总多样性指数为3.76，变型间的多样性指数为2.67，变型内的多样性指数为1.09，变型间遗传多样性占总遗传多样性的比例达78.8%，变型内所占比例仅为21.2%；说明不同天麻变型的群体间变异是天麻表型性状的主要变异来源。研究结果为天麻遗传多样性的保护及资源利用提供科学依据。

（三）遗传多样性评价及其利用

种质资源遗传多样性评价主要是揭示各种群间的遗传差异性及相似性，进行遗传多样性丧失风险评价，为遗传资源的保护和利用提供参考。遗传多样性评价的方法主要有：形态标记，细胞学标记，生化标记，分子标记等方法，前面已有介绍。遗传多样性评价目前主要以分子标记评价方法应用较多。

黄檗（*Phellodendron amurense* Rupr.）的遗传多样性评价：据报道，8对荧光引物分别对黄檗的67个迁地保护个体和129个野生个体进行AFLP扩增。前者扩增得到1574条清晰的谱带，其中多态带1354条，后者扩增得到1704条清晰的谱带，其中多态带1581条。这些种群特异带和种群间的共有带的不同，揭示了各种群间的遗传差异及相似性，为遗传资源的保护和利用提供参考。物种水平具有较高的遗传多样性，且在物种水平上野生种群遗传多样性高于迁地保护群体。物种水平多态百分率（*ppL*）分别为92.77%、86.02%：*Nei*基因多样性指数H分别是0.2316、0.2312；Shannon信息指数*I*分别是0.4275、0.3973。在种群水平上，野生种群遗传多样性也高于迁地保护群体，平均多态位点百分率（*ppL*）分别为54.2%，41.55%；*Nei*基因多样性指数H分别0.1524和0.1400：平均Shannon信息指数*I*分别为0.2371，0.2113；观察等位基因数*Na*分别为1.542，1.4155；有效等位基因数*Ne*分别是1.2487和1.2376。黄檗野生种群间存在较高水平的遗传分化，物种遗传距离的差异为保护策略的制定提供思路。

厚朴（*Magnolia officinalis* Rehd. et Wils.）和凹叶厚朴（*M. officinalis* Rehd. et Wils var. biloba Rehd. et Wils.）遗传多样性评价，通过AFLP实验结果表明，厚朴的遗传多样性水平略低于凹叶厚朴，这可能与其野生资源的极度匮乏有关，相比之下凹叶厚朴还保留有少量野生植株，多数位于保护区内，但其生存状态也不容乐观，须要加大保护力度，使其个体保持增长的同时改善栖息地周围的微环境以便幼苗可以更好的生长。目前厚朴和凹叶厚朴仍保持了适度较高的遗传多样性，尤其是凹叶厚朴的野生居群更是如此，这和厚朴和凹叶厚朴种群的快速人工恢复有很大的关系。

江孜沙棘（*Hippophae rhamnoides* Linn）与云南沙棘遗传多样性评价：利用叶绿体基因TrnS-G和TrnL-F测序对江孜沙棘与云南沙棘进行居群遗传多样性和遗传结构分析，共检测出11种单倍型。在物种水平上，江孜沙棘与云南沙棘具有很高的遗传多样性，总的单倍型多样性（H_t）分别是0.850和0.919，核苷酸序列多样性指数（π）分别为0.00668和0.011 59，总的遗传多样性指数为H_t=0.884。遗传分化较大，用ARLEQUIN计算出的居群间遗传分化系数（G_{ST}）为0.694，分子方差分析（AMOVA）的结果表明64.42%的遗传变异存在于居群之间，居群分化系数N_{ST}=0.725（0.0864）显著高于G_{ST}= 0.694（0.0902）（$P<0.05$），这表明基因型与地理分布间存在亲缘地理结构。江孜沙棘与云南沙棘在类群上存在明显的分化，遗传多样性丰富，总的遗传多样性丧失风险较小。

金银花（*Lonicera japonica* Thunb）遗传多样性分析：用聚丙烯酰胺凝胶垂直平板电泳技

术，利用过氧化物（POD）同工酶和淀粉酶（AS）同工酶对l0个地区11个金银花样品的遗传多样性进行分析。金银花过氧化物酶、同工酶谱带形成2个电泳区域，共有3个酶位点。R_f值分别为0.324、0.671和0.863。其淀粉酶、同工酶谱也形成2个电泳区域，共有4个酶位点，Rf值分别为0.125、0.3176、0.67和0.792。不同产区金银花的过氧化物酶和淀粉酶具有较丰富的多态性，说明金银花不同居群在遗传本质上是有区别的。聚类分析表明10个产区的11个金银花样品可聚为3个类群。不同产区金银花的亲缘关系与其遗传本质和地理位置有关。

川芎（*Ligusticum chuanxiong* Hort.）的遗传多样性分析：从99条ISSR随机引物中筛选出10条引物，对17个居群共285个样品进行了扩增，共得到186条清晰的扩增位点，其中多态性位点183个，多态位点百分率（PPB）为98.39%，表明全国不同分布区的川芎的遗传变异有较大的差异，居群水平的多态性相对较高，多态百分率在24.73%~55.38%，平均43.94%。POPGENE分析结果表明，川芎具有较高的遗传多样性（h=0.27）。

以上的遗传多样性评价，说明以下三个原因：第一，推测出种源植物拥有较为丰富的基因型，这样在日后驯化栽培过程中，保留了较多的基因型，因此遗传多样性水平较高。第二，在中国漫长的栽培历史中，悠久的栽培历史正是积累突变的有利条件。作为无性繁殖植物，在繁殖过程当中产生的基因突变可以逐渐积累下来，对遗传多样性产生的作用和有性繁殖中配子体突变有一样的效果。三，在主要栽培地，广泛的分布面积对于保护遗传多样性是很有利的条件，能够保持遗传多样性和抵御遗传漂变产生的影响。

（四）遗传多样性的保护

如果没有遗传多样性，就没有能力应付变化的环境、进化的竞争。种群由于遗传漂变而产生遗传差异的丢失，导致种群内纯合个体数量的增加，纯合个体数目的增加，导致近交，因而降低了适合度，使个体数量的减少，种群更易于濒危，因此对绝大多数的稀有物种的保护是通过保护遗传多样性而实现的，保护濒危物种的遗传多样性是濒危物种保护的基本目标。

为保存一个物种的遗传多样性，在没有遗传信息的前提下，必须保护其大部分种群以及保护足够大的生境来维持足够大的种群，以防止近交和遗传漂变，因此，了解遗传多样性，可以减少保护种群的数目，从而减少费用和土地利用之间竞争的矛盾。遗传多样性资料可为未来研究提供指导，一般来说，高多样性的种群可以作为保护的目标，而衰落种群可以作为管理的目标并恢复其多样性。

目前，种质资源保存的主要形式，按保存的地理位置主要分为原地保存和异地保存。

原地保存是在原来的生态环境条件下，就地保存，自我繁殖种质资源。一般野生品种资源采用这种方式保存，如建立自然保护区、天然公园等。这种方法可以使药用动物、植物在已适应的环境中得以迅速恢复和发展，是珍稀濒危中药资源的最重要保护的方式。除建立保护区外，采用积极有效的生产性保护手段，正确评估中药资源利用量与再生量的关系，研究中药资源的可持续利用，将对中药资源起到重要的保护作用。

异地保存是将种子或植株保存于该品种资源原产地以外的地区，可采用植物园、种质园、种质库、试管保存以及基因文库等形式。通过人为努力，将野生物种的部分种群迁移到适当的地方加以人工管理和繁殖，使种群扩大。目前，中药材引种栽培、野生转家种、家养的方法，不仅是发展药材生产的重要手段，也是异地保护中药资源的积极的手段。通过这种手段，扩大了药用资源，对野生资源起到了保护作用。

还有一种保护形式为离体保存，即保存药用动物、植物的某一部分器官、组织、细胞或原生质体，以达到长期保存药用动物、植物的种质基因，巩固和发展中药资源的目的。主要方法有：种质基因库和组织培养。种质基因库直接作用就在于收集和保存药用动物、植物遗传物质及其本身，免于毁灭性的破坏，造成基因流失。组织培养是将动物、植物体的某一部分器官，组织、细胞或原生质体，通过人工无菌离体培养，定向诱导分化获得产品的一种技术方法。此方法不仅使繁殖种群的速度加快，而且能尽快实现野生物种的栽培养殖和人工育种。为今后培育优良品种、保证药材质量提供丰富的遗传资源和研究材料。

利用遗传资料可以确定保护区的面积以及栽培药用植物野生亲缘种的哪些种群应该被保护。发现种群内存在高水平的遗传多样性，变异水平较高。因此从保护的角度来看，由于该物种的种群间有较高的遗传变异，因而每个种群都应该分开保护，任何一个种群的丢失将导致遗传变异的丢失；其中遗传变异最大的两个种群应分开保存。如研究结果显示种群间没有显著的变异，但种群内显示高水平的遗传多样性，其保护和管理应集中在通过混合基因型和促进杂交来维持高水平的遗传变异。

为植物物种提供有效的保护需要同时考虑生态因素与遗传因素。从物种保护角度讲，生态因素可能是导致植物濒临灭绝的主要原因。从居群水平来讲，栖息地片段化、环境恶化和对原生植物种群过度砍伐造成的压力导致了植物密度及数量的降低、健康度下降，孤立化程度增加，最终可能导致物种灭绝。多数物种生长于山谷中或森林边缘，当地居民常将其用作柴火，动物会踩踏或食用或由于当地道路建设而遭到破坏。此外，农田开垦范围扩大也成为主要原因。因此，人类活动破坏植物栖息地是造成物种处于濒危状态的主要原因。从长远的角度来看，保护的目标之一是保护珍稀濒危物种的现有遗传多样性水平。种群规模越小，其生存时间将越长，从而也将失去更多的遗传多样性。

生态遗传学的出现给生物多样性的保护也提供了强有力的理论和措施。它在种内遗传多样性保护的取样、自然种群的合理利用及控制和引种方面的应用已经很广泛。随着生物技术的发展，遗传基因的保存会更加科学和简便。

三、药用植物种质资源分子标记辅助育种

(一)分子标记辅助育种概念和意义

DNA分子标记辅助育种(molecular marker-assisted selection, MAS)是利用与目标性状紧密连锁的DNA分子标记对目标性状进行间接选择的现代育种技术。该技术对目标基因的转移，不仅可在早期进行准确、稳定的选择，而且可克服再度利用隐性基因时识别难的问题，从而加速育种进程，提高育种效率。与常规育种相比，该技术可提高育种效率达3倍左右。技术的关键是与重要农艺性状紧密连锁的DNA分子标记的鉴定。由于其明显的优越性，该技术已引起了发达国家的高度重视。在我国，一些高等院校和研究院所已经掌握了这方面的技术，并经过近几年的研究，在农作物育种方面取得了一批重要成果。中医药院校及其研究单位，正在把这项技术应用到药用植物育种中。

大面积中药材种植基地的建立标志着我国的中药材生产从主要依靠野生资源转向规模化和标准化种植。要达到优质、高产、标准化生产药用植物的目的，所用品种的改良对药材生产起着决定性的作用。“高含量”和“高产量”是药用植物育种的主要目标。遗传图谱是生物种类的分子档案，对育种工作者有极大的参考价值。利用RFLP、RAPD、AFLP、SSR等分子遗传标记技术，构建重要药用植物遗传连锁图，开展重要药用植物数量性状基因位点

(QTL)的研究和实践,从野生型筛选优良品种,实现药用植物野生和家种之间的有性杂交,将成为今后药用植物育种的重要方向之一。

(二)分子标记辅助育种技术(MAS)

分子标记辅助育种与传统育种相比,具有很多优势,在聚合多个育种有利基因和精确鉴定多个目标性状方面,能大大缩短育种周期和降低成本投入。但遗憾的是,到目前为止,通过分子辅助选择育成的新品种很少,这一新技术在育种工作中还无法得到广泛普及和有效利用。主要研究内容包括药物种质资源的遗传图谱构建和重要农艺性状基因的标记。

1. 遗传图谱　基因在染色体上线性排列图称为遗传图谱。遗传图谱是根据等位基因在减数分裂中的重组频率,来确定其在基因组中顺序和相对距离,常用重组率来表示基因间的遗传距离,其单位用cM(centi-Morgan)表示,一个cM的大小大致符合1%的重组率。它代表基因在染色体上的相对位置,并不是实际长度。绘制遗传图谱的方法有很多,如RFLP、RAPD、AFLP、STR、SNP等。

2. 遗传图谱的构建　遗传图谱的构建是遗传学基础研究的一个重要组成部分。对基因分析意义重大,并可对育种工作提供指导。其目的是为了生物体某些重要性状的基因定位和克隆,所以常将分子连锁遗传图谱与经典连锁图谱整合,并找到与重要性状基因连锁的标记得到该形态标记基因在分子标记两侧的遗传距离,并对其进行定位。遗传图谱的构建包括亲本的选择、产生构图群体、遗传标记的染色体定位、标记间的连锁分析等步骤,其中选择亲本时,理论上要求亲缘关系远、遗传差异较大的品种或材料做亲本,但也不宜过大,否则会降低后代的结实率及所建图谱的准确度。利用DNA分子标记技术可对被选材料进行多态性检测,综合分析测定的结果,选择出具有一定遗传差异的一对或几对材料作为构图亲本。随着分子标记新技术的不断出现和数量性状主效基因存在的确定,以及植物基因图谱构建方法完善,在植物育种中MAs应用的前景将更加广泛。

3. 重要农艺性状基因的标记　目前,常用重要农艺性状基因的标记主要有两种方法:

(1)等基因系(near isogenic lines, NIL):是将携带某一目标主基因或数量性状基因位点(QTL)供体亲本染色体片段导入轮回亲本遗传背景中的永久性稳定株系。其在基因作图时效率很高,但其培育时间长,费工费时,成本昂贵,以这种规模获得精确的表型数据相当困难,对于一些木本药用植物几乎不可能创造近等基因系。

(2)群体分离分析法(bulked segregant analysis, BSA):为快速、高效筛选重要农艺性状基因的分子标记打下基础,这种方法在作物育种中多应用在与重要农艺性状基因连锁的分子标记研究。构建BSA群体的主要步骤如下:假设用某一植物的抗病品种和感病品种杂交,在F_2世代,抗病基因发生分离。根据抗病表现将分离的群体植株分成2组,一组为感病的,另一组为抗病的。然后分别从2组中挑选出5~10株感、抗极端类型的植株提取DNA,等量混合组成感抗DNA池,对两个混合的DNA池进行多态性分析,筛选出多态性差异的标记,再分析所有的分离单株,分析目标性状基因的连锁关系以及连锁的紧密程度。使用混合DNA样品池分析技术,还能大规模的分析目前研究较少的高度异质的地方品种。

基因定位和分子标记是利用遗传工程技术进行品种改良的基础。受技术水平和物质条件的限制,目前的基因工程技术只是一种辅助性育种手段。它的研究重点主要放在受少数基因控制的抗病性、抗虫性、品质等方面。对于多基因控制的产量性状,转基因技术难以在分子水平上直接进行操作。目前主要采用数量性状位点(QTL)定位与数理统计相结合的方法，利用分子标记辅助筛选技术来提高有利基因的频率和进行杂种优势预测。

（三）种质资源分子标记辅助育种应用

1. 分子标记辅助选择育种需具备的基本条件　药用植物进行分子标记辅助选择育种必须具备如下条件：①分子标记与目标基因间的遗传距离是共分离或者紧密连锁，一般连锁小于5cm才有效用于MAS。②要有简便快捷的DNA自动化提取方法及检测方法，便于用大群体分析及操作。分子标记类型最好是PCR标记。③检测技术应可靠，有很高的重复性，经济实用。④要有能够进行多数据处理的计算机分析软件。有了这些条件就可很好地进行育种辅助选择。

2. 分子标记辅助选择育种方法

（1）导入有利基因：药用植物在栽培过程中存在成分下降和抗病性减弱等退化特性，可以选择抗性较强的品种与栽培品种进行多次回交，在每个回交世代对有利基因和优良综合性状进行选择，改良品种。但在实际中常存在"连锁累赘"，即在导入有利基因时，还将与有利基因连锁的不利基因导入到优良品种，加大品种改良的难度。传统回交方法不能直接鉴定重组个体，盲目性大，回交代数多，有时达20代都完成不了，效率低。应用分子标记辅助选择育种技术可快速、直接鉴定重组个体。利用与目标有利基因紧密连锁的两侧分子标记，可直接筛选到在该片段发生重组的个体。一般经过2~3代筛选就可以将有利基因导入，不带入不利基因，达到培养优良品种。

（2）有利基因聚合：在药用植物自然种质资源中许多有利的基因，在育种过程中可以先把亲本有利的基因进行定位，然后利用杂交或回交把有利的基因转移到一个品种中去，实现有利的基因聚合在一起，从而达到培育优良品种的目的。分子标记辅助选择育种可以克服常规育种时间长的缺点，快速把有利的基因聚合在一起。

（3）分子标记辅助育种存在的问题：目前，MAS存在着成本高、规模小、精度低和效果差等问题，制约着这一新技术在植物育种中的广泛应用。许多技术及资金等方面的因素限制了MAS推广的速度和范围。分子育种项目产出较低，可能是由于缺少大规模、低成本的SNP鉴定体系，以及足够的基因标记和目标性状的QTL定位，同时也反映出植物育种的周期较长。国外的一些种子公司对MAS的采用比较快，但目前主要用于简单性状的转基因及回交育种中。

与传统育种相比，MAS对一系列简单和复杂性状的选择，能提高效率及降低成本。随着对复杂性状的遗传机制和相关性状互作的进一步深入研究，将实现通过建立基因网络模型和发展强大的模拟工具，来设计理想基因型。分子设计育种是作物分子育种的理想，它可以实现从传统的经验育种到定向、高效的精确育种的转化，通过各种技术的集成与整合，对生物体从基因到系统不同层次进行设计和操作。

届时，传统的植物育种就会被更加高效的设计主导型育种所取代。现代分子育种中，利用分子辅助育种改良植物品种的重要经济性状已成为主要途径。采用RFLP、RAPD、AFLP、SSR、ISSR等分子标记技术，在植物种质亲缘关系及种质资源遗传多样性、遗传图谱构建、杂交种纯度鉴定及优势分析和QTL定位等方面，通过各种技术的整合，期望获得优异的重要农艺性状的种质资源。但育种过程中，骨干品系的多重复和多点测验，以及新品种的大面积多年多点田间鉴定，仍然是必需的。

种质资源分子标记辅助育种对于药用植物育种来说才刚刚兴起，我们在研究种质资源时可以借鉴作物育种的经验，进行药用植物常规育种技术研究，把常规育种和分子标记选择结合起来，培育出药用植物优良种苗，为中药材GAP生产服务。

【案例】

将西洋参DNA导入大豆实现遗传转化的研究

一、研究背景

作为分子育种导入技术之一的“浸种法”已在水稻、大麦、大豆、蚕豆等作物中得到了实际应用，并实现了遗传转化。特别是成功地将玉米DNA导入到水稻中培育出集多穗、大穗、高结实率为一体的水稻新品系，并经分子检测证实玉米DNA特异片段进入了水稻，这项研究成果被国内专家鉴定为国际领先水平。应用“浸种法”试图将西洋参的DNA导入到栽培大豆中，其目的是在继续保持大豆营养价值和具有的医疗保健作用的前提下，提高其已有的药用成分的含量和导入新的药用成分，培育出具更高药用价值或保健作用的栽培大豆新材料和新品系。

二、材料与方法

1.供试材料　DNA受体为湘春豆1号；DNA供体材料为栽培的西洋参。

2.导入方法　DNA提取方法：按陈永强介绍的方法提取西洋参幼叶的DNA，再用紫外分光光度计检测A_{260}/A_{280}=2.23，A_{260}/A_{280}=2.65，表明DNA纯度符合要求。采用“浸种法”用西洋参DNA溶液浸泡大豆种子，浸泡时间为6小时，然后用清水洗净，室内发芽，长成幼苗后移入大田。

3.导入后代种植和考种方法　春播处理当代（D0代），成熟时按单株收获，当年长沙秋繁加代种植D1代；春播D2代，选单株后，按处理D0代的单株后代分别混收：每年春播种植成株行圃（D3~D5），并继续选株稳定。每个株系按统一密度种植，大田栽培管理按普通栽培管理方式进行。每个稳定株系考种20株，株高是测量子叶节至主茎顶端的长度。

三、结果

1.处理当代D0代，有53粒种子长成植株并结实，单株收获，D1代种成53个株系，D2代出现分离现象，D3，D4代出现疯狂分离，D5代仍有部分株系表现出分离。追根溯源，D0代有12个单株的后代出现明显的形态变异，故外源DNA导入引起的形态变异频率为22.6%。

2.导入后代变异株系　部分导入后代经多代选择已经稳定的变异株系。列出两种叶形表示植株上部叶为长叶或椭圆叶，下部叶为卵圆形叶。与导入受体湘春豆1号相比，导入后代许多株系在生育期、株高、百粒重、叶形、粒形、种脐颜色、荚色和茸毛色等方面都产生了明显的变异。

表7-19　导入后代变异株系主要农艺性状的变异分布

形状	低于受体亲本的	与受体亲本基本一致的	高于受体亲本的
株高（cm）	25.0~34.51	34.52~37.68	37.69~44.02
	59.3%	22.2%	18.5%
节数（个）	9.0~11.50	11.51~12.50	12.51~14.00
	51%	40.7%	7.4%

续表

形状	低于受体亲本的	与受体亲本基本一致的	高于受体亲本的
单株结荚数(个)	16.0~24.37 58%	24.38~27.48 16.4%	27.49~36.81 25.4%
单株产量(g)	6.0~10.44g 66.0%	10.45~12.14g 18.0%	12.15~17.25 16.0%
百粒重(g)	16.0~21.03 74.0%	21.04~22.06 24.0%	22.07~23.10 2.0%

3. 导入后代株系主要农艺性状的变异特点　分析了导入后代约55个已稳定的变异株系的主要农艺性状,其变异特点如下:变异株系的株高、节数、单株结荚数、单株产量和百粒重等皆呈递减趋势(表7-19)。

4. 导入后代出现蛋白质含量较高的变异株系　对部分变异株系的总蛋白质含量进行了分析,结果发现出现蛋白质含量较高的株系。如:Y10-10-3其蛋白质含量为44.619%,比亲本湘春豆10号高出3.738%。

5. 棕色茸毛的遗传分析　为了研究导入引起的变异性状的遗传,笔者用已表现稳定的具棕色茸毛的株系Y10-12-4,与具灰色茸毛的亲本湘春豆10号(组合1)和另一个湖南大面积推广品种湘春豆15号(组合2),进行回交以研究棕色茸毛的遗传。结果说明,导入后代中出现的棕色茸毛性状属于显性单基因遗传,其遗传符合孟德尔遗传规律。见表7-20。

表7-20　两个组合F_2植株和F_3家系茸毛色分离比例和X^2测验

项目		总计	棕色茸毛类型	灰色茸毛类型	X^2(3:1)	概率值
组合1	F1	5	5	0		
	F2	120	97	23	1.8778	0.25-0.1
	F3	55	40	15	0.0546	0.9-0.75
组合2	F1	4	4	0		
	F2	83	61	22	0.0362	0.9-0.75
	F3	44	34	10	0.0303	0.9-0.75

注:本案例主要数据依自:

麻浩,江巨鳌,田森林,等.将西洋参导入大豆实现遗传转化的研究Ⅰ.导入后代形态性状变异的分析.中草药,2000,31(1):51-53.

【本节思路拓展】

通过本章的案例我们可以看到,采用"浸种法"将西洋参的DNA导入到栽培大豆中,其后代在株高、生育期、叶形、粒形、种脐颜色、单株荚数、节数、百粒重和蛋白质含量等形态、品质性状方面产生了广泛的变异。刘春林等曾利用扫描电镜和透视电镜观察用外源DNA浸泡的水稻种子，证实在浸泡过程中水稻种子发生了种皮破裂，形成细胞表现孔洞和胞间通道等一系列显微与亚显微结构的变化，这有利于种子细胞与周围环境进行物质交流。导入所引起的变异，大部分能迅速稳定遗传形成基本一致的群体，这有利于加速育种进程，缩短育种周期。导入引起的棕色茸毛变异其遗传符合孟德尔遗传规律。表明利用“浸种法”进行种质的创新和拓宽的种质遗传基础，培育新种质和新材料是可行的。

（晁　志　晋　玲　杨　全　张春荣　刘塔斯）

第八章　次生代谢产物的生物生产

【导读】

组织和细胞培养技术的理论依据为植物细胞全能性,在药用植物研究中主要体现在以下方面:优良种苗的离体繁殖、濒危珍稀药用资源的人工替代品研究、次生代谢产物的生物合成途径研究、对特定活性成分进行代谢调控研究、转基因技术以及生物转化研究等。

次生代谢产物是中药药效物质基础的主要组成部分,本章将对次生代谢产物生产研究中的原理和技术进行阐述,主要包括组织细胞培养、生物转化、药用真菌和内生真菌的发酵以及转基因技术等方面。

近20年来,药用植物内生真菌的研究如火如荼,目前已经报道的有上百种药用植物中内生真菌的分离鉴定及代谢产物与活性筛选方面的报道,其主要原因在于某些内生真菌能够产生与宿主植物相同或类似的次生代谢产物,这些内生真菌的发现对于规模化生产植物源活性成分具有重要的现实意义。本章将从药用植物内生真菌培养、生产药用活性成分方面系统介绍这方面的知识。生物转化技术在解决天然产物存在的活性强却毒性大、水溶性差、产量高而活性低等问题表现出明显优势。生物转化为解决这些问题提供了一种环境友好、成本低、反应高效和立体选择性高的技术手段。生物转化通过微生物和动植物细胞等培养体系所建立的酶系统,对这些有潜在药用价值的化学成分进行酶促化学结构改造,以期获得高附加值的化合物或直接进行药物的生产。生物转化不仅应用于有机合成的研究中,而且还广泛应用于次生代谢产物的结构修饰、活性先导化合物的寻找及药物构效关系的探索等研究中。

自农杆菌介导的转基因技术被发现以来,转基因技术已经成为基因功能研究的利器,也大大提高了人类改造自然物种的能力。目前该技术在药用植物或真菌类的研究中的主要目的是提高有效部位生物量,增加单位面积内的有效成分产量和改善药材品质。本章中我们将对转基因技术在次生代谢物生产和中药材品质改良等方面的应用进行综述和深入探讨,提出目前存在的技术问题以及未来发展方向。

第一节　活性成分的生物转化

生物转化(biotransformation)也称生物催化(biocatalysis),是指应用植物离体培养细胞或器官、动物、微生物及细胞器等生物体系对加入到系统中的外源底物的某一部位或官能团进行特异性结构修饰和改造，合成新型的，有价值的有机化合物的生理生化反应。其实质是利用生物体系本身所产生的酶对外源化合物进行酶催化反应。人类自远古时代就已经开始利用微生物的这种催化作用，如酿酒和制醋。我国古时毒性中药材炮制也运用了微生物转化的原理，《本草纲目》曰："半夏研末，以姜汁、白矾汤和作饼，楮叶包置篮中，待生黄衣，晒干用，谓之半夏曲"，实际是将半夏与其他药用植物采用天然菌群发酵，形成半夏为主的炮制品（半夏曲）。至19世纪60年代法国科学家巴斯德发现了酿酒中发生酸化是由于微生物将酒中的糖转化为乳酸导致的，从此人们才开始利用微生物来合成化学产物。近半个世纪以来，微生物转化在药物研制中的一系列突破性应用为医药工业创造了巨大的经济效益和医疗价值。

生物转化催化反应类型几乎包括所有的体外有机化学反应，如羟基化、氧化、脱氢、氢化、还原、水解、水合、酯化、酯转移、脱水、脱羧、酰化、胺化、异构化和芳构化等。生物转化具有优良的化学、区域、立体选择性，反应条件温和（大多是在室温或中性环境中进行），具有无毒，污染小，低能耗，高效率等优点。生物转化还可以合成化学上难以合成的物质，特别是复杂的天然活性物质。利用生物转化对天然产物的结构进行修饰，能够得到一些结构新颖的化合物，以供药物筛选使用。同时，生物转化也常常作为代谢研究的一种重要工具，体外预测药物在动物体内的代谢情况。

一、生物转化体系

生物转化体系一般为微生物、植物细胞或转基因器官培养物，及其纯酶或粗酶制剂等。另外，海洋微藻和一些昆虫的幼虫也可以用于生物转化。其中利用植物培养体系和微生物进行生物转化最为常见。

（一）微生物转化

微生物转化是利用细菌、霉菌等微生物代谢过程中产生的酶对外源化合物进行结构修饰的有机反应，故又称微生物酶法转化。其实质是利用微生物体内的酶对外源化合物进行催化反应。微生物种类繁多，分布广，繁殖快，易变异，对自然环境的变化有极强的适应能力，含有丰富的酶。该方法具有区域和立体选择性强、反应条件温和、操作简便、成本较低、公害少。生物量倍增时间短，且能完成一些有机化学合成难以进行的反应等优点，可在一定程度上减轻野生自然资源不足的状况，利用微生物及其产生的酶进行生物转化能够产生许多有用的化合物。微生物转化的反应类型常见的有水解、羟基化、酯化、开环、脱氢等，同样的反应与有机化学合成方法相比大大降低了反应的难度，极大地丰富了天然化合物的化学结构库。

微生物转化可以生产出一些有机化学方法无法合成、生产成本高、对环境有不良影响的新产物。三七的根中有效成分为皂苷，采用枯草芽孢杆菌对三七根进行发酵，发酵后三七中含有发酵前没有的人参皂苷Rh_1，说明它是通过发酵由其他成分转化而成的。经微生物发酵处理能有效提高甘草药渣中甘草黄酮的得率，经白腐菌与纤维素分解菌混合发酵处理，黄酮得率达到1.32%，与乙醇直接提取法相比可提高100%。

（二）植物培养物生物转化

20世纪70年代，随着植物细胞培养基的开发以及植物细胞培养方法研究的成功，人们开始尝试着用植物细胞作为生物转化系统来转化一些外源化合物，并取得了一些重要进展。1977年研究者成功地用毛花洋地黄细胞对β-甲基毛地黄毒苷的C-12进行β羟基化，开创了利用植物细胞生物转化合成药物的先河。80年代，由于植物细胞生长条件的优化和次级代谢产物形成机制的研究取得实质性进展，使得用于生物转化研究的植物细胞的种类有所增加，并先后成功地利用固定化植物细胞作为生物转化系统合成β-甲基地高辛、可待因、*L*-多巴等药物。特别是1985年利用毛地黄培养细胞具有的羟基化能力，将*β*-甲基洋地黄毒苷C-12位羟基化大量获得临床上使用的强心药物甲基地高辛。90年代，利用植物细胞作为生物转化工具进行研究的成果不断涌现。用作生物转化系统的植物细胞培养物主要有悬浮培养细胞、固定化细胞、悬浮培养器官（主要是茎尖、根）、毛状根和植物酶制剂。植物培养物应用于不对称有机合成，特别是手性药物的合成，也是近年来人们普遍关注的研究热点。

植物培养物生物转化系统是在植物细胞培养技术的基础上移植微生物转化技术而建立起来的，是利用植物、植物组织培养体或从植物体系提取的酶进行的生物转化，是使加入到反应体系中的底物结构发生变化的生理生化过程。植物细胞所进行的生物转化反应底物几乎包括所有的天然产物，如生物碱类、香豆素类等，一些合成产物也可以进行生物转化。植物生物转化系统与微生物生物转化系统相比，生物量倍增时间长，产生酶的种类较少且量较低，然而植物生物转化亦有其独特之处，植物中有许多微生物中不存在的独特的酶，它们可以催化一定的反应生成许多复杂的化合物甚至是新化合物。利用悬浮细胞、固定化细胞和酶制剂进行的生物转化研究是构成植物体系转化技术的重要组成部分。

1. 悬浮培养细胞转化　植物细胞悬浮体系转化是利用细胞悬浮体系中的一些酶对外源性化合物进行结构改造的生理生化过程，以期得到活性更好、毒性更低或价值更大的先导化合物。游离的悬浮培养细胞不但可以大规模合成次级代谢产物而且能大规模转化外源化合物。它是最早被开发使用的植物生物转化系统。悬浮培养细胞转化的优点：直接使用前体、细胞转移限制少、不存在影响细胞活力及生理状态的介质，整个工艺操作和控制比较简单。缺点：由于植物细胞生长缓慢、转化率低、易污染，特别是悬浮培养细胞的体细胞克隆容易变异导致转化反应不稳定，为了维持高产就必须持续不断的筛选细胞株，从而限制了这一系统的大规模应用。

目前已知植物细胞悬浮培养体系的生物转化具有诸如酯化、氧化、还原、甲基化和糖苷化、水解等在内的多种生物转化功能。羟基化是药用植物细胞悬浮培养体系生物转化的主要反应类型，在外源底物分子结构中的不同位置区域性和立体选择性的引入氧化功能基团（主要是植物细胞中羟基）是植物体系生物转化的一个重要特点。还原反应主要体现在药用植物细胞悬浮培养体系中有很多由酮和醛通过还原反应生成相应的醇，可以将醇类化合物氧化为相应的酮类化合物。植物细胞还可以将单环或双环的单萜醇类化合物转化为相应的酮类化合物。还原反应主要体现在植物细胞可以将羰基和醛基还原为相应醇类化合物，外源性底物的碳碳双键发生氢化反应。糖苷化反应具有非常重要的意义，它不仅可以生成一些新的糖苷化合物，同时还可以将一些脂溶性物质转变为水溶性物质。糖苷化反应可以使许多外源化合物的理化性质和生物活性发生较大变化。糖基化反应主要有两种：一种是在羧基和糖片段之间发生酯化反应，另一种是羟基和糖片段之间的糖基化反应。

利用悬浮细胞对外源底物进行生物转化的例子很多，如：将脱氢表雄酮放入长春花悬浮细胞培养体系进行生物转化，分离到13个转化产物。利用长春花及银杏植物细胞悬浮培养细胞分别成功地将青篙素转化成3羟基去氧青篙素（Ⅱ）。利用已经建立掌叶大黄细胞悬浮体系和根培养体系对鬼臼毒素进行生物转化。利用蛇根木细胞悬浮培养对紫杉醇进行生物转化，分离到3个紫杉醇同系物。除此还有高山红景天细胞、毛曼陀罗细胞、光果甘草细胞、半夏细胞、雪莲细胞、掌叶大黄细胞、笋瓜等细胞悬浮系统也都可用于生物转化。

2. 毛状根培养物转化　用毛状根作为催化系统进行的生物转化反应，相对于悬浮细胞，毛状根具有生长速度快，激素自养，在很多情况下不需在光照下培养，加倍时间短、遗传稳定性好，代谢产物产量高且相当稳定等优点。许多植物的毛状根中含有的次级代谢产物曾被认为难以通过细胞培养来生产，现在利用毛状根培养技术来生产并有许多获得了成功。有研究者将青蒿素在露水草毛状根培养系中培养8天后发现，青篙素选择性还原为去氧青篙素。目前已有人参、盾叶薯蓣、北五味子、长春花、高山红景天、新疆雪莲、石斛、西洋参等药用植物利用毛状根培养体系进行生物转化的相关报道。由于毛状根生长时易成团，限制了营养和氧气进入，目前的生物反应器还难以满足毛状根大规模培养的要求，因此需要开发出适应这些特点的生物反应器，才能进行大规模的工业化生产。

3. 植物酶制剂转化　由于植物细胞中存在许多酶和代谢途径，因此底物进入植物细胞后会被多途径代谢，从而形成多种微量产物或完全不需要的产物，这样不仅给下游的分离工艺带来困难，而且会降低产物的转化率。利用植物酶制剂作为转化系统可能是获得单一转化产物的最好途径。目前，以游离酶或固定化酶的形式应用于药物合成的植物酶主要有木瓜蛋白酶、环化酶、酚化酶、过氧化物酶、脂肪氧合酶、细胞色素P450单加氧酶以及α-氧化酶、莨菪碱6β-羟化酶、葡萄糖苷酶、*O*-葡萄糖基转移酶等，这些酶大多具有高度的立体选择性，作为生物转化系统在药物合成，特别是手性药物合成、对映体拆分、药物修饰等方面具有很大的潜力。有研究者利用蜗牛酶水解人参皂苷Rb_1制备人参稀有皂苷CK反应条件温和，工艺简单可靠，适合工业化生产。

利用植物细胞、器官及酶类进行生物转化在新药研发领域具有广阔的应用前景，但对植物生物转化的良好运用，需要建立在对植物次生代谢机制有透彻了解的基础之上，此领域不连续且有限的知识是导致植物生物转化研究进展缓慢的真正瓶颈。因此，必须加强对植物次生代谢及其影响因素的研究。

二、影响生物转化的因素

生物转化本质上为酶催化反应，因此同酶反应相同，催化转化的效率受到转化的时间及底物加入方式等条件的影响，同时外源底物也是生物转化不可忽视的一个重要影响因素。

1. 底物加入时期　生物体系在不同的生长时期代谢水平及酶的活力也明显不同。微生物在液体培养基中的生长过程依次经过延滞期、对数期、平稳期和衰亡期4个阶段。生物转化研究中，一般在生物体系处于对数期时加入底物，此时体系的转化能力也最强。

2. 底物加入方式和浓度　很多外源性底物对植物细胞及微生物的生长是有损害的，故其加入方式及加入浓度对转化反应有一定影响。如果外源底物的浓度超过植物细胞及微生物的承受能力，则会引起的其功能紊乱甚至死亡。因此，必须摸索研究其最适底物浓度范围，以获得最大的转化效率。如利用长春花悬浮细胞培养的细胞将乙酸香叶酯转化为香叶醇，最适底物浓度范围为80~200mg/L，低于80mg/L或高于200mg/L转化效率都会大大降低。

3. 转化的时间　生物转化为某一个酶或一组酶的催化反应，反应过程存在一个最优反应时间，时间太短或太长则会造成反应不完全或酶失活，都会影响反应的效率。因此转化过程的动态考察尤为必要，以此为依据才能对目标产物的最优转化时间加以把握。

4. 酶诱导剂及酶抑制剂　有些外源化合物可使某些代谢酶的含量增加和活力增强，这种现象称为酶的诱导。凡是具有诱导效应的外源化学物称为诱导剂。许多酶属于诱导酶，这类酶在微生物的对数生长期易被诱导而产生，此时是添加诱导物的最佳时期。苯巴比妥是P450羟基化酶的诱导剂，在生物转化研究中应用较多。诱导物本身即是酶的诱导剂，加入体系后亦可诱导某些酶的产生。另一方面，往生物体系中加入特异的酶抑制剂可抑制转化过程的副反应，从而促进目的产物的生成。

5. 底物的结构　怎样选择底物并将之转化为有用的产物需要从两个方面考虑，一是产物的价值，二是底物被转化的难易程度。由于生物体系的酶系统具有手性选择性，因而外源底物能否被顺利转化与其立体结构有很大的关系。例如，烟草的培养细胞利用羟基氧化反应可以将（1*S*, 2S, 4*R*）-莰醇或（1*S*, 2*R*, 4*R*）-异莰醇转化为相应的酮，但不能转化（1*S*, 2*R*, 4*S*）-莰醇或（1*S*, 2*S*, 4*S*）-异莰醇。另外，生物体系对外源底物的转化效率还与底物的极性有一定相关性。具有高亲脂性的外来化合物通过生物转化易于转化为极性较强的水溶性物质，排出体外。

三、生物转化的应用

药用化学成分的结构往往比较复杂，很多天然药物活性成分在开发应用中存在诸多问题，如在药源体中含量很低，且提取、合成困难；药效高但毒副作用强；水溶性差，不方便给药等等。利用生物转化对天然药物活性成分分子结构进行改造可以降低毒副作用，生产稀有活性成分，或者获得新的药用化合物，扩大已知物种的药用价值。另外，应用生物转化技术还可以进行药物体内代谢研究。

1. 药用化学成分的结构改造　生物转化反应具有选择性强、高效率等特点，尤其是易于发生特异性羟基化反应，从而得到具有新颖取代方式的天然衍生物，并与有机合成结合，可获得多种衍生物，为新药的研究与开发提供先导化合物。此外生物体系本身就是一个多酶体系，对同一个底物可以发生多种催化反应，因此产物也具有多样性，这对于研究此类化合物的构效关系具有重要意义。

（1）生成稀有活性成分：人参的主要活性成分为人参皂苷，药理研究显示稀有人参皂苷具有较高的药用价值。但因为其天然含量低，且目前还没有成熟的化学合成稀有皂苷的方法。对含量较高的人参皂苷进行转化已经成为获得稀有人参皂苷的重要途径。主要是利用生物酶转化法和微生物转化法对人参二醇系皂苷的C-3和C-20位和三醇系皂苷的C6和C20位的糖基结构进行修饰，使人参、西洋参中含量较高的人参皂苷的糖基经过水解作用，定向转化为具有极高药用价值的稀有人参皂苷。有学者从10株厌氧菌中筛选出了具有专一性转化人参皂苷C-K能力的菌株。该菌株在最适条件下，将人参皂苷Rb_1转化为人参皂苷C-K的转化率可以达到60.90%。

（2）对已知活性成分结构修饰，降低毒副作用：鬼臼毒素具有抗癌活性，但由于其毒性大，限制了临床的直接应用。多年以来，为获得高活性、低毒的鬼臼衍生物，有研究人员利用已经建立掌叶大黄细胞悬浮体系和根培养体系对鬼臼毒素进行生物转化研究。结果表明细胞悬浮体系使78.3%的鬼臼毒素发生了转化；根培养体系使56.3%的鬼臼毒素发生了转化。前者转化生成鬼臼苦素，后者主要转化形成表鬼臼毒素和脱水鬼臼毒素。马兜铃酸具有较强的肾毒性和致癌性。枯草芽孢杆菌可对马兜铃、关木通、青木香、寻骨风四味中药中的马兜铃酸A都有一定的转化作用，能够使药材中马兜铃酸A的含量有不同程度的降低。

（3）天然药物活性成分的定向转化：对于天然药物的生物转化，早期主要以随机转化为主，随着生物转化研究广度的增加尤其是对关键酶的分离纯化及性质的研究，定向选择转化成为可能。目前，已有一些反应的关键酶被分离出来，如合成异羟基洋地黄毒苷的洋地黄毒苷12-β-羟基化酶，用于将莨菪碱转化为东莨菪碱的莨菪碱6-β-羟基化酶等。结合基因工程技术，还可以实现这些酶的大量体外表达，从而直接将生物转化技术应用于工业生产。

（4）获得新的药用化合物，扩大已知物种的药用价值：斑蝥的主要有效成分为斑蝥素。与一般抗肿瘤药物不同的是，斑蝥素在抑制肿瘤的同时，还可促进骨髓产生白细胞。但是，临床观察表明斑蝥素对黏膜组织表现出强烈的毒性和刺激作用，尤其是胃肠道、尿道和肾脏及性器官。有机化学家经过长期的研究和试验，已合成了大量的斑蝥素衍生物，但是都不太理想。利用桔梗细胞悬浮培养体系对斑蝥素进行生物转化获得了一对新化合物，为斑蝥素的衍生物1-β-羟基斑蝥素和1-*α*-羟基斑蝥素。对滇产三七固态生物转化产物进行初步药理研究发现，三七在大曲菌种（根霉菌、毛霉菌和酵母菌的混合菌种）代谢中某些酶的催化下，三七总皂苷的物质基础发生了变化，导致了包括R_1，Rg_1，Re，Rb_1在内的化合物含量改变，且伴随着原有化合物的消失及新化合物的产生，为三七皂苷衍生物的筛选与挖掘提供了新途径。

2. 药物代谢的研究　多项研究证实真菌中具有的单加氧酶系统与哺乳动物肝单加氧酶有着类似的反应机制，微生物转化可较好的模拟动物的药物代谢。药物的体内代谢产物在生物样品中大多含量很低，且杂质干扰严重，产物的分离纯化与结构鉴定均较困难，而微生物转化产物的分离过程则相对简单，且可实现较大量的产物制备，因此可用于辅助鉴定药物代谢的微量乃至痕量产物。另外，中药以口服为主，必然在消化道中与肠道菌接触。肠道菌的代谢对中药的作用不容忽视。有些中药可能通过人体的消化酶或肠道菌的代谢后才起作用，通过中药体内生物转化研究，可揭示中药化学成分的吸收机制和阐明活性前体，也有利于对中药作用机制的认识。

3. 次生代谢产物生源途径的研究　由于生物体系中某些酶系的相似性，故生物转化可以模拟某些天然产物的生源途径，为其生物合成途径的研究提供帮助。有研究者利用蓝色犁头霉IFO（*Abisidia coerulea* IFO 4011）转化紫杉烷类化合物的研究中获得了3个非常有意义的产物，并指出它们在推测紫杉烷类化合物生物合成途径中的作用，即它们架起了C-14位有含氧取代基的紫杉烷类化合物和C-13位有含氧取代基的紫杉烷类化合物之间的生源关系的桥梁，给紫杉烷类化合物生物合成研究提供了可供假设的实验依据。

【案例】

伞枝犁头霉*Absidiacorymbifera* AS2以黄芪皂苷为底物转化黄芪甲苷的微生物转化

一、研究背景

黄芪为豆科植物膜荚黄芪*Astragalus membranaceus*（Fisch.）Bge.和蒙古黄芪*Astragalus membranaceus*（Fisch.）Bge. var. *Mongholicus*（Bge.）Hsiao的干燥根。黄芪中主要活性物质为黄芪皂苷，黄芪皂苷化学结构为一系列环阿尔庭烷型三萜苷，现已从黄芪植物中分离鉴定了80多种黄芪皂苷类化合物。黄芪甲苷（AS Ⅰ）是黄芪中一种具有多种药理活性的皂苷类化合物，为黄芪制剂质量鉴定的指标成分。与其结构相类似的黄芪皂苷主要有以下几种（图8-1），这些结构的差别主要在于3-，6-和25-位所连的糖基种类和数量的不同。由于黄芪甲苷结构复杂，无法进行化学全合成，因此其来源主要依靠从黄芪植物中提取。而其在黄芪中含量又非常低，需要大量植物资源和有机溶剂，使大规模制备成为瓶颈。本研究以黄芪总皂苷为底物，筛选不同菌种，建立生物转化方法及从发酵液中分离提取黄芪甲苷的新方法。

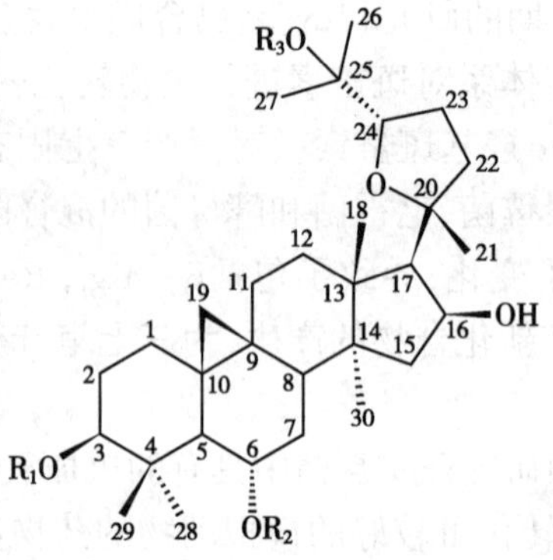

	R1	R2	R3
AstragalosideⅣ	**β-*D*-xylp**	**β-*D*-glcp**	**H**
Astragaloside Ⅰ	β-*D*-xylp（2′3′-di-OAc）	β-*D*-glcp	H
Astragaloside Ⅱ	β-*D*-xylp（2′-OAc）	β-*D*-glcp	H
AstragalosideⅥ	β-*D*-xylp-2′-β-*D*-glcp	β-*D*-glcp	H
AstragalosideⅦ	β-*D*-xylp	β-*D*-glcp	β-*D*-glcp
Acetylastragaloside Ⅰ	β-*D*-xylp（2′3′4′-tri-OAc）	β-*D*-glcp	H
Isoastragaloside Ⅰ	β-*D*-xylp（2′4′-di-OAc）	β-*D*-glcp	H
Isoastragaloside Ⅱ	β-*D*-xylp（3′-OAc）	β-*D*-glcp	H
Cycloglobiceposide A	β-*D*-xylp（2′-OAc）	β-*D*-glcp（6′-OAc）	H

图8-1 相关黄芪皂苷的化学结构

二、材料与方法

（一）材料与菌种

含26%黄芪总皂苷的黄芪粗提物由湖州柳荫生物科技有限公司提供。标准品黄芪甲苷（AS Ⅰ，纯度98%），黄芪皂苷Ⅰ、异黄芪皂苷Ⅰ、黄芪皂苷Ⅱ和异黄芪皂苷Ⅱ由天津尖峰天然产物开发有限公司提供。20株菌株分别属于伞枝犁头霉（*Absidiacorymhifera*）、蓝色犁头霉（*Absidiacoerulea*）、黑色根霉菌（*Rhizopusnigricans*）、少根根霉菌（*Rhizopusarrhizus*）、金龟子绿僵菌（*Metarhiziumanisopliae*）、黑曲霉（*Aspergillusniger*）和赭曲霉（*Aspergillusochraceus*），均购自中国微生物菌种保藏中心。

（二）培养和生物转化

待测菌种接种培养于马铃薯葡萄琼脂（PDA）斜面上，保存于4℃冰箱。取复壮的新鲜试管斜面，根据孢子量的多少，加入15~20ml 0.9%的NaCI溶液，将孢子洗下；在装有适量玻璃珠的250ml摇瓶中，充分打散孢子，孢子悬液终浓度为：10^6~10^7个孢子/ml，用于接种发酵培养基。

菌株筛选：250ml三角瓶，装液量50ml，包含经20分钟、121℃灭菌的培养基（每1L灭菌水含20g葡萄糖，20g黄豆粉，pH6.5）（含马铃薯的培养基是做斜面的，发酵培养基用的是黄豆粉），每个摇瓶接种2%的孢子悬浮液，28℃、200r/min，培养48小时，加入终浓度为5g/L的黄芪总皂苷作为底物，继续转化60小时后，发酵终止。离心去除菌体，滤液用50ml水饱和正丁醇萃取两次，有机层减压浓缩干燥后用甲醇溶解用于薄层色谱和高效液相色谱上样检测。基于TLC和HPLC检测分析结果，选择伞枝犁头霉*A.corymbifera* AS2进行进一步研究。

对于制备规模生物转化，首先制备种子液，250ml摇瓶，加入种子培养基，装液量50ml，每个摇瓶接种1ml孢子悬浮液，220r/min，培养24小时，得种子液。5L发酵瓶，加入发酵培养基，装液量1L，以2%种子液接种，转化条件同上。

（三）发酵液中黄芪甲苷的分离

离心去除菌体；滤液用水饱和正丁醇萃取两次，有机层减压浓缩干燥后水溶解，大孔吸附树脂D101（20mm×250mm）上样，以5BV水、5BV2%氢氧化钾溶液、4BV19%乙醇、2BV23.75%乙醇、2BV47.5%乙醇和10BV57%乙醇梯度洗脱，TLC跟踪检测，合并含黄芩甲苷组分的47.5%和57%乙醇洗脱液，减压浓缩除去乙醇，加水溶解，等体积乙酸乙酯萃取一次。将水层减压浓缩除去残存的乙酸乙酯，待白色沉淀析出，5000r/min离心10分钟获得转化产物，应用HPLC和光谱技术对发酵产物进行结构鉴定。

（四）黄芪甲苷转化前体化合物的纯化

将转化底物黄芪总皂苷进行分段处理，以微生物转化结果为指导进行前体化合物的分离和确认。黄芪总皂苷溶于水，用乙酸乙酯萃取三次，合并有机相减压干燥得到极性比黄芪甲苷小的乙酸乙酯部分（Fraction 1）。水相以水饱和正丁醇萃取2次，有机相减压浓缩干燥后上硅胶柱层析，三氯甲烷、甲醇、水梯度洗脱，得到极性比黄芪甲苷大的乙酸乙酯部分（Fraction 2）。分别以Fraction 1和Fraction 2为底物进行微生物转化，结果发现Fraction 1的发酵产物中检测到黄芪甲苷，并且有其他的斑点消失，提示Fraction 1中含有可被转化成黄芪甲苷的前体成分，而Fraction 2的发酵产物中未检测到黄芪甲苷。

进一步利用正、反相硅胶柱层析分离和微生物转化结果跟踪相结合的方法，对Fraction 1中可能转化为黄芪甲苷的化合物进行了分离纯化和确认。最终共分离到CP-1、CP-2、CP-3

和CP-4四个可转化为黄芪甲苷的皂苷类化合物，然后进行结构鉴定。

三、结果与讨论

1. 筛选　对已收集的二十个菌株进行了ASⅠ生物转化能力筛选，采用TLC和HPLC法对转化产物进行检测，相比之下，*A. corymbifera* AS2具有最好的转化能力。与底物黄芪总皂苷中的黄芪甲苷含量比较，其生物转化产物中的黄芪甲苷含量明显增加。而在没有添加转化底物的情况下培养A. *corymbifera* AS2，发现其培养物中无黄芪甲苷存在，说明黄芪甲苷是通过生物转化将黄芪总皂苷中一些前体皂苷转化生成的，而不是其自身代谢产物。

在以缺失转化底物为空白对照，分别以Fraction 1和Fraction 2为转化底物的转化实验结果表明：极性比ASⅠ低的乙酸乙酯提取物（Fraction 1）部分可以被A. *corymbifera* AS2转化为ASⅠ，而极性大于ASⅠ的正丁醇提取物（Fraction 2）部分无法转化为ASⅠ，见图8-2（见文末彩插）。

2. 伞枝犁头霉A. *corymbifera* AS2对ASⅠ的生物转化生产及转化产物的纯化　为检测A. *corymbifera* AS2的转化效率，分别进行了四个独立的5L制备规模的发酵实验。48小时培养后，将底物黄芪总皂苷（ASⅠ的含量为34.5mg/L）添加到5L发酵瓶中至底物终浓度为5g/L进行生物转化。经60小时生物转化后，四个发酵罐中转化产物ASⅠ的终浓度均高于129.8mg/L，大约为底物中ASⅠ含量34.5mg/L的四倍。

转化产物ASⅠ经饱和正丁醇萃取后得体积为400ml含量为324.5mg/L的ASⅠ萃取物、经D101树脂纯化后得82.9毫克的ASⅠ，色谱纯度为97.2%。经检测ASⅠ的化学结构与光谱数据与文献报道均一致。纯化后转化产品的高效液相色谱见图8-3。

3. ASI的生物转化前体　黄芪总皂苷成分复杂，具体哪些成分能被转化为黄芪甲苷，需要对转化前体进行确认，这对阐明ASⅠ的生物转化机制是必要的。ASⅠ的生物转化前体纯化实验结果表明，乙酸乙酯提取物（Fraction 1）中有四个化合物（CP-1、CP-2、CP-3、CP-4）可被*A. corymbifera* AS2转化为ASⅠ，基于光谱技术进行结构鉴定，这四个化合物具有类似的结构，分别为黄芪皂苷Ⅰ（AS-Ⅰ），异黄芪皂苷Ⅰ（isoAS-Ⅰ），异黄芪皂苷Ⅱ（isoAS-Ⅱ）和黄芪皂苷Ⅱ（AS-Ⅱ）。前体化合物isoAS-Ⅱ和AS-Ⅱ比黄芪甲苷多出一个乙酰基；前体化合物isoAS-Ⅰ和AS-Ⅰ比黄芪甲苷多出两个乙酰基。据此可推测*A. corymbifera* AS2转化产生ASⅠ的机制为在发酵过程中通过表达乙酰化酶水解乙酰基而转化产生ASⅠ。

4. *A. corymbifera* AS2转化产生ASⅠ时间含量变化　为进一步研究ASⅠ的生物转化时间含量变化，考察了投料后十个时间点发酵液中黄芪皂苷AS-Ⅰ、isoAS-Ⅰ、isoAS-Ⅱ、AS-Ⅱ和黄芪甲苷在发酵过程中的含量变化（图8-4）。AS-Ⅰ在fraction 1中的含量是最高的，被连续转化为ASⅠ，isoASⅠ在前9个小时内完全被转化为ASⅠ，同时少量的isoAS-Ⅱ和AS-Ⅱ也被转化，从9小时到36小时，isoAS-Ⅰ、isoAS-Ⅱ和AS-Ⅱ也被完全转化。在整个转化过程中，ASⅠ在反应进行9小时后，进入持续增长期，并且在反应48小时含量达到最大峰值。

5. 酶对前体化合物转化机制研究　进一步对参与转化的去乙酰化酶进行了纯化，并开展了相关酶学性质及转化机制的研究。据SDS-PAGE凝胶上的相对迁移率，计算出去乙酰化酶亚基的相对分子量约为38kDa（图8-5）。MS分析结果见图8-6，测得的去乙酰化酶的相对分子量为36 067Da。

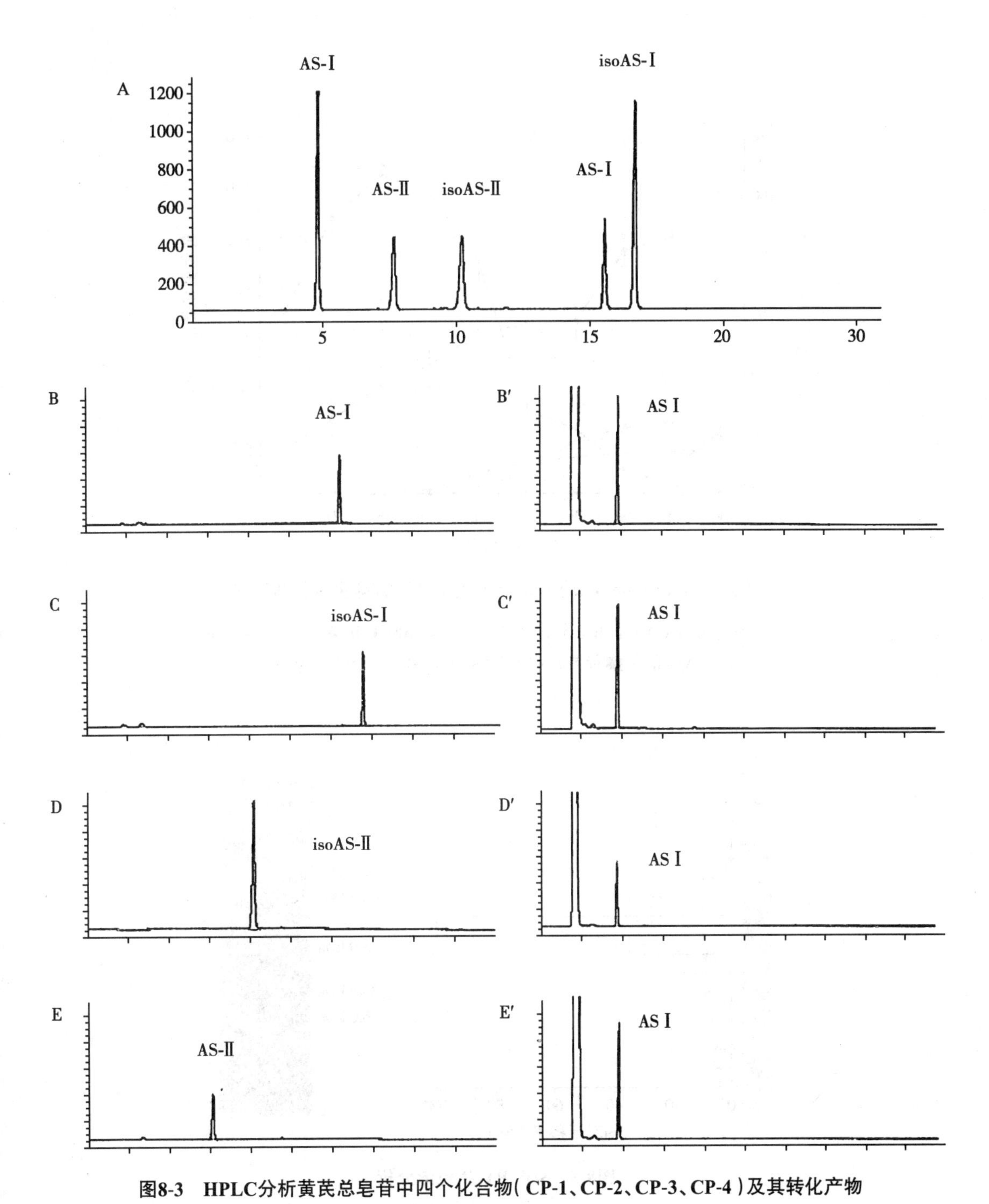

图8-3 HPLC分析黄芪总皂苷中四个化合物（CP-1、CP-2、CP-3、CP-4）及其转化产物

A. 混合标准品；B、B′. CP-1（黄芪皂苷Ⅰ，AS-Ⅰ）及其转化产物；C、C′. CP-2（异黄芪皂苷Ⅰ，isoAS-Ⅰ）及其转化产物；D、D′. CP-3（异黄芪皂苷Ⅱ，isoAS-Ⅱ）及其转化产物；E、E′. CP-4（黄芪皂苷Ⅱ，AS-Ⅱ）及其转化产物

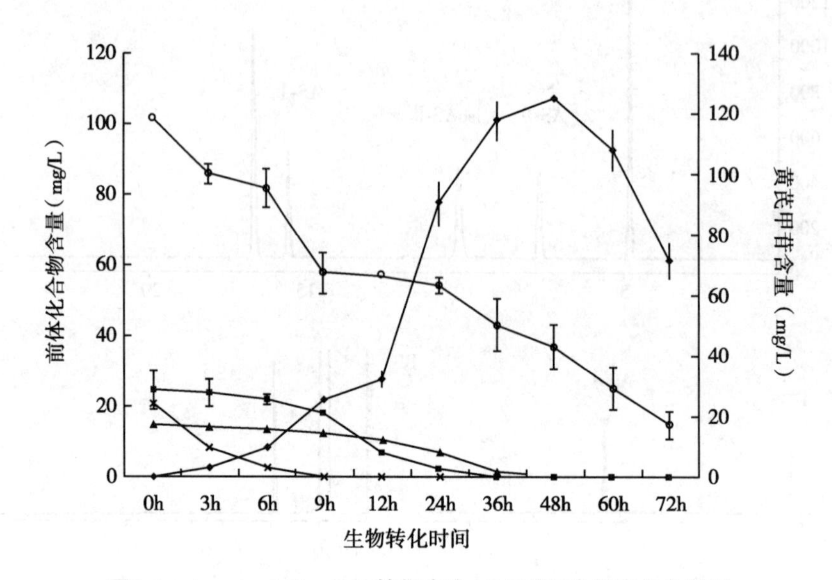

图8-4 *A. corymbifera* AS2转化产生AS Ⅰ时间含量变化曲线图

○黄芪皂苷Ⅰ(AS-Ⅰ); *异黄芪皂苷Ⅰ(iso AS-Ⅰ); ▲异黄芪皂苷Ⅱ(iso AS-Ⅱ); ■黄芪皂苷Ⅱ(AS-Ⅱ); ◆黄芪甲苷(AS Ⅰ)

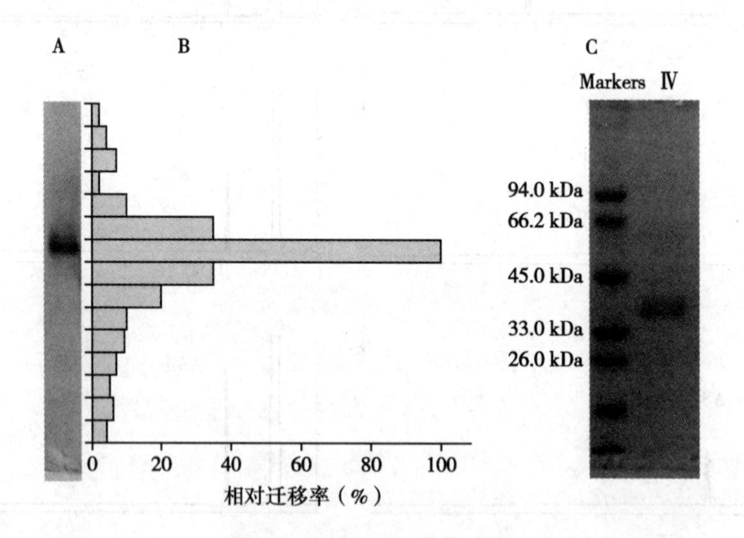

图8-5 SDS-PAGE电泳分析

A. 非变性PAGE; B. 活性染色; C. SDS-PAGE

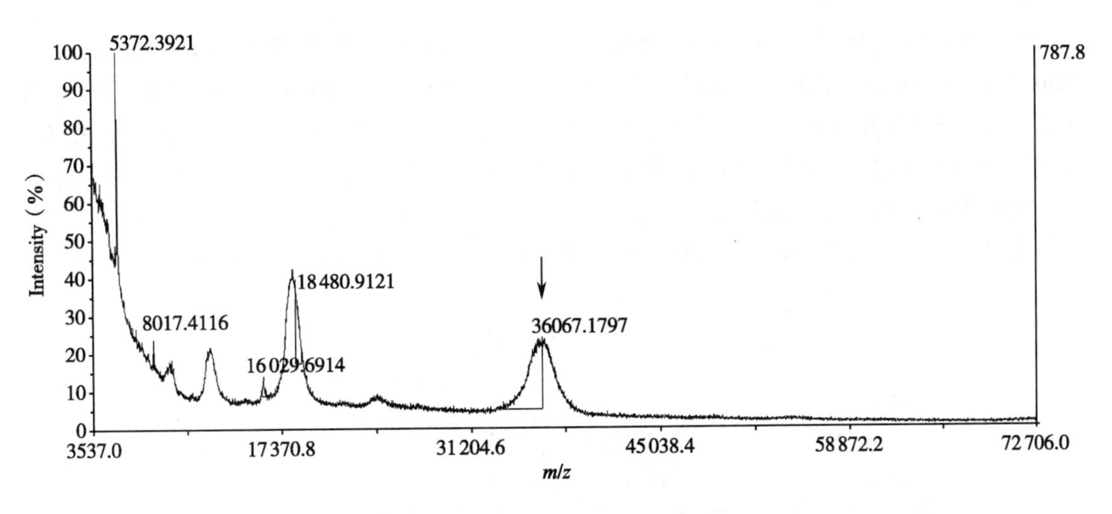

图8-6　去乙酰化酶的质谱分析结果

得到了电泳纯的去乙酰化酶，进一步探索从*A. corymbifera* AS2中分离纯化获得的去乙酰化酶的酶转化机制，该研究将为*A. corymbifera* AS2中的去乙酰化酶的酶工程以及黄芪皂苷微生物转化的代谢调控等研究奠定基础。

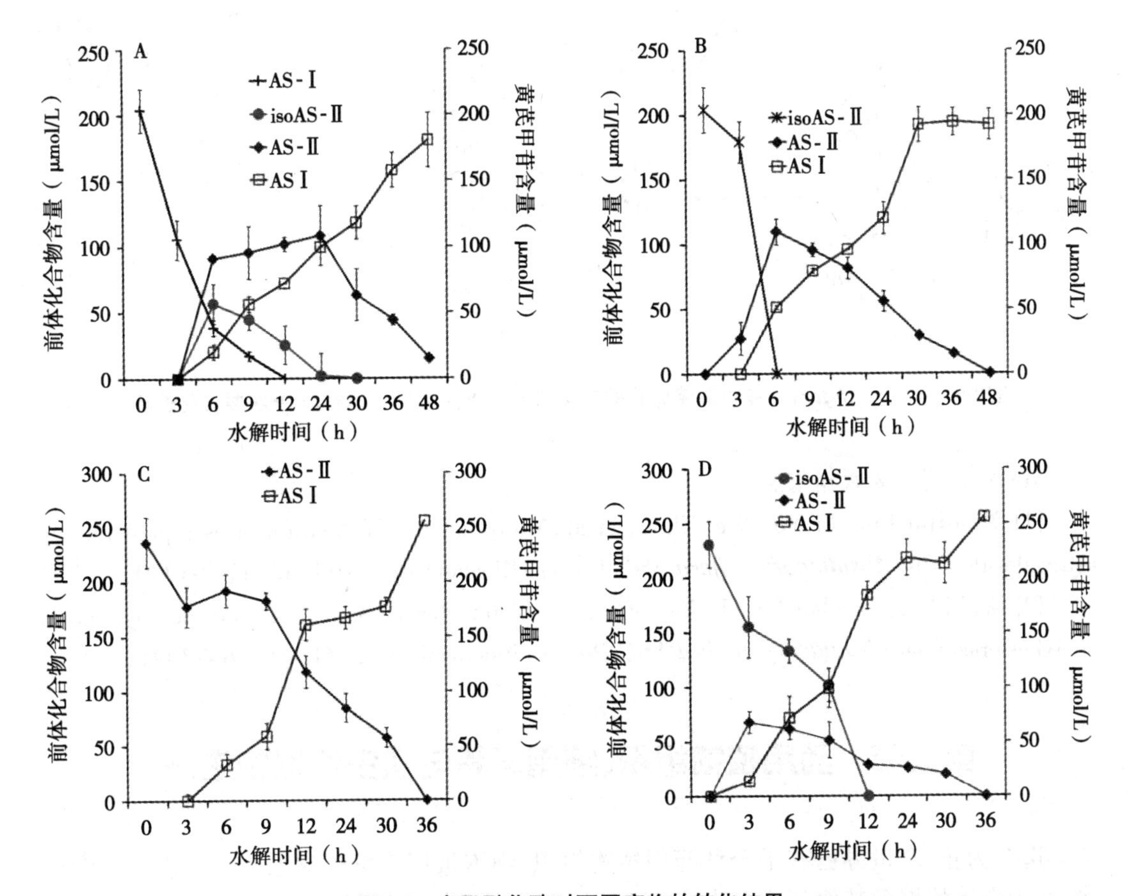

图8-7　去乙酰化酶对不同底物的转化结果

由图8-7可知，AS-Ⅰ在酶反应6小时时，出现两个新的峰，分别是ASⅡ和isoAS-Ⅱ，酶反应12小时时，AS-Ⅰ消失，ASⅡ和isoAS-Ⅱ继续反应生成ASⅠ。isoAS-Ⅰ在酶反应3小时内，迅速完全转化成AS-Ⅱ和极少量的isoAS-Ⅱ，最终产物是黄芪甲苷。AS-Ⅱ直接转化生成ASⅠ，酶反应36小时后，反应结束。IsoAS-Ⅱ在反应过程中会发生结构转换生成AS-Ⅱ。四个前体化合物的最终产物只有黄芪甲苷。

通过以上实验结果，推测微生物转化法富集ASⅠ的假设转化途径如图8-8所示：

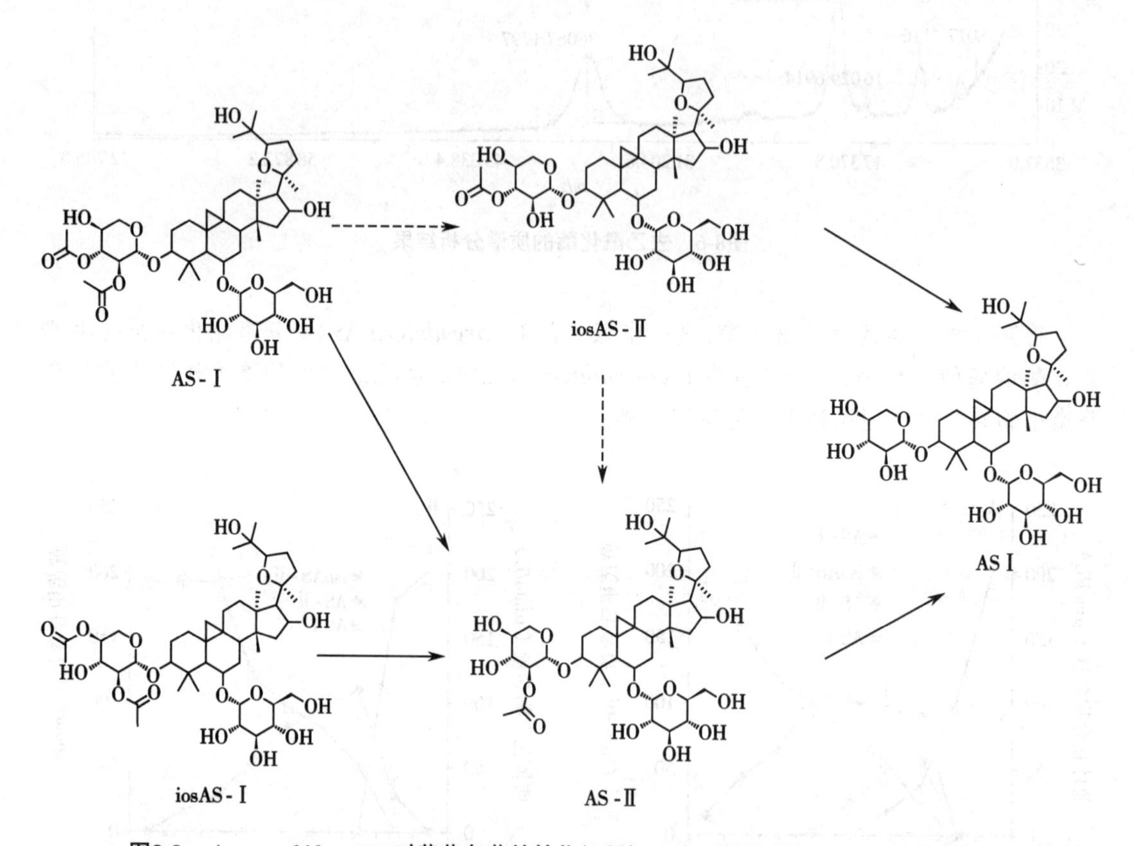

图8-8 ***A. corymbifera*** **AS2对黄芪皂苷的转化机制（⟶主要转化途径；⇢次要转化途径）**

注：本案例主要数据依自：

[1] XiaoHui Liu, Li Ye, Wei Zhou, et al. Microbial transformation of astragalosides to astragaloside Ⅳ by *Absidiacorymbifera* AS2. Process Biochemistry, 2011, 46: 1724-1730.

[2] Wei Zhou, Xiaohui Liu, Li Ye, et al. The biotransformation of astragalosides by a novel acetyl esterasefrom *Absidiacorymbifera* AS2. Process Biochemistry, 2014, 49: 1464-1471.

第二节 药用植物组织、细胞培养与次生代谢物生产

迄今为止，全世界已有千余种药用植物组织、细胞被用作培养对象来生产次生代谢产物、实现离体快繁和其他分子生药学方面的研究。在培养的药用植物细胞、组织中，以此为

试材，使次生代谢产物的调控、生物转化、生物合成和资源保护等的研究得以有效开展，这也是药用植物组织、细胞培养在现代中药发展中具有重要发展前景的一个原因之一。

一、基本概念

（一）初生代谢产物

植物在生长发育过程中，在一定条件下合成的基本成分，对其生长、繁殖有不可缺少的作用。例如氨基酸、蛋白质、核苷酸、DNA、RNA、糖类、脂质、乙酰辅酶A、莽草酸等，这些化合物被称为初生代谢产物（primary metabolites）。

（二）次生代谢产物

植物在生长发育过程中，在特定的条件下，如受到环境胁迫，遭遇昆虫及微生物的侵害，或特定时期，如繁殖时期，在某些组织、器官或细胞中产生的物质，这些化合物并非植物生长、繁殖中不可缺少的，并存在种属特异性，例如色素、香精、植保素、某些酶和多肽等，被称为次生代谢产物（secondary metabolites）。次生代谢产物在植物体中不常被表达并且表达含量也不高，但药用植物中具有生物活性的成分或有效部位通常多为这类代谢产物。

（三）植物细胞的全能性

每个健康的植物细胞都含有该植物的全部遗传信息，并能分化出该植物体内任何一种类型的细胞或组织，进而发育成一个完整植株的遗传潜力，植物细胞的这种能力称为植物细胞的全能性（cell totipotency）。植物体中的全能性细胞主要有以下三类：①受精卵；②分生组织、器官细胞；③雌雄配子及单倍体细胞。

（四）外植体

外植体（explants）是指植物细胞组织培养中用来进行离体培养的材料，可以是植物的器官、组织、细胞和原生质体等。常选用一些有较强分生能力及生命力的组织器官作为外植体，如茎段，根尖，叶片等营养器官在科学研究中；也可选取一些特殊的器官用以完成特定目的培养，如花药作为外植体用于单倍体的培养、茎尖分生点作为外植体用于脱毒苗的培养等。

（五）愈伤组织

愈伤组织（callus）是指植物体在受到创伤后形成的用以保护机体和修复创口的薄壁细胞团，愈伤组织细胞分裂迅速，多具有分化能力。愈伤组织既可作为液体悬浮培养的细胞种子，也可以作为次生代谢产物生物合成途径研究的重要材料和新药源的研究开发材料。依据植物细胞全能性理论，具有分化能力的愈伤组织可以在适宜的培养条件下，经诱导再分化成芽、根或完整再生植株。

（六）胚状体

胚状体（embryoids）亦称不定胚，是指培养过程中由外植体或愈伤组织产生的与正常受精卵发育方式类似的胚胎结构，这种结构是植物愈伤组织培养分化形成组织器官和再生植株的重要材料。

（七）继代培养

植物组织细胞在培养基上生长一段时间后，由于营养成分消耗、水分散失、有害代谢产物的积累和培养物的增殖等原因，此时的培养基已不能满足培养物继续生长的要求，需要将这些组织或细胞转移到新的培养基中继续培养，对植物组织或细胞这种转移操作称为继代培养（subculture）。

（八）脱分化培养

分化是指植物细胞或组织向不同结构发育，并引起功能或潜在发育方式改变的一种过程。脱分化（dedifferentiation）培养是在人为因素下，使已分化的细胞组织重新恢复分裂机能并转变为分生状态，进而形成胚性细胞团或愈伤组织的培养过程。

（九）再分化培养

再分化（redifferentiation）培养是一定的培养条件下，将已脱分化的植物细胞团或组织经重新分化而产生新的具有特定结构和功能的组织或器官的培养过程。

一般来说，从分化细胞经过脱分化过程形成的分生细胞或分生细胞团可以经由两条再分化途径发育成为完整的植株，一是在适当外源激素诱导下，通过体细胞胚胎发生过程产生体细胞胚或胚状体，进而发育成为完整植株；二是通过器官发生，即诱导离体细胞或组织重建芽的分生组织，分化出芽后再产生根，成为完整的植株。

二、药用植物组织与细胞培养过程

（一）愈伤组织培养与分化培养

1. 愈伤组织培养

（1）愈伤组织的形成：一般来说，由外植体或单个细胞形成愈伤组织一般要经过三个步骤：①启动期（或诱导期）：主要是指细胞或原生质体准备分裂的时期，需要采用合适的诱导剂，如NAA（萘乙酸）、IAA（吲哚乙酸）、2,4-D（2,4-二氯苯氧乙酸）等或细胞分裂素如激动剂（6-呋喃氨基嘌呤，KT）、玉米素（6-异戊烯腺嘌呤，ZT）、6-BA（6-苄氨基嘌呤）等外源激素诱导细胞分裂。②分裂期：即开始分裂并不断增殖的过程。如果是外植体，其外层细胞开始分裂，并脱分化。③分化期：细胞内部开始发生一系列形态和生理上的变化，分化出形态和功能不同的细胞。

（2）愈伤组织的生长：愈伤组织生长期代谢比较旺盛，为保证其生长所需的营养充足，需要不断更换新鲜培养基，此时培养基的主要作用已经不是诱导细胞分生，而是为愈伤组织的生长提供营养物质，因此继代培养基成分可与诱导培养基稍有不同，可以适当调节原诱导培养中的激素含量变化，以保证愈伤组织的正常生长。

2. 愈伤组织的分化培养　在人为调控下，愈伤组织可以再分化成为芽和根的分生组织并由其发育成完整植株。该过程主要受外植体自身条件（如遗传性状、来源部位和年龄等）、培养基（如培养系统是固态还是液态、生长素、激动素和其他营养等）和培养条件（如温度、光质与光照强度、光周期和通气量）等因素影响。多数情况下，对药用植物进行组织培养是希望得到良好的细胞系或再生植株，一般植物通过组织培养达到再生的目的要经过以下两个步骤：

（1）培养的植物细胞或组织的脱分化，形成愈伤组织，对愈伤组织进行筛选。

（2）由新形成的愈伤组织经过继代，再分化形成一些分生细胞团，随后由其分化成不同的器官原基。

3. 愈伤组织的诱导和继代

（1）外植体的选择：外植体要求是生长健康、无病虫害的新鲜植株组织和器官。大部分的植物器官或组织都具有分生组织细胞，可以用于愈伤组织的诱导。一般来说，顶芽的外植体成活率高于侧芽，幼嫩枝条的再生能力强。此外，在生长季节开始时由活跃生长的植物体上切取的外植体通常能产生更好的诱导效果。

（2）培养材料的预处理

1）清洗：将选好的材料剪下用自来水冲洗干净，最后用蒸馏水冲洗，再用无菌纱布或吸水纸将材料上的水分吸干。

2）消毒：在无菌环境下将材料放入70%酒精中浸泡30~60秒灭菌。在无菌环境下将材料移入0.1%升汞（$HgCl_2$）中消毒2~10分钟，或用漂白粉饱和液（含NaClO 0.5%~0.75%）浸泡5~10分钟。在灭菌液中可加入0.01%~0.1%的表面活性剂（如吐温20、吐温80、特波尔），以提高可润湿性减少材料表面气泡的形成。也可采用其他杀菌剂，如2%次氯酸钠处理5~10分钟，10%~12%的过氧化氢处理5~15分钟等。

3）无菌水清洗：取出后用无菌水洗净残留菌液。

（3）外植体的制备、接种和脱分化培养

1）制备：在无菌的环境下，将已消毒的材料用无菌刀、剪、镊等（注意：在操作中严禁用手触摸材料，刀片和镊子每使用一次后都要进行酒精灭菌），切割外植体，切成长度为0.2~0.5cm的小块，用于接种。有时为了提高愈伤组织的发生机率，常要剪去外植体边缘接触杀菌剂的部位2mm，切剪茎叶时尽量在边缘保留一定数量的叶脉，将较粗的茎纵向剖开，让切口尽量接触培养基等。

2）接种：在无菌环境下，将切好的外植体立即接种在固体脱分化诱导培养基上，每瓶接种4~10个，适当的减少每瓶接种的外植体数可减少整瓶染菌的概率。

3）培养温度：接种后，瓶、管用无菌药棉或盖封口，培养皿用无菌胶带封口。于22~28℃培养，需要注意的是培养温度和光照条件要因药用植物种类及材料部位的不同而区别对待。

（4）愈伤组织继代和再分化培养：当脱分化组织生长形成后，需要继代培养以增加愈伤组织生物量。即在一定的时间周期内把愈伤组织分成适当大小的块转入继代培养基中。需要在分化培养时，将愈伤组织转至分化培养基上，使其转化为胚性细胞或发生出叶原基，进而发育出茎叶等器官。

（5）根的诱导：再分化培养形成的不定芽和侧芽一般没有根，必须转到生根培养基上进行生根培养。一般来说，大多数药用植物组织进行生根诱导，2~3周后即可在培养基接触点上产生不定根，4~6周可形成比较强壮的根系。

（6）练苗和移栽：通过愈伤组织分化培养得到的组培苗在培养容器中恒温、高湿、低光、异养等特殊环境下增殖生长，其形态解剖结构和生理特性与在自然条件下生长的植株有很大不同。为适应移栽后相对多变的自然环境，必须要对组培苗进行一个逐步锻炼适应的过程，即进行炼苗，使其恢复在正常环境下成长的能力。

主要步骤为：打开瓶口→降温→增光。一般先将培养容器打开，于室内自然光照下放2~5天，逐渐降温增光，然后取出小苗，用自来水把根系上的培养基冲洗干净，再栽入已准备好的基质中（基质使用前最好消毒）。

（二）药用植物细胞培养

一般来说，从外植体获得的植物细胞或经过细胞改良以后获得的优良细胞数量较少，性质不稳定，不适于进行大规模液体培养，需要进行植物细胞培养继代，使细胞快速生长、繁殖，形成细胞团，进一步获得稳定的细胞系。通过植物细胞培养可以进行细胞特性、细胞生长和代谢规律等方面的研究；可以获得大量所需的次级代谢产物；可以进行生物转化，将外源底物转化为所需的产物；也可以用于植物种质保存、人工种子的制备和功能基因组学研究等。

1. 植物细胞的特性　植物细胞与微生物细胞、动物细胞一样，都可以在人工控制条件的生物反应器中生长、繁殖、生产人们所需的各种产物。然而植物细胞与微生物、动物细胞比较，在细胞体积、倍增时间、营养要求、对理化因子的要求、对剪切力的敏感程度以及人们进行细胞培养主要获得的目的产物等方面的特性都有所不同。

表8-1　动物、微生物、植物细胞特性比较

细胞种类	动物细胞	微生物细胞	植物细胞
细胞大小/μm	10~100	1~10	20~300
倍增时间/h	>15	0.3~6	>12
营养要求	复杂	简单	简单
光照要求	不要求	不要求	大多数要求　光照
剪切力敏感度	敏感	大多数不敏感	敏感
主要产物	疫苗、激素、单克隆抗体、多肽、酶等功能蛋白质	醇、有机酸、氨基酸、核苷酸、抗生素、酶等	药物、色素、香精、酶、多肽等次级代谢物

从表8-1中可以看到，植物细胞与动物细胞及微生物细胞之间的特性差异主要有以下几点：①形态特异性：植物细胞的形态虽然根据细胞种类、培养条件和培养时间的不同有很大的差别，但是其细胞大小都比微生物及动物细胞大得多，而且植物细胞在分批培养过程中，细胞形态会随着培养时间的不同而有明显变化，一般在分批培养的初期，细胞体积较大，随着进入旺盛生长期，细胞进行分裂，使体积变小，并且容易聚集成细胞团，进入生长平衡期后，细胞伸长，体积变大，细胞团比较容易分散成单个细胞。②代谢特异性：植物细胞的生长速率和代谢速率低，生长倍增时间长。植物细胞的平均倍增时间都在12小时以上，比微生物长得多。③营养水平特异性：与动物细胞相比，植物细胞和微生物细胞的营养要求较为简单。植物为自养型生物，即使部分细胞离开植株相对独立，植物细胞在短时间内也能以简单的小分子物质为营养源，但这并不是说植物细胞对培养基的要求就不高，不适合的培养基一样会导致植物细胞的生长停滞，甚至死亡。动物是异养型生物，组织细胞分化程度较高，对营养的要求较高。微生物，也是异养型生物，但多分化程度极低，对营养的要求不高。④群体生长特异性：植物的单细胞难以生长、繁殖，所以在植物细胞培养时，接种到培养基中的植物细胞需要达到一定的密度，才有利于细胞培养。并且在培养过程中，植物细胞容易结成细胞团，所以一般所说的植物细胞悬浮培养主要是指小细胞团悬浮培养。⑤光敏特异性：大多数植物细胞的生长以及次级代谢物的生产要求一定的光照强度和光照时间，甚至不同波长的光对其生长以及次级代谢物的生产都具有不同的效果。⑥机械力敏感特异性：在生物反应器的研制和培养过程中，通气、搅拌方面，植物细胞与动物细胞一样，对机械刺激（如剪切力）十分敏感。相比之下，微生物细胞，尤其是细菌对机械刺激具有较强的耐受能力。⑦产物特异性：植物细胞和微生物、动物细胞培养主要目的产物各不相同。植物细胞主要用于生产药物、色素、香精和酶等次级代谢物。微生物细胞主要用于生产醇类、有机酸、氨基酸、核

苷酸、抗生素和酶等。而动物细胞主要用于生产疫苗、激素、抗体、多肽生长因子和酶等功能蛋白质。基于这种差异，三者的培养条件和培养方式相应有较大的差异，要依据要求科学选择培养方式和培养条件。

2. 固定化细胞培养　固定化细胞是指固定在载体上，在一定的空间范围内进行生命活动的细胞。与植物细胞悬浮培养比较，固定化植物细胞具有稳定性好、产物容易分离和利于连续化生产等特点，但此种培养方法只适用于可以分泌到细胞外的次级代谢物的生产。细胞的固定化方法主要有：

（1）一般吸附法：是将植物细胞吸附在多孔陶瓷、多孔玻璃、多孔塑料等的大孔隙或裂缝之中，使其正常生长代谢，产生药物和酶等次级代谢物。其基本过程为：将洗净、灭菌后的多孔材料粒放进待培养细胞的培养液中，振荡培养一段时间，培养细胞会吸附在多孔材料的孔隙内，并在其中进行生长、分裂、繁殖和新陈代谢。

（2）中空纤维吸附法：此法是把植物细胞定置在中空纤维的外壁与外壳容器的内壁之间，细胞吸附在中空纤维的外壁，培养液及氧气在中空纤维的管内流动，各种营养成分及溶解氧透过中空纤维的半透膜管壁传递给管外壁的细胞，植物细胞的代谢产物又通过中空纤维膜分布到管内培养液中，随培养液流出。

（3）凝胶包埋法：以各种多孔凝胶为载体，将细胞包埋在凝胶的微孔内而使细胞固定化的方法称为凝胶包埋法，细胞经包埋固定化后，被限制在凝胶的微孔内进行生长、繁殖和新陈代谢。

3. 细胞的液体培养方法　植物细胞培养所使用的培养基是液体培养基，培养方法主要有振荡（摇床）培养、流化床反应器培养、填充床反应器培养和膜反应器培养等。

（1）振荡（摇床）培养：振荡（摇床）培养是将植物细胞在无菌条件下装进含有液体培养基的三角瓶中，置于振荡（摇床）培养箱中，在一定的条件下进行振荡培养的过程。

振荡培养设备简单，操作容易，在固定化植物细胞的生长、繁殖和代谢等方面的特性研究中经常采用。通过振荡培养可以掌握细胞的生长和生产次级代谢物的条件和规律，探明培养基组分、培养温度、pH值、溶解氧和光照等条件对细胞生长和次级代谢物积累的影响。

（2）生物反应器培养：生物反应器是要用植物细胞培养实现产业化的前提。目前生物反应器发展十分迅速，比较常用的是气升式生物反应器（图8-9），它是目前应用非常广泛的一种生物反应器，与其他类型的生物反应器相比这种反应器更适于植物细胞培养。由于它依靠大量通气输入动力和能量，能很好保证反应器内培养液良好的传热、传质，并保证没有死角出现。但过量的通气驱除了培养液中的CO_2和乙烯，对细胞的生长反而有阻碍作用。同时，该反应器能够适应植物细胞培养周期长，培养液随培养进程而蒸发减少的生物反应过程；抑制气泡的聚合，减弱气泡在液面破裂时产生的冲击力对细胞的损伤；提高降液区气含率，消除降液区缺氧现象；可强化混合与氧传递，大大降低反应器高度。

使用这种反应器培养新疆紫草细胞，培养结束时细胞量达12gDW/L。紫草宁含量达到了细胞干重的10%，是天然植株含量的2~8倍。刘春朝等利用气升式内环流生物反应器培养青蒿毛状根生产青蒿素，以及红豆杉细胞培养生产Taxol等。

生物反应器培养的最佳结合点的确定原则：①由于培养前期周期长，易染菌，因此要求反应器在线调控能力强，培养参数的动态变化能准确跟踪。同时生物反应器的各种管路配

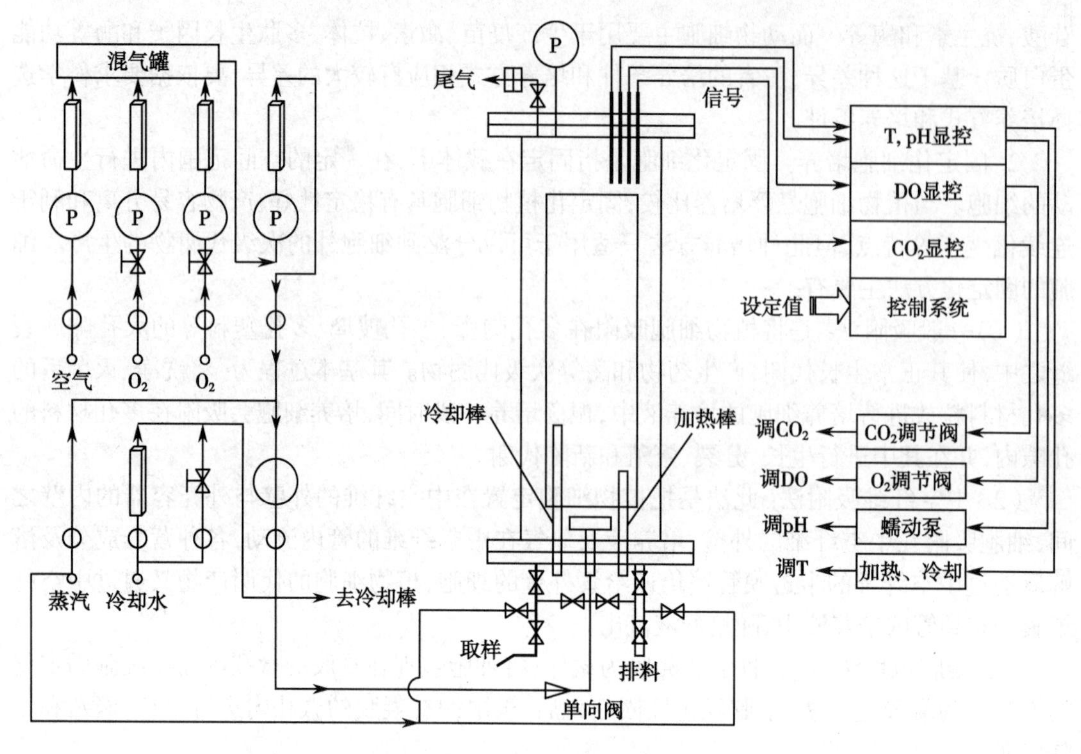

图8-9 气升式生物反应器原理图

置要充分体现经济、实用、安全和有效的特点。②反应器的供氧能力和气泡分散的程度要高;③光照、温度和pH值的控制能力好;④培养液内各成分的混匀程度和剪切力大小对细胞的影响;⑤细胞聚集体大小的控制能力;⑥营养物质的控制能力;⑦过程放大的依据及其难度和操作方便等。

生物反应器在植物细胞大规模培养方面取得了较大的发展,有些技术已经实现了商业化,但较其他培养技术而言,目前国内外利用生物反应器培养药用植物的细胞和组织的产业化推进仍较为缓慢。主要原因如下:①在线综合细胞调控技术还有待提高;②细胞培养过程中的聚集现象和细胞的多相性问题还没有有效的解决办法;③细胞株优良形状的保存以及在培养过程中产物的丢失等现象普遍存在;④建立针对特定的培养材料和目标产物的数学模型难度大;⑤培养过程的染菌问题还没有很好解决等。这些问题是制约生物反应器能否应用于更广泛植物细胞培养的主要因素。

药用植物细胞是一个复杂的体系,细胞内部存在多种的正反馈和负反馈调控机制,细胞的各种亚体系之间也存在着复杂的相互影响,相互偶联关系;在培养过程中,植物细胞具有相当的遗传和生理的不稳定性,由于产品的产率受有机体的生长、生物量的增加和次级代谢物的分泌程度的影响,所以提高培养细胞次生代谢物的产率就要综合考虑生物学和工艺学两方面的原因。

三、影响次生代谢调控的主要因素

(一)化学因素

培养基是药用植物组织、细胞生长最主要的环境,因此在培养基的设计和配制时,应当根据细胞的特性和要求，特别注意各种组分的种类和含量，满足细胞生长、繁殖和新陈代谢的需要，并调节至适宜的pH值。培养基一般都含有碳源、氮源、无机盐和生长因子等几大类组分，这些组分都在细胞生长和次生代谢物的生成方面具有重要作用。这些组分的种类和含量的改变将影响细胞的生长和次生代谢物的生成。

1. 碳源　碳源是指能够为细胞提供碳元素化合物的营养物质，是构成细胞的主要元素之一，也是所有植物次生代谢物的重要组成元素。同时，碳源也为细胞提供能量来源。

不同的药用植物细胞对碳源的利用有所不同，在配制培养基时，应当根据细胞的营养需要而选择不同的碳源。可以用于药用植物细胞培养的碳源种类很多，如蔗糖、葡萄糖、果糖、麦芽糖、乳糖、甘露醇、右旋糖酐、菊糖等为碳源等。蔗糖和葡萄糖是药用植物细胞培养中适宜使用的碳源。由于蔗糖来源广泛、价格较低，所以在植物细胞培养中通常以蔗糖作为碳源使用。

碳源的含量对药用植物细胞生长和次生代谢物的形成也有显著影响，一般采用2%~5%的蔗糖含量为宜。含量过低时，不能满足细胞生长和新陈代谢的需要，含量过高时，则由于渗透压升高，也对细胞的生长不利。但也有研究表明，高浓度的糖可促进某些次生代谢产物的合成，如过高浓度蔗糖（60g/L以上）利于三七细胞中人参皂苷的合成。因此在培养过程中对糖进行适当的补充，也是提高植物细胞次生代谢产物的一种方法。

2. 氮源　氮源是指能向细胞提供氮元素的营养物质。氮元素是植物细胞的组成元素之一，也是生物碱等次生代谢物的重要组成元素。因此，氮源是植物细胞生长、繁殖和生物碱等次生代谢物的生产所必不可少的营养物质。

植物细胞培养通常采用一定量的硝酸盐和铵盐作为混合无机氮源，单独以铵盐或者硝酸盐为氮源，都对细胞的生长和次生代谢物的生成不利。不同的植物细胞对氮源总量的要求有所不同，培养基中在总氮量保持不变的情况下，铵盐和硝酸盐的比例对植物细胞的生长和新陈代谢有显著的影响。如在西洋参及人参细胞的悬浮培养过程中发现当只用NO_3^-作氮源时，西洋参中人参皂苷和人参多糖产量最大，如果NH_4^+初始浓度高于20mmol/L，人参细胞的生长就会受到抑制。当氮源的浓度在5~20mmol/L（NO_3^-或NO_3^- ：NH_4^+为2∶1）时，人参中人参皂苷的产量相对较高。所以在植物细胞培养时，应当对培养基中含氮总量以及铵盐与硝酸盐的比例进行优化选择，以达到较好的效果。

另外，还需一定量的蛋白质水解产物（包括酪蛋白水解物）、谷氨酰胺或氨基酸混合物作为有机氮源。有机氮源对植物细胞生长，尤其是早期生长阶段有利。

3. 磷酸盐　植物细胞培养需要各种无机元素，其中磷酸盐的浓度对细胞生长和次生代谢物的生产有很大影响。因为磷元素是在细胞生命活动中起重要作用的DNA、RNA、ATP等许多生物活性物质的组成元素，对细胞分裂、繁殖、生长和新陈代谢有重要意义。因此，磷是植物细胞培养中不可缺少的重要元素，通过调节磷元素的补给可以调节植物细胞组织的生长代谢，进而达到调节其次生代谢产物产量的目的。

4. 生长激素　植物细胞培养过程中，需要添加一定种类和浓度的植物生长激素，主要是生长素和细胞分裂素。

在植物细胞培养生产次生代谢物过程中，生长素和分裂素的种类、含量及其比例都对植物细胞的生长和次生代谢物的生成有显著影响。例如，烟草细胞中尼古丁的合成受到2,4-D的强烈抑制作用，而激动素对其合成有促进作用；紫草细胞培养中，右旋紫草宁的合成受到2,4-D和NAA的完全抑制，但IAA对其合成却没有影响。

5. pH值　植物细胞的生长和次生代谢物的生产都要求有一定的pH值范围。植物细胞培养的pH值一般控制在微酸性范围（pH值为5~6）。培养基配制时，pH值一般控制在5.5~5.8。但要注意的是细胞生产次生代谢物的适宜pH值与生长适宜pH值往往有所不同，需要在不同的阶段控制不同的pH值范围。

随着细胞的生长、繁殖和新陈代谢产物的积累，培养基的pH值往往会发生变化。这种变化的情况与细胞特性有关，也与培养基的组成成分以及培养和发酵工艺条件密切相关。例如，含糖量高的培养基，由于糖代谢产生有机酸，会使pH值向酸性方向漂移。含蛋白质、氨基酸较多的培养基，经过代谢产生较多的胺类物质，使pH值向碱性方向漂移。磷酸盐的存在，对培养基的pH值变化有一定的缓冲作用；在氧气供应不足时，由于有机酸的代谢积累，可使培养基的pH值向酸性方向漂移。

（二）物理因素

1. 温度　植物细胞的生长、繁殖和次生代谢物的生产需要一定的温度条件。在一定的温度范围内，细胞才能正常生长、繁殖和维持正常的新陈代谢。一般来说，大多数植物细胞的适宜生长温度为25~30℃，要注意的是有些细胞生产次生代谢物的最适温度与细胞生长最适温度有所不同，而且往往低于生长最适温度，若温度太低，则由于代谢速度缓慢，反而降低次生代谢物的产量，延长培养或发酵周期，如我们在天山雪莲的细胞培养过程中发现，在26℃时，细胞生长较快，而24℃时，更有利于次生代谢产物的积累。在植物细胞培养生产次生代谢物的过程中，要在不同的阶段控制不同的温度，即在细胞生物量增殖阶段控制在细胞生长的最适温度范围，而在次生代谢物合成阶段则控制在次生代谢物生产的最适温度范围，这也是通常所说的“二步培养”。植物细胞培养的温度一般控制在室温范围（25℃左右）。温度高些，对植物细胞的生长有利，温度低些，则对次生代谢物的积累有利。但是通常不能低于20℃，也不要高于35℃，具体培养温度可以在培养前进行小试，以确定最佳培养温度。

2. 溶解氧　在培养基中培养的细胞一般只能吸收和利用溶解在培养基中的氧。在细胞培养过程中，培养基中原有的溶解氧很快就会被细胞利用完，因此为了满足细胞生长繁殖和生产次生代谢物的需要，在培养过程中必须不断供给氧（一般通过供给无菌空气），使培养基中的溶解氧保持在一定的水平。因此，适当的通气、搅拌等操作不仅能增加溶解氧的含量，还可以使植物细胞不至于凝集成较大的细胞团，以利于细胞分散，分布均匀，加快细胞的均衡生长。

3. 光照　光照是药用植物细胞培养影响的一个主要因子之一。大多数药用植物细胞次生代谢物的生产要求一定波长的光的照射，并对光照强度和光照时间有一定的要求。例如，欧芹细胞在黑暗的条件下可以生长，但是只有在光照的条件下，尤其是在紫外线的照射下，才能形成类黄酮化合物。在许多药用植物细胞培养中，光照可以刺激类胡萝卜素、多酚类化合物等的形成。有些植物次生代谢物的生物合成却会受到光的抑制，如在紫草细胞培养中，蓝光或白光能完全抑制右旋紫草宁的合成，此外萘醌的生物合成也会受到光的抑制，选择什么波长的光对药用植物细胞进行培养需要作比对研究才能确定。

四、次生代谢产物生成的调节

（一）培养条件的优化设计

影响细胞产生次生代谢物的因素很多，通过对培养条件的调控，如培养基、光照、温度、通气、激素及胁迫等因子进行综合设计,是使培养细胞或组织既能迅速分裂增殖,又能大量合成和积累次生代谢产物的重要前提。通过正交设计、方差分析和统计软件分析,能够较详细筛选出影响因子的相关性。一般来说,降低磷酸盐和氮源的浓度,以及减少光照等均能不同程度地促进次生代谢物的产生。激素作为诱导和调节愈伤组织生长的重要因素常用于次生代谢物的研究,但生长素和细胞分裂素的作用不大相同。一定浓度的生长素可以明显促进愈伤组织的生长,但通常会抑制次生代谢物的生成,如长春碱、颠茄、罂粟等细胞培养物在有2,4-D存在时不产生生物碱,并且完全抑制蒽醌的生成;NAA也会抑制紫草愈伤组织中紫草宁的产生,这可能是因为较高浓度的生长素会抑制次生代谢途径中一些重要酶的活性,从而使产物的合成受阻。培养条件的优化设计要结合细胞生物量和有效成分产量的测定来综合考虑。

(二)诱导子

诱导子(elicitor)是一种能引起植物过敏反应的物质,由于它在与植物细胞的相互作用中,能快速、高度专一和选择性的诱导植物特定基因的表达,进而活化特定次生代谢途径,积累特定的目的产物,所以常利用它来提高植物次生代谢产物的产量研究。目前普遍认为诱导子作为一种外界信号被植物细胞膜上的受体所识别,并引起了细胞膜及细胞内的一系列反应,使植物特定代谢途径中的酶被合成或者提高其活性,最终导致特定代谢产物的形成和积累的提高。

诱导子的分类

(1)生物诱导子(biotic elicitor):是植物在防御过程中所对抗的微生物或为对抗感染而产生的物质,主要包括真菌及其分生孢子、真菌多糖、真菌蛋白、降解细胞壁的酶类、有机体的细胞壁碎片、有机体产生的代谢物以及培养物滤液中的成分。生物诱导子目前在中药材培养生产次生代谢物方面研究较多,生物诱导子主要有以下几种类型:促进生物碱形成的诱导子,如密环菌(*Armillaria mellen*)真菌(*Pythium vexans*),促进酚类化合物形成的诱导子,腐霉病菌如黄萎病菌(*Verticillium dahliae*),促进萜类化合物形成的诱导子,如灰霉病(Botrytis sp.),促进皂苷形成的诱导子,如壳寡糖,以及促进黄酮类化合物形成的诱导子,如酵母提取液等。

(2)非生物诱导子(abiotic elicitor):可以引起植物的过敏反应,诱发植物产生自身防御素的非生物因素。包括Cu^{2+}、Ca^{2+}、Mg^{2+}等金属离子,辐射如紫外光通常也能刺激许多培养物形成某些次生代谢物,如胡萝卜素、类黄酮、多酚和质体醌形成等。

1)前体化合物的加入:处于代谢途径上游的化合物,在特定酶的催化作用下生成其下游的化合物,上游化合物作为酶的底物,其浓度的高低决定了催化反应速度的大小,浓度高,则反应速度大,反之亦然。为了提高药用植物细胞培养生产次生代谢物的产量,在培养过程中添加目的代谢物的前体是一种有效的措施。但次生代谢产物是通过一系列代谢过程产生的,其代谢过程的中间产物加入培养基后,往往能促进终产物的生成,但过多外源前体的加入又会抑制植物细胞的生长,最终会影响次生代谢终产物的产量。因此,对一种特定的植物细胞,存在一个前体的最佳添加浓度,前体浓度不同,对次生代谢物合成的影响也不同。

2)代谢物合成抑制剂:植物次生代谢是多途径的,是植物体内一系列酶促反应的结果,在离体培养条件下有初生物质向次生物质的转化,也有次生物质之间的相互转化。抑制这些分支代谢中某些关键酶的活性,使反应朝有利于某一特定化合物的合成方向进行,是提高次生代谢物的另一条途径。

【案例】

高山红景天细胞悬浮培养体系中高产红景天苷

红景天苷被认为是中药红景天中活性最强的成分。由于该植物的自然资源迅速减少，我们建立了一种紧密的细胞团培养体系（CCA）来获得高产量的红景天苷。以红景天的根，茎，叶以及子叶作为外植体诱导出了多种形态的愈伤组织，从中筛选出了在液体悬浮培养条件下生长速度快，红景天苷含量高，增殖率高的愈伤组织。CCA细胞系来源于从子叶中诱导得到的愈伤组织。测定了不同培养条件下该细胞系的干重积累以及细胞内红景天苷含量动态变化。为了得到高产量的红景天苷，最佳接种量为10%，6-BA和IBA的最佳浓度分别为5mg/L和2.5mg/L。酸性的培养基和较快的振荡速度利于红景天苷积累。在液体MS培养基中加入2，4-D和利用酪醇进行化学饲喂提高了红景天苷的产生。

将培养条件和处理进行适当的组合，培养体系中红景天苷的积累量达到了57.72mg/g干重，是栽培植物中该成分含量的5~10倍。在该条件下，红景天苷的产量为555.13mg/L，适于商业化生产以弥补高山红景天自然资源的不足。

一、前言

1.介绍高山红景天（RS）

（1）古今中外药用历史悠久；
（2）主成分是红景天苷；
提高耐缺氧能力；
（3）但野生资源越来越少：
过度采挖，生境破坏。

2.目前手段人工栽培的缺点

（1）栽培过程中易得根腐病；
（2）栽培品红景天苷含量低；
（3）药材中有重金属或农药污染

3.组织培养技术的优劣势

（1）不需要耕地；
（2）受季节和气候影响小；
（3）农药和重金属残留极少；
（4）对原植物野生资源影响小；
（5）举正面例子：
紫草宁，小檗碱，紫杉醇

技术尚未达到商业化要求，主要体现在：培养物产量低；含量低；成本高；细胞株易退化等。

4.分析产量含量低可能的原因

形态和次生代谢产物积累能力有相关性：即分化的细胞比未分化的细胞积累能力强。

目前被用来影响其次生代谢产物积累能力的因素有：
（1）起始外植体；
（2）细胞或组织的分化状态；
（3）外源植物激素；
（4）培养基；
（5）培养条件；

本研究中：
不同起始外植体；
在得到的愈伤组织中筛选生长快，积累量高的细胞系；
建立了一种紧密的细胞聚集体（CCA）培养体系，在适宜的培养条件下（培养基起始pH，转速，前体浓度和种类）得到的较高产量的红景天苷。

二、实验部分

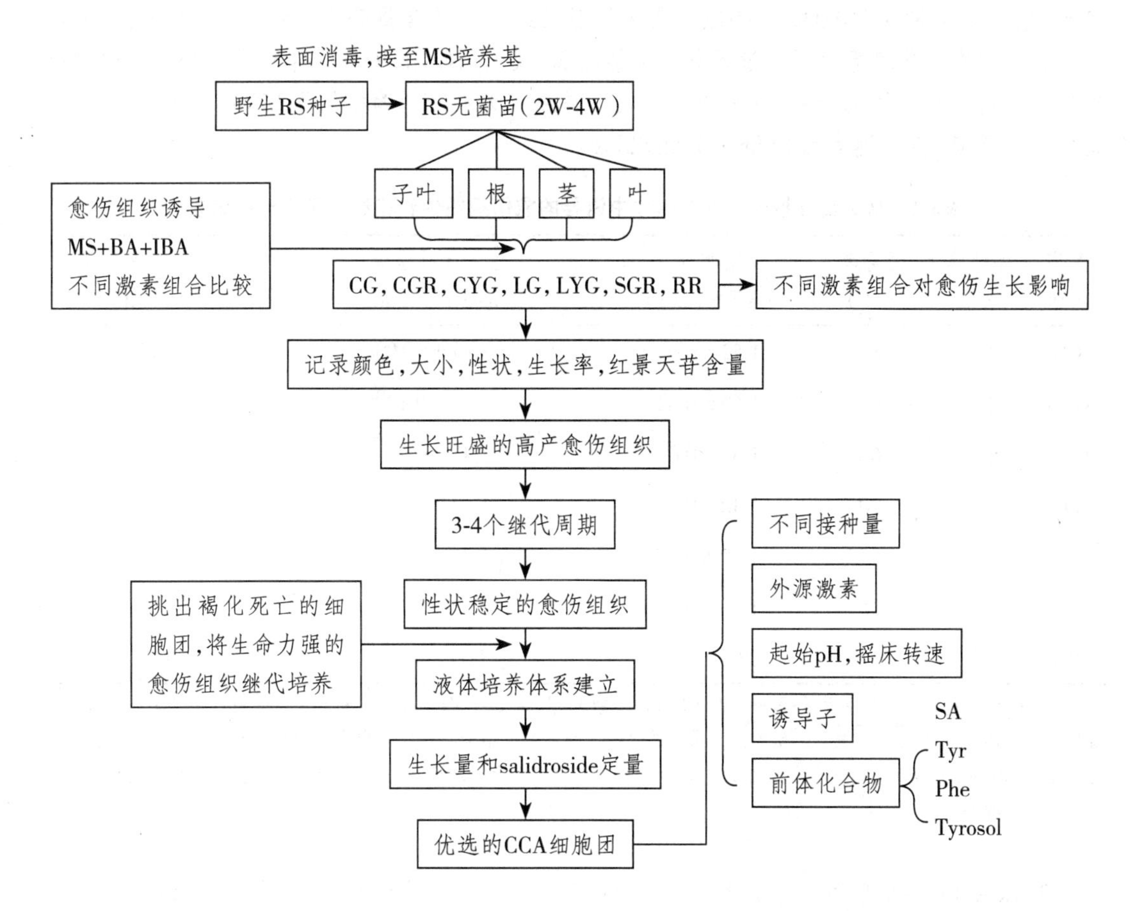

三、结果与讨论

1. 外源激素对愈伤组织诱导的影响　研究了BA和KT两种细胞分裂素和IBA, NAA, IAA, 2,4-D四种生长素及其组合对不同外植体愈伤组织诱导率和愈伤生长速率的影响。其中, BA, IBA, IAA和NAA的测试浓度均在10mg/L以下, KT浓度为2.5mg/L以下, 2,4-D浓度在1mg/L以下。不同外植体得到的结果相似。当上述生长素和10mg/L的BA组合时,均能够在3~5天内诱导出愈伤组织。其中有IAA, IBA和NAA的培养基中诱导得到的愈伤组织后期生长良好,含有2,4-D的组合往往生长较慢。当每个生长素与KT组合时,经过5~7天的培养,外植体边缘发生肿胀,但是很快停止生长,不能产生愈伤组织。当KT和BA同时和上述生长素组合时,诱导率和愈伤的生长状况和单用BA与生长素组合时相同,因此, BA是诱导过程中必需的激素。在测试的生长素中, IBA, IAA和NAA在愈伤诱导和生长中表现为积极作用,而2,4-D则有负面作用。

2. 从不同外植体中诱导得到的愈伤组织的特征　我们从2周实生苗的子叶,叶片,茎以及3~4周苗的根中诱导得到了多种愈伤组织。表8-2中列出了不同外植体的诱导率,愈伤的生物量积累和红景天苷含量。子叶、叶片和茎形成愈伤的周期为3~5天,其诱导率分别为95%, 80%和75%。根通常需要4~6周才能形成愈伤组织。来自根的愈伤组织外观通常为小的球形,有红色,生长非常缓慢,诱导率低于5%。来自根的RR愈伤组织中的红景天苷含量为

5.09mg/g±0.14mg/g干重，与栽培植物根中的含量相当，然而，其生长十分缓慢，经过25天的培养，生物量增量仅为0.03g±0.01g干重。虽然其红景天苷含量较高，但因为生长缓慢，所以不适合作为商业化培养生产红景天苷。在该方面，我们用CGR，一种诱导自子叶外植体的绿色愈伤组织进行该方面的研究，并获得了成功。该细胞系在25天内积累了3.27mg/g±0.18mg/g干重的红景天苷，生长速率为1.69g±0.02g/25天。

表8-2 从高山红景天不同外植体中诱导的愈伤组织生长和红景天苷含量比较

愈伤组织	外植体来源	诱导率（%）	生物量（g干重/25d）	红景天苷含量（mg/g干重/25d）	红景天苷净产量（mg/25d）
CG	子叶	83	1.52±0.03	1.97±0.10	2.99
CGR	子叶	95	1.69±0.02	3.27±0.18	5.53
CYG	子叶	62	1.34±0.01	1.47±0.26	1.97
LG	叶片	80	1.42±0.03	1.63±0.24	2.32
LYG	叶片	57	1.00±0.07	1.27±0.17	1.27
SGR	茎	75	1.30±0.04	3.08±0.56	4.01
RR	根	0-5	0.03±0.01	5.09±0.14	0.13

注：愈伤组织的是在MS培养基+5mg/L BA+2mg/L IBA+30g/L 蔗糖+7.5%琼脂的培养基上诱导得到的。诱导率为产生愈伤的外植体块数/总外植体块数。生物量积累是通过测定培养25天培养后愈伤组织增加的重量来估算的。起始接种量为每培养皿0.3g。红景天苷净产量是红景天苷含量乘以愈伤的生物量计算得到的。每个测定均重复三次，数据显示的是平均值和标准偏差。

3.CCA和LCS细胞系的悬浮培养体系的建立　在转入液体培养基后，一些愈伤组织形成较大的团块，进而颜色变深，停止生长。由于生长素和分裂素的比例可改变组织的形态分化。我们用BA和IBA的不同组合对细胞进行了处理(表8-3)。经过该实验，我们用BA（3mg/L）+IBA（1mg/L）和BA（6mg/L）+IBA（3mg/L）两种激素组合得到了两种细胞系，CCA1和CCA2，细胞团直径分别为2~7mm和2~5mm，两者的红景天苷含量分别为3.81mg/g±0.28mg/g干重和3.71mg/g±0.33mg/g干重。在BA（1mg/L）+IBA（1~3mg/L）的处理组中，得到了两种黄色松散型的愈伤组织，LCS1和LCS2，这两种愈伤组织中的红景天苷含量较低，分别为1.18mg/g±0.17mg/g干重和1.53mg/g±0.22mg/g干重。在较高浓度的BA和IBA处理下，我们得到了一种红色愈伤组织CR，其红景天苷含量为4.90mg/g±0.29mg/g干重，但是生长很慢。

经过反复筛选，得到了CCA和LCS悬浮培养体系。在相衬显微镜下，可见在经过CCA的连续悬浮培养的培养基中有少量分散的单细胞或小的细胞团。LCS细胞系在液体培养基中分散良好，其中有大量小细胞团块。CCA培养体系中红景天苷含量为2.22mg/g±0.19mg/g干重，比固体培养基中愈伤中含量稍低（3.71mg/g~3.81mg/g干重）。LCS细胞系中红景天苷含量通常较低，约为1.23mg/g±0.12mg/g干重。因此，在后续实验中我们以CCA细胞系为主要实验对象来提高红景天苷的产量。

表8-3　外源激素对从红景天子叶中得到的CGR愈伤组织的影响

激素浓度组合(mg/L)		愈伤组织	红景天苷含量	形态特征		
BA	IBA		mg/g干重	颜色	直径(mm)	质地
6	3	CR	4.90±0.29	红色	1~3	球形
		CCA1	3.81±0.28	绿,有红点	2~7	球形
3	1	CCA2	3.71±0.33		2~5	球形
1	3	LCS1	1.18±0.17	黄	---	分散
1	1	LCS2	1.53±0.22	黄绿	---	分散

注:用不同激素组合(BA和IBA)的培养基继代了CGR愈伤组织,用颜色,性状和红景天苷含量对各种愈伤组织进行了分类,并分别继代培养。经过4~5轮的继代培养,得到了CCA,LCS和CR三种愈伤组织。

4.CCA细胞悬浮培养体系中红景天苷的产生

(1)CCA悬浮培养体系中细胞的生长率和红景天苷积累:图8-10所示为30天培养周期内CCA悬浮培养体系的干重和红景天苷积累动态(接种量为5%)。在接种后的5天内,细胞生物量积累较慢,从5~20天,生物量积累快速提高,并在25天之后逐渐达到静止期。在悬浮培养早期阶段,第五天样品中,细胞中红景天苷含量迅速提高到10.64mg/g±0.34mg/g干重;由于细胞进入对数生长期,第15天时细胞中红景天苷含量较低,为3.90mg/g±0.50mg/g干重。CCA悬浮培养细胞中总体红景天苷积累表现出和生物量积累不同的趋势。在接种后的第十天,红景天苷最大产量达到19.69mg/L±1.84mg/L(图8-10)。

(2)CCA悬浮培养细胞中红景天苷产量的优化:我们研究了接种量,振荡速度,添加不同外源植物激素,改变营养成分或调解培养基pH等培养条件的改变对红景天苷产量的影

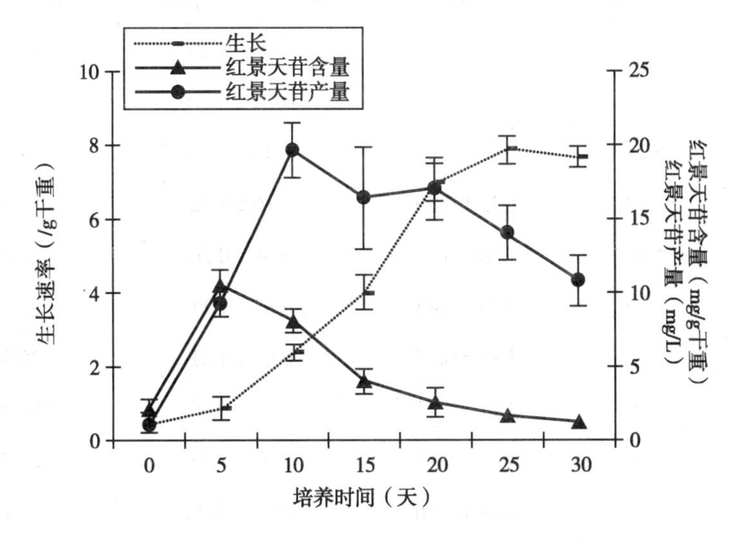

图8-10　接种量为5%(V/V,20g/L)的条件下,CCA愈伤组织的生长速率,红景天苷含量,红景天苷产量

注:红景天苷产量是红景天苷含量乘以愈伤组织生物量得到的。每个测定均重复三次,图中数据为平均值加标准偏差。

响。如图8-11所示，在接种量从5%~25%的变化范围内，10%（约30g鲜重/L）接种量最好，在第十天最高产量达到26.28mg/L±4.10mg/L。表8-3中列出了外源激素（BA，IBA或2，4-D）对红景天苷产量的影响。当BA浓度为5mg/L和IBA浓度为2.5mg/L时，红景天苷产量最高。生物量积累分别达到2.82mg/g±0.16mg/g干重和4.78mg/g±0.45mg/g干重，其红景天苷产量分别达到30.39mg/L±4.56mg/L和32.58±1.46mg/g干重。额外加入的2，4-D抑制了细胞干重的积累，当2，4-D浓度达到3.0mg/L时，细胞通常变黑并停止生长。然而，2，4-D显著刺激了处理细胞中红景天苷的积累。额外添加KT则对细胞生长和红景天苷积累均有抑制作用。

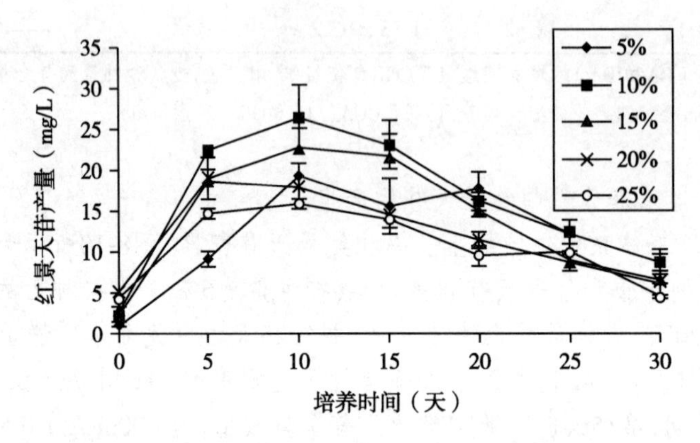

图8-11　不同接种量（5%~25%，V/V，20~100g鲜重/L）对悬浮培养条件下的CCA细胞系中红景天苷的产量的影响

表8-4　外源激素对悬浮培养条件下CCA细胞系干重积累，红景天苷产量和含量的影响

激素	浓度（mg/L）	生物量g干重/L	红景天苷含量mg/g干重	红景天苷净产量mg/L
BA（IBA: 1mg/L）	0	1.82±0.32	5.79±1.20	10.54±3.79
	5	2.82±0.16	10.78±2.85	30.39±4.56
	15	1.78±0.01	11.05±2.52	19.67±2.52
	30	1.22±0.20	5.16±1.32	6.29±2.64
IBA（BA: 3mg/L）	0	4.35±0.45	5.01±0.20	21.79±0.99
	2.5	4.78±0.45	6.82±1.11	32.58±1.46
	7.5	3.81±0.47	6.67±1.21	25.34±5.69
	10	3.11±0.11	5.30±0.05	16.49±0.55
2，4–D（BA3mg/L+IBA1mg/L）	0	3.57±0.14	8.07±2.28	28.79±3.22
	0.5	2.43±0.16	12.10±3.12	29.40±1.58
	1.0	2.24±0.05	33.47±4.19	74.97±4.19
	2.0	2.05±0.01	41.94±2.57	85.97±10.53

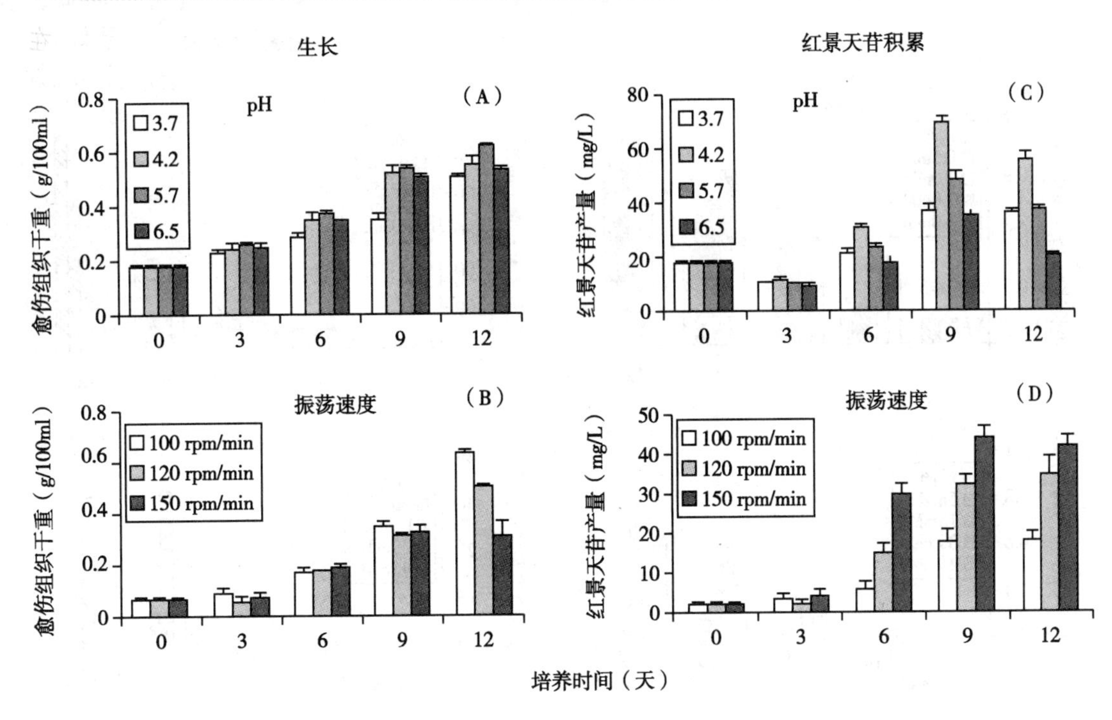

图8-12 pH和振荡速度对CCA悬浮培养细胞的生长量和红景天苷积累的影响

图8-12所示为培养基pH(3.7~6.5)对悬浮培养细胞的生长和红景天苷积累的影响。其他植物中常用的pH5.7培养基为对照组。由图4A可知，pH高于或低于5.7均对细胞生长又轻微抑制作用。当pH小于5.7时，细胞内的红景天苷积累得到显著刺激，当pH为4.2时，红景天苷的最大产量为69.35±3.25mg/L(图8-12C)。

摇床转速可以通过改变液体培养环境中的通气率来影响细胞内的次生代谢。我们测试了100rpm，120rpm，150rpm三种转速对CCA培养体系中红景天苷产生的影响。结果表明适于生物量积累的转速为100rpm(图8-12B)，而适于红景天苷积累的转速为150rpm(图8-12D)。在100，120，150rpm转速下，红景天苷的产量分别达到了18.20mg/L±2.56mg/L，32.09mg/L±3.02mg/L和44.31mg/L±3.05mg/L。

红景天苷的化学结构与水杨酸，苯丙氨酸，酪氨酸，色氨酸和酪醇相关。因此，上述成分在接种时加入到了培养基中，考察了几个成分对生长速率和红景天苷积累的影响(图8-13)。结果表明，SA，Phe，Tyr的添加浓度小于15mg/L，1.0mM，0.5mM时，小幅提高了红景天苷的积累，当更高浓度的添加上述成分则引起了生物量和红景天苷产量的降低。添加色氨酸对红景天苷产生无效。在测试的浓度范围内，酪醇表现出对细胞生长影响最小，而且可以显著提高红景天苷的积累，且积累的提高量与加入的酪醇成比例。当添加4mM酪醇时，红景天苷产量达到了555.13mg/L±21.87mg/L(图8-13E)，比无添加的对照组高26倍。

四、讨论

为了得到能够产生特定化合物的组织培养体系，通常的策略为从该成分的高产位点外植体来得到培养材料。与其他组织相比，红景天的根部含有较高的红景天苷。本研究以及前人的报道说明从红景天根来诱导愈伤组织具有较大的难度。我们从中仅得到一种RR细胞系，其生长非常缓慢，其中的红景天苷含量与根中相当。由于组织的生长速率对于

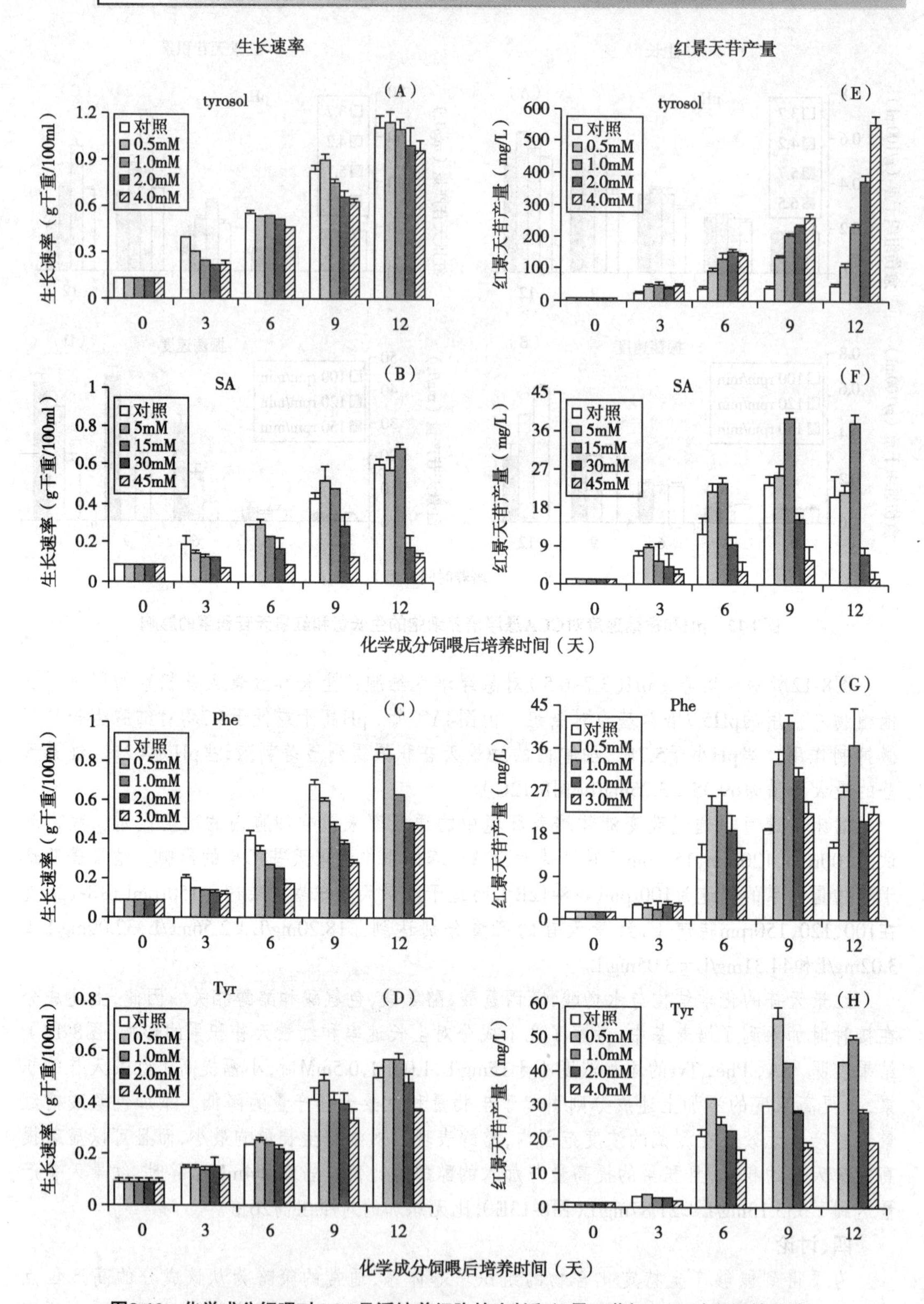

图8-13　化学成分饲喂对CCA悬浮培养细胞的生长和红景天苷(tyrosol)积累的影响。

注：分别测试了水杨酸(SA)，*L*-苯丙氨酸(*L*-Phe)，*L*-酪氨酸(*L*-Tyr)，*L*-色氨酸(*L*-Trp)和*L*-酪醇。添加时间为接种时间，添加浓度如图8-13所示。

商业化生产是非常关键的,因此我们对用其他外植体进行组织培养得到的愈伤组织进行了考察。从中,我们得到了分别诱导自子叶和茎的两种愈伤组织,CGR和SGR,红景天苷含量相对较高(表8-2)。化学成分的合成通常与一些形态和生化的分化过程相关。在分化后组织复合体或愈伤组织聚集体中的化学梯度可能利于合成特定次生代谢产物。一些化合物仅存在于分化的愈伤或具有一定分化程度的CCA。愈伤团块的大小可能决定了可能影响化学合成的化学梯度。这可能是CCA和LCS两种愈伤组织中红景天苷含量差异的主要原因。

前体饲喂在很多培养体系中都被证明是提高次生代谢产物产量的一种有效手段。前体饲喂对有效成分产量的影响大小通常与添加的前体化合物和目标产物之间在生合成途径上的距离远近。一些前体化合物在一定的浓度下可能对植物细胞产生毒害作用。前体化合物的摄取可能被培养基中的pH或其他离子所影响。实验结果表明酪醇和葡萄糖通过糖苷键连接是红景天苷生物合成的最后一步。本研究中的前体饲喂结果也表明,与其他前体相比,酪醇与红景天苷的距离较近。

我们建立了一种CCA细胞系的悬浮培养体系,在特定培养条件下产生了大量红景天苷。在此过程中,额外添加的植物激素对愈伤形成,细胞形态,红景天苷产生的深远影响。BA对于愈伤组织形成是必须的。BA和IBA的适当组合对于产生CCA细胞系具有重要作用。2,4-D的加入严重抑制了细胞生长,但促进了红景天苷的积累,但是详细的机制需要进一步研究。我们的研究还表明,在培养基中添加酪醇可以有效的提高CCA悬浮培养细胞中红景天苷的产生。在该处理下,细胞中的红景天苷含量达到了57.72mg/g±0.62mg/g干重,大大高于种植红景天中的含量(0.5mg/g~2.1mg/g干重)。同时这一产量也高于之前运用愈伤组织来生产红景天苷的报道1.7mg/g~3.2mg/g干重。将这一培养方法用于商业生产将弥补红景天自然资源的短缺。

有趣的是,本研究中观察到的CCA细胞系的生长和红景天苷积累动态与前人报道的不同。我们还发现,酸性培养基,较高的振荡速度有利于液体悬浮培养CCA细胞中红景天苷的积累。培养温度,氮源浓度和蔗糖的浓度的改变没有引起红景天苷积累的提高。这些信息对于设计大规模培养CCA细胞系来商业化生产红景天苷具是十分必要的。

五、数据挖掘

添加的前体化合物中,酪醇对红景天苷积累的效果最显著。由图8-13H中的结果可计算出在不同添加浓度下,酪醇到红景天苷的转化率,如图8-14所示:

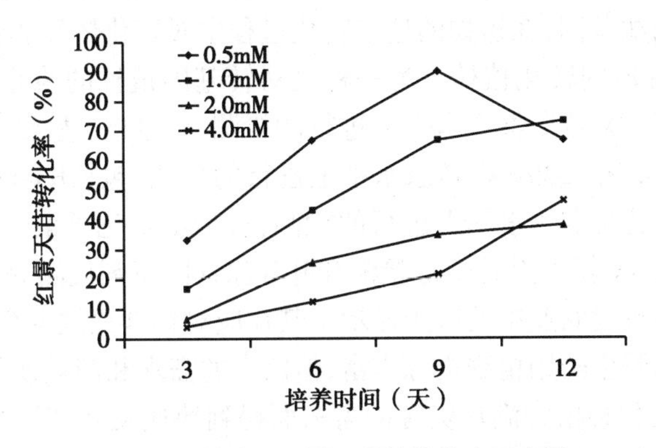

图8-14　酪醇到红景天苷的转化率示意图

由图8-14可知,随着添加酪醇浓度的增加,悬浮培养细胞催化酪醇转变为红景天苷的效率在逐渐降低,究其原因,可能是因为细胞中酶催化体系的反应上限已经达到,或者培养体系中的碳源减少不足以维持细胞自身代谢所需能量,导致了合成出的红景天苷降解的加快。此外,在添加的不同前体化合物中,水杨酸与其他成分不同,其所行使的常见功能不是前体化合物,而是诱导子,可以上调多条次生代谢产物合成途径中的多个基因,因此水杨酸处理提高培养细胞中红景天苷积累的原理不是提供了大量前体化合物,而是提高了红景天苷生合成途径相关基因的表达水平,从而引起生合成红景天苷的酶量的增多,最终提高细胞中红景天苷的合成能力。综上,酪醇为红景天苷生合成中的高效底物,但是对细胞催化能力作用有限;与之相反,水杨酸能够提高细胞的催化能力,但是不能作为底物来合成红景天苷,因此若将水杨酸与酪醇进行联合添加,将有希望进一步提高该培养体系中的红景天苷产生能力。

本案例主要数据依自:

Shuangxiu Wu, Yuangang Zu, Madeline Wu. High yield production of salidroside in the suspension culture of Rhodiola sachalinensis[J]. Journal of biotechnology, 2003, 106: 33-43.

第三节 转基因药用植物

植物转基因技术是将人工分离或修饰过的外源基因导入植物细胞,经培养诱导分化出完整的植株,外源基因在这些植株或其后代中表达,引起植物体的性状发生可遗传的改变,将这一技术应用于药用植物中,称为转基因药用植物。

当前常用转基因技术按其是否需要通过组织培养再生植株可分为两大类:第一类需要通过组织培养再生植株,常用的方法有农杆菌介导转化法、基因枪法;另一类不需要通过组织培养,目前比较成熟的主要有花粉管通道法。

随着转基因植物的大规模商业化,市场上的转基因产品越来越多,基于对转基因产品进行安全监管及保护消费者知情权的需要,对转基因产品进行检测的需求日益增多。其中基因特异性检测是对转基因产品中的标记基因、目的基因等表达序列进行检测,是一种有效、快捷的转基因检测策略。标记基因分为报告基因和选择基因(又称选择标记基因)。报告基因是一种编码可被检测的蛋白质或酶的基因,通过检测它的表达产物,筛选得到转基因植株,如应用广泛的β-葡萄糖苷酸酶基因(*GUS*)。选择标记基因主要是一类编码可使抗生素或除草剂失活的蛋白酶基因,在植物的遗传转化过程中对转化体和非转化体进行筛选,选出真正含有目的基因片段的转化植株。另一种是对转基因植株的检测,目前,转基因植物检测方法分为三类:第一类是在整合水平上进行的检测,包括PCR检测、Southern blot检测、染色体原位杂交检测等;第二类是在转录水平上进行的检测,包括RT-PCR检测、Northern blot杂交检测等;第三类是在表达水平上进行的检测,包括组织化学染色检测、荧光蛋白检测、Western blot检测、ELISA检测、叶片退绿检测和叶片涂抹除草剂检测等。

基因工程技术在现代农业中的应用显示了其在应对粮食短缺等全球性问题上的出色作用和巨大潜力。我国野生药用植物资源丰富,但巨大的需求和消耗使得野生资源濒于枯竭,中药材生产基地规范化种植为满足资源的需求而得到快速发展,但大面积集中种植存在着病害严重、种质退化等问题,使药用植物传统种植和采集模式受到极大的挑战。基因工程技术可以赋予传统药用植物新的特性，提高药用植物的抗病、抗虫、抗除草剂的能力，提高药用植物的产量，增加药用植物中活性物质的含量，改善中药材的品质等方面，有利于药用植物的大面积种植和保护。

一、植物的基因转化技术

（一）植物基因转化技术

1983年世界首例转基因植物—抗病毒转基因烟草在美国华盛顿大学培育成功，标志着人类利用转基因技术改良农作物的开始。10年后，世界上转基因成功的植物就已突破60种。转基因技术已成为普及应用最快的先进农作物改良技术之一。

目前，对药用植物基因工程的研究，多数集中在转基因器官培养上，而对于药用植物基因工程育种方面，现在应用最多的方法就是农杆菌（*Agrobacterium*）介导的转基因技术、DNA直接导入的基因转化技术和花粉通道介导的基因转化技术。

1. 农杆菌介导的转基因技术　农杆菌是一类革兰氏阴性土壤杆菌，1907年人们发现它是植物致瘤的起因，植物细胞被侵染后形成肿瘤，能够诱发冠瘿瘤的称为根癌农杆菌（*Agrobacterium tumefaciens*），诱导毛发状根的称为发根农杆菌（*A. rhizogenes*）。用于植物遗传转化的农杆菌主要是根癌农杆菌，在农杆菌中存在一种与肿瘤诱导有关的质粒，称为Ti（tumor inducing）质粒。农杆菌能够把Ti质粒上的一段DNA转移至植物细胞，并整合进植物基因组得以表达，其中可转移的DNA片段称为T-DNA。根癌农杆菌与发根农杆菌是农杆菌介导转基因技术中应用最广泛的两种菌类。

农杆菌介导的转化是外源DNA进入植物细胞的最成功和应用最广泛的方法，因为农杆菌可浸染大多数双子叶植物和少数单子叶植物，甚至是裸子植物，并能以多种外植体作为浸染对象，转化频率较高，易于重复，方法简便。

（1）外植体的选择：用农杆菌转化成功的报道中，外植体选择非常广泛，主要包括以下四大类，叶类：叶盘、叶柄、叶主脉、子叶；茎类：茎的节间薄片、茎段共培养、茎段末端接种、无菌苗的茎穿刺接种；下胚轴和芽。研究表明，茎和叶是使用最多的外植体，而且茎和叶的诱导成功率明显高于同一实验材料的其他组织，这主要是因为幼嫩、易于脱分化的植物组织更易于被农杆菌感染，在感染农杆菌后，感受态细胞较其他部位增多，从而易于进行遗传转化。

（2）毛状根的转化：应用发根农杆菌Ri（root inducing）质粒转化植物时既可以将T-DNA上所携带的基因直接转入植物基因组中，又可以先对Ri质粒进行遗传操作，通过中间载体或二元载体将外源基因导入Ri质粒中，再进行遗传转化。经发根农杆菌侵染后的外植体，经过一定的诱导培养和连续的抑菌培养，即可得到脱菌的毛状根。绝大多数转化根具有典型毛状根特征：具大量白色根毛，分支多，向上、贴壁向上或沿培养基水平生长，失去向地性。发根农杆菌Ri质粒的T-DNA部分整合到宿主植物细胞DNA中后，在转化的细胞中就能合成特异的冠瘿碱。因此，冠瘿碱的有无可作为转化的指标之一。简单的方法是，利用高压纸电泳法检测药用植物毛状根中是否含有冠瘿碱，如果含有冠瘿碱，表明毛状根中确已转入农杆菌的T-DNA。更为准确的方法是借助分子手段，经PCR扩增和Southern blotting杂交等分析方法证实转化是否成功。

发根农杆菌感染植物诱导毛状根的产生与菌株的种类、外植体的材料来源、生理状态、感染时间、预培养和共培养时间、活化因子的使用与否以及所使用的抗生素种类和浓度等因子密切相关。

（3）转基因药用植物的获得：发根农杆菌转化药用植物，可通过不定芽发生途径获得再生植株。刘伟华等用发根农杆菌的不同菌株通过叶盘法对药用植物桔梗进行转化，产生了毛状根，并进一步分化获得了转基因再生植株。利用Ri质粒转化还获得了龙胆、丹参、菘蓝等转基因植株。转化的植株都呈现一定程度的“毛根综合症”，即具有叶片皱缩、节间缩短、植株矮化、须根发达等特征，在育种上有进一步利用与开发的价值。

（4）实例：农杆菌转化后丹参植株再生

用含Ri质粒的发根农杆菌（15834和LBA9402株）和含Ti质粒的根癌农杆菌（C58株）感染丹参无菌苗、分别获得毛状根和冠瘿瘤，除菌后建立起丹参毛状根和冠瘿组织的继代培养，用这些作为试验材料诱导再生植物。对做实验材料的毛状根和冠瘿组织分别进行Southern印迹分子杂交和冠瘿碱分析，证实了转化成功。

由于丹参毛状根和冠瘿组织中内源激素含量丰富，培养过程中在无激素的培养基上即可旺盛生长。将在无激素培养基上生长的毛状根和冠瘿组织放置到25℃，3000lx，16h/day光照条件下培养，约2~3周内可形成不定芽，不定芽分化率可达80%以上。不定芽呈丛生状态，待不定芽生长到0.5~1cm高时与毛状根、冠瘿组织分离，移植到MS或1/2MS无激素的培养基上，约2周后开始长根并逐渐长成完整的植物。对再生植物可用茎尖在MS培养基上继代。

从试管苗就已显示出不同农杆菌转化后的再生植物在形态上的差别，由发根农杆菌15834和LBA9402转化后获得的再生试管苗根系发达，呈须根状，叶柄、节间缩短，叶片皱缩，因而植株矮小。用根癌农杆菌C58转化后的再生试管苗的根系生长状况和未经转化的试管苗（对照）大致相同，而地上部分叶柄及节间较对照伸长，叶片较对照小。不同菌株转化后的试管苗在用茎尖继代过程中能长期保持形态学上的特征不变。

将各菌株转化后的试管苗和对照试管苗取出，用自来水小心冲洗粘在苗根部的琼脂培养基，洗净后移植到塑料钵的土壤中，放置到室温避免阳光直射的条件下生长。移植到土壤中的小苗需要加盖保湿，等新根长出后逐渐去掉盖子完成从无菌条件下生长的试管苗移植到土壤成活的全过程。只要小心管理，移植到土壤中多数丹参试管苗都能顺利成活。

用发根农杆菌转化后的再生丹参植株显示出典型的Ri质粒转化后的性状，如茎节间缩短，叶片皱缩，毛状须根发达等。不同菌株转化后的再生植株表现也有差异，如LBA9402比15834的再生植物显示出更强烈的毛根病特征，地下部分全部为毛状根系。根癌农杆菌C58转化后的再生植物生长特别旺盛，地上部分比正常丹参高大，根系尤其发达，产量和丹参酮含量都比对照高。

2. DNA直接导入的基因转化技术

（1）将DNA直接转移进原生质体：利用离体培养和转化技术对植物进行遗传修饰，从而为研究基因调节过程、代谢途径和将具有农业利用价值的外源基因导入植物基因组开辟了道路。由于早期转化和各类尝试只限于原生质体，所以人们把重点放在建立细胞悬浮培养和原生质体培养系统上，以原生质体作为遗传转化的受体，这一方法可以分为两种，即渗透法（PEG法）和电激法。通过这两种方法，有效地把外源基因转入小麦原生质体中，并通过瞬间表达和稳定整合得到了证实。

郭光宇等用PEG法将外源基因导入原生质体中，冲洗后的原生质体以（5~7）$\times 10^6$个/ml

的密度悬浮于转化介质（0.55mol/L甘露醇+50mmol/L，$CaCl_2$+0.1% MES，pH5.8）中。每10^6个原生质体悬浮液加入30μg质粒DNA和20μg小牛胸腺（ct）DNA，对照中仅加50μg ctDNA，然后加入40%PEG 6000（日本进口，溶于转化介质中，热压灭菌）使其达到一定的终浓度，小心混匀，27℃保温25分钟，用10倍体积的转化冲洗液（80mmol/L $CaCl_2$，0.52mol/L甘露醇和0.1% MES，pH5.8）逐步稀释，离心收集原生质体，用冲洗液（$CaCl_2$浓度降为5mmol/L）和原生质体培养基分别冲洗一次，以（5~7）×10^5个/ml的密度进行培养。在一定的培养时间分别向培养物中加入一定量的hygromycin B（Hm）（Sigma公司）进行筛选。培养第30天统计筛选结果，获得了完整的转基因小麦再生植株。1994年，HE等通过电激法获得了具有除草剂（PPT）抗性的绿色转基因植株。

（2）DNA直接转入完整细胞-基因枪法（particle bombardment）：基因枪法是在禾谷类结构研究中应用最广泛的转化方法。原理是将DNA通过Ca^{2+}和Semidine等试剂包被在金微粒或钨微粒上做成微弹，这些包有DNA的微粒通过基因枪装置压力系统或高压氮气来加速并射向目标材料，该法由美国康耐尔大学生物化学系JOHN·C·SANFORD于1984年提出。并与该校的工程技术专家WLOF及KALLEN合作研究而成。自SANFORD等人于1984年用基因枪法转化洋葱表皮细胞获得成功后，这一技术便快速被应用。1992年Vasil等以长期培养的胚性愈伤组织为外植体，通过基因枪将*Gus/Bir*基因导入小麦品种“Pavon”，获得对除草剂Rastn具有抗性的再生植株（T_0）及其后代（T_1），从而宣告世界上第一株转基因小麦问世。一年后，同一研究组提出了新的改良方案，以未成熟胚和未成熟胚生成的愈伤组织为外植体，将获得转基因小麦的时间由15个月缩短到7~9个月，并使基因型扩大到3个（Pavon，Bobwhite，Rlti700）。Weeks的研究组于1993年报道了以品种“Bobwhite”未成熟胚为外植体，通过基因枪法获得转基因小麦植株。此后，以未成熟胚及其衍生物为外植体，通过基因枪法获得转基因小麦的报道与日俱增，已经成为迄今为止小麦基因转导的主要手段。

3. 花粉管通道介导的基因转化技术　花粉管通道法是1979年由我国学者周光宇等首先提出的植物分子育种方法，是指授粉后利用花粉管的通道使外源DNA导入植物卵细胞、合子或早期胚细胞的技术。与其他转基因技术相比，花粉管通道法具有变异率高、稳定、操作简便、经济等优点，受到育种学家的青睐。利用花粉管通道技术进行遗传转化，其供体多数为植物总DNA、含有耐盐基因的质粒或经过人工改造的农杆菌对植物进行转基因操作，进而获得具有特定性状的转基因植株。

实例：花粉管通道法介导的真菌耐盐基因转化拟南芥

橡树内生真菌ITBB2-l具有很强的抗盐性，在培养基中添加2倍海水盐度的NaCl能显著促进菌落的生长。采用两种方法研究利用花粉管通道法将ITBB2-1耐盐基因导入拟南芥。选取拟南芥当日植株，授粉0.5小时后，用细毛笔蘸取真菌ITBB2-1的总DNA溶液涂抹在拟南芥柱头上，肉眼可见柱头上有液滴即可；间隔l小时，再重复涂抹1次。转基因操作于拟南芥开花期每天上午8：00~11：00时进行。通过对一千两百余株转基因植株的筛选，获得了耐盐性显著提高、生长发育正常的转基因植株3个。对主要农艺性状统计分析发现，转基因植株叶片的长度、宽度和面积均比野生型植株小，差异达极显著水平。转基因植株SR3的角果长度仅为野生型的64.5%，SR1和SR2的角果长度与野生型无显著差异。此研究表明，在真菌耐盐机制尚未得到研究和耐盐基因尚未克隆的情况下，可以采用花粉管通道法将其耐盐特性导入高等植物中。

(二)转基因植物的检测

随着转基因植物的大规模商业化,市场上的转基因产品越来越多,基于对转基因产品进行安全监管及保护消费者知情权的需要,对转基因产品进行检测的需求日益增多。目前,以PCR技术为基础的转基因检测方法应用最广泛,根据其检测靶序列不同可以分为筛选检测、基因特异性检测、构建特异性检测、转化体特异性检测四类,其中基因特异性检测是对转基因产品中的标记基因、目的基因等表达序列进行检测,是一种有效、快捷的转基因检测策略。

标记基因分为报告基因和选择基因(又称选择标记基因)。报告基因是一种编码可被检测的蛋白质或酶的基因,通过检测它的表达产物,筛选得到转基因植株,如应用广泛的β-葡萄糖苷酸酶基因(*GUS*)。选择标记基因主要是一类编码可使抗生素或除草剂失活的蛋白酶基因,在植物的遗传转化过程中对转化体和非转化体进行筛选,选出真正含有目的基因片段的转化植株。用于植物遗传转化的选择标记基因主要有两大类,一类是编码抗生素抗性的基因,如新霉素磷酸转移酶基因(*NPTII*)、潮霉素磷酸转移酶基因(*HPTII*);另一类是编码除草剂抗性的基因,如草甘膦乙酰转移酶基因(*bar*和*PAT*)、5-烯醇丙酮酰草酸-3-磷酸合成酶基因(*CP4-EPSPS*)等。正向选择标记基因的表达产物可使转化细胞利用某种特殊的碳、氮或者生长调节激素,在代谢或发育上表现出生长上的优势,而非转化细胞的生长受到限制,从而筛选出转化植株,如6-磷酸甘露糖转移酶基因(*PMI*)。选择标记基因被广泛用于转基因植物的研究,由于它们在转基因植物中出现频率很高,在转基因成分检测过程中,常被作为检测靶标。

1. 外源基因整合水平检测

(1)转基因植物PCR检测:聚合酶链反应(Polymerase Chain Reaction, PCR)是20世纪80年代中期由Mullis发展起来的体外核酸扩增技术,广泛用于外源基因检测、目的基因标记、功能基因分离和克隆等。该技术以极少量目标DNA为模板。加入目标基因(转基因时使用的选择标记基因)特异性引物,在DNA聚合酶作用下,由高温变性、低温退火及适当温度延伸等几步反应组成一个周期,循环进行,使目的DNA片段得以迅速扩增。该技术可根据目的基因、标记基因序列设计PCR引物,从转基因植株中特异性扩增外源基因片段,而非转基因植物基因组则不能扩增出相应的目标片段。

(2)转基因植物Southern blot检测:Southern blot是1975年由Southern等提出的DNA印迹转移技术,其原理是将限制性内切酶消化后的DNA片段进行琼脂糖凝胶电泳变性处理,然后在高盐缓冲液中通过毛细管作用将凝胶中的DNA片段转移到硝酸纤维素(NC)膜上,变性的单链DNA与膜结合,烘干后即固定在膜上,然后与放射性标记的探针杂交,检测与探针具有同源性的DNA片段。Sambrook等对Southern blot技术进行了改进,使该技术在转基因植物检测中得到了广泛应用,被认为是筛选阳性转基因植株最为可靠、稳定的方法。在目标基因(转基因时使用的选择标记基因)附近选择一具有单切位点的内切酶对基因组DNA进行酶切,然后用标记的目的基因片段作为探针与消化的基因组DNA进行杂交,包含目标基因的基因组片段与探针具有同源性,可发生同源重组,从而显示出杂交信号,并可分析转基因植株中外源基因插入的拷贝数。

2. 外源基因转录水平检测

(1)转基因植物Northern blot检测:Alwine等将Southern blot检测技术应用于RNA研究上,

并取名Northern blot。该技术利用标记的目的基因片段作探针与基因组总mRNA进行杂交。由目的基因转录而来的RNA与使用的放射性探针序列互补，可发生特异性结合。经放射性自显影即可显示出杂交信号，由于总RNA或mRNA是单链状态，在进行琼脂糖电泳分离时，必须在有变性剂存在的情况下才能防止RNA分子自身结合形成发夹形二级结构，并维持其单链线性状态。其印迹过程与Southern blot在操作步骤上基本相似。

（2）转基因植物RT-PCR检测：RT-PCR是检测和半定量特异性mRNA的高度灵敏技术，被广泛应用于基因转录水平的分析研究。其原理是提取组织或细胞的RNA，逆转录出互补DNA（cDNA），再以cDNA为模板，用cDNA选择区所设计的引物进行PCR扩增，琼脂糖电泳分离产物，根据标准Marker对比。鉴定扩增的cDNA（预测的cDNA核苷酸序列），用限制性酶消化、杂交或核苷酸测序进一步证实PCR产物。RT-PCR根据用于RT的已知RNA量、用于PCR的已知cDNA量、在琼脂糖凝胶上可显带的PCR循环数能估算出所研究基因的表达程度。因其具有快速和高度灵敏性等特点，被广泛应用于基因转录分析。

3. 外源基因表达蛋白的检测

（1）Western杂交：Western杂交是将蛋白质电泳、印迹、免疫测定融为一体的蛋白质检测技术，其原理是将聚丙烯酰胺凝胶电泳（SDS-PAGE）分离的目的蛋白原位固定在固相膜上（如硝酸纤维膜），再将膜放入高浓度的蛋白质溶液中温育，以封闭非特异性位点，然后用含有放射性标记或酶标记的特定抗体杂交，抗原-抗体结合，通过放射性自显影或显色观察。根据检出结果，可知目的蛋白是否表达、浓度大小及大致的分子量。普遍用于分离、检测特异的目的蛋白质，具有很高的灵敏性。经验证Western杂交特异性高，但是杂交操作繁琐，费用较高，适合研究使用，不适用常规实验和大量样品的检测。

（2）ELISA检测：ELISA是酶联免疫吸附法（enzyme-linked immunosorbent assays）的简称，其原理是特殊的抗体被结合固定在固体表面，如微孔板上，加上样品，未被结合的成分被洗掉。然后通过加上酶的抗体来检测抗原。未被结合的再次被洗掉，酶与底物反应的颜色与样品中抗原的含量成正比。ELISA有直接法、间接法和双抗夹心法，目前使用最多的是双抗夹心法，其灵敏度最高。一般ELISA为定性检测，但若作出已知转基因成分浓度与吸光度值的标准曲线，也可据此来确定样品转基因成分的含量，达到半定量测定。使用ELISA检测外源基因表达蛋白具有便捷、灵敏、特异性好、试剂商业化程度高、成本低、适用范围广、试验结果易读等特点。但也存在易出现本底过高、缺乏标准化等问题。

4. 其他检测方法　随着国内外对转基因植物及产品检测研究的深入，各种新的检测方法也不断涌现。如生物传感器筛选法、近红外线光谱法以及电化学发光技术等，在转基因植物及其产品检测中有所应用。

二、药用植物转基因的应用

药用植物转基因技术的发展在我国还处于起步阶段，但发展潜力巨大，主要涉及的方向包括以下三方面的研究。第一、抗病、抗虫药用植物的研究，利用基因工程技术可以提高易发生病害、虫害药材的抗性，减少经济损失；第二、抗逆性药用植物研究，利用转基因技术可以提高药材的抗逆性，将对提高药材产量、降低管理成本、增加农民收入等，发挥重要作用；第三、高品质药用植物的研究，品质对于药材来说是至关重要的，人们试图利用转基因技术来实现药材品质的改善，这也是药用植物转基因研究的一个方向。

(一)抗逆性状的改善研究

植物抗逆基因工程是发展得较晚的一类抗性基因工程,这与人们对植物抗逆性机制的认识有关。然而,抗逆基因工程无疑对改良作物品种,增强其适应性具有重要意义。除此以外,药用植物的药效与其抗逆之间往往会或可能存在某种微妙的联系。这是因为药用植物的有效成分往往是次生代谢产物,这些产物的合成有时是与环境的胁迫有关的。因此,对于药用植物而言,其最佳种植区域往往并不是最适生长区域,导致作物的质量与产量之间往往存在不可调和的矛盾。

因此,将抗逆基因工程应用于药用植物,不仅可增强植物自身的抗逆能力,而且,有希望能够解决药用植物产量与质量之间的矛盾。此外,其可能带来的特定化学成分的变化也是颇有研究价值和值得期待的。

实例:转基因青蒿与其野生型的生长和抗逆性比较

青蒿(*Artemisia annua* L.)是菊科一年生草本植物,是一种生存竞争能力较强的物种,荒野、山坡、路边及河岸边均可存活。青蒿素是从青蒿植株地上部分分离的一种倍半萜内酯化合物,是目前世界上公认治疗疟疾最有效的药物。青蒿的青蒿素含量通常比较低,而通过人工合成青蒿素的成本很高,价格昂贵,利用现代生物技术提高青蒿素的产量一直是国内外相关领域的研究热点。因此研究转基因青蒿和其野生型受体的生长能力和抗逆能力是转基因青蒿环境安全评价的重要内容。

试验材料为转入鲨烯合酶(SQS)基因RNA干扰品系SQSI59、共转化3-羟基-3-甲基戊二酰辅酶A还原酶(HMGR)和法呢基焦磷酸合酶(FPS)基因的品系GFHI3以及转入紫穗槐二烯合成酶(ADS)基因的品系ANF176,对照为青蒿野生型受体,品种FSN-2005。在旱、盐胁迫下,通过测定3种转基因品系和其野生型受体的叶片相对含水量、过氧化物酶及脯氨酸等生理指标,比较了转基因青蒿和野生型的耐受性。结果显示,转基因青蒿品系ANF176、GFH13的株高、茎粗显著低于其野生型受体,转基因青蒿品系SQS159的冠幅和千粒重显著高于其野生型受体。其他指标的比较试验研究显示转基因青蒿品系与其野生型受体没有显著差异性。在本试验条件下,这3种转基因青蒿品系具有与野生型类似的抗逆能力(耐盐性、耐旱性),转基因青蒿与野生型对2种除草剂克无踪和金都尔不具有耐受性。

(二)高产、高有效成分含量药材研究

将特定基因导入到药用植物中,使其表达特定的产物,增加药用植物的用途或改善药用植物的品质也是未来药用植物研究的热点之一。冯玉玲等为了增强青蒿的特异药理活性将人趋化因子*RANTES*基因通过Ti质粒衍生的双元表达载体*pROKII*导入根癌农杆菌导入到青蒿中,并证明*RANTES*基因可以在转基因青蒿植株中成功表达。

药用植物中的有效成分如生物碱、皂苷、黄酮、萜类等,通常量很低,仅利用栽培途径大幅度提高有效成分的量是难以实现的,而利用基因工程技术可改善代谢途径、提高代谢产物的产量。次生代谢产物是药用植物的特殊分化细胞在酶的作用下,经过多个反应步骤生成的。而酶的合成受基因调节控制,因此,在掌握次生代谢途径分子机制的基础上,借助转基因技术来调节基因的表达和酶的合成,是提高目标产物量的有效途径。近年来,随着基因工程技术的发展,药用植物基因克隆研究在世界范围内迅速展开,已经克隆了抗肿瘤药物紫杉醇、长春新碱、长春花碱,抗菌药紫草宁,抗疟疾药青蒿素及镇痛药吗啡等次生代谢产物的生物合成相关酶的基因。

（三）生物反应器

生物技术的发展为利用转基因植物作为生物反应器生产具有重要商业价值的药物蛋白提供了技术基础，转基因植物因此又被称为“分子药田”“分子农业”（molecular farming）。它具有了无限制生产重组蛋白的巨大潜力，能为人类提供一种大量生产重组药用蛋白的安全可靠、低成本、高效崭新生产体系，成为人类医学和生命科学研究领域中提供诊断试剂和蛋白质药物的有用工具。

从1986年到1990年，随着人生长激素融合蛋白、干扰素、人血清白蛋白和单克隆抗体在植物中成功表达，人类由此开始了转基因植物作为生物反应器生产重组药物蛋白的研究和开发历程。转基因植物作为生产药物蛋白的生物反应器，为人类提供了一个更加安全和廉价的生产体系。植物反应器不仅继承了其他生物反应器的优点，而且具有其自身不可替代的优越性。首先，植物细胞完全具备真核生物蛋白质合成途径，与动物细胞非常相似，仅在蛋白质糖基化修饰上有微小差别；其次，生产的药物蛋白可以在植物中积累到很高水平，而且转基因植物分泌单克隆抗体的生物功能与通过杂交瘤技术生产的非常相近；第三，转基因植物生产药物蛋白可以避免人或动物病原体（如艾滋病，肝炎病毒等）的污染；第四、传统生物反应器生产药物蛋白需要昂贵的设备（如微生物生物反应器）和培养基（如动物细胞生物反应器），而植物生物反应器高效、生产安全，具生物活性的重组蛋白仅需要病毒转染或转基因的植物、土地、水、无机盐和阳光。此外，在植物中表达抗体还可增强作物的抗病毒能力、提高产量以及改良其他农艺性状等。

转基因植物是把从生物中分离得到的目的基因，通过各种方法转移到植物基因中。植物基因的转化方法有农杆菌介导、DNA直接导入和花粉管通道介导等基因转化技术。转基因植物的鉴定主要包括外源基因与内源基因的鉴定，方法主要包括PCR鉴定，Southern blot鉴定，Northern blot鉴定，Western杂交法，ELISA检测法等方法。药用植物转基因应用方面有提高植物抗逆性和作为生物反应器生产次生代谢产物。

【案例】

*PMI*基因作为选择标记的植物表达载体构建及转化白花丹参体系的建立

一、研究背景

白花丹参*Salvia miltiorrhiza* Bge. f. *alba* C.Y.WU et H. W. Li是丹参的变型，为山东特产药材之一，含有脂溶性成分丹参酮类，水溶性成分酚酸类。甘露糖为筛选剂的转化丹参未见有报道，本研究首先构建了以*PMI*基因作为筛选标记的植物表达载体并转化白花丹参，以期建立起具有生物安全性的白花丹参转基因体系，为白花丹参的遗传改良提供技术资料。

6-磷酸甘露糖异构酶（phosphomannose, *PMI*）基因编码6-磷酸甘露糖转移酶，其产物可催化6-磷酸甘露糖转变为6-磷酸果糖。自然界的植物大多没有*PMI*基因（manA），在含甘露糖的培养基上，内源果糖激酶催化甘露糖磷酸化为6-磷酸甘露糖不能被植物细胞利用，当其积累到一定程度时就会对细胞生长起到抑制作用。只有转入了外源*PMI*基因的转化细胞才能继续代谢6-磷酸甘露糖，并生产出ATP为细胞正常生长提供能量。所以，甘露糖在遗传转化中是一个有用的选择剂，使用*PMI*基因作为筛选方式的转基因系统要求在含有甘露糖的培养基上有生长优势。

二、材料与方法

1. 材料　大肠埃希菌(*Escherichia coli*)DH5α、农杆菌LBA4404和植物表达载体pCAMBIA1301由本实验室保存。Pmd18-T Vector载体、Taq DNA聚合酶、DNA限制性内切酶、DNA Marker DL5000购自TaKaRa公司；T4 DNA连接酶、DNA凝胶回收试剂盒等购自宝生物公司。

2. 重组载体pCABIA1305-PMI转化白花丹参　选取10天的丹参无菌苗叶片，接种于附加甘露糖和蔗糖不同浓度组合的不定芽诱导培养基中，设计7个甘露糖蔗糖(g·L^{-1})浓度组合为0:30，5:25，10:20，15:15，20:10，25:5，30:0，每处理接种外植体数为25个，30天后观察统计，实验重复3次计算平均值。

选取10天的丹参无菌苗，将叶片剪成0.5cm×0.5cm的小块，置于MS+6-BA 1.5mg/L+NAA 0.1mg/L固体培养基上，于25℃左右光照16小时/黑暗8小时的条件下预培养2天。

重组载体pCABIA1305-PMI采用电击转化法导入根癌农杆菌LBA4404，4℃保存的平板上挑取含有pCABIA1305-PMI的LBA4404单菌落于新的50mg/L Rif(利福平)和50mg/L Kan的YEB培养基上，划线，30℃培养过夜(活化)，挑取单菌落接种于15ml含50mg·L Rif和50mg/L Kan(潮霉素)的YEB的液体培养基中，于28℃振荡培养至A_{600}0.5左右(250r/min约23小时)，将菌液倒入无菌离心管中，4000r/min离心10分钟，弃上清液，用等体积的MS液体培养基重悬沉淀菌体，用于浸染。

将预培养材料放入MS重悬液中，在120r/min摇床上浸染20分钟，取出外植体，用无菌滤纸吸去菌液，放入新的含400mg/Lcef(cefotaxime，母液为400g/L)的MS+6-BA 1.5mg/L+NAA 0.1mg/L的共培养培养基中，黑暗中培养3d，而后转入含MS+6-BA的1.5mg/L+NAA 0.1mg/L+甘露糖20mg/L筛选培养基上。光照培养，30天后统计再生率(再生率=分化外植体/处理总外植体×100%)，每个处理接种3个外植体，重复3次，取平均值。从生芽在筛选培养基上生长1个月后，转入壮苗培养基MS+KT1.5mg/L+NAA 0.5mg/L+甘露糖20mg/L壮苗培养，1个月后转入生根培养基中1/2MS+NAA 0.1mg/L中诱导生根。

3. 转化植株的PCR检测　提取分化植株的DNA，根据PMI基因序列设计引物：上游(5′-GTATGGAAAATCCGTCCAGC-3′)和下游(5′-TTTGCCATCACTTCCAGCGCCAG-3′)，检测目的基因*PMI*(730bp)是否插入植物基因组中。PCR程序：94℃ 3分钟；94℃ 40秒，55℃ 40秒，72℃ 1分钟，30个循环；72℃ 7分钟。

三、主要研究结果

1. 转化植株的PCR检测　以质粒pCAMBIA1305-PMI为正对照、种子萌发的白花丹参植株叶片提取DNA为负对照。PCR检测的结果表明正对照和部分转化植株都扩增出了730bp的目的片段，负对照没有扩增出条带(图8-15)，pCAMBIA1305-PMI转化白花丹参转化率为

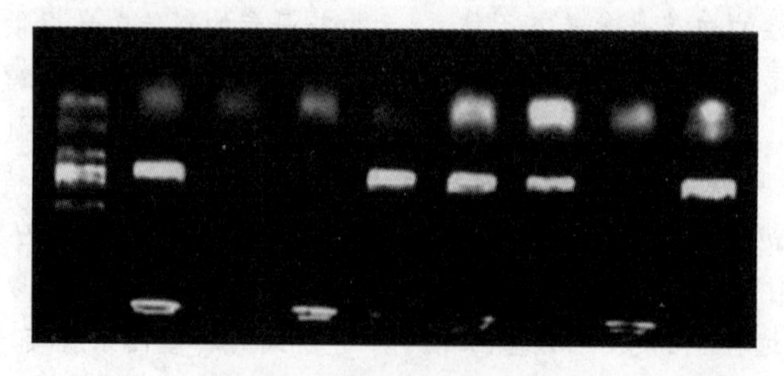

图8-15　转基因苗的PCR检测

23.7%,转化的结果也说明了构建载体的真实可靠,以甘露糖作为筛选标记的白花丹参转基因体系建立成功,可以进一步用于白花丹参的遗传转化。

2. 重组载体pCAMBIA1305-PMI转化白花丹参　pCAMBIA1305-PMI载体转化白花丹参叶片共培养后,在20g/L甘露糖和10g/L蔗糖为碳源筛选培养基中,大多数外植体逐渐黄化,部分外植体12天左右开始出现芽点。随后外植体长出丛生芽,丛生芽分开继代筛选,部分芽苗会长大(图8-16见文末彩插)。丛生芽在筛选培养基上生长1个月后,转入壮苗培养基MS+KT1.5mg/L+NAA 0.5mg/L+甘露糖20mg/L中壮苗培养。壮苗培养1个月后,转入生根培养基1/2MS+NAA 0.1mg · L^{-1}中诱导生根。

注:本案例主要数据依自:

陶如,张友灿,方茜,等.*PMI*基因作为选择标记的植物表达载体构建及转化白花丹参体系的建立[J].中国中药杂志,2014,39(7):1209-1213.

第四节　利用内生真菌生产药用活性成分

自1898年Vogl从黑麦草(*Lolium temulentum* L.)中分离出来第一株内生真菌至今,内生真菌的研究已经有100多年的历史,但直到80年代初期,内生真菌的研究才受到重视,到目前为止,已经有众多的内生真菌被从药用植物、经济作物和特境植物中分离得到,其中不乏能够产生大量多样化结构成分的微生物,这一研究方向为药用资源的开发,植物抗逆性,特殊功能基因的发现开辟了一条新的途径,本节将对这些内生真菌的分离、鉴定、培养方法、活性筛选、成分筛选及其在药用活性成分生产方面的应用进行概述。

由于植物源药用活性成分在新药发展过程中的主导地位,能够产生该药用成分的植物材料,或者其组织、细胞培养物常被用作提取分离活性成分的原料,但是由于植物资源更新速度较慢,药用部位的采收往往使得该植物资源的生长繁殖受到严重破坏,有些药用植物的自身生理特性决定了其生长慢,种子萌发率低,有效成分含量低,生长周期长等特性,因此资源问题一直是新药开发中的瓶颈问题;而药用植物的组织和细胞培养物受气候,地域影响较小,可对目标产物进行一定程度的代谢调控,无重金属与农残污染,受到广泛重视,但是从植物组织培养基础理论细胞全能性提出至今半个多世纪的时间里,目前能够真正实现替代野生或栽培药用植物资源来进行药用成分的提取分离的成功例子不多,如紫草细胞培养生产紫草宁,人参不定根培养生产人参皂苷,紫杉干细胞培养生产紫杉醇等。这一方面是由于植物组织细胞培养所需培养周期较长,染菌风险较大,另一个重要原因就是组织细胞培养物中的有效成分含量较低且不稳定,尚没有达到商业化要求。

一、内生真菌的定义及对药用植物的生理功能影响

目前普遍接受的内生真菌定义是Petrini提出的概念,即生活史的一部分能侵染并定殖在植物组织器官中,宿主无明显感染症状的一类真菌。绝大部分属于子囊菌和半知菌。一般将内生真菌分为两个类群,即禾草内生真菌和非禾草内生真菌。绝大多数内生真菌来源于宿主植物的生长环境,包括根际微生物,昆虫和动物的摄食过程,空气中飘落的真菌孢子等,禾草内生真菌则主要以系统性种子垂直传播方式为主。但是生长于同一环境中的不同植物

中的内生真菌的种类和数量不尽相同，这主要是由于不同植物体内的次生代谢微环境差异较大。两大类内生真菌的生物学特性比较见表8-5。

表8-5 禾草内生真菌与非禾草内生真菌的生物学特性比较

禾草内生真菌	非禾草内生真菌
种类较少，主要是麦角菌科的子囊真菌	巨大多数子囊菌，半知菌和少数的卵菌，担子菌
侵染宿主组织面积广	主要以局部组织的定殖侵染为主，胞内或胞间生存
与宿主是组成性互惠关系，对宿主的增益作用明显	与宿主是诱导性互惠关系，多因素影响互作结果
系统性种子垂直传播，少数可水平传播	非系统性孢子水瓶传播，极少数可垂直传播

二、内生真菌分离方法进展

目前，内生真菌的分离方法方面较为传统，一般操作为：将表面消毒的植物外植体切片或粗粉或匀浆物接种于固体培养基表面，进而进行内生真菌培养、纯化、菌种鉴定、保藏、发酵培养、活性筛选、成分检测等工作，为增加组织内的内生真菌与培养基的接触机会，分离得到尽可能多种类的内生真菌，可将表面消毒后的植物材料置于无菌组织破碎器或匀浆器中进行不同程度的破碎，再将组织粗粉或匀浆后的材料接种于培养基表面（图8-17）。值得注意的是，目前能够实现人工培养的微生物数量仅占微生物数量的1%左右，因此，合适的培养基是能否分离得到更多内生真菌的关键，目前最常用的培养基为PDA培养基，另外还有察氏培养基，马丁氏培养基，孟加拉红培养基等，在其配方基础上，可添加一些宿主植物提取物、匀浆物，或环境提取物，这些方法简单，行之有效，对于菌种的分离具有一定的益处，但最佳添加量往往需要优化，如在药用植物三叉苦中内生真菌的分离过程中，添加不同组织的水提液，可在不同程度上增加内生真菌的分离种类和数量，但浓度过高也会对微生物的生长造成负面影响。为了防止培养过程中内生细菌或外源细菌的污染，可在培养基中加入一定的抑菌剂，如氯霉素，氨苄青霉素钠，链霉素，庆大霉素，重铬酸钾等。抗生素类的抑菌剂一般热不稳定，需在培养基灭菌后，放冷至50℃左右后再添加经0.22μm孔径的微孔滤膜过滤除菌后的抑菌剂母液，摇匀后，放至凝固，即可使用。

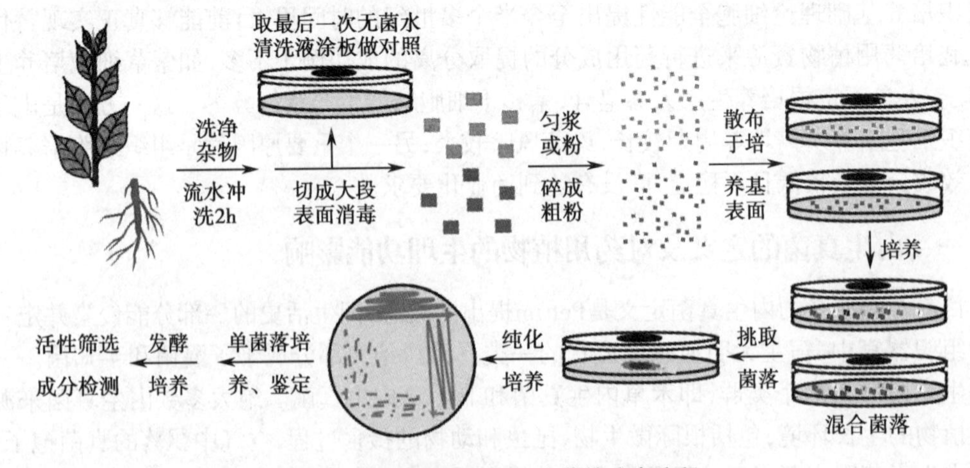

图8-17 植物材料中内生真菌的分离流程

需要注意的是，在目前的内生真菌研究中，统计某种内生真菌丰度时往往比较困难，因为在分离初期，并不能对每一个菌落逐一进行分离和挑取，之后再进行分别纯化，鉴定，合并相同菌株，由于内生真菌在生长初期，颜色，形态，菌丝形态等均处于起始阶段，不能对其进行很好的区别，往往是肉眼可见形态相似的内生真菌就取有代表性的几个菌株来进行后续研究，最后根据菌种鉴定的结果，粗略计算某一属甚至某一科真菌在总数量中的比例，这样有可能会造成菌种的漏检，且不同的内生真菌生长速度差异较大，有时生长过快的真菌菌丝会在短时间内盖住整个培养皿，从而使生长慢的真菌难以生长进而影响其分离，因此，用这种方法得出的统计数据并不能准确反映出植物体内内生真菌的分布规律。随着高通量测序技术的进步，可通过微生物群落结构分析来进行，在菌落结构分析中，往往是对植物材料提取总DNA，以之为模版，用通用引物扩增出其ITS1-5.8S-ITS2序列，再对扩增结果进行建库、测序、组装、比对和统计分析，即可得到较准确的微生物群落结构信息。但这种方法只能得到内生真菌的rDNA序列信息，要得到具体的菌株，还必须通过传统的菌种分离纯化方法来获得。因此，传统方法能够分离得到具体的内生真菌菌株，测序方法则可以得到较准确的内生真菌群落结构分布信息。后者可以辅助前者判断内生真菌的分离是否彻底，而实际的真菌分离过程则是进行内生真菌研究的一个必要环节。

三、内生真菌产生活性成分筛选方法

内生真菌中能够产生的次生代谢产物种类丰富，主要有生物碱类，萜类，苯丙素类，脂肪酸类等成分，若要从得到的真菌中进行生产目标成分菌株的筛选，可对真菌培养物进行化学显色、薄层色谱、高效液相、液质联用技术、总提取物直接进行核磁分析等鉴定方法。由于化学显色法易受杂质干扰，薄层色谱分辨率较低，液质和核磁需要条件较高，高效液相色谱法是较易进行的有效的筛选手段。如在喜树内生真菌研究中，有学者将得到的内生真菌发酵产物进行高效液相分析，选择能够产生和喜树碱与10-羟基喜树碱相似紫外光谱图的成分的菌株进行药效筛选等后续研究，大大减少了工作强度，提高了筛选效率。

此外，还可运用分子生物学技术，即在目标成分生合成途径较明晰的情况下，以关键酶的序列设计简并引物，并以微生物的基因组DNA为模板进行扩增，对扩增条带进行测序，比对等分析后，判定其是否含有该同源基因，从而从基因水平判断该菌株是否有产生目标成分的能力，随后可通过改变培养基或培养条件，对成分进行分析，以最终确定其是否可产生目标成分。如在筛选能够产生抗癌活性成分紫杉醇的内生真菌过程中，因其生合成途径研究基础较多，目前筛选研究中运用的基因有：如紫杉二烯合成酶（taxadiene synthase），10-去乙酰基巴卡亭Ⅲ-10-*O*-酰基转移酶（10-deacetylaccatinⅢ-10-*O*-acetyl transferase，DBAT）和C13苯丙素侧链辅酶A酰基转移酶（C-13 phenylpropanoid side chain-CoA acyltransferase，BAPT）。由于培养条件的差异会导致真菌转录组水平的较大差异，进而引起代谢产物的较大差异，因此，分子生物学筛选可从本质上说明，该菌株是不是有产生该类成分的潜力，可从一定程度上弥补理化筛选的偏差。

四、单菌多产物策略在内生真菌产生多样化次生代谢物的应用

单菌多产物策略（one strain many compounds，OSMAC）即运用不同的培养基与培养条件来培养同一种微生物，从而得到多种化合物的方法。该策略的主要出发点是，在传统培养条

件下,大多数微生物的生物合成基因簇处于沉默状态,导致产生的代谢产物数量少,且结构单一,为了挖掘微生物产生多种结构类型化合物的潜力,Helge等提出了OSMAC策略,旨在通过改变培养基组成,培养条件,方法,使微生物中的沉默基因簇得到表达,从而产生结构多样,数量较多的代谢产物。微生物在不同的环境中特定代谢产物相关基因簇的表达量有显著差别,因此可以通过改变培养基配方与培养条件使微生物中不同代谢产物的生合成相关基因分别进行不同组合的协同表达,从而产生结构多样的次生代谢产物。该方法对于挖掘微生物自身产生不同代谢产物的潜力具有重要的实际应用价值,目前已引起科研工作者的广泛兴趣,在内生真菌中的应用也逐渐增多。

目前微生物中使用该策略的研究中常用的基本培养基有PDB,大米培养基,察氏培养基等,基本培养基的差别主要体现在营养成分的种类和浓度的丰富性方面,常用的易于被菌体吸收利用的碳源有葡萄糖、蔗糖、麦芽糖,是速效碳源,另有迟效碳源,如各种来源的淀粉、纤维素等,在易吸收利用的碳源较高的培养基中,微生物生物量增加迅速,但其中的次生代谢产物往往较少,在摇瓶和发酵培养过程中,均可发现,次生代谢产物合成的快速积累阶段往往在生物量较稳定的阶段,另外培养基中的氮源种类,碳氮比均对菌体次生代谢水平有显著影响,培养基优化方法可借鉴工业微生物的培养基优化方法,通过单因素实验,正交设计或响应曲面法等优化方法对培养基中营养成分和无机盐等成分的浓度和配比进行优化。

另外,还可以添加目标产物生物合成的前体化合物,相关酶的特异性抑制剂,生物和非生物诱导子等成分,这几个策略在植物细胞培养中也得到了广泛应用,如,在高山红景天细胞培养研究中,添加酪醇可显著提高细胞中红景天苷的积累;在肉苁蓉细胞培养研究中,添加苯丙氨酸或酪氨酸可显著提高细胞中苯乙醇苷的积累;在研究茜草中蒽醌和萘醌类成分的IPP来源时,应用了MEP和MVA途径的特异性抑制剂;另外还有通过添加CP450抑制剂来对微生物中的氧化还原反应程度进行控制以达到特定目的的报道。这些研究思路的确定需要对目标成分的生合成途径有一定的认识,在天然药物化学教材,天然药用成分生物合成途径研究中均有较详细的讲解,在KEGG数据库中也可以找到主要类别化合物生物合成途径方面的信息以供参考。

五、静置培养对内生真菌产生活性成分的影响

有报道表明,在灵芝和冬虫夏草的培养过程中,在经过振荡培养或发酵罐培养到一定阶段后,将培养物转至静置培养,经过一定时间的静置培养,可大大提高菌丝体中次生代谢产物的积累,且有可能产生在栽培条件下及摇瓶培养阶段含量极低的活性成分。目前,主要的理论是在静置培养阶段,培养基中的营养成分缺乏,培养基中溶解氧浓度的降低等条件均对培养真菌造成了严重的胁迫,胁迫进一步激活了微生物体内的防卫基因的表达,从而积累更高浓度的次生代谢产物。在静置培养后,菌丝体的形态发生了显著变化,一般情况下,菌丝体会从振荡培养中呈现的球形菌丝体变为有一定机械强度的菌饼,在培养内生真菌以产生药用活性成分的研究中也越来越多地被应用,但静置培养的商品化培养容器还未被开发出来,报道所见的培养容器多是三角烧瓶,在振荡培养之后直接放置到控制条件下进行静置培养,培养一定时间后取出,进行干燥,提取,及化合物的分离。笔者根据本课题组的研究结果,设计了一种能够方便高效地进行静置培养的容器(图8-18)。

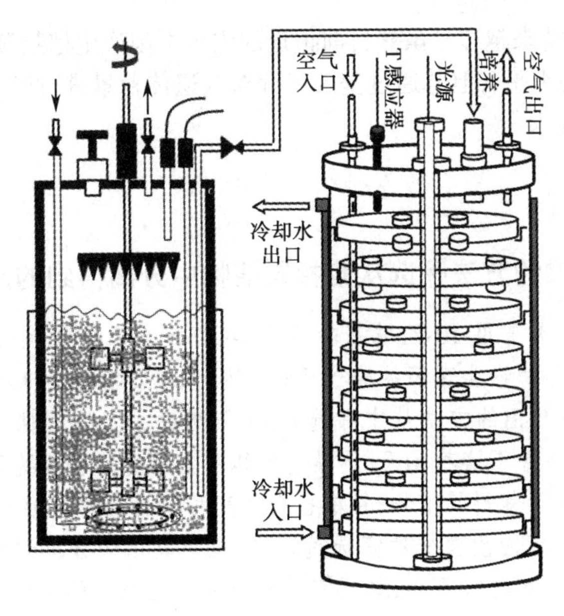

图8-18 静置培养容器设计及其与发酵罐联用示意图

六、内生真菌和原植物之间存在的基因水平转移

目前该方面的正面报道多基于推测，因为来自内生真菌和宿主植物中特定合成途径中的基因序列差异较大，所以要证实基因水平转移的难度较大，而其负面报道也主要是基于两者之间的序列相似度太低。有研究表明，基因的水平转移并不是必要的，或者说，两者属于独立进化出该化合物合成能力。如在对能产生紫杉醇的内生真菌*penicillium aurantiogriseum*进行的基因组测序分析后，认为该真菌中与紫杉醇生物合成途径相关的候选基因属于独立进化而来，而非通过基因水平转移而来。无独有偶，在三株能产生紫杉醇的内生真菌中（Guignardia mangiferae HAA11, Fusarium proliferatum HBA29 and Colletotrichum gloeosporioides TA67）扩增到的紫衫醇生物合成途径中的两个关键酶：紫杉二烯合成酶（TS）和BAPT基因与紫杉中该两个基因的相似度较低，这一研究结果也说明，能够产生紫杉醇的物种中的生物合成基因不太可能来源于水平基因转移。同时，该合成基因的水平转移方向也未有定论，但目前普遍认为真菌和植物中的某些基因来自5亿年前的细菌，经过漫长的进化过程后，才形成了其各自独特的序列和表达调控方式。

七、内生真菌作为底盘细胞在组合生物合成中的价值

由于酵母的基础研究较深入，目前运用合成生物学来生产药用成分的地盘细胞多为酵母菌，但是由于酵母菌自身的代谢特点，构建能够产生萜类成分的工程菌较常见，如抗疟药青蒿素的前体青蒿酸和紫穗槐二烯，若要生产苯丙素类成分或生物碱类成分，则需要引入多个甚至整套这些成分的生合成途径，而这种操作往往会引起复杂的共抑制，且表达量不稳定等后果。但若在能够产生木脂素类成分或生物碱类成分的内生真菌中进行类似工作将大大减少工作量并有效提高产量。随着测序技术的进步，大规模获得某一物种中的基因信息的成本越来越低，可以预见，在不久的将来，能够产生药用活性成分或植物源有效成分的微生

物的基因水平研究将越来越多。虽然目前报道的内生真菌产生植物源药效成分的报道中产量均极低(多为ng/L的水平),但若通过基因工程对其遗传背景进行改造,将有可能获得较高的产量,达到商业化要求。

【案例】

运用PCR扩增的方法筛选从紫杉属植物中分离得到的产紫杉醇真菌

编码10-脱乙酰巴卡亭Ⅲ-10-乙酰基转移酶和C13苯丙素侧链辅酶A酰基转移酶的两个基因被用作筛选产紫杉醇内生真菌的分子标记。从曼地亚红豆杉和云南红豆杉中分离得到了90株内生真菌,运用PCR的方法从中筛选到3个阳性菌株。这三株菌被接种到300ml PDB液体培养基中在25℃条件下培养10天,干燥菌丝体中紫杉醇的含量达到100~160μg/g。

前言:紫杉醇来自于紫衫属植物,目前也有约30种来自各种紫衫的内生真菌被报道能够产生该成分,在产紫杉醇内生菌株的筛选过程中,虽然真菌的分离过程相对简单,但是确定发酵产物中是否紫杉醇却费时费力,本研究中利用分子生物学的方法,利用紫衫醇生物合成过程中的关键基因保守序列设计引物,来筛选能够产紫杉醇的内生真菌。选定的两个基因分别编码10-脱乙酰巴卡亭Ⅲ-10-乙酰基转移酶(DBAT)和C13苯丙素侧链辅酶A酰基转移酶(BAPT),其中,DBAT催化巴卡亭Ⅲ的生成,该二萜成分是紫杉醇合成的直接前体。BAPT利用beta-苯丙氨酰基辅酶A作为酰基供体,形成N-debenzoyl-2′-deoxytaxol,即BAPT催化紫杉醇中具有重要生物活性的侧链的形成。

虽然之前有报道运用紫杉烷合酶——在紫杉醇生合成途径中的一个限速酶——作为分子标记来筛选产紫杉醇真菌,但由于在紫杉烷合酶之后还有十余步酶促反应才能形成巴卡亭Ⅲ和紫杉醇,我们认为dbat和bapt基因与之相比具有更好的诊断性。

运用该方法,从曼地亚红豆杉和云南红豆杉中分离得到的90株真菌中,筛选到3株能够产紫杉醇的真菌。

材料与方法

1.真菌的分离 树皮(1×3cm)采集于华中科技大学校园十年生曼地亚红豆杉(3个样品)和云南红豆杉(4个样品)距地20cm的位置。树皮被切成0.5cm见方的小片,用70%乙醇消毒后,再用无菌水清洗,切除树皮外层。小块内层树皮被置于含有50μg/ml氨苄西林的PDA培养基上。经过培养,可见从树皮长出的菌丝。挑取不同真菌菌落菌丝的尖端,接种到新PDA培养基上,置于25℃培养至少10天。每个真菌培养物经验纯后用尖端纯化法转接于新PDA培养基。

2.产紫杉醇菌株的筛选 纯化后的菌株被接种于20ml PDB培养基中(150ml三角烧瓶)。在25℃下以120rpm的转速振荡培养3天,并经离心(12 000g,10分钟)收集菌体。0.5~1g菌丝体被用液氮研成细粉。基因组DNA的提取方法为SDS-CTAB法。

根据dbat基因(Genbank获取号:EF028093)的保守序列,设计并合成引物dbat-F(5′-GGGA GGGTGCTCTGTTTG-3′)和dbat-R(5′-GTTACC TGAACCACCAGAGG-3′)。引物bapt-F(5′-CCTCTCTCCGC CATTGACAA-3′)和bapt-R(5′-TCGCCATCTCT GCCATACTT-3′)时根据文献报道方法设计。PCR是在PTC-100 Peltier Thermal Cycler(Bio-Rad)扩增仪上进行的。

分离到的真菌首先用PCR的方法筛选是否含有dbat基因。PCR扩增中使用的引物是dbat-F和dbat-R,反应体积25μl,其中含有2U Taq聚合酶(New England Biolabs)。PCR条件如下:

(1×)95℃ 6分钟;(35×)94℃ 50s,50℃ 30秒,68℃ 50秒;(1×)68℃ 10分钟。扩增的DNA片段经琼脂糖电泳分析后,显示大小与dbat相同基因长度的样品被用于下一步筛选。

含有dbat基因的真菌被用来进行第二轮PCR分析以确定是否含有bapt基因。PCR反应中使用的引物为bapt-F和bapt-R,反应条件:(1×)95℃ 6分钟;(35×)94℃ 50秒,55℃ 50秒,68℃ 50秒;(1×)68℃ 10分钟。扩增产物用琼脂糖电泳分析。共有三株真菌同时含有bapt和dbat基因,这三株菌被选定进行紫杉醇的检测。

3. 产紫杉醇真菌的确定　三株含有dbat和bapt基因的真菌被接种于含有300ml PDB培养基的1L三角瓶。在25℃培养10天,转速为180rpm。菌丝体经过滤收集,并于45℃干燥过夜。干的菌丝体被粉碎,用6ml甲醇-三氯甲烷(1∶1)提取三次。提取液经减压浓缩,溶解于1ml甲醇中,经TLC分离后,与紫杉醇相同的斑点被刮取,并溶解于0.5ml甲醇中,在273nm下检测吸光度以计算其中紫杉醇浓度。毫摩尔吸收系数为1.7。

每个真菌的提取物用HPLC-MS检测了紫杉醇的存在。C18色谱柱(5×300mm, Waters)被用于HPLC分析。10μl可能是紫杉醇的甲醇溶液被注入到液相中,流动相为甲醇-水(65∶35)。多波长检测器检测波长设定为228nm。真菌的紫杉醇溶液的质谱检测是在安捷伦1100LC/MSD检测的。用环进样法将待检样品的100%甲醇溶液注入分析仪器,喷雾流速为2μl/min,喷雾电压为2.2kV。

从曼地亚红豆杉和云南红豆杉树皮中分离得到的90株内生真菌被用PCR方法来筛选是否含有dbat基因。其中又15株真菌被扩增到了约200碱基的dbat基因片段(图8-19)。dbat基因对于紫杉醇的生物合成是必要的但并不是具有诊断性的,因为一些真菌含有dbat基因可能会生产巴卡亭Ⅲ,但并不产生紫杉醇。因此,又对这15个含有dbat基因的真菌菌株进行了bapt基因的筛选。这个基因编码的酶催化紫杉醇生物合成中的下一个步骤。共有三个真菌菌株扩增得到了约530碱基的bapt基因片段(图8-20)。

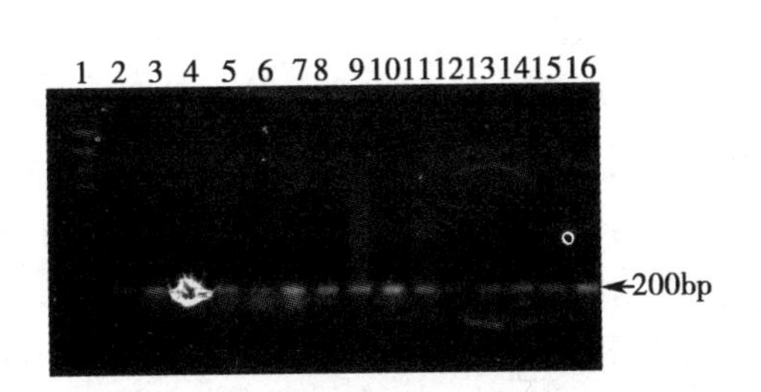

图8-19　含有dbat基因的真菌菌株的代表性PCR分析图

1. 250bp DNA ladder plus; 2~16. 含有dbat基因的15个真菌的PCR扩增产物

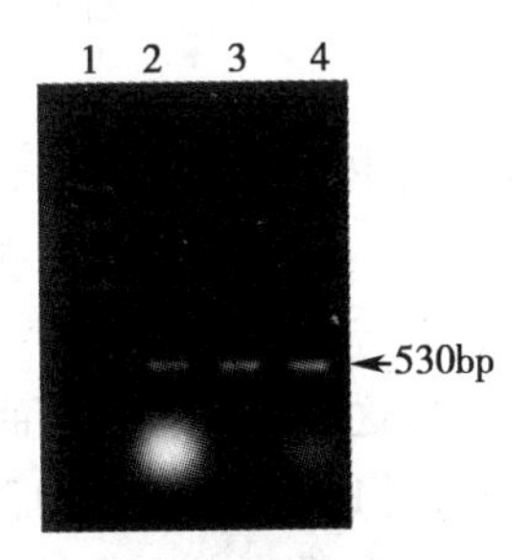

图8-20　三个真菌的bapt基因PCR产物

1. DNA Marker; 2. MD-2; 3. MD-3; 4. YN-6

三个可能产生紫杉醇的真菌被命名为MD-2, MD-3,(分离自曼地亚红豆杉)和YN-6(分离自云南红豆杉)。三个菌株液体培养得到的菌丝体的甲醇提取物在HPLC分析中均可见于标准品紫杉醇相近的保留时间为15.4分钟的单峰。类似地,电喷雾质谱中,三个菌株菌丝体的提取物产生了一个质核比为876的$(M+Na)^+$峰,与标准品紫杉醇一致(图8-21)。这些结果表明,这三个真菌可以产生紫杉醇。通过测定甲醇提取物的吸光系数, MD-2, MD-3和YN-6三个真菌的紫杉醇产量分别为160μg/g, 112μg/g和140μg/g菌丝体干重。

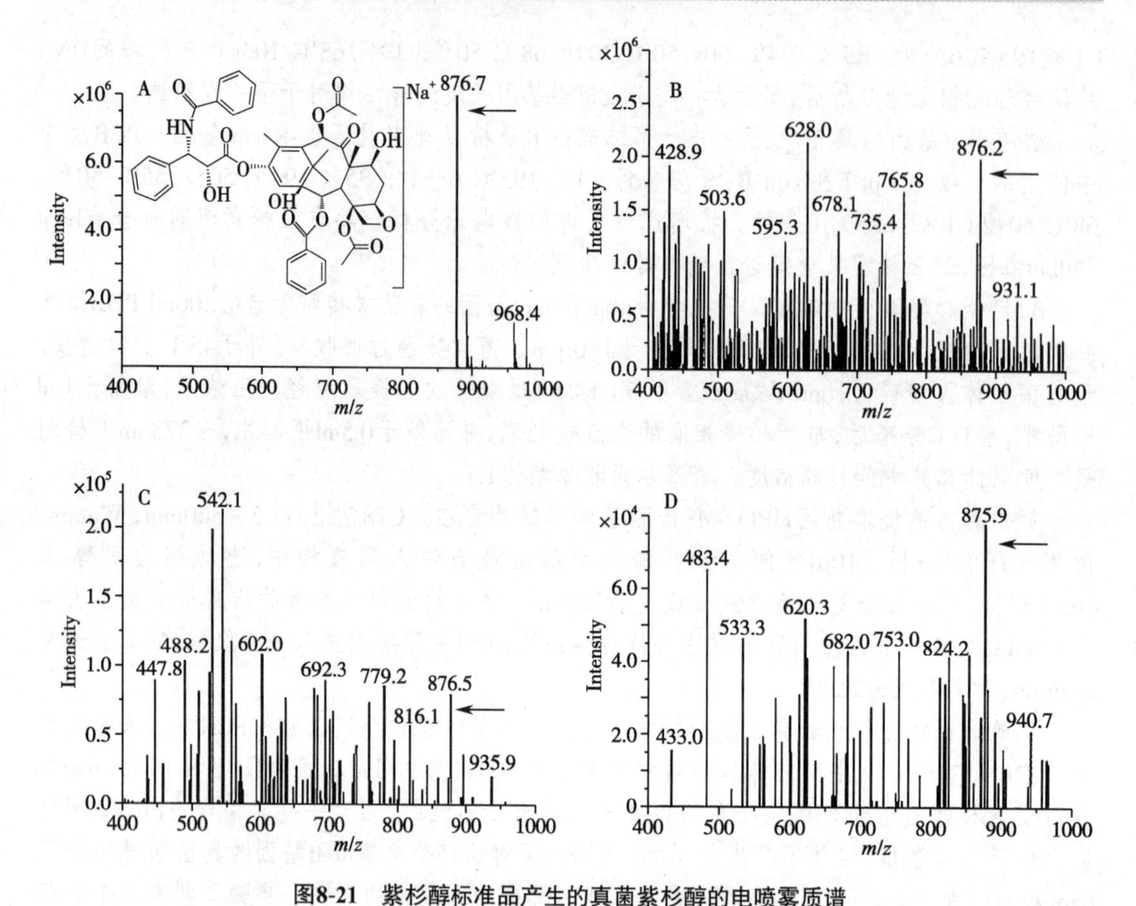

图8-21　紫杉醇标准品产生的真菌紫杉醇的电喷雾质谱

A. 紫杉醇标准品；B. MD-2；C.MD-3；D. YN-6

箭头标记的为质核比为876的 $(M+Na)^+$ 分子离子峰

本研究中的两对引物的设计是基于紫杉中的dbat和bapt基因，因为尚无真菌中这些基因序列的报道。我们并不期待在真菌中这些基因的序列与植物中完全一致，但是我们发现，一些真菌含有与紫杉中的dbat和bapt基因相似的序列，这就使得这些物种具有产生紫杉醇的明确可能性。这些真菌菌丝体的提取物中也的确含有紫杉醇，并且这一方法是可行的。

另外，对15个含有dbat的阳性菌株也进行了紫杉醇的检测，MD-2，MD-3和YN-6之外的两个菌株也被发现能产生紫杉醇。这两个真菌并没有得到bapt基因的扩增结果的原因可能是他们不含有bapt基因，这也表明，一些能产生紫杉醇的真菌可能含有与紫杉中不同的紫杉醇生合成途径。由此说来，不含有本研究中使用的两个酶的真菌也有可能产生紫杉醇。

我们也检测了所有90个菌株的bapt基因，发现包括MD-2，MD-3和YN-6在内共有6个真菌为阳性。这6个菌株的bapt基因的序列与紫杉中的bapt基因序列具有高同源性。六个真菌的菌丝体提取物均进行了紫杉醇的测定，但只有MD-2，MD-3和YN-6三株真菌可产生紫杉醇。其他三株真菌不含紫杉醇的一个解释可能是其浓度太低未被检测到。另一个原因可能是这些菌株中的bapt基因没有表达。

本研究建立了一种筛选产紫杉醇真菌的快速经济的方法：利用dbat和bapt基因作为分子标记。真菌中这两个基因的发现暗示可用基因工程手段来提高真菌中紫杉醇的产量。

文献来源：

Peng Zhang, Peng-peng Zhou, Chen Jiang, *et al*. Screening of Taxol-producing fungi based on PCR amplification from Taxus. Biotechnol Lett, 2008(30): 2119-2123.

【本章拓展阅读】

1. 结合本章案例，黄芪甲苷（ASI）为中药黄芪的质量控制指标成分，具有多种药理活性，但其在植物体中含量极低，结构复杂，缺乏必要的化学合成中间体。研究表明由微生物转化生产ASI是可行的，采用*A. corymbifera*AS2可有效生物转化获得ASI，可提高转化底物黄芪总皂苷中ASI含量约四倍，并可利用大孔树脂D101简单有效的纯化ASI发酵产物。黄芪皂苷Ⅰ（AS-Ⅰ），异黄芪皂苷Ⅰ（isoAS-Ⅰ），异黄芪皂苷Ⅱ（isoAS-Ⅱ）和黄芪皂苷Ⅱ（AS-Ⅱ）均可为ASI的生物转化前体。并进一步对*A. corymbifera* AS2中存在的去乙酰化酶进行了分离纯化，开展了酶学性质研究，阐明了转化机制，为将来深入开展酶工程或基因工程奠定了基础。

考虑到黄芪皂苷结构中还具有许多不同的糖苷键，相对于化学降解，糖苷水解酶的酶促反应具有极高的反应效率，对异构体也具有绝对立体选择性。在以后的研究中，我们也可以筛选其他具有产生糖苷酶的菌和*A. corymbifera* AS2共同发酵，开发微生物的共培养技术，使底物黄芪总皂苷得到充分的利用；再则，也可以利用基因工程的方法把产糖苷酶菌的遗传物质经基因工程技术导入*A. corymbifera* AS2细胞中，使糖苷酶在受体菌中表达，一旦构建的基因工程菌可转化黄芪甲苷的所有前体化合物，就可以提高黄芪甲苷的产量。

2. 发根农杆菌感染植物产生毛状根也是生产此生代谢产物的一个手段，目前主要有以下方法

（1）植物体直接接种法：将植物种子消毒后，在合适的培养基上进行萌发，长出无菌苗。可以取茎尖继续培养，等无菌植株生长到一定时候，将植株的茎尖、叶片切去，剩下茎秆和根部，在茎秆上划出伤口，将带Ri质粒的农杆菌接种在伤口处和茎的顶部切口处，或用活化好的新鲜菌液对发芽数日或二周内的幼苗或试管苗，反复注射（2~3次），一般两周后即可在注射部位产生毛状根，这种方法是最为简便的，但它仅适合于可以用茎尖继代培养的植物。

（2）外植体接种法：将外植体用刀片或剪刀切成小块或小段，用活化好的菌液进行侵染，或在伤口处涂抹，然后与农杆菌共同培养2~3天，可诱导产生毛状根。

（3）原主质体共培养法：通常是将从植物的叶肉细胞获得的原生质体培养3~5日后，或将愈伤组织按常规方法制备成原生质体，原生质体再生细胞与农杆菌混合，农杆菌对原生质体进行转化，得到转化细胞克隆，最后在分化培养基上得到完整植株。此法要求原生质体有较高的再生率，对那些原生质体培养还没有成功或再生率较低的植物不宜使用这种方法。

（4）茎切段法：将茎切成0.5~1cm左右的切段，然后用粘有发根农杆菌的悬浮液的刀片刺穿或切伤茎切段的任何部位，将切段插入培养基中，经过一段时间的培养，可在刺伤和切伤部位长出毛状根。

（5）愈伤组织法：将发根别农杆菌液直接注射到愈伤组织内部，经过一段时间的培养，在注射部位长出毛状根。

（6）毛状根的除菌：经农杆菌转化产生的毛状根，首先要进行除菌。可以将毛状根转移到含抗菌素的培养基中进行继代培养至除菌干净为止。但是抗生素对毛状根的生长有抑制

作用，可使毛状根生长停止或愈伤组织化，因此注意此时抗生素的用量不能太大，为避免抗生素的影响，可多次截取毛状根尖端进行继代培养，当去掉抗生素时，毛状根的快速生长可以得到重新恢复。

（7）毛状根的选择与增殖培养：由于农杆菌转化植物细胞时Ri质粒上的T-DNA片段整合到植物基因组中是随机的，因此，所得的毛状根生长速度、分枝形态也有差异。要选择那些生长速度较快、分枝较多的毛状根建立发根培养系。然后在低盐浓度的液体培养基（如White培养基）中黑暗、恒温条件下进行悬浮、振荡培养，进行毛状根的增殖培养，由于植物种类和培养条件不同，毛状根的生长速度也不一样。

3. 要实现药用植物的组织和细胞培养的成功培养，下面几项工作要需要去思考：查阅文献，参考同种，同属，同科植物的组织培养方面的报道；选取合适的外植体；优化培养条件；（光照，温度，pH值，氧气，细胞浓度）优化继代培养基：比较基本培养基，优化激素浓度；选取高产细胞系；建立细胞悬浮培养体系。在上述影响因素中，培养基配方或组成是最主要的影响因素，要重点试验，前提是成功地克服污染和褐化问题之后。在每一种处理中，接种的外植体数量（样本大小）多多益善，至少不能少于20个，否则难以说明问题。保存原始数据，对结果进行统计学处理（如显著性分析、*t*检验等）将大大提高你的论文质量，用照片记录组织培养全过程的几个重要阶段至关重要。

（陈随清　贾景明　胡高升　许　亮）

第九章　中药合成生物学研究与应用

【导读】

中药资源是中医药临床用药的物质基础，随着社会的发展、需求量不断增大，加之对合理开发利用中药资源的认识不足，使中药资源的可持续发展和利用面临巨大的压力。药用植物的活性成分主要为次生代谢产物，随着分子生物学、基因测序、生物信息学和生物化学等技术的不断发展，药用植物次生代谢产物生物合成途径逐渐得以解析，通过挖掘活性成分生物合成的相关元件，利用合成生物学方法对植物中现有的、天然的生物系统进行重新设计，实现药用植物的定向遗传育种，通过培育高产目标活性成分的药用植物，能有效降低中药制剂生产过程的提取成本并缓解对药用植物资源的压力；同时，利用生物系统优化整合在微生物体内重建药用植物次生代谢产物的生成模块，可以实现中药活性成分的异源高效合成，这两种方法可产出高品质中药有效部位和单一活性成分，从而缓解中医临床用药，中成药和植物药开发对中药资源的压力。

本章回顾了合成生物学的发展，主要提出了中药合成生物学及其研究对象和任务，介绍了中药药用活性成分合成生物学研究进展，并阐述了发展中药合成生物学的研究策略及关键环节，合成生物学在中药资源的可持续利用中的应用；此外，为了便于学习，附国内外相关研究案例。

第一节　中药合成生物学

任何一门学科的出现和发展都是建立在其他学科的基础之上的，合成生物学也是如此。分子生物学的发展把人们从宏观引入微观，使人们揭开生命本质的神秘面纱；生物信息学使人们有能力处理庞大的生物信息；化学、物理学和工程学等其他学科的发展使基因操作和生物系统的构建成为可能。随着近年来科研人员的不懈努力，药用植物有效成分的微生物合成，正在成为药用资源可持续利用的重要途径之一。

一、合成生物学提出和内涵

早在1911年法国物理化学家Stephane Leduc在所著《生命的机理》（*The Mechnism of Life*）一书中就曾提出合成生物学一词。但由于人们当时对生物学特别是分子生物学认识水平的不足,合成生物学还只是一个模糊的概念。直到1961年, Francois Jacob和Jacques Monod对大肠杆菌乳糖操纵子的研究,这一精确调控系统的发现激发大家对合成生物学美好愿景的迈进。随着20世纪70年代重组DNA技术以及80年代高通量组学生物技术的快速发展,构建人工生物系统的愿景逐渐成为可能,人们对合成生物学也有了更深的认识。因此,在1980年Hobom将合成生物学定义为利用重组DNA技术对细菌进行基因工程改造。2000年1月《自然》上发表了第一个人工合成基因振荡器和人工双稳态基因调控网络,这两篇论文标志着合成生物学作为一个新的领域正式产生。同年在美国化学年会上Kools等又重新提出,将合成生物学定义为基于系统生物学的遗传工程,从人工碱基DNA分子、基因片段、基因调控网络与信号转导路径到细胞的人工设计与合成。目前西方学者对合成生物学比较一致的定义是: 利用工程理念理性合成复杂、具有生物意义的不同层次系统——从单个生物分子到整个细胞、组织、器官,而这些合成的生物系统能执行自然界所没有的功能。

二、合成生物学的发展与应用

在2000年前后,合成生物学得以正式出现是建立在人们具有变革性的论断之上的——借助工程学方法,可以对细胞系统进行透彻的研究,并能帮助人们更好地对有机体进行操控,产生引人瞩目的成果。D. Ewen Cameron在合成生物学简史一文中将合成生物学分为三个阶段。第一个阶段2000—2003年是基础发展时期,在这个时期里,这个领域的经典实验与学科特色被建立。第二个阶段2004—2007年是快速发展时期,在这个时期,这个领域进入急速膨胀但是在基因工程的进步方面却显滞后。第三个阶段2008—2013年是加速创新和转变实践的新时期,这个时期里,新的技术和基因工程的方法使我们能够朝着在生物和药物方面实际应用的方向前进。

近年来,合成生物学领域已经逐渐成熟,不论是发展速度还是质量,都有了质的突破。高通量DNA组装(high-throughput DNA-assembly methods)技术,以及不断降低的基因合成费用更是加快了合成工作的速度和效率。细菌和古细菌内的CRISPR-Cas免疫系统也被赋予了新的目的,实现了全基因组转录控制。在这个阶段也出现了翻译后控制系统。人工合成的蛋白质骨架开始被用到最新的人工反馈回路当中,以便对酵母细胞中天然的有丝分裂原活化蛋白激酶信号通路[mitogen-activated protein(MAP)kinase pathway]的动态行为进行可预测的调控。在多个独立进行的大肠杆菌实验中,这些人工合成的骨架也被用来对由两个组份构成的信号通路进行重建(reroute),在另外一个研究工作中,用于共定位与甲羟戊酸(mevalonate)生物合成通路相关的酶,提高葡萄糖酸(glucaric acid)的产量,减少有毒中间代谢产物的生成。在此期间,合成生物学家们也开始使用网络化工程学技术(network engineering techniques)来解决一些基础问题,比如自然网络的形成、功能或进化可塑性等方面的问题。在此阶段,随着系统生物学及合成生物学的不断发展,其成果不断地与已有的工作相融合,代谢工程学(metabolic engineering)也取得了飞速的发展。由于基因组数据的爆炸式增长,以及DNA合成成本的不断降低,也给代谢工程学带来了便利,在开发合成通路预测模型,用以寻找最合适的代谢通路时,不仅可以借助宿主本身的代谢系统,还可以利用所有已知的、或者预测出的酶功能。2013年初,合成生物学在应用方面迈出了里程碑式的一步,开始应用于抗疟药青蒿素(artemisinin)的大规模工业化生产。比尔和梅林达盖茨基金会(Bill and Melinda Gates Foundation)通过OneWorld Health项目和PATH(Program for

Appropriate Technology in Health）项目给Amyris公司提供了资助，帮助他们人工设计了一条青蒿酸（artemisinic acid）合成通路，通过该通路在酵母细胞里就能够生物合成青蒿酸。值得关注的是，CRISPR-Cas系统介导的基因组编辑技术（CRISPR-Cas-mediated genome editing）等新技术的诞生也会让合成生物学家们从更加整体的角度开展工作，相对更容易从全基因组的层面去改造人工系统。全基因组人工合成工作的技术难点和成本问题在未来也将不再成为困难，但是关于如何构建一整套新的调控系统，构建一个新的、完整的生命体，我们还缺乏相关的生物学知识和生命运作理论作为支撑。尽管人工系统设计和构建的技术在不断发展和壮大，但是各个课题组之间的交流还非常少，绝大多数人工系统都只在本实验室内部开发和使用。从某种程度上来说，这是因为这些人工系统还处在概念验证阶段，但是随着整个合成生物学的不断发展，复杂程度不断增加，应用领域不断拓宽，我们有必要转变目前固步自封的陈旧观念，加强合作是大势所趋。

三、中药合成生物学的提出

中药药效成分多来源于药用植物次生代谢产物，如青蒿（*Artemisia annua* L.）中的抗疟疾成分青蒿素、麻黄（*Ephedra sinica* Stapf）中发汗平喘作用的麻黄素（ephedrine）等。当前药用植物有效成分的获取主要从含量低的药用植物（野生或栽培植物）中直接提取分离。例如，在野生或栽培的红豆杉[*Taxus chinensis*（Pilger）Rehd.]树皮提取紫杉醇（含量约0.02%干重，taxol）；在栽培的长春花（*Catharanthus roseus*）中提取长春新碱（含量约0.0003%干重，vincristine）；甘草甜素（glycyrrhizin）基本从野生甘草（*Glycyrrhiza uralensis* Fisch）中提取（含量2%~8%干重），这种方法有一些不足，如有的次生代谢物含量很低、有的植物生长周期长、有的化合物纯化难、对生物资源尤其是野生植物资源可能造成严重破坏。少数结构简单的天然产物，如奎宁（quinine）、肉桂酸（cinnamic acid）等能用全化学合成法进行直接合成，这样显著降低了生产成本，保护了中药资源可持续利用，然而大部分天然产物因有较多的活性中心而结构复杂，给化学全合成带来很大的阻力，如紫杉醇的化学全合成效率极低，不能满足工业化生产的要求。为提高合成效率，科研人员也开始选择从中间体为反应底物的半合成方法，如Wuts等从10-脱乙酰基巴亭Ⅲ出发合成紫杉醇。但总体来说，化学全合成或半合成法收率低、成本高、毒性大、工艺流程复杂、产生同分异构体并且造成严重的环境污染等问题。植物组织细胞培养法操作较复杂、完成周期长，而且生产成本过高，不易实现工业化，目前只能用于高附加值的化合物生产（如美国Phyton Biotech公司用红豆杉植物细胞系培养生产紫杉醇）。

1995年黄璐琦等率先提出分子生药学，将分子生物学技术引入中药领域的研究。近年来，通过发掘药用活性成分生物合成关键基因，采用合成生物学策略，设计和改造微生物菌株来生产天然产物已被国际认为是一种最有潜力的资源获取方法。例如，麻省理工学院Stephanopoulos课题组在大肠杆菌中生产紫杉醇前体紫杉二烯达到1020mg/L；生产银杏内酯类前体左旋海松二烯达到700mg/L。加州大学伯克利分校Keasling课题组将基因ADS和CYP71AV1及其CPR同时导入酵母，构建生产青蒿酸（artemisic acid）的工程菌，产量达到153mg/L。2013年Keasling课题组与Amyris公司合作在酵母中高效生产青蒿酸，产量高达25g/L，并经简单化学反应即可合成青蒿素；2013年产青蒿素达到35吨，这种高效获取青蒿素的方法得到了WHO的批准；可以说，合成生物学方法获取青蒿素已基本实现产业化。此外，2014年我国学者获得同时合成齐墩果酸(oleanolic acid)、原人参二醇(protopanaxadiol)和原人参三醇(protopanaxatriol)的第一代“人参酵母”细胞工厂。

从中药资源可持续利用角度,中药合成生物学是通过阐明并模拟生物体中药用活性成分的生物合成的基本规律,人工设计构建新的、具有特定生理功能的生物系统(植物或微生物系统),实现中药活性成分的高效、定向培育或生产。中药合成生物学生产中药活性成分,其优势包括具有易于控制、生产周期短、不受原料的限制、发酵产物成分比较单一、易于分离纯化等优点,并且比较容易实现大规模工业化生产等,特别对于珍稀濒危药用植物中药用成分可持续利用具有重要意义。目前,中药合成生物学已经成为分子生药学学科的重点发展领域;而通过中药合成生物学策略获取药用活性成分已被国际上认为是一种最有潜力的资源获取方法之一,将是中药资源可持续利用的重要途径。

四、中药合成生物学研究对象与任务

2014年召开了以“合成生物学与中药资源的可持续利用”为主题的第510次香山科学会议,明确了合成生物学与传统中药材种植业的关系,两者并不矛盾,而是相互支持、相互补充的关系。未来的方向将是中药材饮片以“道地”为基础的定点栽培、中成药工业原料以“有效成分”为目标的定向培育以及合成生物学“不种而获”的协同发展。因此,中药合成生物学研究对象应该是中药材中的有明确生物活性的药用成分,具体地说是以中药有明确活性的药用活性成分为目的,研究活性成分的生物合成途径及调控机制,发掘相关的基因元件,人工改造或重新构建合成途径,为中药新药研究和工业化生产提供原料,从而减少传统中药材的消耗和保障中药材饮片和中成药的临床供应。

中药合成生物学为中药资源可持续利用服务,依据其学科特点,其主要研究任务包括:①药用活性成分生物合成基因元件克隆及鉴定;②药用活性成分生物合成途径解析及调控;③人工设计药用活性成分生物合成途径策略和关键技术;④适合药用活性成分底盘细胞的应用和开发;⑤药用活性成分合成生物学生产等。

第二节　中药药用活性成分合成生物学研究

中药药用活性成分是中药发挥作用的物质基础。迄今为止,已从中药中获得的数以万计的化合物中,以动、植物及微生物的次生代谢产物(second metabolites)居多。基于合成生物学的原理,设计和改造微生物菌株来发酵生产各种类型的天然药物已被广泛认可。因此本节将系统介绍合成生物学在萜类、黄酮类、酚酸类和生物碱类等药用植物有效成分生产中的研究进展。

一、萜类活性成分

萜类化合物(terpenoids)是自然界存在的一类由异戊二烯(isoprenoids)为结构单元组成的化合物的统称,也称为类异戊二烯,根据所含的异戊二烯单元的数量可分为单萜(monoterpenoid C10)、倍半萜(sesquiterpenoid C15)、二萜(diterpenoid C20)和三萜(triterpenoid C30)等。该类化合物是自然界分布广泛、种类繁多的一类天然产物,仅已被结

构鉴定的就40 000多种，也是许多化妆品、食品添加剂、营养保健品的天然原料。最重要的是萜类还是许多中药的活性成分，如著名的抗疟化合物青蒿素和抗癌活性化合物紫杉醇。萜类化合物的生物合成途径有两条：1-脱氧-D-木酮糖-5-磷酸途径（DXP或MEP）和甲羟戊酸（MVA）途径。萜类的生物合成又可以分为两个部分，上游阶段萜类共同中间体的合成，下游阶段各萜类化合物的合成以及结构修饰。异戊烯基焦磷酸（iso-pentenyldiphosphate，IPP）及异构体二甲丙烯基焦磷酸（dimethy-lallyldiphosphate，DMAPP）是萜类共同中间体，其合成途径相关基因及机制已被阐明（图9-1）。一般来说，真细菌中存在DXP途径，而真核生物和古细菌中存在MVA途径，而植物中则同时含有两条途径：质体中的DXP途径和胞质的MVA途径。DMAPP和IPP缩合成单萜前体香叶基焦磷酸（geranyldiphosphate，GPP）；GPP可以继续和IPP经一分子IPP缩合而成倍半萜前体法尼基焦磷酸（farnesyldiphosphate，FPP）；FPP继续与IPP缩合生成二萜前体香叶基香叶基焦磷酸（geranylgeranyl pyrophosphate，GGPP）；三萜由两分子FPP缩合而来，而四萜由两分子GGPP缩合。近年来，随着越来越多中药萜类活性分子生物合成途径得到解析，及合成生物学技术的快速发展，为微生物细胞中人工组装高效生物合成途径提供了保障，从而实现中药萜类活性分子的高效、高纯生产（图9-1）。

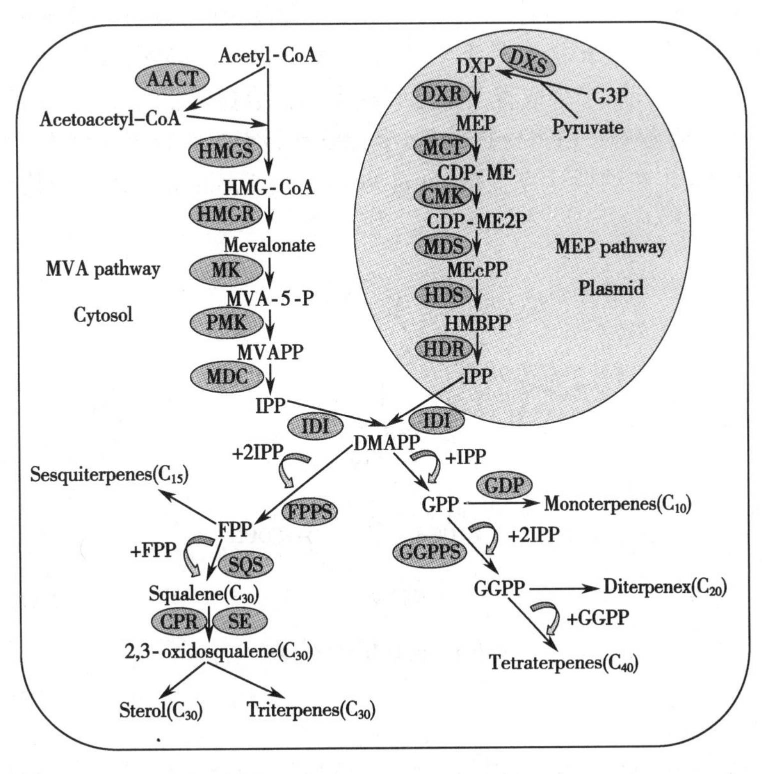

图9-1　植物萜类生物合成途径

（一）倍半萜

倍半萜为萜类中最大的一类化合物，该类化合物含有3个异戊二烯单位，15个碳原子（图9-2），是植物挥发油的主要组成部分，按环数多少分类：链状、单环、双环、三环等。目前，广藿香醇（patchouli alcohol）、檀香烯（santalene）、木香烯内酯（costunolide）等多个倍半萜已实现了微生物合成。其中，青蒿素的半合成是合成生物学技术在中药领域运用的最成功案例。2010年，全世界共有2亿人次感染疟疾，至少65.5万人因此失去生命。而青蒿的提取物青蒿素是治疗疟疾最有效的药物，它的结构由我国学者于20世纪70年代解析。加利福尼亚大学学者将紫穗槐二烯合酶以及酿酒酵母MVA途径在大肠杆菌中引入，得到24mg/L紫穗槐二烯从而实现了青蒿素前体微生物合成。2004年比尔-梅琳达盖茨基金资助4250万美元，联合加利福尼亚大学伯克利分校、Amyris生物技术公司与普世健康研究所进行青蒿素半合成研究。在多方力量的共同努力下，青蒿素半合成生物研究取得了显著的成果。研究人员将来源金黄色葡萄球菌HMG-CoA合酶引入，使紫穗槐二烯的产量提高了1倍，高密度发酵产量达到27g/L。大肠杆菌虽然生长迅速，遗传操作简单，非常适合作为萜烯类生物合成的宿主，但由于细胞结构差异，不能表达细胞色素P450等修饰酶，因而难以完成复杂萜类结构的后续修饰。而酿酒酵母由于其和植物细胞相似，能耐受工业发酵条件，被认为是更理想的宿主。在青蒿中克隆出紫穗槐二烯细胞色素氧化酶CYP71AV1并在酿酒酵母中表达该酶及细胞色素还原酶CPR，得到115mg/L青蒿酸。随后，选择更适合萜类生物合成的CEN.PK2酿酒酵母为宿主，加强甲羟戊酸途径，阻断半乳糖利用途径，过程优化后紫穗槐二烯产量达到41g/L。在此高产菌株基础上，再引入CYP71AV1、青蒿醇脱氢酶ADH1和青蒿醛脱氢酶；并引入P450还原酶CPR1与细胞色素b5（CYB5）调控CYP76AV1表达，青蒿酸产量达到了25g/L。随后建立了4步化学转化策略将青蒿酸转化为青蒿素，总得率达到了40%~45%，纯化产物比目前植物来源的青蒿素纯度高。目前，半合成青蒿素已经独家授权给赛诺菲（Sanofi）制药公司，该公司打算2014年生产60t青蒿素。值得一提的是，半合成青蒿素的研究直接催生了美国Amyris公司，该公司已于2010年在纳斯达克上市（http: //www.amyris.com），这将促进其在萜类微生物细胞工厂构建加大投入。

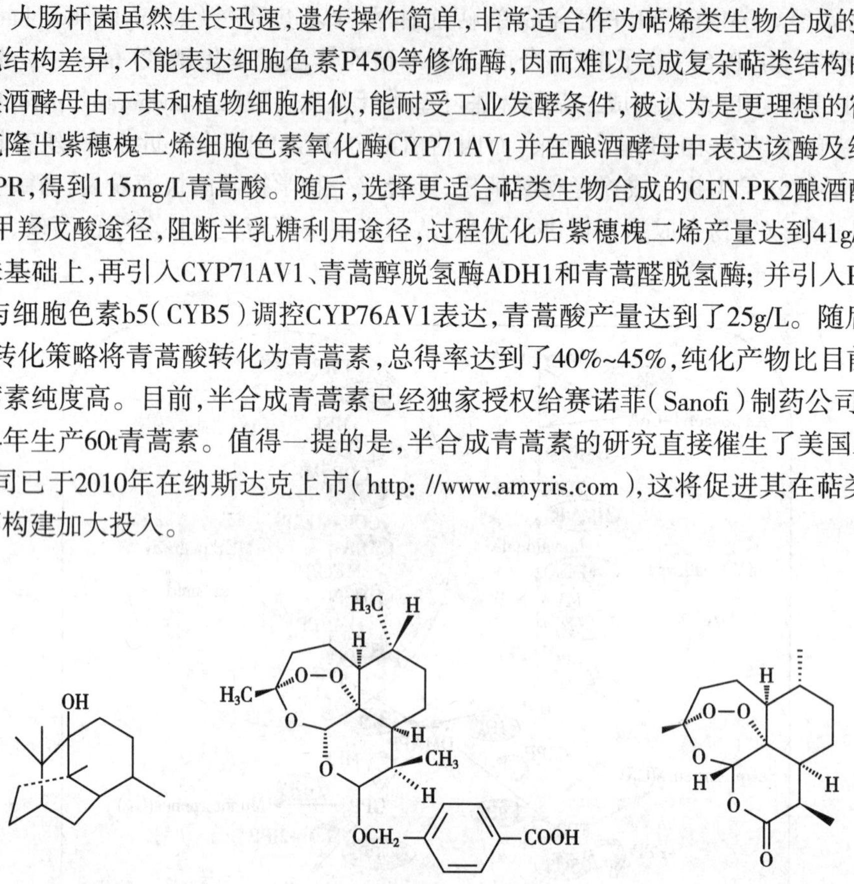

广藿香醇　青蒿酸　青蒿素

图9-2　倍半萜类化合物

（二）二萜

二萜化合物由20个碳原子，即4个异戊二烯单位构成（图9-3），可分为有无环、单环、双环、三环、四环二萜等，它们都是由香叶基香叶基焦磷酸（GGPP）衍生而成，广泛分布于植物界、菌类和海洋生物中，其中植物分泌物均以二萜类物质为主。不少二萜含氧衍生物具有很好的生物活性，是最有希望找到抗癌药物的植物成分之一。许多具有生物活性的物质如紫杉醇、穿心莲内酯（andrographolide）、丹参酮（tanshinones）、银杏内酯（ginkgolide）、雷公藤内酯（triptolide）、冬凌草甲素（oridonin）等，均为二萜化合物。

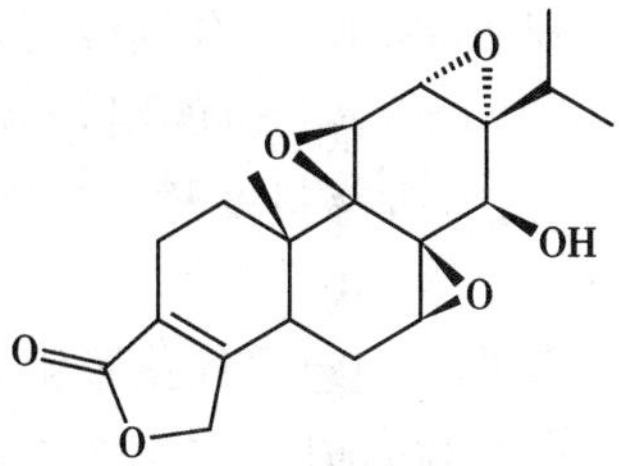

雷公藤甲素 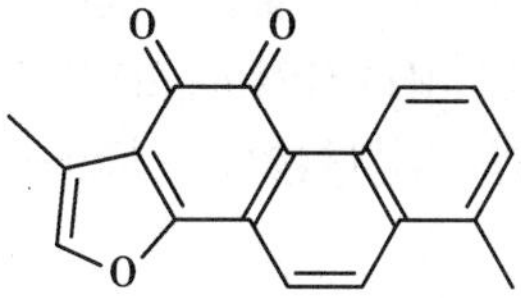　　丹参酮Ⅰ 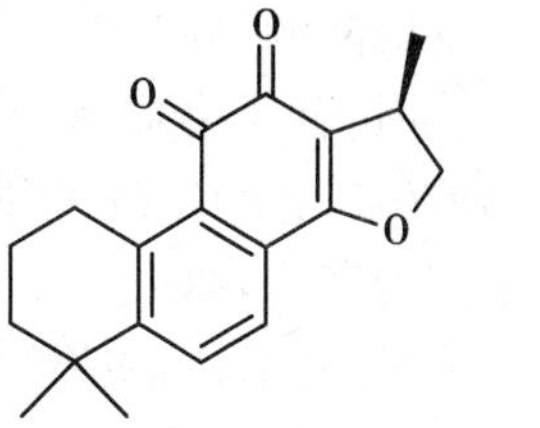　　隐丹参酮

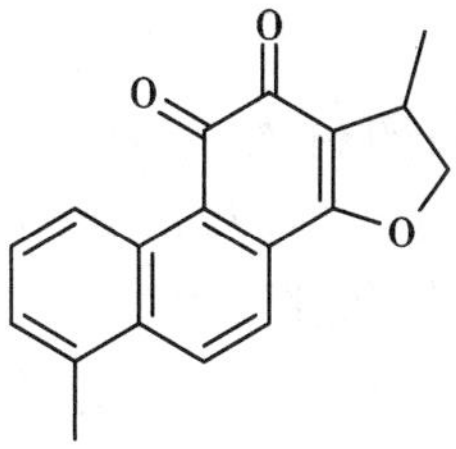

二氢丹参酮Ⅰ 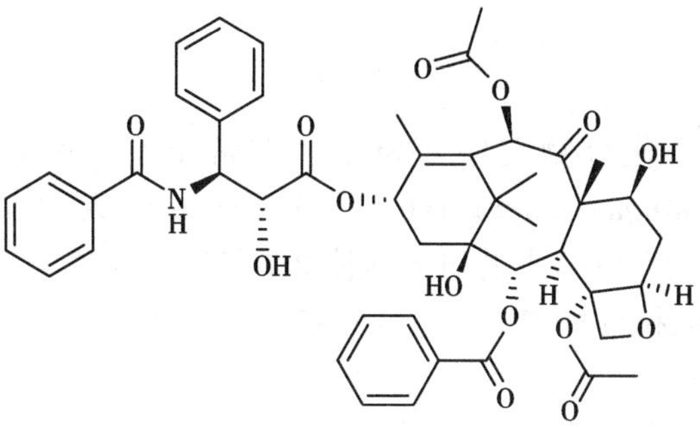　　紫杉醇 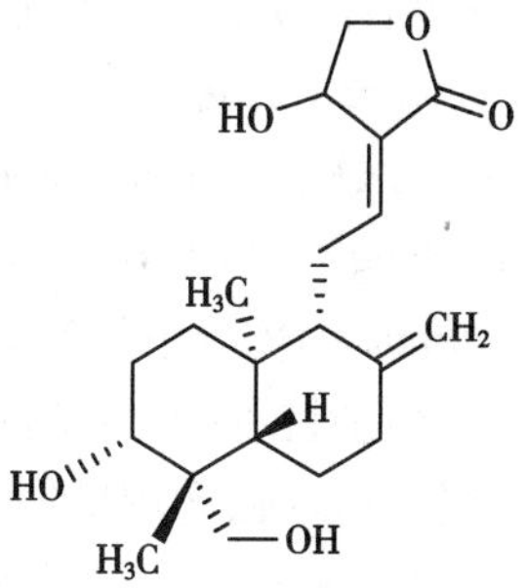　　穿心莲内酯

图9-3 二萜类化合物

其中最知名的是短叶红豆杉树皮的代谢产物，目前疗效较好的抗癌药物紫杉醇。紫杉醇一般从野生或栽培的红豆杉树皮提取，含量约为0.02%干重。这种方法成本高，过程繁琐，且对资源的迫害大。通过生物合成技术可以很好地避免这些问题。在紫杉醇生物合成途径解析的大量前期工作基础上，Croteau等将途径中从FPP到紫杉烯-5α-乙酰氧基-10β-醇（taxadien-5α-acetoxy-10β-ol）的五步反应中的酶编码基因同时导入酿酒酵母，却只获得少量的前两步产物紫杉二烯（taxadiene，0.5mg/g DCW）和5-羟紫杉烯（taxadien-5α-ol，12.5μg/g DCW），分析其原因可能是前体供应不足。因此，为了增加前体供应，Engels等在酿酒酵母中通过高表达GGPP合酶和tHMG1以增加二萜通用前体GGPP供给，最终使紫杉二烯产量达到8.7mg/L。目前最新的进展是Ajikumar等在大肠埃希菌中构建紫杉二烯合成途径，并对其合成途径的两个功能模块进行精确调控，降低了中间产物的毒性，最终获得高产紫杉二烯的大肠埃希菌人工细胞，产量高达1000mg/L。

丹参酮是中药丹参（*Salvia miltiorrhiza*）中的有效成分，具有很好的心脑血管疾病预防和治疗的效果。丹参酮类化合物共同的前体物质是次丹参酮二烯（miltiradiene）。通过设计模块组合方式，系统考虑途径中涉及的前体供给、限速步骤、底物传输和代谢流分配等问题，Zhou等高表达了甲羟戊酸还原酶（tHMG1）和FPP合酶-GGPP合酶融合蛋白，并融合了催化次丹参酮二烯合成的柯巴基焦磷酸合酶（SmCPS）及类贝壳杉烯合酶（SmKSL），获得了次丹参酮二烯（365mg/L）的高产酿酒酵母细胞工厂。2013年，随着丹参酮下游生物合成途径第一步的次丹参酮二烯氧化酶CYP76AH1的鉴定，Guo等将该P450与SmCPR1（丹参的细胞色素P450还原酶Ⅰ）共转化到产次丹参酮二烯的酵母菌株中，构建出能合成铁锈醇的酵母工程菌，经过48小时的摇瓶发酵，铁锈醇产量达到10.5mg/L。另外，Dai等也构建出高产次丹参酮二烯的酿酒细胞工厂，首先将次丹参酮二烯合成基因（SmCPS和SmKSL）整合到酵母基因组上，通过萜类合成途径的功能模块（tHMGR-upc2.1和ERG20-BTS1-SaGGPS）的组合调控，提高前体FPP和GGPP的供应，从而提高次丹参酮二烯的合成，经过分批补料发酵，次丹参酮二烯产量高达488mg/L。

另外，Leonard等结合途径改造和酶定向进化，在大肠埃希菌中构建并优化了银杏内酯类前体左旋海松二烯（levopimaradiene）的合成途径，最终产量达700mg/L。在生物二萜类香料研究中，Schalk等先从南欧丹参植物中克隆到合成香紫苏醇功能基因SsLPS和ScScS，并且在大肠埃希菌中构建生产香紫苏醇产量超过1.5g/L的工程菌，为采用微生物方法生产香料降龙涎香醚提供了新的途径。

（三）三萜

三萜类（triterpenoids）化合物在中药材中也非常丰富（图9-4），如药材人参（*Panax ginseng*）和西洋参（*P. quinquefolium*）中的主要活性成分人参皂苷、柴胡（*Bupleurum chinense* DC.）中的柴胡皂苷、甘草中的甜味剂甘草酸等。而且这类化合物药理作用非常广泛，包括抗肿瘤、抗艾滋病、抗抑郁和抗炎等重要方面，其中人参皂苷几乎可以作用于人体各个生理系统，药用价值极高。

原人参二醇是达玛烷型人参皂苷的苷元，具有抗癌活性。Dai等通过在酵母中引入人参来源的达玛二烯合酶（DDS）基因、原人参二醇合酶（PPDS）基因和拟南芥（*Arabidopsis thaliana*）来源的细胞色素P450还原酶（CPR）基因，在酿酒酵母中成功构建出原人参二醇的生物合成途径，在此基础上，通过提高3-羟基-3-甲基戊二酰辅酶A还原酶（tHMG1）、法呢基焦磷酸合酶、鲨烯合酶和鲨烯环氧酶的活性，将原人参二醇的产量提高了262倍。通过高密度-双相发酵工艺优化，最终将原人参二醇的产量提高至1189mg/L，达玛二烯产量达到1548mg/L。最近，Yan等克隆到来源于人参的UDP-糖基转移酶（UGTPg1），能特异性催化达玛型四环三萜化合物中的C-20位羟基糖基化，可以将原人参二醇转变为人参皂苷compound K（CK）。将UGTPg1基因连同PPD合成途径在酿酒酵母共表达，构建出能够生产1.4mg/L人参皂苷CK的酵母细胞工厂。

齐墩果烷型化合物是一类具有多种药理活性的三萜类化合物。β-香树脂（β-amyrin）是齐墩果烷型药用三萜酸化合物生物合成的共同前体，齐墩果酸是这类化合物的代表性物质，其具有抗病毒、抗炎、抗变态反应、抗氧化应激及促进肝糖原合成和肝细胞再生作用等药理活性。Dai等通过在酿酒酵母中整合了带有强启动子的tHMG1、ERG9（编码鲨烯合酶）、ERG1（编码鲨烯环氧酶）和bAS（编码β-香树脂合酶）等关键基因，获得高产β-香树脂的底盘菌，β-香树脂产量达107mg/L。在此基础上引入齐墩果酸合成模块以及来自拟南芥的细胞色素P450还原酶（CPR）基因，获得生产71mg/L齐墩果酸的酿酒酵母工程菌BY-OA。

最近鉴定的一个来自柴胡的细胞色素P450单加氧酶（CYP716Y1），可催化齐墩果烷和乌索烷型三萜化合物的C-16α羟基化。Moses等将该酶、氧化鲨烯环化酶（可催化C-28位的多步氧化）以及糖基转移酶在酵母中共表达，获得了可生产3-*O*-Glc-echinocystic acid齐墩果烷三萜皂苷的酵母细胞工厂。随着越来越多的皂苷合成相关修饰酶的发现，微生物细胞工厂可以用来合成相关产物甚至组合生物合成非天然皂苷化合物。

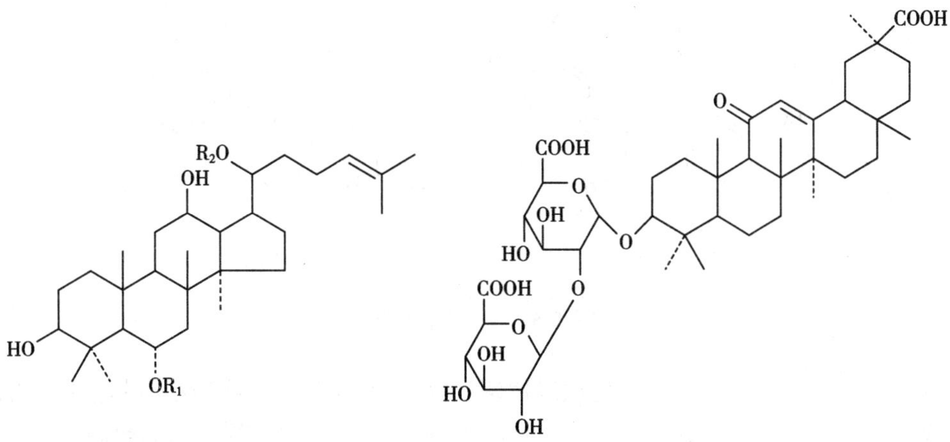

人参皂苷　　甘草酸

图9-4 三萜类化合物

二、黄酮类活性成分

黄酮类（flavonoids）是一类拥有2-苯基色原酮-4-酮（2-苯基-1-苯并吡喃-4-酮）骨架的化合物（图9-5），是黄芩（*Scutellaria baicalensis* Georgi）、红花（*Carthamus tinctorius* L.）和水飞蓟[*Silybum marianum*（L.）Gaertn.]等中药材中的药效成分。按其结构类型可分为黄酮类、黄酮醇类、二氢黄酮类、二氢黄酮醇类、异黄酮类、二氢异黄酮类、查耳酮类、橙酮类和花色素类等。这类化合物的生物合成多数通过莽草酸途径合成的苯丙氨酸和酪氨酸等芳香氨基酸，再经脱氨、羟基化和聚合等一系列反应形成。例如，有心血管保健作用的柚皮素（Naringenin）是合成异黄酮、黄酮和黄酮醇类化合物（如染料木素、山奈酚和槲皮素）的通用前体。通过引入拟南芥来源的对羟基肉桂酸羟化酶（C4H）基因、欧芹来源的辅酶连接酶（4CL）基因、矮牵牛[*Petunia hybrida*（J. D. Hooker）Vilmorin]来源的查耳酮异构酶（CHI）和查耳酮合酶（CHS）基因，Yan等在酵母中构建出柚皮素合成途径，实现了酵母中柚皮素的生产。通过添加底物4-香豆酸，使柚皮素产量能达到28.3mg/L。采用相似策略，其他三种黄酮类化合物（染料木素、山奈酚和槲皮素）也实现了在酵母中的合成。Kim等通过过表达红三叶来源的异黄酮合酶（IFS）基因以及亚洲水稻来源的细胞色素P450还原酶（CPR）基因，在酵母中构建出由柚皮素到染料木黄酮的合成途径。其构建的酵母工程菌可生产20mg/L的染料木黄酮。Trantas等在酵母中引入黄酮醇类化合物（山柰酚和槲皮素）合成所需的8个植物来源的基因，实现了酵母中山奈酚和槲皮素的生产。通过添加0.5mmol/L的柚皮素，使山柰酚和槲皮素的产量分别为4.6mg/L和0.38mg/L。为避免在发酵体系中使用昂贵的底物，Santos等在酪氨酸高产大肠杆菌中构建了柚皮素生物合成途径，随后增加另一前体丙二单酰-CoA供应，以及平衡相关代谢，实现了柚皮素以葡萄糖的从头合成，产量达29mg/L。

三、生物碱类活性成分

生物碱（alkaloids）是一类含氮的低分子质量碱性有机化合物（图9-6），其大部分从氨基酸合成而来且有复杂的环状结构。大约20%植物合成生物碱用于抵御外界草食动物和病原体的侵害。生物碱具有显著生物活性，大约12 000种生物碱类被用作药品、兴奋剂和杀虫

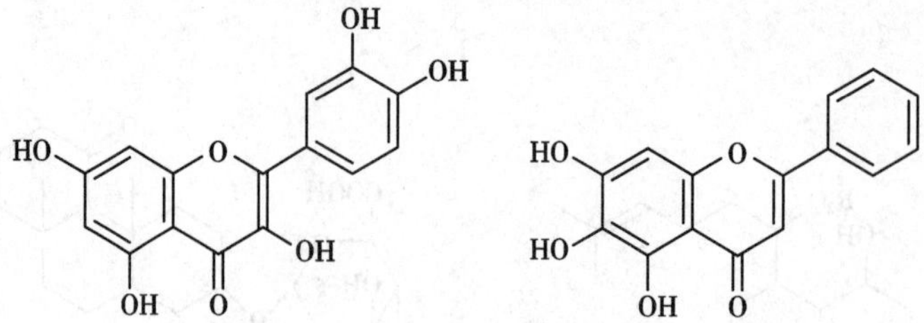

槲皮素　　黄芩素

图9-5 黄酮类化合物

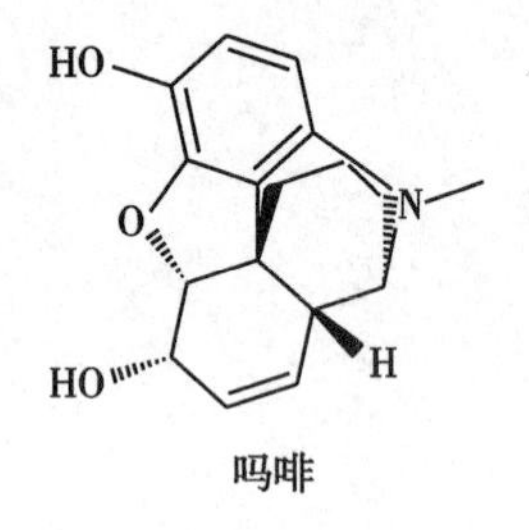

图9-6 生物碱类化合物

剂。和其他次级代谢产物不同,大多数生物碱都有其独特的生物合成途径。常见的生物碱种类有单萜吲哚类、苄基异喹啉类、莨菪烷类、嘌呤类和吡咯烷类等。由于生物碱类生物合成途径极其复杂,且大多数生物合成途径未得到解析,异源生物合成目标生物碱类的报道较少,目前主要集中在苄基异喹啉类生物碱的异源微生物合成。Hawkins等首先在酿酒酵母中构建了多步催化途径,实现了以(*R*, *S*)-norlaudanosoline合成一系列苄基异喹啉类生物碱或其中间体,如(*R*,*S*)-reticuline、(*S*)-scoulerine、(*S*)-tetrahydrocolumbamine、(*S*)-canadine。随后,Fossati等在酿酒酵母中构建了多至10个基因的代谢途径,实现了以(*R*, *S*)-norlaudanosoline为底物合成抗肿瘤药物血根碱(sanguinarine)及其前体二氢血根碱(dihydrosanguinarine),该研究实现了在酿酒酵母中构建了最长的生物碱类异源生物合成途径,并且均是复杂的后修饰过程,为微生物合成复杂中药活性分子提供了很好的参考。遗憾的是,由于酿酒酵母中苄基异喹啉类生物碱前体酪氨酸生物合成途径效率不够高,难以实现生物碱类的从头生物合成。而大肠杆菌的酪氨酸生物合成效率较高,代谢工程改造的大肠杆菌酪氨酸产量能达到14g/L。在大肠杆菌酪氨酸高产菌株中,构建了(*S*)-reticuline生物合成途径,优化培养条件后,(*S*)-reticuline产量达到46mg/L,实现了生物碱类中间体的从头合成。对于涉及复杂后修饰生物碱类的异源合成,大肠杆菌并不是理想宿主,因为其难以表达诸如细胞色素P450等修饰酶。如果将来能实现酿酒酵母的酪氨酸高效生物合成,将有利于经济合成功能生物碱类化合物。

四、酚酸类活性成分

酚酸(phenolic acids)是一类存在于许多中药原植物中的含有苯环的有机酸(图9-7),包括抗病毒和凝血作用显著的咖啡酸(caffeic acid)和心脑血管作用的酚性芳香酸类化合物丹参素等有效成分。其在生物体内的合成与黄酮类共用苯丙氨酸和酪氨酸等芳香氨基酸。Lin等利用直接催化对羟基肉桂酸到咖啡酸的4-羟苯乙酸3-羟化酶基因在大肠杆菌中构建的微生物细胞工厂能将酪氨基酸转化为咖啡酸,产量达50.2mg/L。丹酚酸是来源于丹参多酚酸类物质,具有超强抗氧化作用。天津大学学者在大肠杆菌中表达*D*-乳酸脱氢酶和4-羟苯乙酸-3-羟化酶,强化上游途径后加强前体酪氨酸的合成,使丹酚酸A产量达到了7.1g/L,得率高达0.47mol/mol葡萄糖。

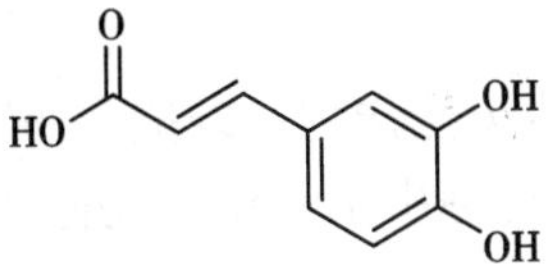

咖啡酸 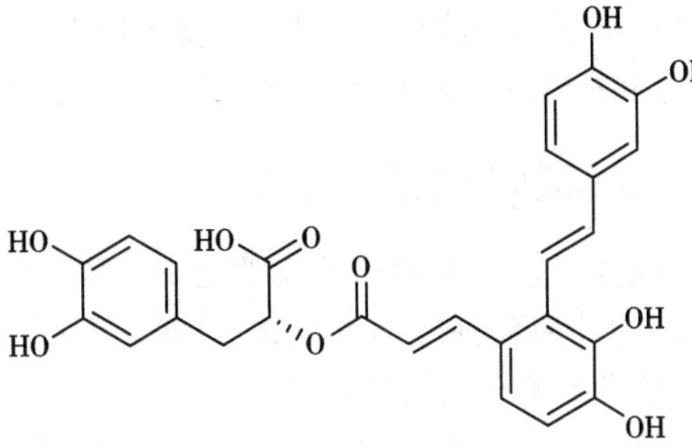　　丹酚酸A

图9-7　酚酸类化合物

第三节　中药合成生物学研究的关键环节分析

基因元件的克隆、底盘细胞的选择与改造、代谢途径的优化、合成工艺系统选择等技术即是中药合成生物学研究的关键环节，同时也是合成生物学核心策略和技术，下面分别予以介绍。

一、基因元件的克隆

基因元件指具有特定功能的氨基酸或核苷酸序列，包括基础生物元件和核心生物元件。基础生物元件是遗传系统中最简单、最基本的生物积块（BioBrick），主要包括启动子、终止子、转座子、转录调控蛋白因子、核糖体结合位点（RBS）、质粒骨架等，可以在重建或制造生物反应系统或代谢途径的设计中与核心生物元件进一步组合成具有特定生物学功能的生物学装置。核心生物原件指编码特定酶或蛋白的功能序列，往往是构成基因回路或代谢途径的功能基因。如在青蒿素前体合成路径中的紫穗槐-4，11-二烯合酶（ADS）基因，丹参酮异源合成路径中的二萜合酶基因SmCPS和SmKSL。这些元件共同构成合成生物学的元件库。

基础生物元件可以从自然界通过DNA克隆或者直接化学合成获得，也可以基于对天然元件的修饰、重组和改造从而得到突变人工元件。启动子是基因起始转录的地方，启动子的强度和类型可以控制基因的表达时间、空间和表达量。对启动子进行工程化改造可以构建一系列不同用途的人工启动子，实现对基因表达的精细调控。如通过改造毕赤酵母的诱导型启动子*AOX I* 的转录因子结合位点从而得到*AOX I* 突变启动子，提高了异源蛋白的产量和质量。人工终止子元件同样具有序列多样性，终止强度也不同。另外，RBS是翻译的起始位点，使用不同序列的核糖体结合位点，能够在翻译层次对基因进行调控。目前已经收集和整理的基因元件中，基础生物原件仍局限于一些模式生物来源的典型元件如大肠杆菌来源的启动子、*RBS*序列、报告基因等。

与中药合成生物学相关的核心生物原件的克隆处于起步阶段，紫杉醇、青蒿素、丹参酮、人参皂苷等药用植物活性成分的生化代谢路径中的功能基因已获解析，萜类、黄酮类、生物碱类家族异源合成路径的重建陆续展开。中药基因组学及其相关研究的开展为中药活性成分异源合成提供了大量的候选元件和模块，如通过对药用模式物种赤芝（*Ganoderma lucidum*)进行全基因组测序和组装,发现了所有参与灵芝酸骨架合成的基因。但这些元件的筛选、鉴定和标准化依然是中药合成生物学发展的前提。

二、底盘细胞的选择与改造

异源合成是指在非来源物种或细胞中合成基因、蛋白或天然产物。以抗疟药物青蒿素为例,其来源物种为菊科植物黄花蒿,目前人们可以在大肠杆菌中工业化合成青蒿素,大肠杆菌即为青蒿素异源合成的底盘细胞。

几种常见的模式微生物,如大肠杆菌、酿酒酵母、枯草芽孢杆菌等已经被证明是非常有潜力的异源合成底盘细胞。它们均具备营养要求简单、生长速度快、遗传背景清楚、操作简便可靠、易进行大规模培养、工业规模生产有成熟模式可供参考等特征。因此,通过异源合成获得药用植物天然产物,无论在产量提高和质量控制上,均具有显而易见的优势。

1. 大肠埃希菌(*E.coli*) 因其良好的可操作性,大肠埃希菌是目前最为广泛使用的天然产物异源合成宿主,几乎各大类天然产物都有大肠埃希菌异源合成的成功报道。事实上,大肠埃希菌自身所能提供的内源性前体数量较少,要利用其作为底盘细胞合成复杂天然产物,需重建某些代谢途径。

与真核宿主相比,大肠埃希菌缺乏转录后修饰以及内质网及辅助的P450还原酶,使其难以功能性表达植物来源的一些蛋白(如细胞色素P450酶),而且大肠埃希菌对密码子使用的偏好性与真核生物有很大不同。

2. 酵母(*Saccharomyces*) 酵母属于低等的单细胞真核生物,除上文所述优点外,同时具有真核生物所具有的蛋白质加工、翻译后修饰等功能,更适合用于植物细胞色素P450蛋白的功能性表达。毕赤酵母(*Pichia pastoris*)也是异源合成的常用宿主之一。

最近,瑞士*Evolva*生物技术公司报道了一项新策略:将黄酮类合成路径的途径酶基因分别克隆进酵母基因表达盒,再把这些表达盒随机整合到酵母人工染色体上,这些新组合染色体的重组克隆可以创造不同的类黄酮合成路径,饲喂不同的前体可以产生不同的黄酮类化合物。

3. 枯草芽孢杆菌(*Bacillus subtilis*) 作为天然产物异源合成的底盘细胞,枯草杆菌有三大优势:一是其拥有合成某些类别天然产物关键前体的代谢网络,大大减少了重构合成路径的工作量;二是其革兰氏阳性菌细胞壁的特点能将外源天然产物分子分泌到胞外,从而有利于产物的回收;另外,枯草杆菌无密码子偏好性,能更好地表达来自于真核生物的基因。目前已发现枯草杆菌能产多种天然产物,包括非核糖体多肽类、聚酮类和萜类等化合物。

然而,作为异源宿主的枯草杆菌缺乏稳定的质粒载体,只能将天然产物合成相关基因直接整合到染色体上,但由此而得到的基因拷贝数较少,从而影响产物合成水平。此外,枯草杆菌具有显著的蛋白酶背景,可能会造成天然产物合成酶的过快降解。

4. 蓝藻(*Cyanobacteria*) 作为最古老的原核生物,蓝藻可以进行光合作用,从而可以在最低限度的营养物质上生长,其适应能力强,可忍受高温、冰冻、缺氧、干涸及高盐度、强辐射等极端环境条件。使用蓝藻作为生物底盘,除生长温度、底物(兼养,固氮)、盐浓度等因素,还要考虑其基因组的特异性及基因工程操作时可利用的工具。蓝藻基因组特异性包括:含有多拷贝的染色体(例如集胞藻PCC6803拥有12个染色体拷贝),在基因敲除时需要进行几轮的去除;胞内存在类囊体膜结构,含有高达60%的天然色素——藻胆蛋白,蓝藻胞外有厚度不等的黏质鞘，因此在提取DNA、RNA和蛋白质时需要采用特殊方法；存在明显的昼夜节律，可以将依赖时间的行为引入合成生物学研究。

大肠杆菌中的生物元件可以应用于蓝藻，但是这些元件在蓝藻中展示的特征与大肠杆菌中的表现不同，表明生物底盘对于展示元件具体特征的重要性。到目前为止，蓝藻可用的标准化生物元件不多，且大部分都是内源性的，因此仍需开展蓝藻元件特性研究以及开发新生物元件。

5. 链霉菌（*Streptomyces*）　链霉菌属是发育最高等的放线菌，能产生抗细菌、抗真菌类抗生素以及范围广泛的生物活性物质，如免疫抑制剂、抗癌剂等，具有这些类别天然产物的前体代谢途径，是天然产物异源合成的理想宿主之一。天蓝色链霉菌（*S.coelicolor*）和除虫链霉菌（*S. avermitilis*）等已完成全基因组测序并建立起了标准的遗传操作规程，为天然产物的异源合成提供了便利。

生长慢、生活史复杂、遗传操作相对困难是其作为异源宿主的局限性，但委内瑞拉链霉菌（*S.venezuelae*）具有生长快、遗传操作相对容易的特性，已用于黄酮类化合物的异源合成。只是目前基于委内瑞拉链霉菌的异源合成表达系统还没有完全优化，相对于大肠杆菌和酿酒酵母，其产量还相对较低。

6. 其他异源宿主　除了微生物底盘细胞合成系统，植物细胞如亚麻荠（*Camilina suneson*）也已经被开发用于药用活性成分的异源合成。亚麻荠是一种古老的油籽作物，具有良好的农艺性状：生长期短，只有85~100天；有冬、春变种，可以和其他农作物轮作；水肥要求低；有抗病虫特性。除此之外，亚麻荠在遗传上类似于模式植物拟南芥，基因组和转录组数据丰富，而且可以用简便的浸花法进行农杆菌侵染转化。因此，亚麻荠是理想的代谢工程平台，现在已成功利用其作为异源寄主在种子中合成出单萜、倍半萜、生物碱等药用活性成分。在重构合成路径过程中，将编码红色荧光蛋白的*DsRed*基因同时构建在载体中并导入，即可直接通过荧光检测出转基因种子。

目前用于天然产物异源合成的宿主主要是各种细菌及真菌类微生物，尽管使用密码子优化合成基因和各种各样的蛋白质工程方法可以部分促进异源生物合成路径的功能性，但在微生物宿主中功能性表达药用植物基因仍然是一个充满挑战性的任务，如植物基因表达优化，蛋白质的翻译后修饰，亚细胞器定位等问题依然存在。而且微生物的生长均需要发酵设备、能量和营养物质供应等来维系。为满足中药活性成分的未来需求，更适合的异源合成植物细胞平台正在建立。确切地说，植物的直接代谢工程可以为植物来源的天然产物提供有效的异源表达。而且，一旦获得稳定的纯合系，就可以利用种子一代代进行繁殖，大大降低了合成成本。当然，与微生物作为异源寄主相比，植物细胞需要的繁殖时间较长，有效成分的检测需等作物完全成熟收获种子后方能进行，同时也存在代谢路径基因的细胞内定位问题。

7. 底盘细胞的设计与构建　由于生物元件来源的多样性和底盘细胞自身次生代谢的局限性，通常需要对代谢网络进行重构或改造，从而实现外源基因在异源底盘中合成特定天然活性物质的目的。重构和改造既包括对现有的天然存在的生物系统进行重新设计提高代谢效率；也包括构建新的基因元件和系统，创造自然界中尚不存在的合成代谢网络或人工生物体系。

目前，大片段DNA合成技术已取得突破性进展，可以实现在寄主细胞中进行特定代谢路径的人工设计与重建。与其同时发展的还有宿主基因组缩减(genome-reduced)技术,即对模式微生物和有工业应用价值的微生物进行基因组改造,敲除冗余序列,为复杂次生代谢物的异源合成提供更为高效和简便的底盘细胞。日本学者将放线菌基因组(8~10M)两端的非必需基因簇(1~2M)删除后得到的基因组缩减宿主代谢效率高、生长速度快且菌株更加稳定。

三、代谢途径构建策略

在不同的底盘细胞中构建药用活性成分代谢途径目前主要通过两种方式:一是在代谢途径深刻解析的基础上,对药用活性成分固有代谢途径进行转移、重构与工程化,这是中药合成生物学研究中主要的构建方式。这种方式所使用的基因元件为可拆卸的通用型元件,因此,既可以方便地进行优化,也能便捷地将其用于其他代谢途径的构建,将众多复杂的生物合成途径演变成可随时拆卸的工程化生物系统。第二种构建策略是全新药用活性成分合成途径的设计、筛选、组装与程序化,这种构建策略是根据药用活性成分的化学结构而设计的一条合成路线。根据这条合成路线从基因数据库中筛选出能参与设计好的合成路线的酶基因,并将这些酶基因导入底盘细胞中,在底盘细胞中组装成一条新的药用活性成分的生物合成路线。

不管哪种构建方式都需要将不同的基因元件(甚至是完全不同源的序列)按照目的产物的生物合成路径有序地组装(assemble)起来,实现预期的生物功能。代谢途径的构建,是中药合成生物学的关键环节。在这一环节,一方面要发挥主观能动性,能够像拼接电路一样随意拼接没有生物亲缘关系的基因元件;另一方面要实现可重复性,统一的规范可以令所有的基因元件在不同情况下都可以使用。合成生物学工作者们不断更新策略,以期同时最大化满足这两方面的要求。

1. 传统方法 传统组装方法是依托载体质粒上的多克隆位点(MCS)(图9-8)实现单个基因原件的插入,利用两者相同的黏性末端连接成环得到新质粒。该法适用于转移单个或少数基因调控元件或基因。当待转移的基因元件数目很大时,尤其是要组装一套完整的代谢途径时,限制性内切酶的选择就变的困难起来。

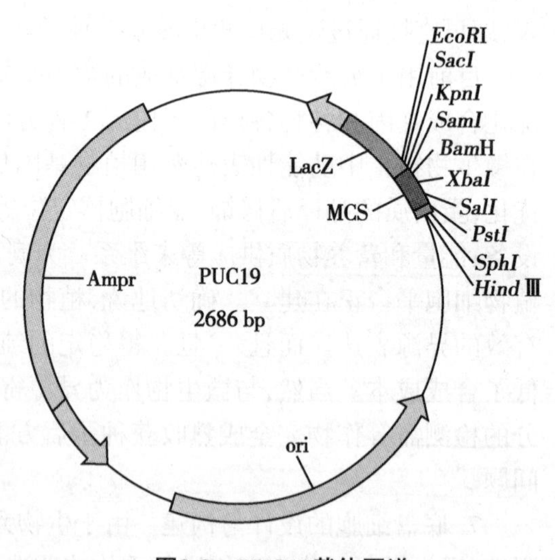

图9-8 PUC19载体图谱

SOE(gene of splicing by overlap extension)是以传统方法为基础的优化版方法。利用同源序列,使用OE-PCR(图9-9)将待转移的两个或多个基因片段连接起来,之后再用传统方法与载体相连。OE-PCR进行两轮PCR扩增,采用具有互补末端的引物(引物b, c),在第一轮扩增中使PCR产物产生重叠区,从而在随后的第二轮扩增反应中通过重叠区的互补结合,将不同来源的扩增片段拼接起来得到嵌合体AD。SOE的优势在于用同源序列互补配对来代替限制性内切酶的作用,不仅能用于基因的组装,也具有组装整个质粒的能力;缺点是不够灵活,每

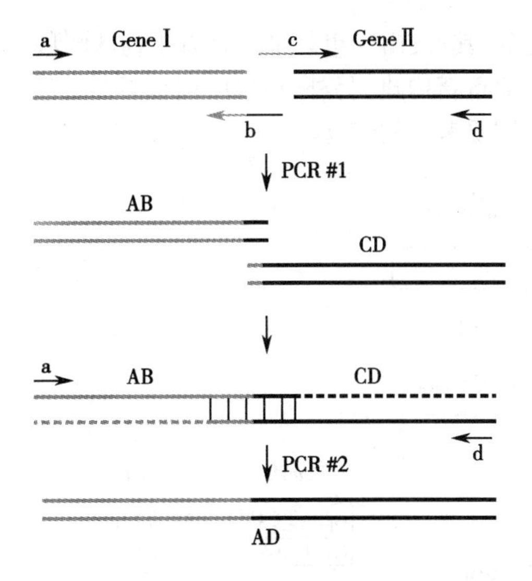

图9-9 Overlap Extension PCR原理

进行一次组装，都需要重新设计元件的引物。因此，该方法适用于在一段已经构建完整的代谢途径中临时加上一小段基因调控元件的微调过程。

CPEC（circular polymerase extension cloning）原理与OE-PCR类似（图9-10），但这种方法不需要扩增引物，而是通过无引物PCR直接将末端重叠的多个片段连接进入线性化质粒并成环，在体内实现克隆扩增。这种方法依赖于片段与载体之间的同源序列，一般为20~25bp。CPEC完全是温度控制，升温，dsDNA就会变成ssDNA，载体和基因元件借助同源序列可以互补结合，剩下的没有结合的ssDNA部分由Phusion聚合酶修复即可。该法简便高效，既可用于单片段的克隆，也可用于多片段与载体的组装。

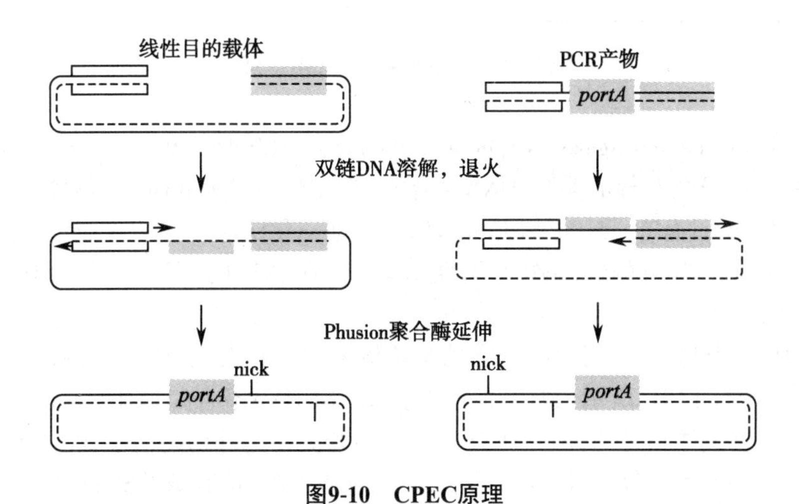

图9-10 CPEC原理

2. BioBrick Assembly BioBrick顾名思义生物砖，在各个独立元件的序列两端加入标准的侧翼序列，可以利用统一的标准化酶切连接法将各基因元件有序的组装起来。侧翼序列是*BamH Ⅰ* 和*Bgl Ⅱ* 两种限制性内切酶，两者为同尾酶，见图9-11，这是该方法的特殊要求，也是后续拼接能够获得成功的必要条件。利用两种酶识别/切割位点的特点，将酶切产物通过一个6bp的"疤痕"序列连接在一起，其本质是质粒与同尾酶的结合位点。疤痕序列不能再被*BamH Ⅰ* 或*Bgl Ⅱ* 所识别，新连接的序列为："基因元件A+6bp疤痕+基因元件B+6bp疤痕"。如果有很多个基因元件，只需要一直重复这样的过程就可以了。

相对于传统组装方法，BioBrick Assembly大大减少了所使用的限制酶种类，几乎所有的基因元件都可以"BioBrick化"；相对于SLIC等先进策略，该方法使基因元件结构统一化，组装过程流程化，反应体系标准化，可以快速实现重复利用。而且，BioBrick的维护以及更新工作有固定的机构维持，对于各元件的组装顺序也有专门的算法来解决。

BioBrick Assembly最大的缺点在于不够灵活，因为元件之间疤痕的存在，它们的连接构成刚性结构，不能随意改变各个基因元件之间的顺序；其次，由于组装是在已有生物砖的基础上进行，如果需要的合成路径模块不在库里，则只能重新构建；另外，疤痕序列会不会对基因表达调控产生影响进而影响基因的生物功能也是需要考虑的问题。

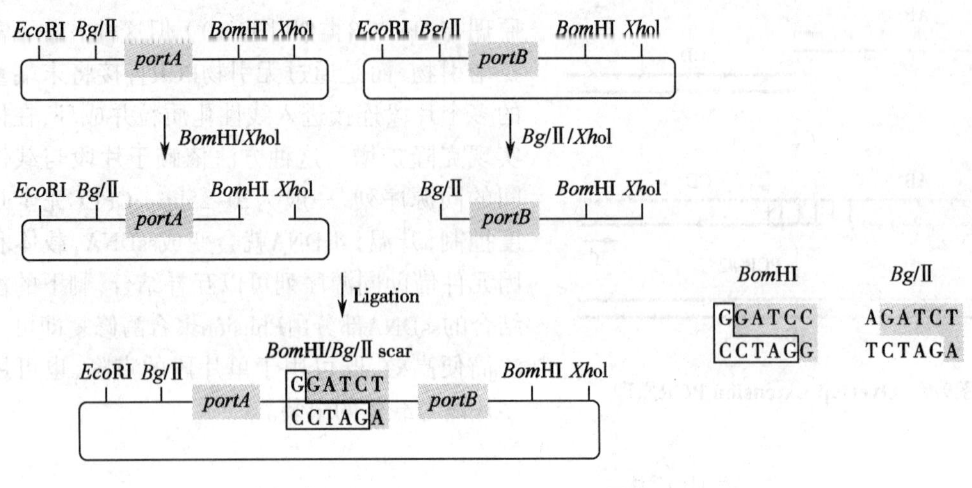

图9-11 BioBrick Assembly原理

3. SLIC（sequence and ligase independent cloning） SLIC是一种既不需要连接酶也无序列依赖性的组装方法，其核心是T4 DNA聚合酶（T4 DNA polymarase）。当体系内没有dNTP时，T4 DNA聚合酶具有3′→5′端外切酶活性，专一地消化DNA 3′链末端，使得原来的dsDNA变成ssDNA，暴露出自由的5′端作为黏性末端；存在dNTP的情况下，恢复DNA聚合酶的5′→3′ DNA合成活性。

待转移基因元件PCR使用的引物末端与载体末端存在大约25bp的同源序列，为用于组装的识别标签（图9-12）。所示，载体和元件分别被T4 DNA聚合酶消化；当暴露出大约25bp的5′末端后，混合载体和元件，加入dCTP作为转换开关终止外切酶活性，经退火两者结合在一起；此时聚合酶活性恢复，但因底物限制，合成过程受阻，被暴露的5′ DNA末端依旧存在，可供载体和元件进行连接。

SLIC法可进行多片段的平行组装，是构建生物途径的一个得力技术。其优点是脱离了序列和连接酶的限制，不需要考虑载体，也没有引入多余序列（如疤痕）。但由于使用的是T4 DNA聚合酶的外切酶活性，如果序列较短会被剪切成碎片，因此该法不适用于长度较短的待转移基因元件序列。

4. Gibson Assembly（体外同源重组拼接法） Gibson Assembly利用5′核酸外切酶、聚合酶以及连接酶的协调作用在体外将多个带有重叠序列的DNA片段组装起来。具体原理见图9-13：具有20~80bp末端重叠序列的两个或多个双链DNA片段经核酸外切酶酶切后，在两DNA片段之间暴露出互补的黏性末端，可以通过退火互补，然后在DNA聚合酶和DNA连接酶的作用下将缺口补齐，实现片段间的连接而获得目的产物。

Gibson Assembly在其发展过程中经历了变温拼接法到等温一步拼接法的进化过程。和SLIC一样，该方法也摆脱了序列限制，不引入任何疤痕，而且支持多个元件一步连接转化。同样，其对于长度较短的元件有潜在威胁，可能彻底降解掉短元件。

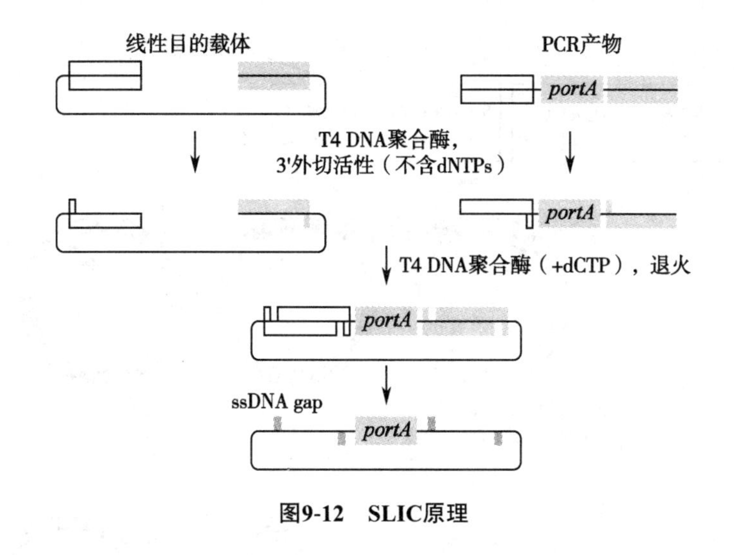

图9-12　SLIC原理

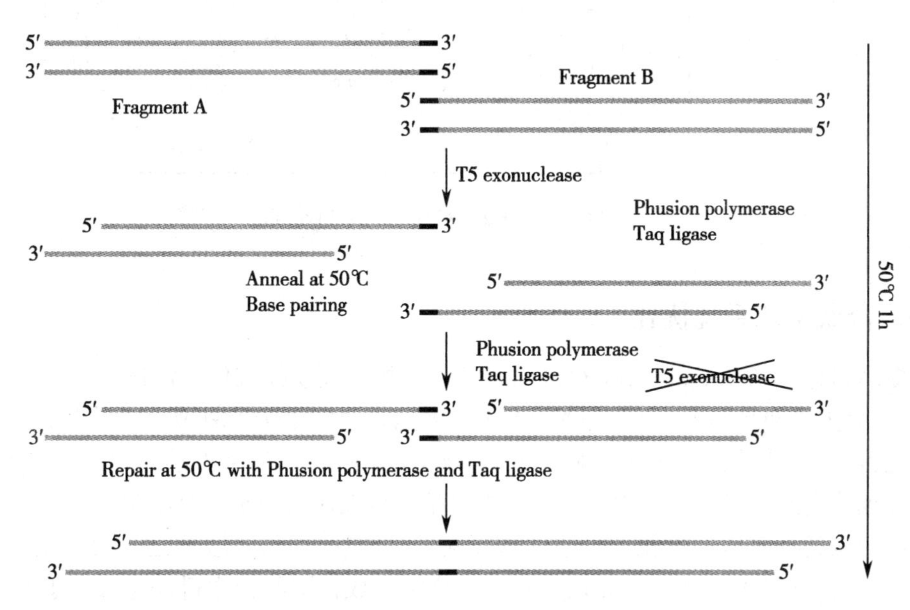

图9-13　Gibson Assembly原理

注：图中"╳"表示T5外切酶逐渐失活

5. Golden Gate Assembly　Golden Gate Assembly基于特殊的Ⅱ型限制性内切酶（ⅡS型酶，如*Bsa* Ⅰ）的作用，能够在其DNA识别处的相邻位置进行剪切，即切割位点和识别位点是分开的（图9-14）。如果人为设计识别位点不同的相邻序列，就可利用同种限制酶产生不同的黏性末端从而一次组装多个片段，克服传统多片段组装时限制酶种类的限制，而且可进行无缝连接。同时，该法还可用于重复序列的组装，如基因组编辑工具TALE核酸酶（transcription activator-like effector nucleases，TALENs），该蛋白的DNA结合结构域是由序列差异很小的多个模块组成，当进行人工设计组装时，Golden Gate克隆正好满足此要求。虽然该方法也依赖于黏性末端，但由于可产生更长的重叠区，也可用于多基因环路的构建。

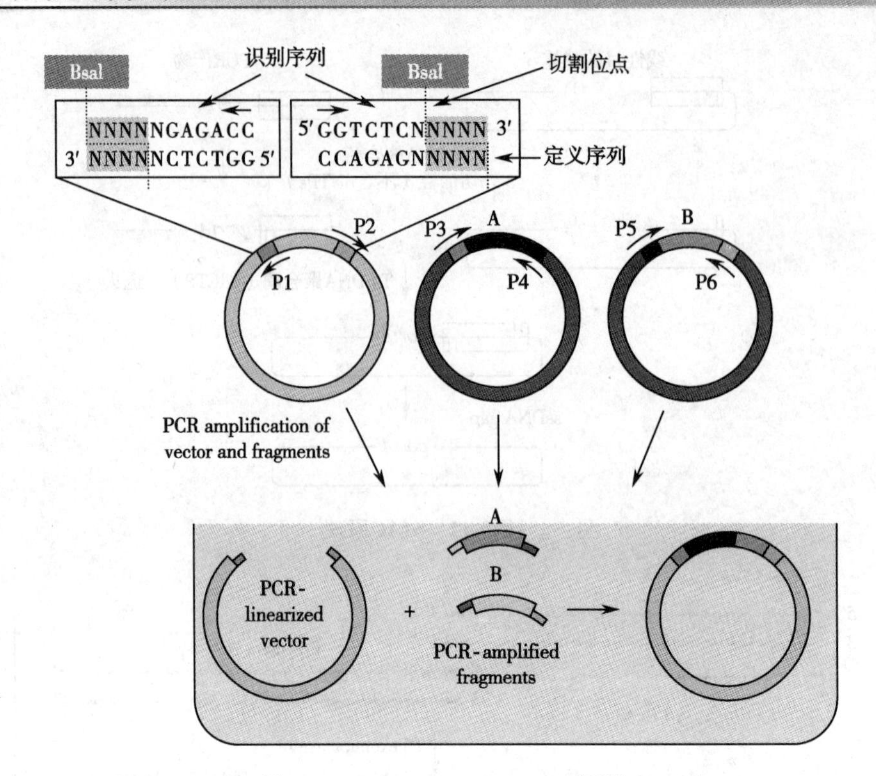

图9-14 Golden Gate Assembly原理

四、合成工艺系统优化

为提高目标产物产量，通常需对目标产物的生物合成途径或代谢流进行合成工艺系统优化，可以分为局部水平优化，合成路径水平优化，基因组和群体水平优化三个层次。

首先，目标产物的合成效率依赖于多个层次的多个因素，从基因水平到蛋白质水平，从合成路径到代谢流。局部水平优化通常是指对整个合成体系中某一个限制性因素的调节优化。对编码限速酶基因的优化可以通过增加基因拷贝数、启动子修饰、密码子优化、基因替换、调节转录活性等方法进行。如在黄酮类化合物合成代谢路径中过表达来自于发光杆菌的乙酰CoA羧化酶（ACC），从而增加细胞内丙二酰CoA含量，可使宿主大肠杆菌中乔松素和柚皮素的产量分别从0.75mg/L和0.45mg/L达到429mg/L和119mg/L。通过蛋白融合，构建人工蛋白支架，酶的细胞器定位等可以优化蛋白作用距离从而提高目标产物合成效率。在酵母寄主中融合4-香豆酰-CoA连接酶和芪合酶可使白藜芦醇产量提高15倍。对于多个酶催化的顺序反应，则可以通过构建DNA/质粒支架、RNA支架或蛋白支架的方式组装异源蛋白，通过改善酶浓度或利用环境优势提高异源代谢效率。

其次，生物体内的代谢是互相联系、错综复杂又协调统一的网状结构，生化合成过程往往带有分支。通常，我们将目的代谢产物称为主产物，而将其分支合成代谢路径的产物称为副产物，合成副产物的路径称为竞争代谢路径。在一定转化率下，主副产物之和是一个常数，副产物的减少必然带来主产物的增加。合成路径水平优化即通过优化或平衡多基因控制的代谢途径促进主产物合成，抑制副产物竞争。从代谢工程角度，生物合成前体的利用是决定次级代谢产物生产率的一个关键因素。提高前体供应可以直接增加进入药用活性成分生物合成途径所需底物的绝对总量，或者通过优化或平衡多基因控制的代谢途径增加前体的相对供应量。由多种含碳底物如脂肪酸、单糖或蛋白质等分解代谢而产生的前体都是由初级新陈代谢所提供，一些关键的酶可以通过主要碳代谢的代谢网络调节碳通量，对这些关键酶进行鉴定和遗传操作，可以增加特定前体的利用率。在前体物过于昂贵或无法获得的情况下，则需要开辟不需添加前体的新路径绕过原植物的合成路径。如在异源合成类黄酮时，按其自然次生代谢路径均需添加昂贵的苯丙氨酸或苯丙氨酸前体，新开发的大肠杆菌寄主系统则回避了这个问题，利用3-脱氧-D-阿拉伯庚酮糖酸-7-磷酸合成酶（DAHPS），分支酸变位酶（CM）和预苯酸脱水酶（PDT）以葡萄糖为前体添加物，将其转变为苯丙氨酸，大大降低了成本。降低竞争代谢途径是提高目的产物产量的另一个有效策略。将那些竞争代谢途径中的基因作为靶基因，利用基因敲除、反义RNA或RNA干涉等技术方法敲除靶基因或降低靶基因的表达水平，切断支路代谢途径或降低支路产物的产生，从而改变代谢通路，使代谢流向目的产物积累方向进行。上文中提到的增加黄酮类化合物产量的另一个策略即抑制其竞争代谢路径，通过抑制FabB和FabF基因表达最小化丙二酰CoA流向脂肪酸的合成路径，从而最大化进入黄酮类化合物合成路径，乔松素和柚皮素的产量可以提高到710mg/L和186mg/L。

一些复杂中药化合物如紫杉醇需要经过多个生化步骤合成获得，对异源细胞来说，繁重的酶和产物代谢负担是一个巨大的挑战。可以通过基因组或群体水平平衡和调控整个代谢系统增加目标产物合成。在番茄红素的异源生物合成中，加利福尼亚大学学者引入基于启动子的人工调节子glnAp2控制两个限速酶IDI（IPP异构酶）和PPS（磷酸盐合成酶）的表达，缓解系统代谢失衡和生长迟滞的同时大大提高了番茄红素产量。随着全基因组数据集和大代谢模型不断扩大的可用性，系统优化的重点已经从单基因操作转移到全基因组的改变，通过对细胞全局转录机制的调控改造，不但能增加细胞对产物耐受性（中药药用活性成分大多对细胞有一定毒性），还有利于整个细胞网络的协调，增加目标产物的合成。如利用全基因组转录相应阵列技术在宿主大肠杆菌中筛选到法呢烯焦磷酸（FPP）诱导型启动子，降低FPP毒性的同时实现了FPP前体供应和生物合成的平衡，显著提高了紫穗槐二烯的产量。

另外，由于次级代谢物的产生过程受许多理化因素的影响，包括养分供应、氧气浓度、温度和pH的影响，因此在工业发酵中可以通过控制和优化这些因素，达到提高代谢产物产量的目的。合成工艺的系统优化还可以利用生物信息学进行代谢流控制分析，从而提高底盘细胞次生代谢合成工艺。

第四节 合成生物学在中药资源可持续利用中的应用

资源的可持续利用（sustainable use of natural resources）指的是充分、合理、节约、高效利用现有资源，不断开发新的替代资源，以保证人类对资源的永续利用，满足当代与后代发展的需要，是人类开发利用资源的一种新型价值观念。中药资源作为一种重要的生物资源，不仅是人们防治疾病的重要物质基础，也是我国生态环境的重要组成部分。优质、丰富的中药资源是中医药研究、中药材生产和中成药生产的前提和保障，也是中医药事业发展的物质基础。近年来，科研人员围绕如何保护我国野生中药资源，开展中药资源的可持续利用开展了一系列的研究工作。

一、中药资源可持续利用研究方法

中药产业的快速发展导致我国中药资源的需求量、蕴藏量及主要分布等发生了重大的变化，对药材资源的过度开发及利用导致生态环境恶化、野生资源枯竭、药用珍稀濒危物种数急剧增加，药材质量难以达标等多种严重问题。科学工作者们利用多种方法，开展了一系列的工作，为中药资源可持续利用提供了理论基础。

1. 中药资源的调查研究　我国现有商品药材1000余种，仅占全部中药资源的10%。为了深入了解中药资源的现状，以开展全国第四次中药资源调查为契机，各地陆续开展了中药资源普查试点工作。加强中药资源监测和信息网络建设，促进中药资源监测和信息网络建设，全面掌握我国中药材资源基本状况，不仅有利于中药资源的适时、适度、合理保护与开发，促进中药资源可持续发展，也为中药材资源的科学管理提供依据，对中药资源的保护、研究、开发和合理利用等的重大战略决策的制定提供依据。

2. 中药资源品质的影响因素研究　中药的品种、品质与中药的药效密切相关。其中，药材品质的形成受到土壤因子、气候因子、灌溉水因子和大气因子等因素的影响。研究人员发现，药用植物产地、采收季节、生长年限、生长过程中的光照和温度及其栽培种的水肥管理等因素对药用植物中皂苷类成分的产生具有很大的影响；而运用中药资源化学的研究思路与方法，通过对不同产地、不同采收期的系统评价，不仅建立了客观表征植物生长发育与环境条件的物候关系与药材品质形成与药用部位生物产量相互关联的多指标综合评价模式，还从药材生产过程中的时、空关系与物质动态积累规律方面探讨了建立客观评价和确定药材适宜采收期的方法，为中药材的规范化生产、药材质量的保障提供了理论指导和方法学支撑。

3. 药用植物遗传多样性与优良种质资源的研究　药用植物栽培是保护、扩大、再生利用中药资源的最直接、有效的手段，作为中药生产的源头，药用植物的“优良品种”对药材生产存在着重要的影响。近10年来，研究人员在药用植物遗传多样性研究、中药材新品种选育与评价等方面取得了显著的成绩。如：对于不同品种、不同来源地的吴茱萸属植物种质资源遗传多样性ISSR分析和DNA条形码ITS2区段分析的实验结果表明吴茱萸药材3个基原种中，石虎和疏毛吴茱萸的亲缘关系较为接近，但还是受到产地、环境和繁殖方式的影响而有所分化；吴茱萸药材3个基原品种群的遗传多样性最高的是吴茱萸，其次是石虎和疏毛吴茱萸。又如针对温郁金、姜黄和蓬莪术三种姜黄属药用植物开展了育种新材料的跟踪选育与评价研究，为开发利用优质的药用植物育种材料提供了科学参考，从源头上保证中药材郁金和莪术的药材质量。

4. 改造或生产药用活性成分的研究　中药资源的可持续利用面临社会经济需求和再生资源供给两个约束，而随着合成生物学技术在青蒿素、紫杉醇、丹参酮等重要活性成分生物合成研究中的应用，合成生物学用于解决中药资源可持续利用中天然药物资源供给的约束已受到广泛关注。作为一种采用绿色、可持续发展方式规模化制备天然药物的生物合成技术，代表着未来天然药物制备的发展方向之一。应用合成生物学可以改造天然宿主或者异源宿主，实现大规模生产药用活性成分，为中药资源可持续利用提供了一个崭新的有效策略和发展机遇。

二、中药资源可持续利用存在的问题

1. 药用植物物种资源自身的遗传多样性的影响　中药材的不同种质资源中具有长期进化过程中形成的各种基因，不仅是研究其起源、进化、分类、遗传的基本材料，也是药用植物育种的物质基础。作为中药材生产的源头，种质的优劣对药材的产量和质量具有决定性的作用，是中药资源可持续开发利用和基因工程的基本保证。

中药材的种质资源是遗传基因的载体，其遗传多样性的研究不仅为评估基因资源的开发提供重要的信息，也是引种栽培和资源保护的基础，为药用植物的育种提供原始材料。对于珍稀濒危药用资源，由于其自身的生物学特性和遗传变异性差异，导致物种自我更新困难、丰度不足，因此在进行有效的迁地保护时就必须保留尽可能多的遗传多样性，避免因遗传变异低引起的环境适应能力弱，进而导致进化潜力变小或丧失。

2. 生态环境的破坏与过度无序的开发利用　为满足社会发展的需要，大范围的砍伐森林、开山修路、破坏植被等使生态资源的蕴含量锐减，生态严重退化；大量的工业化生产的“三废”以及过量、不合理使用农药化肥也使得自然生态环境受到污染。生态环境的破坏、资源的退化使得中药材生物资源品质下降，数量不断减少，珍稀濒危物种数量不断上升，如三七、当归等具有长期栽培历史的药材已经很难找到野生资源。而社会经济的高速发展又使得人们对自然资源的需求迅速增加，中药材的产量远远不能满足巨大的市场需求；同时，中药资源市场的开放，中药材资源的价格波动巨大，经济利益的驱动致使一些名贵的中药材被无序的掠夺式开发，不仅使得物种资源收到严重的威胁，加速了野生药材资源的枯竭，尤其是一些常用野生药材几乎面临灭绝的危险，如在新疆、内蒙古等传统产地已经很难找到野生甘草资源，野生石斛等的野生蕴藏量也日益锐减。

三、中药合成生物学是中药资源可持续利用的重要补充

药用活性成分是中药药效的物质基础。目前获取中药活性成分的途径主要是从药材或饮片中直接提取、分离获得，这种获取方式不仅受中药来源植物遗传与变异、生长与发育、采收及产地加工、饮片炮制等的限制，需要占用大量药用植物资源，消耗大量药材，花费大量人力物力，还受到栽培中药材的种质来源、生长与生态环境变化等影响药材质量因素的限制以及中药材商品市场供销波动的影响。由于一些些活性成分在植物中含量极低，中药药效成分的传统提取分离法对于珍稀濒危药用植物的资源造成了极大的危害。因此，优选栽培中药材种质，科学、规范中药材栽培种植、采收与产地加工技术，加强珍稀濒危药用植物保护研究，扩大和开发新的中药资源将是保障中药资源的可持续利用的重要组成部分。

分子生物学、植物生理学、生物化学、生物工程学等学科的快速发展，使得药用植物基因工程这一研究领域成为中药研究新的方向之一。采用分子生物学和微生物遗传学的现代研究方法和技术，不仅可以改变传统中药的遗传性状，培育优良品种，提高有效成分的含量，保存和繁殖珍稀濒危的植物药材；还可以利用基因工程培育出具有抗病、抗虫等药用植物新品种，这些都是解决栽培药材品质影响的有效途径之一。其中利用转基因药用植物或植物组织作为“生物反应器”生产药用活性成分，通过有效成分次生代谢途径关键酶基因的克隆、利用转基因器官培养可以获取大量原本含量很少的次生代谢物质等的研究为工业化、规模

化生产中药活性成分奠定了良好的基础。

随着药用植物次生代谢产物生物合成途径不断得以解析，药用活性成分生物合成的相关元件不断被挖掘，利用合成生物学方法对植物中现有的、天然的生物系统进行重新设计，实现药用植物的定向遗传育种，通过培育高产目标活性成分的药用植物，能有效降低中药制剂生产过程的提取成本并缓解对药用植物资源的压力。同时，利用生物系统整合优化在微生物体内重建药用植物次生代谢产物的生成模块，不仅可以实现珍稀活性成分的异源、高效合成，也为单一成分中药以及中药提取物生产提供原料，缓解中医临床用药以及中药资源的压力。

合成生物学（synthetic biology）是基于系统生物学的遗传工程和工程方法的人工生物系统研究，它以天然生物系统的结构和功能为基础，按“元件-模块-系统”的方式，通过生物元件的挖掘、设计和构建模块及系统，进而重构自然界中不存在的生命系统来解决能源、环保、健康和材料等问题。

合成生物学的出现，让天然产物研究获得了全新机遇，尤其对具有明确药理药效活性的单体化合物。美国加州大学伯克利分校的Jay D. Keasling教授在利用合成生物学方法生产抗疟疾药物青蒿素的中间体青蒿酸的研究，实现了青蒿酸低成本工业化生产。此外，利用合成生物学方法构建微生物细胞工厂，人工合成抗癌化合物紫杉醇、人参皂苷及长春花碱等高附加值化合物的研究亦取得突破性进展，合成生物学应用于中药资源可持续利用研究已受到广泛关注，相关研究的快速发展为中药资源的可持续利用提供了重要的补充。

四、中药合成生物学在中药资源可持续利用中的应用策略

中药资源可持续利用的发展，是中药材及其饮片以“道地”为基础的定点栽培、中成药工业原料以“有效成分”为目标的定向培育以及合成生物学“不种而获”的协同发展。利用合成生物学可以高效、定向地异源合成结构复杂多样的重要药用活性成分，不仅为中药资源可持续利用提供新策略和技术，也将给传统中药领域的发展注入新的活力，对保持我国在国际中药研究中的领先地位具有极其重要的科学意义和应用价值。

合成生物学应用于中药资源可持续利用研究的基本策略如下：①从药用植物中克隆活性成分生物合成途径中的基因，通过基因功能研究解析药用活性成分生物合成途径；②参考植物源途径设计并整合异源生物合成途径，将人工设计的途径装载到底盘细胞（大肠杆菌、酵母等）基因组上构建微生物细胞工厂；③优化发酵条件实现药用活性成分及其中间体的高效发酵生产。

结构复杂多样的天然产物是现代药物的重要组成部分和新药发现的重要源泉，合成生物学无论是在学术研究还是在工业领域，对于天然产物创新、发展及新药开发的重大影响力正逐渐为科学家们所认同，其成功运用的关键是在基因和蛋白功能水平上认识和理解复杂天然产物的生物合成机制，以化学、生物的知识为指导，通过合理设计在发酵友好的微生物中实现生物合成途径的重构，进而通过系统优化实现目标化合物的高效生物合成。

综上所述，正确利用现代合成生物学技术合理地解决中药资源紧缺问题，必将有力地推动我国的中医药现代化和国际化进程，为提高中药产业的国际竞争注入活力。

【案例一】

次丹参酮二烯合成生物学生产

一、研究背景

我国的传统中药丹参(*Salvia miltiorrhiza* Bge)是唇形科鼠尾草属植物,丹参酮是丹参中主要的脂溶性成分。丹参酮属于松香烷类去甲二萜化合物,其生物合成途径主要包含三个阶段(图9-15):①萜类化合物早期合成,中间体IPP和DMAPP的合成;②中期化合物GGPP及烯萜的生成;③二萜化合物的直接前体物质的形成及其催化修饰到结构多样的二萜化合物。次丹参酮二烯(miltiradiene)为丹参酮重要的前体物质,研究表明SmCPS和SmKSL基因是控制合成丹参酮的骨架化合物次丹参酮二烯生物合成的两个关键酶。通过研究二萜合酶之间相互作用,发现SmCPS和SmKSL的活性位点距离影响次丹参酮二烯的产量。一般来说,萜烯合酶可能包含一个、两个或是三个高度保守域:α结构域含有一个高度α螺旋形折叠,包含一个相关的DDXXD序列,功能是镁离子化;βγ结构域包含DXDD序列起到起始质子化的催化作用。实验发现在酿酒酵母中SmCPS、SmKSL、BTS1(GGPP合酶)、ERG20(FPP合酶)能明显地提高次丹参酮二烯的产量并减少副产物含量。研究表明,二倍体植株的萜类次级代谢产物含量大于单倍体。系统构建了二倍体菌株,在15L的生物反应器中YJ2X的次丹参酮二烯含量达到365mg/L(图9-16)。

二、主要研究结果

1.次丹参酮二烯合酶的相互作用　SmCPS是Ⅱ类合酶有着αβγ结构域,SmKSL是Ⅰ类合酶,有着镁离子化作用序列DDXXD。双功能合酶可完成GGPP环化作用,因此可以推测SmCPS、SmKSL存在相互作用。用anti-FLAG M2亲和凝胶对SmCPS-FLAG和SmKSL-c-myc共表达细胞的溶解产物进行免疫沉淀反应,再用抗FLAG和抗myc抗体分别进行免疫印迹分析。在抗FLAG洗脱液中,SmKSL-c-myc和SmCPS共沉淀,说明SmCPS、SmKSL有相互作用。因而SmCPS、SmKSL可能在体内形成一个复合酶。目前二萜合酶的相互作用还没有研究清楚,这些原因激励我们将SmCPS、SmKSL联合起来应用,产出更多的次丹参酮二烯。

2.MVA途径优化合成次丹参酮二烯　构建酿酒酵母工程菌用于次丹参酮二烯生产。已证实SmCPS、SmKSL之间有相互作用,我们设计了一系列突变体让两种蛋白复合。我们首先做的是用SmCPS和SmKSL(YJ5)模块转化酿酒酵母工程菌,使其产生复合蛋白SmCPS-SmKSL(YJ1)或SmKSL-SmCPS(YJ2)。培养这三种工程菌株环境中都没有检测到次丹参酮二烯。原因可能是SmCPS和SmKSL以及他们的复合物在酵母中失效,也可能是前提物质供应不足。因此,我们准备运用模块化路径工程(modular pathway engineering, MOPE)方法制出更多工程菌,每个模块被设计为具有重叠末端,使得通路可以在酵母中快速产生。试图在YJ5背景下提高MVA途径。通过MOPE对模块ERG20与BTS1进行单一或是复合修正。结果显示,当FPP合酶模块ERG20增加的时候,菌株YJ6产生微量的次丹参酮二烯。然而,在摇瓶培养条件下菌株YJ7引入BTS1模块,产生0.5mg/L的次丹参酮二烯;菌株YJ8同时有ERG20与BTS1的基因,产生0.7mg/L的次丹参酮二烯。

由于FPP的水解作用,有副产物麦角固醇(ergosterol, GGOH)和法尼醇(farnesol, FOH)的合成,如果提高代谢中FPP向GGPP的转化率减少副产物合成,次丹参酮二烯的产量会相应

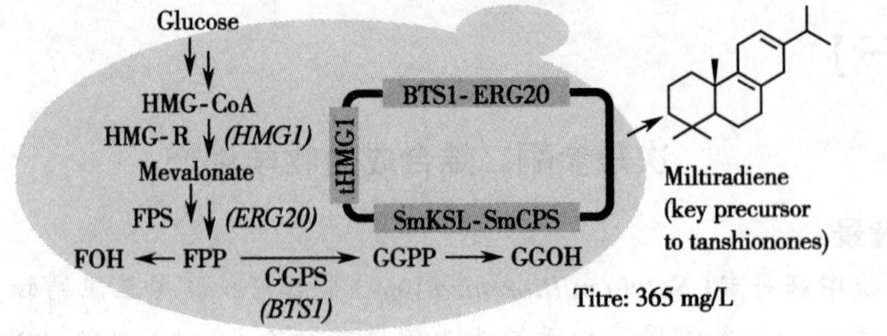

图9-15 系统化实验图

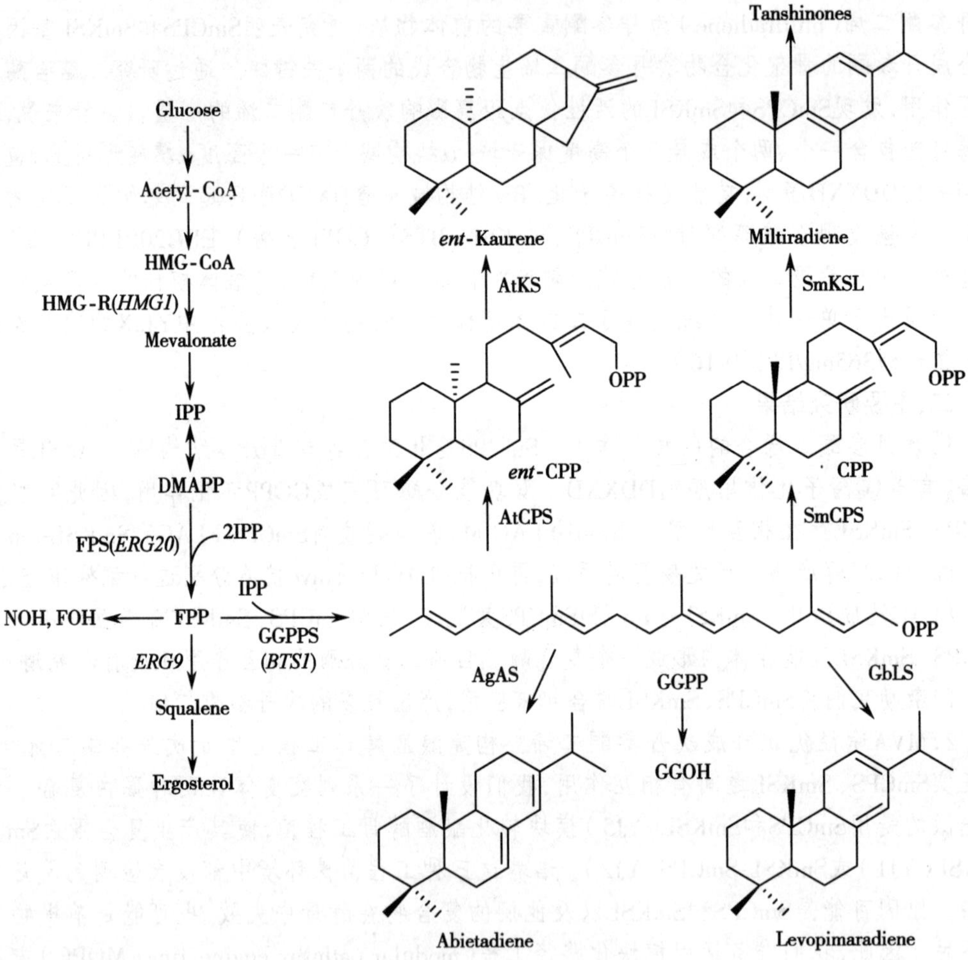

图9-16 丹参酮的生物合成途径

提高。推测BTS1和ERG20的复合会提高FPP的转化率。试验中有两个模块BTS1-ERG20或ERG20-BTS1，相比于菌株YJ8，菌株YJ9中模块ERG20-BTS1导致了次丹参酮二烯的减少，菌株YJ10中BTS1-ERG20模块提高了次丹参酮二烯的含量，达到了1.0mg/L。此外，菌株YJ10产生的FOH比其他菌株包括菌株YJ9中的要少。BTS1-ERG20将副产物消耗途径中的FPP输送到用于次丹参酮二烯的生产过程中。

MVA途径的另一个主要调控点是在MVA形成的过程中，3-羟基-3-甲基戊二酰CoA还原酶（3-hydroxy-3-methylgutaryl-CoA reductase，HMGR）1和2催化HMGR-COA。酿酒酵母中，HMG1贡献至少83%的催化活性。早期的研究表明，过表达的HMGR1的催化结构域（tHMGR1）可能会提高类异戊二烯的产量，而最近的一份报告显示，其表达更有效地提高了异戊烯基醇的产量。因此检测了HMGR1和tHMGR1的能力，HMGR1在YJ10背景（YJ19）的表达使得次丹参酮二烯的含量增加了38%，tHMGR1（YJ20）的表达使得次丹参酮二烯的含量增加2.6倍，为2.7mg/L。

目的基因整合到染色体的合成途径比在游离质粒为基础的合成体系更稳定。通过YJ20模块构建了工程菌株（YJ21），从两侧插入两个选择标记URA3和HIS3，但菌株YJ21的次丹参酮二烯的产量仅为1.1mg/L，比菌株YJ20的含量还低。此途径下拷贝数可能是次丹参酮二烯减产的主要原因。在酵母染色体上有超过300个结合位点可用于基因重组，但很难构建一个单一转入4个模块的重组染色体。因此需要发展新的方法以提高重组效率，构建高产量次丹参酮二烯的工程菌。（图9-17）

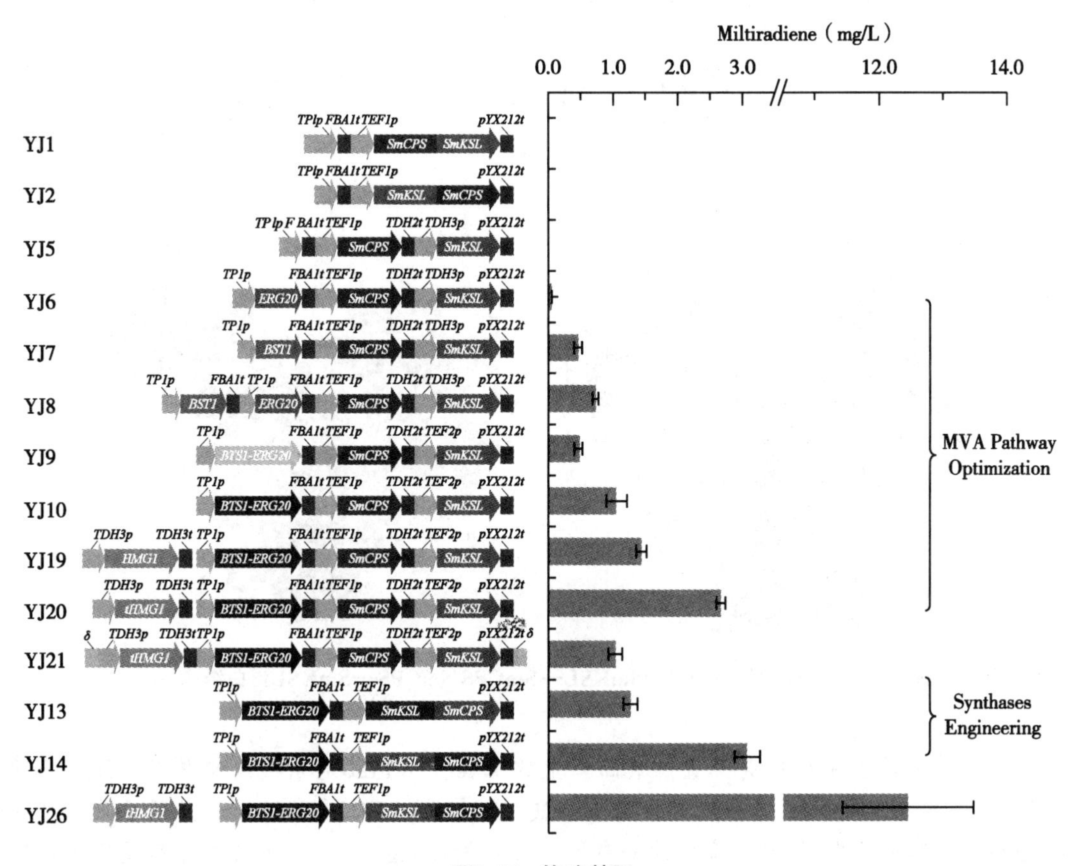

图9-17　构建基因

3．次丹参酮二烯合酶工程　我们将BTS1-ERG20模块整合到有次丹参酮二烯合酶基因的菌株，得到菌株YJ13和YJ14。而BTS1-ERG20与SmCPS-SmKSL的模块组合使得次丹参酮二烯的产量比菌株YJ10的稍高，检测发现其次丹参酮二烯有2.9倍的增长达到了3.1mg/L。此外，当THMG1整合到菌株YJ14后得到菌株YJ26，菌株YJ26中有独立的SmKSL和SmCPS，它的次丹参酮二烯的产量是12.5mg/L,是亲本菌株产量的4倍。我们还发现菌株YJ26的GGOH产量和GGPP的水解率都比菌株YJ20低。GGPP转化为次丹参酮二烯方面,SmKSL-SmCPS的组合,比SmCPS-SmKSL的组合或者两个蛋白质SmKSL、SmCPS的分别表达的情况都要高。

蛋白质空间结构显示SmCPS-SmKSL的活性部位的距离是60.77A, SmKSL-SmCPS的活性部位的空间距离更近是46.10A。分析这两个复合物正常模式的动态行为,缩短该距离活性位点距离有利于SmKSL-SmCPS的运动,避免两个活性位点的拥堵。因此活性位点距离短的蛋白质复合,有利于次丹参酮二烯的生产。(图9-18)

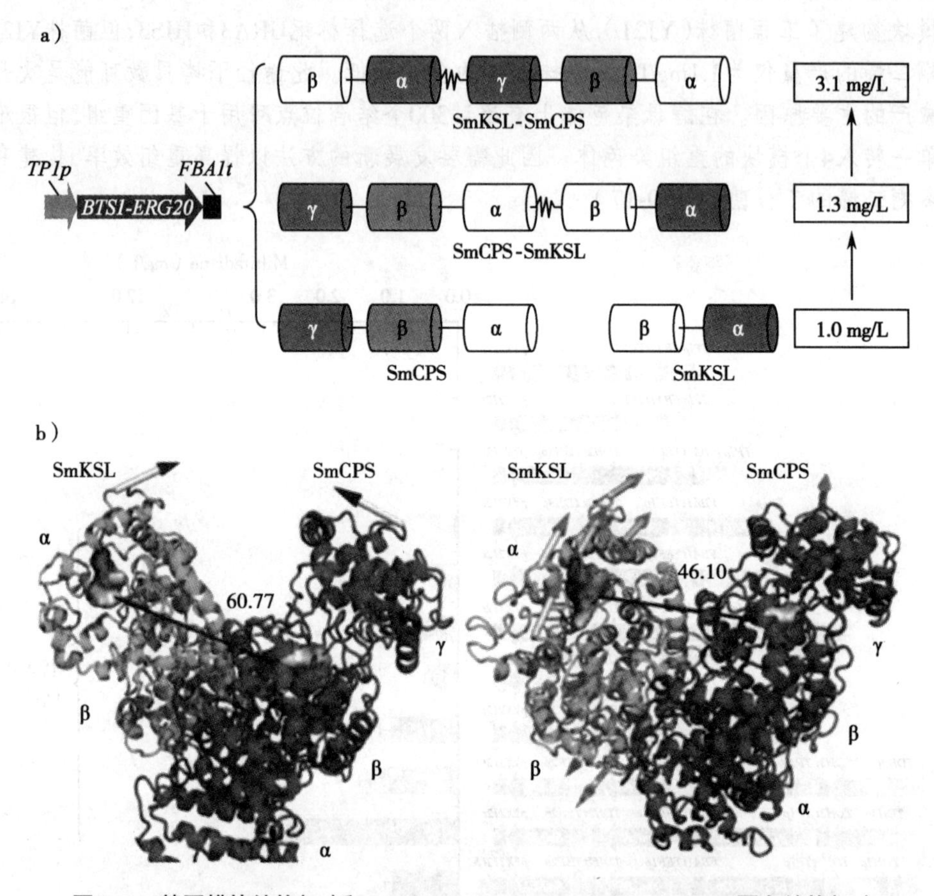

图9-18 基因模块结构(a)和SmKSL—SmCPS/SmCPS—SmKSL蛋白结构(b)

4.构建原养型菌株提高产量 最高产量的工程菌株YJ20是亮氨酸和甲硫氨酸营养缺陷型,为了避免在发酵罐中添加大量的氨基酸,通过回补LEU2和MET15而得到了原养型菌株YJ24。YJ24生长更好,有更高的次丹参酮二烯产量7.1mg/L。而亮氨酸原养型及甲硫氨酸营养缺陷性菌株YJ25次丹参酮二烯产量为5.5mg/L。YJ25和YJ24具有相同的单位细胞生产率1.8mg/g,这远高于亮氨酸和甲硫氨酸营养缺陷型菌株YJ20的1.0mg/g。结果表明LEU2有利于次丹参酮二烯的合成,推测亮氨酸和异戊二烯的生物合成相关。推测亮氨酸的生物合成生的前体物质能合成HMG-CoA,用于次丹参酮二烯的生物合成。需要考虑氨基酸的天然来源对次丹参酮二烯合成的影响。

原养型双倍体菌株由甲硫氨酸营养缺陷型菌株YJ27和BY4742构成，在长颈瓶的培养条件下产生22.7mg/L的次丹参酮二烯，比单倍体菌株YJ28的产量高。当扩展到15L的细胞反应器上后，YJ2X产生365mg/L的次丹参酮二烯，FOH和GGOH的量为1.8mg/L和10.2mg/L。（图9-19）

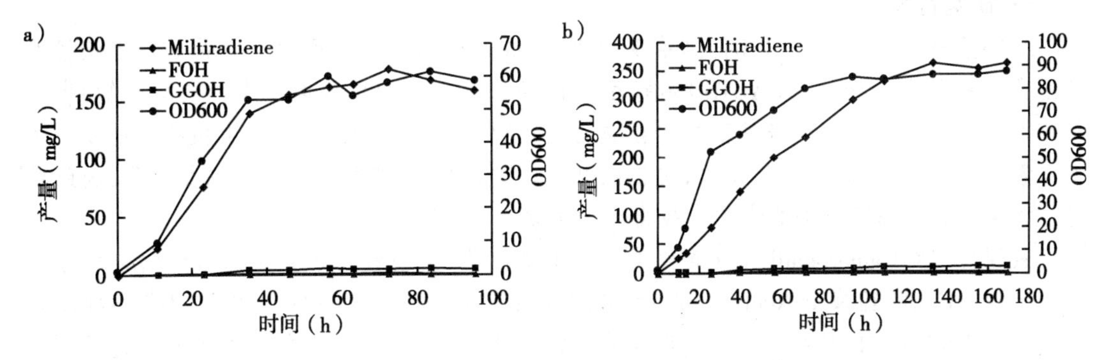

图9-19　在15L反应器中YJ28（a）和YJ2X（b）描述

三、研究总结

关于次丹参酮二烯的次级代谢产物研究主要集中在MVA途径和2-C-甲基-*D*-赤鲜醇-4-磷酸（2-C-Methyl-D-erythritol-4-phosphate，MEP）途径，关于二萜类的两个连续催化酶的核心催化结构及催化相互作用并未涉及。我们通过免疫共沉淀反应观察到SmCPS和SmKSL的相互作用。这种作用在生物学研究上有重大意义，由于蛋白复合物的形成，两种催化蛋白的活性位点更近了，阻止了中间产物的扩散作用或者是其他酶的分解干扰，因而能更有效地进行催化作用。相关蛋白质组学的研究表明复合蛋白有助于底物催化作用。YJ13的SmCPS-SmKSL蛋白复合物比YJ10的SmCPS与SmKSL分开表达蛋白只是微小的提高次丹参酮二烯含量，而SmKSL-SmCPS复合蛋白的催化产生了多于2.8倍的次丹参酮二烯。蛋白模型显示SmKSL-SmCPS复合蛋白比SmCPS-SmKSL复合蛋白的活性位点距离更近。YJ14的副产物FOH和GGOH的量相对较少，GGPP在SmKSL-SmCPS的催化下更有效转化成次丹参酮二烯。为检测基本合成路径，构建了BTS1-ERG20和ERG20-BTS1模块，BTS1-ERG20比后者产生更多的次丹参酮二烯和更少的FOH。过表达ERG20并没有提高次丹参酮二烯的产量，而BTS1的过达明显提高了次丹参酮二烯的产量，GGPP的合成是生成次丹参酮二烯的重要一步。在我们研究的系统中BTS1并没有在HMGR1引导次丹参酮二烯的生物合成上扮演重要的角色。我们构建原养型单倍体菌株和二倍体菌株，原养型单倍体菌株比营养缺陷型菌株增长得快并且产生更多的次丹参酮二烯。实验表明，亮氨酸的体外供应有助于次丹参酮的生物合成。总之，我们通过模块路径工程显著提高了次丹参酮二烯的含量，希望此种方法能够有助于其他有价值的萜类产物生产。

注：本案例主要数据依自：

Zhou YJ，Gao W，Rong Q，et al. Modular pathway engineering of diterpenoid synthases and themevalonic acid pathway for miltiradiene production [J]. J Am Chem Soc，2012，134：3234-3241.

【案例二】

强效抗疟剂青蒿素的高水平半合成生产

一、研究背景

2010年全球大约有超过20亿例疟疾病例，造成至少约65万人死亡。世界卫生组织推荐应用青蒿素联合用药疗法（ACTS）治疗由恶性疟原虫导致的单纯性疟疾。众所周知，青蒿素是由青蒿中获取的一种倍半萜类化合物，具有潜在的抗疟活性。然而，由植物中提取获得青蒿素存在供给不稳定，费时费力，价格波动大，导致ACT制造商的生产计划复杂化，因此获得价格实惠且能稳定供给的青蒿素显得尤为重要。

紫穗槐二烯（amorphadiene）是青蒿素的重要前体，植物青蒿中紫穗槐二烯的合成分成两个步骤：①乙酰辅酶A（Acetyl-CoA）经MVA途径生成法呢基焦磷酸（FPP）；②紫穗槐二烯合成酶（ADS）催化FPP经环化反应生成紫穗槐二烯。目前，利用合成生物学方法进行青蒿二烯合成研究中应用最广泛的底盘细胞是酿酒酵母（*S. cerevisiae*）。利用酿酒酵母构建青蒿素生物合成途径见图9-20。

采用生物合成的方法，利用酿酒酵母大量、高效生产青蒿素的前体化合物青蒿酸，青蒿酸的发酵产量可达到1.6g/L。研究中展示了完整的青蒿素的生物合成途径，包括提供青蒿酸

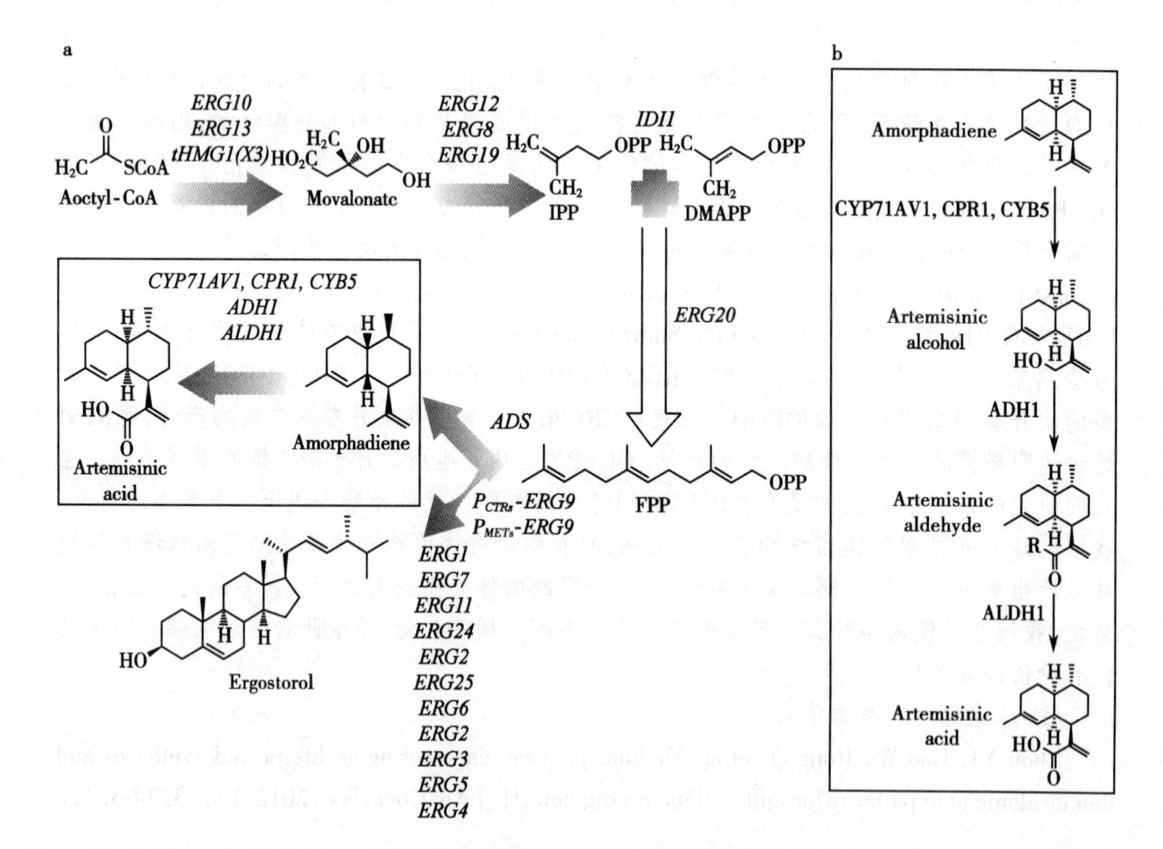

图9-20 利用酿酒酵母生产青蒿酸的途径

a. 紫穗槐二烯与青蒿酸（artemisinic acid）的产生；b. 酿酒酵母体内紫穗槐二烯经三步氧化法转化为青蒿酸

有效生物合成途径的植物脱氢酶的发现和第二种细胞色素，青蒿酸的发酵产量达到25g/L。此外，还开发出一种将青蒿酸转化为青蒿素的实用且高效的化学工艺，它以化学单线态氧为来源，避免了专门的光化学设备的需要。研究表明，应用菌株和化学工艺的半合成青蒿素为工业化生产提供了可行的基础，生产稳定，同时还可通过衍生化将青蒿素转化为ACT疗法中其他联用的活性药物成分（如青蒿琥酯）。该技术对提供一线抗疟治疗药物的供给以及降低发展中国家年平均用药价格具有较大的潜力。

二、研究内容及结果

为了阐释整个青蒿素生物合成途径的相关功能酶基因，对青蒿素的前体化合物青蒿二烯合成的工程菌进行了一些改良。

1.菌株的改造与青蒿酸的高效合成研究　采用受铜调控的*CTR3*启动子替换了*MET3*启动子，通过加入相对廉价的$CuSO_4$而不是甲硫氨酸（调控*MET3*启动子）来抑制*ERG9*基因的表达（*ERG9*基因编码鲨烯合酶，即催化两个FPP单元形成鲨烯），并将经过改良后的菌株命名为Y1516工程菌。Y1516菌（P_{CTR3}-*ERG9*）与Y337菌（P_{MET3}-*ERG9*）产生紫穗槐二烯的产量相近，说明*MET3*与*CTR3*启动子对*ERG9*基因表达具有相同的抑制作用。

为了比较Y337菌株获得的紫穗槐二烯产量与Y285菌株产生的青蒿酸产量（菌株Y285是在Y337菌株中通过质粒pAM322导入了一种特异性的细胞色素P450酶的基因*CYP71AV1*及其还原酶基因*CPR1*，将两种菌株都放入由葡萄糖和乙醇混合作为饲料的一个发酵罐中进行发酵，其中菌株Y337合成的紫穗槐二烯产量在12g/L以上，而Y285菌株仅合成了相当少的倍半萜烯化合物：3.3g/L青蒿酸，0.3g/L紫穗槐二烯以及0.18g/L青蒿酸乙酯，且未检测到青蒿醛。而且，当CYP71AV1及其对应的还原酶基因*CPR1*表达后，Y285菌株活力显著降低（图9-21a）。

因此，我们推测菌株活力降低及倍半萜烯类产量降低可能是由P450酶氧化青蒿二烯或由青蒿酸量的急剧积累导致的。

细胞色素P450酶及其还原酶之间存在微弱的的耦合，导致活性氧的释放。在肝微粒体中，P450酶相对其还原酶来说一般是过剩的，但是在Y285和Y301菌株中，P450酶及其还原酶均通过半乳糖调控的强启动子来表达，两者表达水平的高低处于相近的水平。我们通过

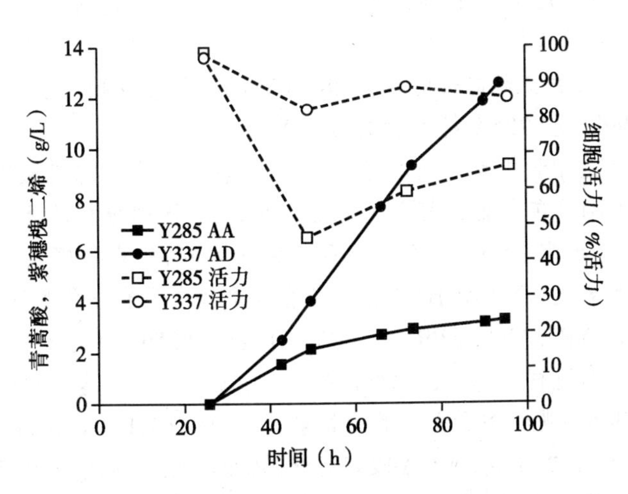

图9-21a　不同菌株（Y285、Y337）的生长活力与产物比较

AA.青蒿酸；AD.紫穗槐二烯

一个相对较弱的*GAL3*启动子进行调控，降低了*CPR1*的表达，并整合一个单拷贝到菌基因组中，得到菌株Y657，该菌株与Y285和Y301相比，在菌株生长及菌株活力上均提高（Y301基因型与Y285相近，仅将*MET3*启动子替换为*CTR3*启动子）（图9-21b），但是改造后的不同菌株在摇瓶和发酵罐青蒿酸产量均较低（图9-21c）。

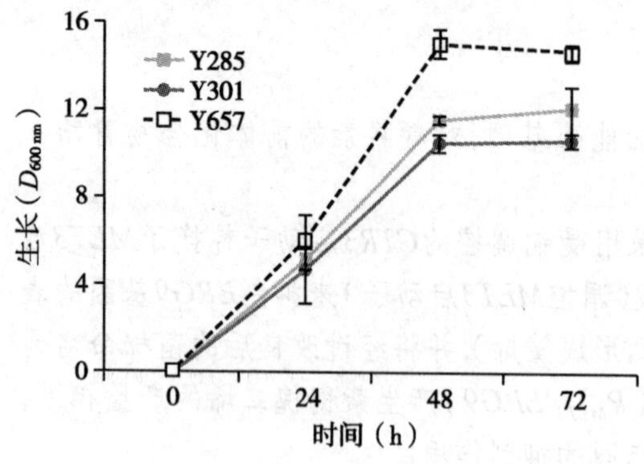

图9-21b 不同菌株（Y285、Y301、Y657）摇瓶发酵中生长活力比较

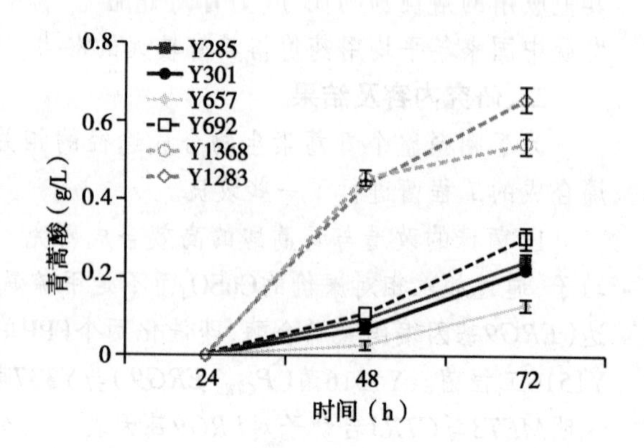

图9-21c 不同菌株摇瓶发酵中获得青蒿酸的产量比较

通过比较所有紫穗槐二烯派生而来的倍半萜烯的产量，结果表明：尽管降低了*CPR1*的表达，使得青蒿酸产量下降，但是总的倍半萜烯产量仍保持一个相对较高的水平，结果显示*CPR1*的表达水平降低增加了菌株的生长能力，但降低了紫穗槐二烯氧化物的比率；P450经与CYB5互相作用后，其催化效率显著提高。在*CPR1*低表达的菌株中整合了*GAL7*启动子调控的CYB5，即菌株Y692，该菌株合成了更高浓度的青蒿酸（与无CYB5的Y657菌株相比）。CYB5的表达同时也增加了青蒿醛的产量，导致总倍半萜烯产量增加了40%（摇瓶发酵，青蒿醛的产量增加了几乎两倍的发酵罐）。

考虑到青蒿醛的反应及毒性，用菌株Y692共表达了一个青蒿醛脱氢酶（ALDH1），得到Y973和Y1368菌株。ALDH1的表达显著增加了青蒿酸的产量（摇瓶，发酵罐结果一致），而摇瓶中未检测到青蒿醛，发酵罐中青蒿醛勉强可以检测到。此外，菌株Y973中ALDH1表达后，可以在发酵罐中接种菌后立即进行诱导（Y285和Y301菌株按此操作会急剧降低菌株活性），青蒿酸产量达到7.7g/L，是Y285菌株产量的两倍多。

在研究黄花蒿腺毛中青蒿素合成的过程中，还发现了一个乙醇脱氢酶ADH1。黄花蒿中ADH1开放阅读框（ORF）在大肠杆菌中融合表达并纯化，序列分析及体外鉴定揭示ADH1属于脱氢酶/还原酶介导链中NAD依赖型的醇脱氢酶超家族，对青蒿醇具有催化特异性，这种特异性及在腺毛中高表达，表明ADH1在青蒿素合成途径中具有催化形成青蒿醛的作用。因此，可以推测5个酶（CYP71AV1，CPR1，CYB5，ADH1和ALDH1）均参与了黄花蒿中氧化紫穗槐二烯形成青蒿酸的过程，并完成了酵母中整个异源生物合成途径的构建。

由于在菌株Y1368中观察到了青蒿醇的积累，于是将ADH1与ALDH1、CYP71AV1、CYB5和CPR1联合表达进行生物合成，得到Y1283菌株，该菌株在摇瓶发酵中未检测到青蒿醇，青蒿酸的产量提高18%，而在发酵罐中，ADH1使得青蒿酸的产量增加到8.1g/L。菌株Y1283，菌株活性增强，兼有过氧化氢酶活性，因此我们可以通过删除*GAL80*启动子来表达所有异源的半乳糖调控的合成酶，而这一策略曾被用于工程菌的改造以增加紫穗槐二烯的产量。所用菌株Y1284不需要半乳糖诱导剂，也可以产生较高浓度的青蒿酸。

综上，对比Y657和Y692菌株，发现Y692菌株的青蒿素、青蒿醛的产量均较高，总倍半萜烯类产物的产量增加了40%，说明CYB5基因的表达会提高青蒿素产率；对比Y692和Y1368，说明ALDH1基因的表达显著地增加了青蒿酸的产量，并且检测不到产物青蒿醛，且菌株的生存能力显著增加，产量是菌株Y285的两倍多；对比Y1368和Y1283，青蒿酸产量增加了18%，说明ADH1基因的表达能增加目的产物产量。

2. 十四酸异丙酯（IMP）对培养菌体及青蒿酸合成的影响　研究中发现，ALDH1基因表达的菌株可产生青蒿酸，这种青蒿酸以一种在胞外以结晶状沉淀形式存在。使用分批补料式发酵罐在早期就开始诱导发酵生产青蒿酸过程中也析出了沉淀，使得从多样化的发酵产物中精确检测目标产物的含量变得困难。为克服取样困难及青蒿酸沉淀的析出，在发酵液中加入了十四酸异丙酯油（IPM），通过萃取发酵以考察沉淀溶解的影响。当在摇瓶发酵液加入10%的IPM时，所有菌株的活力显著提高（例如Y285，Y1283）。然而在早期改造的缺少ALDH1、ADH1基因的菌株中加入IPM后，萃取出中间产物（青蒿二烯，青蒿醇，青蒿醛），在含有ALDH1和ADH1基因的菌株中加入IPM，并采用混合养料、早期诱导的发酵方式，青蒿酸产量超过14g/L，与Y285菌株相比，提高了6倍。在萃取发酵的基础上，对菌株Y1284采用反馈调节的乙醇脉冲补料处理，使得其青蒿酸产量达到25g/L，比Y285产量高出7倍多。采用混合补料发酵处理后，因为发酵液中开始析出沉淀、目标产物也以停止生成，曾认为青蒿酸产量已达到最高浓度。而将额外的IPM添加到回补乙醇的发酵液中，则避免了沉淀析出。利用高滴定度方法，建立了能够从IPM中萃取高产量、高纯度青蒿酸的方法。

3. 将青蒿酸转化为青蒿素的化学合成途径研究　目前，已有很多青蒿素化学全合成和半合成的方法。研究中对原先的合成方法进行了很多改良得到一种从纯化的青蒿酸合成青蒿素的方法，使这个合成线路能够规模化并且实用化。具体方法如下：第一步是还原△11（13）位双键生成具有两种差向异构体的二氢青蒿酸，其中只有11位（R）构型才是与青蒿素一致的正确的立体构型，该反应是典型的“硼化镍”（$NaBH_4$或$LiBH_4$加$NiCl_2$）催化反应，该反应产生3∶1与85∶15比率的两种11位差向异构体，有利于正确构型的异构体生成，但是对于低成本的规模化合成来说，不能接受的是还原剂的过剩使用以及较低的异构体比率。研究发现，使用不同种贵金属作为催化剂时，通过催化加氢生成固定比率的两种异构体二氢青蒿酸，11位（R）与（S）构型产物的比率高达94∶6，且没有过还原成四氢青蒿酸。

第二步是羧酸的酯化反应。随后的反应可以使用酸（R=H）来完成，但因五元环内酯复合物dihydro-epi-deoxyarteannuin B的形成而导致相当大的收益损失，副作用也因酯的存在而受堵。规模化的酯化反应容易通过酸性氯化物的形成使得羧基活化而实现，随后发生酒精性淬息。

第三步是利用C_4-C_5双键与单线态氧（$^1O_2$）的“ene-type”反应提供丙烯基3-过氧化氢。在先前的合成中，单线态氧是由染料分子的光敏性能量转移产生（如玫瑰红、亚甲基蓝色和卟啉），但由于生产设备中很少有这个光合作用步骤，因此我们寻找了$^1O_2$的另一种来源方式来替代。该方法是在第Ⅵ族金属的盐诱导歧化反应产生高浓度的H_2O_2的过程中发现的，利用这种技术获得的氢过氧化物清洁，且没有同分异构体或重排产物。

最后一步是烯丙基氢过氧化物经历酸催化的裂解和重排实现氧化-醛与烯醇的转化。

烯醇通过捕获$^3O_2$产生乙醛的氢过氧化物，最终形成六元内酯环的立体结构的青蒿素。这一步反应的优化使青蒿素的产量提高了40%~45%。

三、结论

从植物中提取青蒿素，产量低，并且青蒿的种植受季节和地域的影响，远远满足不了市场需求。合成生物学和代谢工程的发展，为我们提供了另一种解决方案。本研究通过在酿酒酵母中高效半合成抗疟疾药物青蒿素，将微生物半合成青蒿素产业化进程大大向前推进了一步，这无疑是微生物异源合成高附加值产品的一个最成功案例，该研究由美国加州大学伯克利分校联合Amyris公司共同完成。

注：本案例主要内容来自：

C.J.Paddon, P.J.Westfall, D.J.Pitera, et al.High-level semi-synthetic production of the potent antimalarial artemisinin [J]. Nature, 2013, 496: 528-532. doi: 10.1038/nature12051

【本章思路拓展】

通过本章的案例，我们可以看出，影响丹参中次丹参酮二烯形成的“基因调控网络”不仅仅局限于生物合成途径及其关键酶基因，更与菌株类型、培养方式等密切相关。随着对生命体认识的不断深入，次丹参酮二烯基因调控网络也将不断发展，其调控方式将更加详细，催化蛋白作用机制将更加详尽，为以后次丹参酮二烯的工业化生产打下良好的基础。

针对微生物发酵生产药用成分的研究，合成生物学需要解决的问题包括基因的表达、产物自身与宿主的适配性以及产物的分离纯化，需要多学科共同合作，并以应用需求和引领性需求为切入点，不局限于目前紧缺的药用植物资源，还应该具有前瞻性，着眼于未来可能稀缺或有重要作用的中药资源，同时将合成生物学与新药发现相结合，着眼于创造新的、有自主知识产权的原创药也是一个重要思路。

（高　伟　韩琳娜　俞年军）

参 考 文 献

1. 谢建坤,王曼莹. 分子生物学. 第2版. 北京: 科学出版社,2013.
2. 朱玉贤,李毅,郑晓峰,等. 现代分子生物学. 第4版. 北京: 高等教育出版社,2013.
3. 汪世华. 分子生物学. 北京: 高等教育出版社,2012.
4. 刘庆昌. 遗传学. 北京: 科学出版社,2006.
5. 黄璐琦,肖培根. 分子生药学. 第2版. 北京: 中国中医药出版社,2008.
6. 唐炳华. 分子生物学. 北京: 中国中医药出版社,2011.
7. YUAN QJ, ZHANG B, JIANG D, et al. Identification of species and materia medica within Angelica L. (Umbelliferae) based on phylogeny inferred from DNA barcodes. Mol Ecol Resour,2015,15(2): 358-371.
8. LI QQ, LI MH, YUAN QJ YUAN, et al. Phylogenetic relationships of Salvia (Lamiaceae) in China: Evidence from DNA sequence datasets. 植物分类学报,2013,51(2): 184-195.
9. 李虔全. 中国鼠尾草属植物的分子系统发育及其亚属间关系的研究. 包头: 内蒙古科技大学包头医学院硕士学位论文,2013.
10. 崔占虎, 李越, 袁庆军,等. 黄芪与其混伪品的 ITS 序列分子鉴定研究. 中国中药杂志,2012,37(24): 3773-3776.
11. 张昀. 进化速率的研究与进化理论的统一. 北京大学学报(自然科学版),1997,33(bj): 794-803.
12. 樊杰,白妍,束明月. 远志属7 种药用植物ITS1和ITS2序列分析. 中草药,2015,46(4): 562-565.
13. 胡志刚. 菊科药用植物DNA条形码及叶绿体基因组研究. 武汉: 湖北中医药大学博士学位论文,2012.
14. 李旻辉. 中国鼠尾草属药用植物亲缘学研究. 北京: 中国协和医科大学,2008.
15. 肖培根,王锋鹏,高峰,等. 中国乌头属植物药用亲缘学研究. 植物分类学报,2006,44(1): 1-46.
16. 杨洪军,李振坤,唐仕欢,等. 基于亲缘关系的中药药性研究模式探索与实践. 贵阳: 全国中药学术研讨会论文集,2009.
17. 严华,董亚娟,程显隆,等. 南柴胡与常见混伪品的鉴别方法研究. 中国药学杂志,2015,2: 109-114.
18. 邓小燕,周颂东,何兴金. 中国黄精属13种植物花粉形态及系统学研究. 武汉植物学研究,2007,25(1): 11-19.
19. 黄真,胡瑛瑛,王庆秋,等. 浙江三叶青与广西三叶青的生药学鉴别. 浙江中医药大学学报,2007,31(6): 759-760.
20. 黄璐琦,刘昌孝. 分子生药学. 第3版. 北京: 科学出版社,2015.
21. 辛天怡,姚辉,韩建萍,等. 当归药材及其混伪品ITS2条形码鉴定. 科研信息化技术与应用,2013,4(3): 76-82.

22. 刘昕，杨官品. 分子标记技术新进展——以几种新型标记为例，安徽农业科学，2011，39(23)：13944-13946.
23. 张辉，姚辉，崔丽娜，等. 基于COI序列的DNA条形码在药典动物药品种鉴定中的应用. 海口：中药与天然药高峰论坛暨第十二届全国中药和天然药物学术研讨会，2012.
24. 侯典云，辛天怡，杨培，等. 应用ITS2条形码鉴定中药材地黄. 世界科学技术-中医药现代化专题讨论之一，2013，15(3)：1664-3849.
25. 段中岗，黄琼林，杨锦芬，等. 适合中药材DNA条形码分析的DNA提取方法的研究，中药新药与临床药理，2009，20(5)：480-484.
26. 崔占虎，李旻辉，袁庆军，等. 基于DNA条形码技术鉴定4种龙胆科“地格达”类蒙药基原植物. 中国实验方剂学，2012，18(10)：72-76.
27. 刘万水，郭宝林，陈玉婷，等. 分子标记技术在中药分类及资源保护中的应用新进展. 时珍国医国药，2007，18(12)：3126-3128.
28. 黄璐琦. 分子生药学. 北京：中国中医药出版社，2008.
29. 崔光红，王学勇，冯华，等. 丹参乙酰CoA酰基转移酶基因全长克隆和SNP分析. 药学学报，2010，45(6)：785-79.
30. 黄璐琦，陈美兰，肖培根. 中药材道地性研究的现代生物学基础及模式假说. 中国中药杂志，2004，29(6)：494-496.
31. 黄璐琦，郭兰萍，胡娟，等. 道地药材形成的分子机制及其遗传基础. 中国中药杂志，2008，33(20)：2303-2308.
32. 黄璐琦，郭兰萍. 环境胁迫下次生代谢产物的积累及道地药材的形成. 中国中药杂志，2007，32(4)：277-280.
33. 梁飞，李健，张卫，等. 道地药材产地变迁原因的探讨. 中国中药杂志，2013，38(10)：1649-1651.
34. 刘东吉. 甘草HMGR、SQS、β-AS合酶基因CNVs与产地、形态的相关性研究. 北京：北京中医药大学硕士论文，2011.
35. 袁媛，魏渊，于军，等. 表观遗传与药材道地性研究探讨. 中国中药杂志，2015，40(13)：2679-2683.
36. 袁媛，于军，黄璐琦，等. 基于同源基因功能分化的药用植物活性成分变异机制研究探讨. 中国中药杂志，2015，40(6)：1023-1026.
37. 林标扬. 系统生物学. 杭州：浙江大学出版社，2012.
38. 陈士林，何柳，刘明珠，等. 本草基因组方法学研究. 世界科学技术：中医药现代化，2010，12(3)：316-324.
39. 李振方，齐晓辉，李奇松，等. 地黄自毒物质提取及其生物指标测定. 生态学报，2010，30(10)：2576-2584.
40. Brown T A. Genomes. New York: Garland Science, 2006.
41. Sheth BP, Thaker VS. Plant systems biology: insights, advances and challenges. Planta, 2014, 240(1): 33-54.
42. LI MJ, YANG YH, CHEN XJ, et al. Transcriptome/degradome-wide identification of *R. glutinosa* miRNAs and their targets: the role of miRNA activity in the replanting disease. PLoS One. 2013, 8(7): e68531.
43. WU LK, WANG HB, ZHANG ZX, et al. Comparative metaproteomic analysis on consecutively *Rehmannia glutinosa*-monocultured rhizosphere soil. PLoS One, 2011, 6(5): e20611.
44. YANG YH, LI MJ, CHEN XJ, et al. De novo characterization of the *Rehmannia glutinosa* leaf transcriptome and analysis of gene expression associated with replanting disease. Mol Breeding, 2014, 34(3): 905-915.
45. YANG YH, LI MJ, LI XY, et al. Transcriptome-wide identification of the genes responding to replanting disease in *Rehmannia glutinosa* L. roots. Molecular biology reports, 2014, 42(5): 881-892.

46. 吴裕. 浅论植物种质、种质资源、品系和品种的概念及使用. 热带农业科技,2008,31(2): 45-49.
47. 文亚峰,韩文军,吴顺. 植物遗传多样性及其影响因素. 中南林业科技大学学报,2010,30(12): 80-87.
48. 葛颂,洪德元. 遗传多样性及其检查方法. 见: 生物多样性研究的原理与方法. 北京: 中国科技出版社,1994.
49. 庞广昌,姜东梅. 群体遗传多样性和数据分析. 林业科学,1995,31(6): 543-550.
50. 葛学军. 植物遗传多样性研究中等位基因酶分析的遗传参数及其计算方法. 热带亚热带植物学报,1996,4(2): 79-84.
51. 饶龙兵. 利用分子标记开展遗传多样性研究中的关键问题探讨. 安徽农业科学,2009,37(15): 6904-6908.
52. 乔利英,袁亚男. 微卫星标记遗传多样性的度量指标及影响因素. 中国畜牧兽医,2010,37(1): 107-111.
53. 齐琳洁,龙平,蒋超,等. 黄芩基因组SSR分子标记的开发及遗传多样性分析. 药学学报,2015,50(4): 500-505.
54. 黄璐琦,王永炎. 药用植物种质资源研究. 上海: 上海科学技术出版社,2008.
55. 中国药材公司. 中国中药资源. 北京: 科学技术出版社,1995.
56. 中国药材公司. 中国中药区划. 北京: 科学出版社,1995.
57. 袁昌齐,冯煦,单宇,等. 世界传统医药体系与草药的应用. 中国野生植物资源,2006,25(1): 7-11.
58. 马骥,邓虹珠,晁志,等. 中国种子植物特有属药用植物资源. 中国中药杂志2004,29(2): 123-129.
59. 王长云,邵长伦,傅秀梅,等. 中国海洋药物资源及其药用研究调查. 中国海洋大学学报,2009,39(4): 669-675.
60. 郭良栋. 中国微生物物种多样性研究进展. 生物多样性,2012,20(5): 572-580.
61. 王玲,兆荣. 药用蕨类植物化学成分研究进展. 中国野生植物资源,2006,25(3): 1-4.
62. 陈雯,张裕婷,施诗,等. 中国裸子植物的东西地带性分布及其与气候因子的相关性. 中山大学学报(自然科学版),2013,52(5): 130-139.
63. 黄璐琦,崔光红,陈美兰,等. 中药材GAP实施的复杂系统论——中药材种质资源的现状、问题及方向. 中国中药杂志,2002,27(7): 481-484.
64. 丁永辉,王秋石. 中药柴胡多样性研究及其质量考察. 兰州: 兰州大学硕士毕业论文,2009.
65. 李超,王正亮,杨倩倩,等. DNA条形码技术的应用研究. 中国计量学院学报,2014,25(3): 231-237.
66. 程诗明,闵会,康志雄,等. 香榧天然群体遗传多样性分析与评价研究. 浙江农业科技,2014,34(4): 11-16.
67. 李运贤,李玉英,邢倩,等,植物多样性的分子生物学研究方法. 南阳师范学院学报,2005,4(9): 52-56.
68. 孙德权,罗 萍,吕玲玲,等. 生物技术在番木瓜育种上的应用. 种子,2006,25(12): 54-57.
69. 石林春,刘金欣,姚辉,等. 种子植物引物通用性分析研究. 世界科学技术——中医药现代化专题讨论之一: 中药资源与鉴定. 2013,15(3): 381-386.
70. 韩静,丁永辉. 中药贝母多样性研究及其质量的考察. 兰州: 兰州大学硕士毕业论文,2009.
71. 田贵全,宋沿东,刘强,等. 山东省濒危物种多样性调查与评价. 生态环境学报,2012,21(1): 27-32.
72. 闫志峰,张本刚,张昭,等. 迁地保护黄檗群体的遗传多样性评价. 中国中药杂志,2008,33(10): 1121-1125.
73. 文国松,萧凤回. 4种天麻变型的表型性状遗传多样性研究. 西部林业科学,2011,40(2): 21-25.
74. 赵永亮,张长付,覃晓娟. 金银花的过氧化物酶和淀粉酶同工酶遗传多样性研究. 安徽农业科学,2008,

36(15): 6225-6227.

75. 张欣,王忠禹,张旭,等. 植物分子标记辅助育种的问题与对策. 种子,2010,29(10): 86-89

76. 李玲,吴萍,刘海鸥. 生物转化应用于中药活性成分研究中的进展. 广东化工,2014,41(24): 171-172.

77. 曹艺,谭周进,夏伯候,等. 10种微生物对含马兜铃酸A中药材的生物减毒研究. 中国中药杂志,2015,40(10): 1939-1944.

78. 崔亚军,刘晓峰,韩健,等. 掌叶大黄悬浮培养细胞和根培养体系对鬼臼毒素的生物转化研究. 中国中药杂志,2008,33(9): 989-991.

79. 叶敏,戴均贵,果德安. 桔梗细胞悬浮培养体系对斑蝥素的生物转化研究. 中草药,2003,34(10): 869-871.

80. 王东明. 人参皂苷糖苷酶Ⅳ型及其定向催化人参三醇皂苷的研究,延吉: 延边大学博士学位论文,2013.

81. 许金国,张建辉,陈建伟. 斑蝥在生物转化前后斑蝥素含量比较. 中药材,2011,34(8): 1180-1182.

82. 马伟光,黄之谱,范培红,等. 滇产三七固态生物转化后的化学研究. 时珍国医国药,2011,22(11): 2801-2803.

83. 刘建党,张今今. 我国西部发展药用植物种植的机遇与对策. 西北农林科技大学学报社会科学版,2003,3(1): 69-71.

84. Vasil V, Csatilloa M & Fromm ME. Herbicide resistant fertile transgenic wheat plants obtained by microprojectile bombarment of regenerable embryogenic callus. Nature Biotechnology,1992,10(6): 667-674.

85. Vasil V, Srivastavu V, Csatilloa M. Rapid production of transgenic wheat plants by direct bombardment of cultured immature embryos . Nature Biotechnology,1993,11(12): 1553-1558.

86. 郑鹏,谭德冠,孙雪飘,等. 花粉管通道法介导的真菌耐盐基因转化拟南芥. 基因组学与应用生物学,2009. 28(3): 465-470.

87. Arlene H, Shidey S, Ismail D, et al. Rapid and reproducible Agrobaeterium-Mediated transformation of sorghum. Plant Cell Reports,2006,25(8): 784-791.

88. Cameron DE, Bashor CJ, Collins JJ. A brief history of synthetic biology. Nat Rev Microbiol,2014,12(5): 381-390.

89. Ajikumar PK, Xiao WH, Tyo KE, et al. Isoprenoid pathway optimization for taxol precurs or overproduction in Escherichia coli. Science,2010,330(6000): 70-74.

90. ZHOU YJ, GAO W, RONG Q, JIN G, et al. Modular pathway engineering of diterpenoid synthases and themevalonic acid pathway for miltiradiene production . J Am Chem Soc,2012,134(6): 3234-3241.

91. Paddon CJ, Westfall PJ, Pitera DJ, et al. High-level semi-synthetic production of the potent antimalarial artemisinin. Nature,2013,496(7446): 528-532.

92. Asadollahi M A, Maury J, Moller K, et al. Production of plant sesquiterpenes in Saccharomyces cerevisiae: effectof ERG9 repression on sesquiterpene biosynthesis. Biotechnol Bioeng,2008,99(3): 666-677.

93. Scalcinati G, Knuf C, Partow S, et al. Dynamic control of gene expression in Saccharomyces cerevisiae engineered for the production of plant sesquitepene alpha-santalene in a fed-batch mode. Metabolic Engineering,2012,14(2): 91-103.

94. Tsuruta H, Paddon C J, Eng D, et al. High-level production of amorpha-4,11-diene, a precursor of theantimalarial agent artemisinin, in Escherichia coli. PloS One,2009,4(2): e4489.

95. Westfall P J, Pitera D J, Lenihan J R, et al. Production of amorphadiene in yeast, and its conversion to

dihydroartemisinic acid, precursor to the antimalarial agent artemisinin. Proceedings of the National Academy of Sciences of the United States of America, 2012, 109(3): E111-E118.

96. Engels B, Dahm P, Jennewein S. Metabolic engineering of taxadiene biosynthesis in yeast as a first step towards Taxol(Paclitaxel) production. Metabolic Engineering, 2008, 10(3-4): 201-206.

97. DAI Z, WANG B, LIU Y, et al. Producing aglycons of ginsenosides in bakers'yeast. Sci Rep, 2014, 1(4): 3698.

98. Moses T, Pollier J, Almagro L, et al. Combinatorial biosynthesis of sapogenins and saponins in Saccharomycescerevisiae using a C-16alpha hydroxylase from Bupleurum falcatum. Proceedings of the National Academy of Sciences of the United States of America, 2014, 111(4): 1634-1639.

99. Trantas E, Panopoulos N, Ververidis F. Metabolic engineering of the complete pathway leading to heterologous biosynthesis of various flavonoids and stilbenoids in Saccharomyces cerevisiae. Metab Eng, 2009, 11(6): 355-366.

100. SONG MC, KIM EJ, KIM E, et al. Microbial biosynthesis of medicinally important plant secondary metabolites. Nat Prod Rep. 2014, 31(11): 1497-509.

101. SUN HH, LIU ZH, ZHAO HM, et al. Recent advances in combinatorial biosynthesis for drug discovery. Dove Press journal, 2015, 2(9): 823-833.

102. Bansal S, Durrett TP. Camelina sativa; An ideal platform for the metabolic engineering and field production of industrial lipids. Biochimie, 2016, 1(120): 9-16.

103. 黄璐琦,高伟,周雍进. 合成生物学在中药资源可持续利用研究中的应用. 药学学报,2014,49(1): 37-43.

104. 陈士林,朱孝轩,李春芳,等. 中药基因组学与合成生物学. 药学学报,2012,47(8): 1070-1078.

105. 卢志国,汪建峰,蒙海林,等. 合成生物学与天然产物开发. 生命科学,2011,23(9): 900-911.

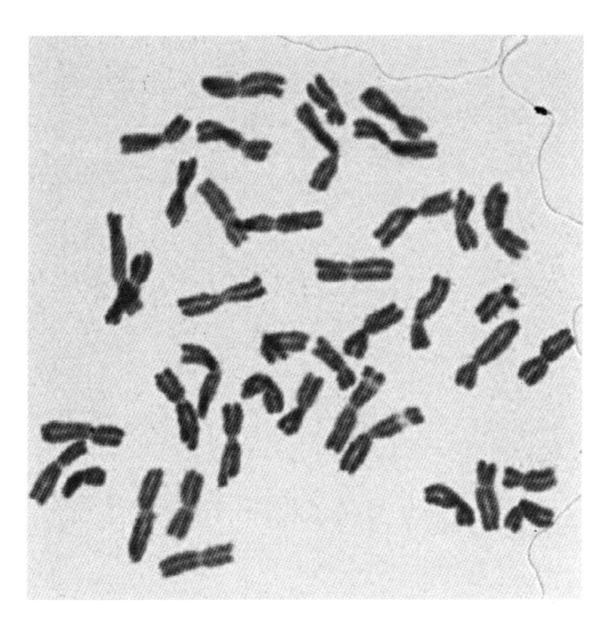

图2-1 染色体

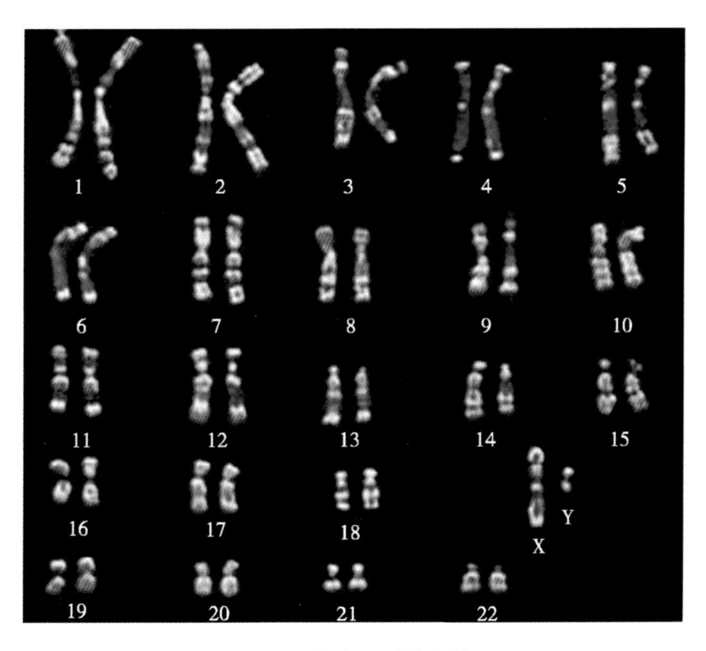

图2-4 人类23对染色体

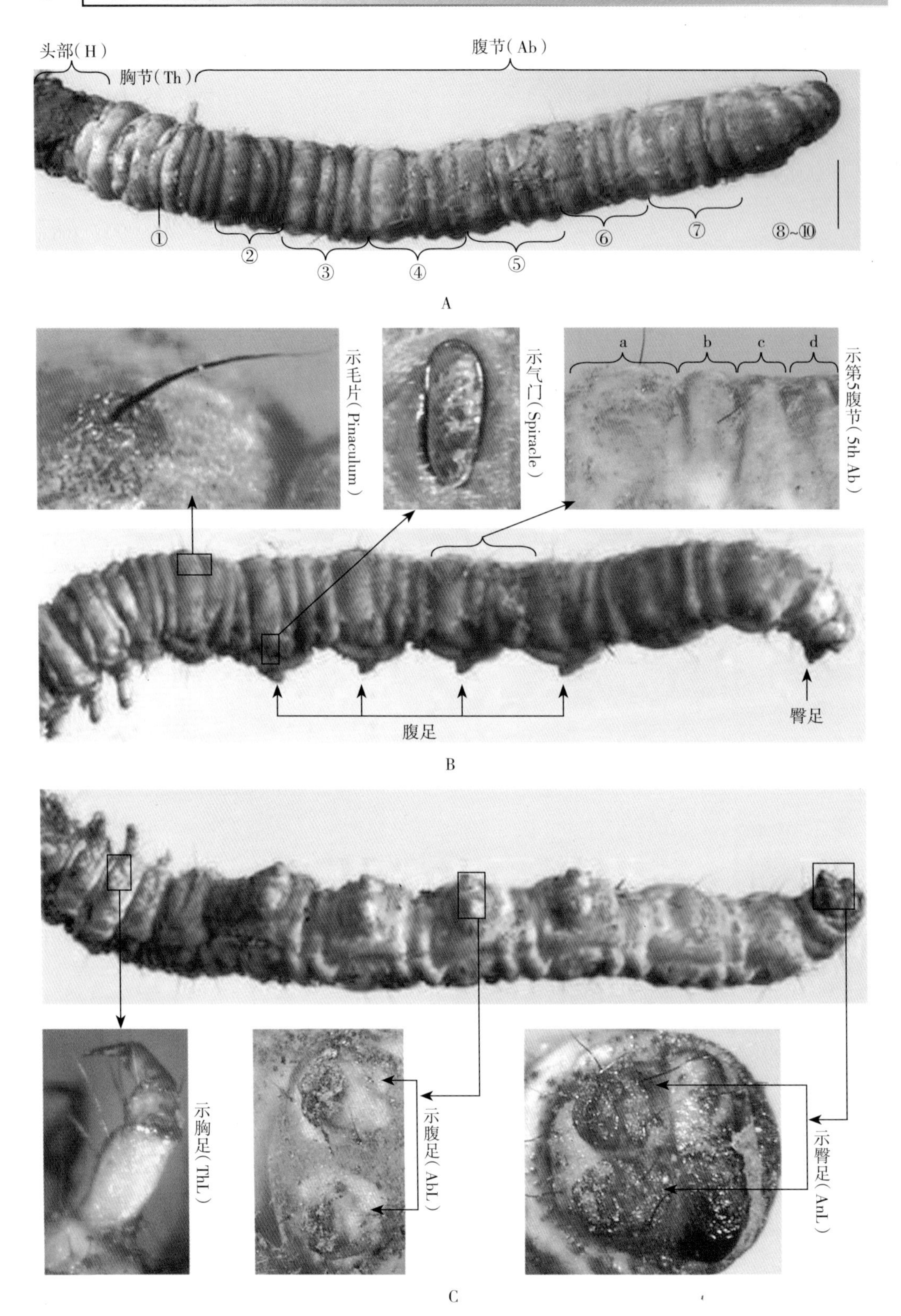

图4-1　冬虫夏草虫体背侧面观(A)、体侧面观(B)和腹侧面观(C)特征

注: ①~⑩: 第1~10腹节; a~d: 第5腹节之1~4小节

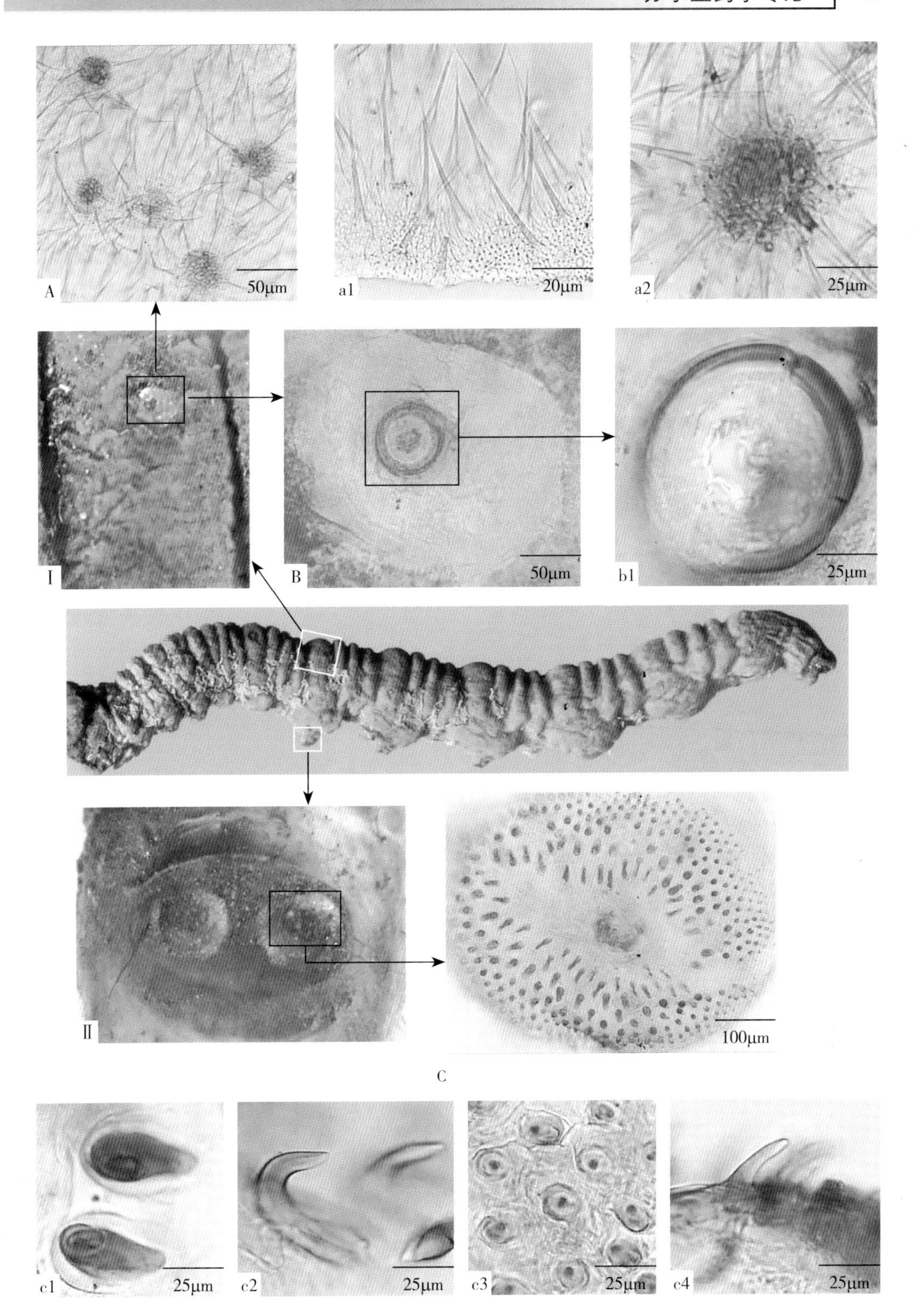

图4-2　冬虫夏草虫体部位显微鉴别特征

Ⅰ，Ⅱ. 虫体体壁/腹足趾部表面观

A，B，C. 虫体体壁/毛片/趾钩的显微特征

a1. 浓密小刺毛；a2. 颗粒状物质；b1. 毛窝；c1，c2. 内轮趾钩顶面观和侧面观；c3，c4. 外轮趾钩顶面观和侧面观

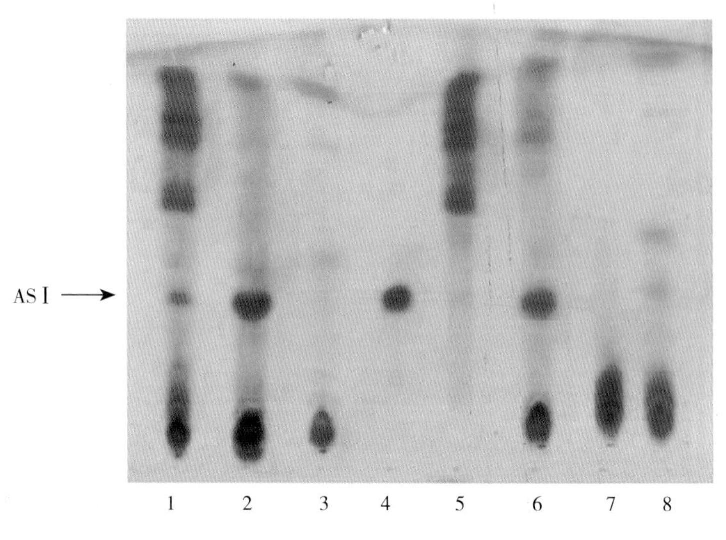

图8-2 TLC分析伞枝犁头霉

A. *corymbifera* AS2生物转化产物：1. 黄芪总皂苷；2. 转化产物；3. 无底物转化产物；4. 黄芪甲苷（ASⅠ）标准品；5. 乙酸乙酯提取物（Fraction1）；6. 乙酸乙酯提取物（Fraction1）转化产物；7. 正丁醇提取物（Fraction 2）；8. 正丁醇提取物（Fraction 2）转化产物

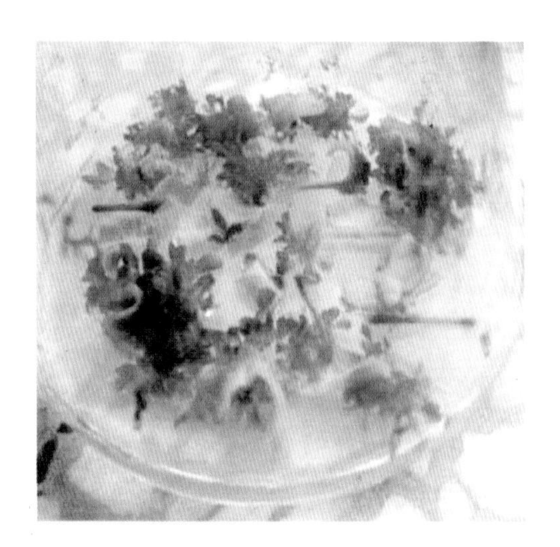

图8-16 白花丹参叶片在20g/L甘露糖和10g/L蔗糖筛选培养基上不定芽的分化